Hematologia Básica
Fisiopatologia e Diagnóstico Laboratorial

Hematologia Básica
Fisiopatologia e Diagnóstico Laboratorial

Sexta Edição

Maria Regina Andrade de Azevedo, PhD
Biomédica
Doutora em Análises Clínicas na Área de Hematologia pela FCF-USP
Mestre em Análises Clínicas pela FCF-USP
Especialista em Patologia Clínica pela UMC-SP
Especialista em Sorologia para Bancos de Sangue pela Sociedade Brasileira de Hematologia e Hemoterapia (SBHH)

Thieme
Rio de Janeiro • Stuttgart • New York • Delhi

**Dados Internacionais de
Catalogação na Publicação (CIP)**

AZ994h

Azevedo, Maria Regina Andrade de
Hematologia Básica: Fisiopatologia e Diagnóstico Laboratorial/Maria Regina Andrade de Azevedo – 6. Ed. – Rio de Janeiro – RJ: Thieme Revinter Publicações, 2019.
438 p.: il; 16 x 23 cm.

Inclui Bibliografia e Índice Remissivo.
ISBN 978-85-5465-137-4

1. Hematologia. 2. Células Sanguíneas. 3. Sangue – Manuais, guias, etc. 4. Sangue – Análise e química. I. Título.

CDD: 616.15
CDU: 616.15

Contato com a autora:
mraao@uol.com.br

Nota: O conhecimento médico está em constante evolução. À medida que a pesquisa e a experiência clínica ampliam o nosso saber, pode ser necessário alterar os métodos de tratamento e medicação. Os autores e editores deste material consultaram fontes tidas como confiáveis, a fim de fornecer informações completas e de acordo com os padrões aceitos no momento da publicação. No entanto, em vista da possibilidade de erro humano por parte dos autores, dos editores ou da casa editorial que traz à luz este trabalho, ou ainda de alterações no conhecimento médico, nem os autores, nem os editores, nem a casa editorial, nem qualquer outra parte que se tenha envolvido na elaboração deste material garantem que as informações aqui contidas sejam totalmente precisas ou completas; tampouco se responsabilizam por quaisquer erros ou omissões ou pelos resultados obtidos em consequência do uso de tais informações. É aconselhável que os leitores confirmem em outras fontes as informações aqui contidas. Sugere-se, por exemplo, que verifiquem a bula de cada medicamento que pretendam administrar, a fim de certificar-se de que as informações contidas nesta publicação são precisas e de que não houve mudanças na dose recomendada ou nas contraindicações. Esta recomendação é especialmente importante no caso de medicamentos novos ou pouco utilizados. Alguns dos nomes de produtos, patentes e design a que nos referimos neste livro são, na verdade, marcas registradas ou nomes protegidos pela legislação referente à propriedade intelectual, ainda que nem sempre o texto faça menção específica a esse fato. Portanto, a ocorrência de um nome sem a designação de sua propriedade não deve ser interpretada como uma indicação, por parte da editora, de que ele se encontra em domínio público.

© 2019 Thieme Revinter Publicações Ltda.
Rua do Matoso, 170, Tijuca
20270-135, Rio de Janeiro – RJ, Brasil
http://www.ThiemeRevinter.com.br

Thieme Medical Publishers
http://www.thieme.com

Capa: Thieme Revinter Publicações Ltda.
Imagens da Capa:
© rost9-stock.adobe.com
Projetado por Kjpargeter/Freepik
© adimas-stock.adobe.com

Impresso no Brasil por Gráfica Santa Marta Ltda.
5 4 3 2 1
ISBN 978-85-5465-137-4

Todos os direitos reservados. Nenhuma parte desta publicação poderá ser reproduzida ou transmitida por nenhum meio, impresso, eletrônico ou mecânico, incluindo fotocópia, gravação ou qualquer outro tipo de sistema de armazenamento e transmissão de informação, sem prévia autorização por escrito.

DEDICATÓRIA

É com muito orgulho que dedico este livro aos mais de 5.000 alunos de diversos Cursos de Graduação e Pós-Graduação dos meus 35 anos de docência, especialmente àqueles que permaneceram em meu convívio, contribuindo como colaboradores desta edição.

Este livro também é dedicado com amor aos meus filhos Juliana e Ruy.

AGRADECIMENTOS

A criação deste livro foi possível pela contribuição de profissionais e pessoas especiais com as quais tive e tenho ainda a oportunidade de conviver. Meus sinceros agradecimentos:

- A meu pai (*in memoriam*), grande mestre, sua bondade me ensinou a ser, mais do que ter, conduzindo-me naturalmente para a vida acadêmica da qual tanto gosto.
- Aos meus familiares e amigos especiais do coração, responsáveis por grande parte desta conquista.
- Aos amigos e colaboradores desta edição pela participação, apoio e confiança durante todos esses anos.
- A todos os profissionais Hematologistas e Hemoterapeutas que, de alguma forma, contribuem para o crescimento e contínuo avanço da especialidade; em especial, aos respeitados e renomados doutores Dante Mario Langhi Jr., José Roberto Luzzi, Orlando da Costa Ferreira Jr. (pela incomparável oportunidade na África!), Elbio Antonio D'Amico, Carlos Sérgio Chiattone, Therezinha Verrastro de Almeida, Nadjanara Bueno e Nydia Bacal e ao Professor Michel Jamra (*in memoriam*), com quem tive a oportunidade única de compartilhar sua sabedoria.
- Aos meus alunos e colegas docentes que, desde 1984, fazem crescer dentro de mim a alegria de poder ensinar e a necessidade de me aprimorar continuamente.

APRESENTAÇÃO

Tanto a Hematologia quanto a Hemoterapia constituem especialidades que transitam por diversas áreas do conhecimento e abrangem desde a morfologia das células sanguíneas e fisiologia do tecido sanguíneo até as alterações patológicas reacionais ou onco-hematológicas que envolvem intervenções terapêuticas variadas, incluindo o uso de agentes farmacológicos, imunoterápicos, transfusões de hemocomponentes, transplante de medula óssea ou, ainda, utilização das chamadas drogas-alvo, que surgiram com o avanço da biologia molecular e da citogenética nos últimos anos.

A ciência tem possibilitado, cada vez mais, a compreensão da etiologia das diversas patologias hematológicas, possibilitando também um estudo laboratorial direcionado, o diagnóstico precoce e uma terapia mais eficaz. Acompanhando este processo, temos observado uma evolução tecnológica expressiva, com equipamentos totalmente automatizados que possibilitam a padronização dos testes laboratoriais e resultados confiáveis. Daí a necessidade de profissionais de laboratório capacitados em conduzir os exames diagnósticos, interpretar seus resultados e estabelecer uma visão global e crítica sobre os procedimentos laboratoriais e sua correlação com a clínica.

Para tanto, este livro vem expor, de forma simples e objetiva, conhecimentos básicos sobre a fisiopatologia e o diagnóstico das principais doenças hematológicas, tendo em mente a atuação do estudante ou profissional na área das Análises Clínicas.

Nesta 6ª edição, cada capítulo foi atualizado e revisto, mantendo o mesmo formato das edições anteriores. A primeira parte destina-se à exposição de conceitos básicos e fundamentais da hematologia. Nas demais seções são discutidas as patologias hematológicas, enfatizando, principalmente, aspectos fisiopatológicos e o diagnóstico laboratorial. Organizado de forma a atender principalmente os estudantes da área da saúde, no início do livro são descritos alguns casos clínicos em cores a fim de ilustrar e facilitar a interpretação diagnóstica de determinadas patologias. A sexta parte deste livro foi reservada às técnicas laboratoriais aplicadas em Hematologia e Hemoterapia, possibilitando sua utilização como manual, durante as aulas práticas.

A bibliografia citada ao final de cada capítulo permite ao leitor informações completas e mais detalhadas, lembrando que este livro não substitui um livro-texto e deve ser utilizado como referência de fácil acesso.

PREFÁCIO

A Hematologia e a Hemoterapia brasileiras sofreram importantes avanços nas últimas décadas. Desta forma, a necessidade de formar profissionais competentes e atualizados nessas áreas também se tornou imperiosa. O livro *Hematologia Básica*, nessa sua 6ª edição, vem auxiliar, de modo importante, a formação de profissionais competentes para atenderem à demanda de mão de obra nesses campos.

O conteúdo do livro *Hematologia Básica* é dividido em 6 partes, 41 capítulos e conta com a colaboração de 12 autores com reconhecida experiência e conhecimentos que revisaram, atualizaram e ampliaram o conteúdo do livro, oferecendo uma visão ampla, dinâmica e atualizada dos assuntos.

Temos certeza de que o livro *Hematologia Básica* continuará a contribuir, de forma significativa, para a orientação e formação de todos que desejam adquirir e aperfeiçoar os conhecimentos sobre a Hematologia e a Hemoterapia.

Dante Mario Langhi Jr.
Médico-Hemoterapeuta
Presidente da Associação Brasileira de Hematologia Hemoterapia e Terapia Celular (Biênio 2018-2019)
Coordenador da Hemorrede do Estado de São Paulo
Diretor do Serviço de Hemoterapia dos Hospitais São Camilo Pompéia, Santana e Ipiranga
Diretor Sócio do Laboratório Imunolab Holding Patrimonial Ltda.

COLABORADORES

Ana Lúcia Girello, MS
Biomédica
Mestre em Análises Clínicas pela Universidade de Santo Amaro (UNISA)
Diretora de Marketing Científico da Empresa Bioline Assessoria, Consultoria e Treinamento Ltda.

Beatriz Gulli Bidoia, PhD
Biomédica
Doutora em Ciências Hematológicas pela Universidade Federal de São Paulo (UNIFESP)
Mestre em Ciências Hematológicas pela UNIFESP
Especialização em Análises Clínicas pela Universidade de Mogi das Cruzes (UMC)

Carlos Pereira Araújo de Melo, MS
Biomédico
Mestre em Análises Clínicas pela Universidade Santo Amaro (UNISA)
Especialista em Análises Clínicas pela UNISA

Christina Cerqueira Jordão Ribeiro, Especialista
Biomédica
Especialista em Análises Clínicas pela Universidade de Mogi das Cruzes (UMC)

Gláucia Dehn Mahana, MS
Biomédica
Mestre em Ciências pela Universidade de São Paulo (USP)
Especialista em Análises Clínicas pela Universidade Santo Amaro (UNISA)

Karina Inacio Carvalho, PhD
Biomédica
Pós-Doutora em Imunologia Clínica e Alergia pela Faculdade de Medicina da Universidade de São Paulo (FMUSP)
Mestre em Ciências Hematológicas pela Universidade Federal de São Paulo (UNIFESP)
Doutora em Ciências pela Infectologia da UNIFESP
Pesquisadora do Hospital Israelita Albert Einstein

Luciana Zambelli Caputo, MS
Biomédica
Mestre em Citogenética pela Faculdade de Medicina da Universidade de São Paulo (USP)
Responsável pela Citogenética do Hospital de Transplantes Euryclides de Jesus Zerbini (Hospital Brigadeiro) e do Chromos Laboratório de Citogenética, SP

Márcia Bernardino de Carvalho Polite, Especialista
Biomédica
Especialista em Sorologia para Bancos de Sangue pela Sociedade Brasileira de Hematologia e Hemoterapia (SBHH)

Marcia Nogueira Castaldi Abel, PhD
Médica-Veterinária
Doutora em Patologia Experimental na Universidade Federal de São Paulo (USP)
Professora Adjunta da Faculdade de Ciências Médicas da Santa Casa de São Paulo

Marco Aurélio Ferreira Federige, MS
Farmacêutico-Bioquímico, Mestre em Ciências da Saúde pelo IAMSPE
Especialista em Análises Clínicas pela Universidade Metodista de São Paulo

Ricardo Rodrigues Giorgi, PhD
Biomédico
Doutor em Ciências pela Universidade de São Paulo (USP)
Mestre em Fisiopatologia Experimental pela USP
Orientador do Programa de Pós-Graduação em Endocrinologia da USP

Romélia Pinheiro Gonçalves, PhD
Farmacêutica-Bioquímica
Doutora em Análises Clínicas - Área de Hematologia pela Faculdade de Ciências Farmacêuticas da Universidade de São Paulo (FCF – USP)
Professora-Associada do Departamento de Análises Clínicas e Toxicológicas da Faculdade de Farmácia da Universidade Federal do Ceará

SUMÁRIO

Prancha em Cores xix
Casos Clínicos 1

Parte 1
Origem, Componentes e Funções do Sangue

Capítulo 1
    Introdução 19

Capítulo 2
    Hematopoese 22

Capítulo 3
    Morfologia e Função dos Leucócitos 34

Capítulo 4
    Fisiologia, Metabolismo e Alterações Eritrocitárias 46

Capítulo 5
    Hemoglobina 56

Parte 2
Fisiopatologia e Diagnóstico das Principais Doenças dos Eritrócitos e Leucócitos

Capítulo 6
    Anemias 65

Capítulo 7
    Anemias Carenciais 69
    Gláucia Dehn Mahana

Capítulo 8
    Anemia de Doença Crônica 88

Capítulo 9
    Anemias Hemolíticas I – Hemoglobinopatias 91
    Romélia Pinheiro Gonçalves

Capítulo 10
Anemias Hemolíticas II – Anomalias de Membrana 103

Capítulo 11
Anemias Hemolíticas III – Enzimopatias 109

Capítulo 12
Anemias Hemolíticas IV – Anemias Imuno-Hemolíticas e Doença Hemolítica
Perinatal (DHPN) 114
Ana Lúcia Girello

Capítulo 13
Aplasias Medulares – Anemia Aplástica 133
Beatriz Bidoia

Capítulo 14
Policitemias 138

Capítulo 15
Hemocromatose 143
Marco Aurélio Ferreira Federige

Capítulo 16
Mielodisplasias 148

Capítulo 17
Leucemias 152

Capítulo 18
Linfomas 165

Capítulo 19
Mieloma Múltiplo 172

Capítulo 20
Transplante de Medula Óssea/Transplante de Células-Tronco Hematopoéticas 180

Parte 3
Outras Doenças de Interesse Hematológico

Capítulo 21
Mononucleose Infecciosa 187

Capítulo 22
Manifestações Hematológicas na Infecção por HIV 190

Capítulo 23
Lúpus Eritematoso Sistêmico 194

Parte 4
Hemostasia

Capítulo 24
    Vasos Sanguíneos, Plaquetas e Púrpuras 201

Capítulo 25
    Coagulação Plasmática, Fibrinólise e Coagulopatias 210

Capítulo 26
    Hemofilias 220

Capítulo 27
    Coagulação Intravascular Disseminada (CIVD) 224

Capítulo 28
    Trombofilias 228
    Marcia Nogueira Castaldi Abel

Parte 5
Hemoterapia

Capítulo 29
    Imuno-Hematologia – Sistemas de Grupos Sanguíneos 237
    Carlos Pereira Araújo de Melo

Capítulo 30
    Hemoterapia – Considerações Gerais 253
    Márcia Bernardino de Carvalho Polite

Parte 6
Técnicas Laboratoriais

Capítulo 31
    Hemograma – Técnica do Exame 267
    Christina Cerqueira Jordão Ribeiro

Capítulo 32
    Controle de Qualidade do Hemograma 285

Capítulo 33
    Mielograma 291

Capítulo 34
    Diagnóstico Diferencial das Anemias Hemolíticas 296
    Romélia Pinheiro Gonçalves

Capítulo 35
Provas Citoquímicas 313

Capítulo 36
Citometria de Fluxo em Hematologia 321
Karina Inacio Carvalho

Capítulo 37
Citogenética em Onco-Hematologia 328
Luciana Zambelli Caputo

Capítulo 38
Aplicações da Biologia Molecular em Onco-Hematologia 340

Capítulo 39
Avaliação Laboratorial da Hemostasia 350

Capítulo 40
Testes Imuno-Hematólogicos 362
Carlos Pereira Araújo de Mello

Capítulo 41
Análise do Líquido Amniótico 371
Ana Lucia Girello

Respostas dos Casos Clínicos 377
Índice Remissivo 378

Prancha em Cores

HEMATOPOESE

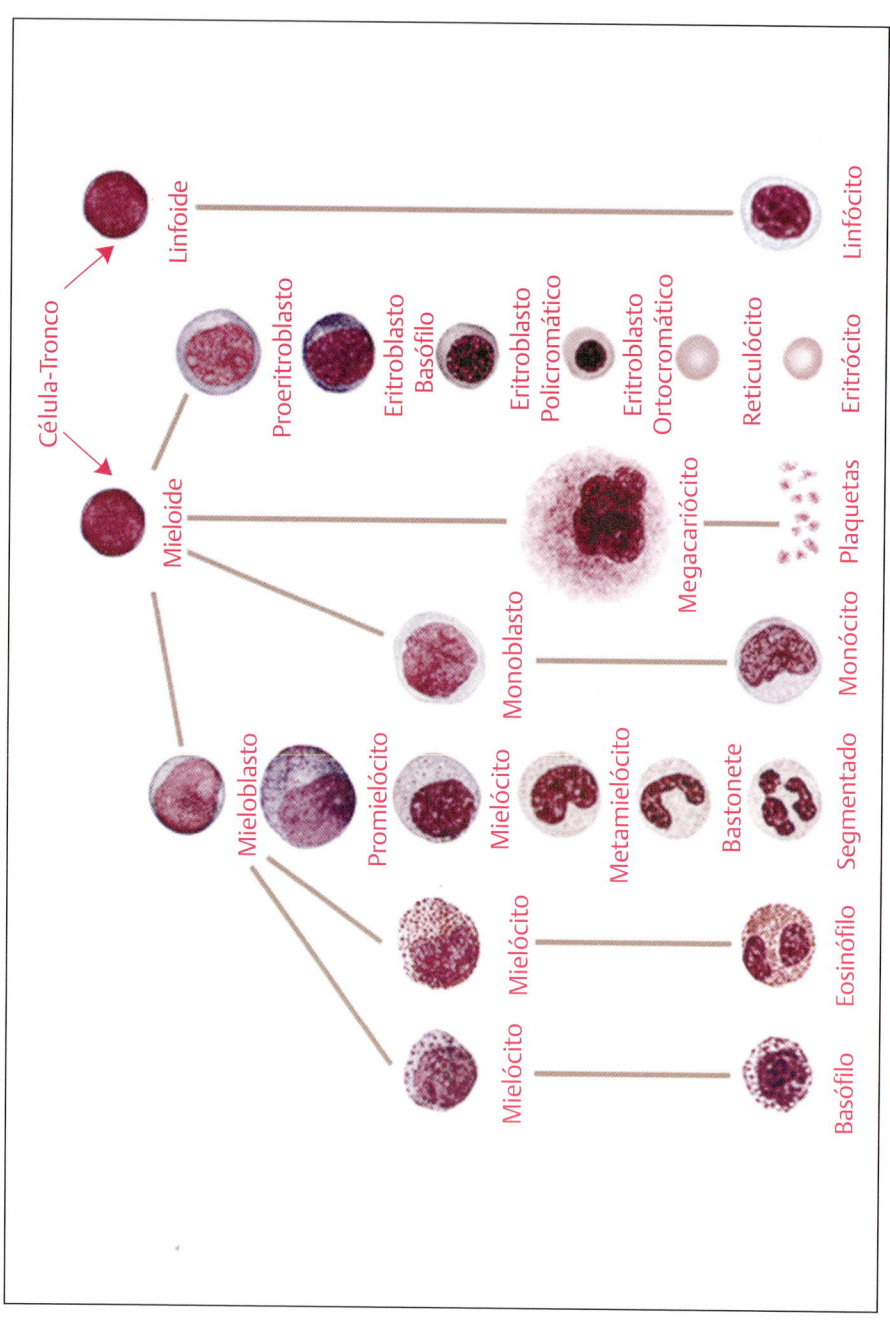

SANGUE NORMAL (LEUCÓCITOS E ERITRÓCITOS)

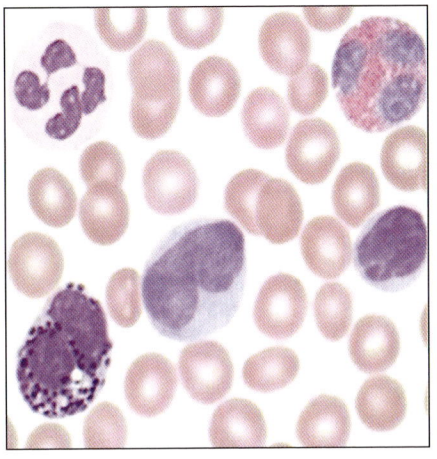

EOSINÓFILO

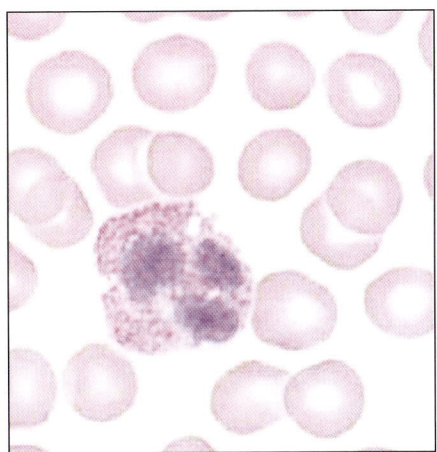

NEUTRÓFILO SEGMENTADO

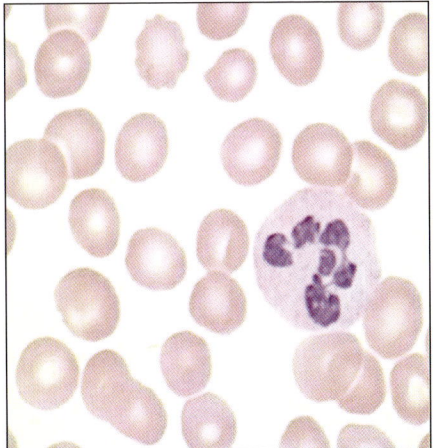

GRANULAÇÕES TÓXICAS E VACÚOLOS

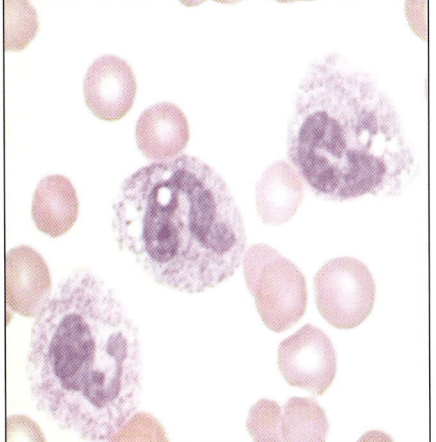

MONÓCITOS

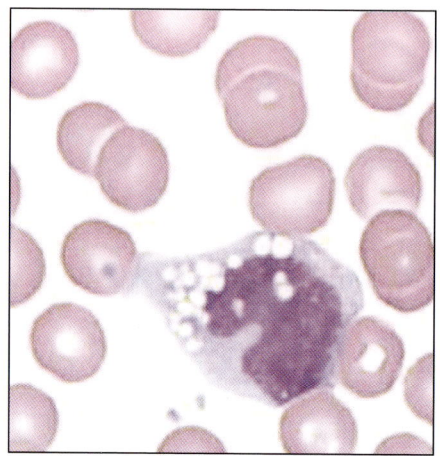
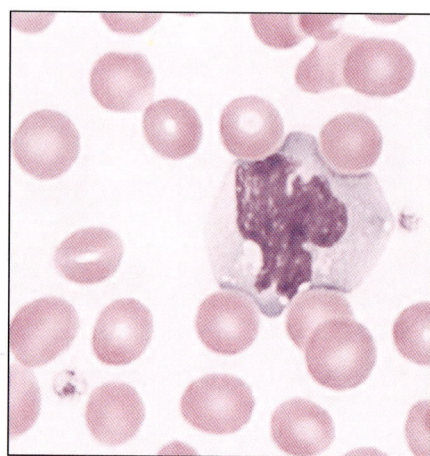

LINFÓCITO
MEGACARIÓCITO

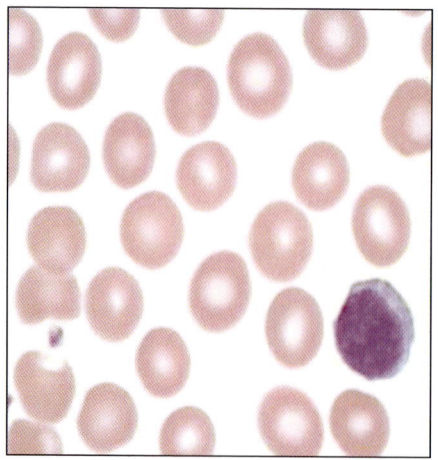
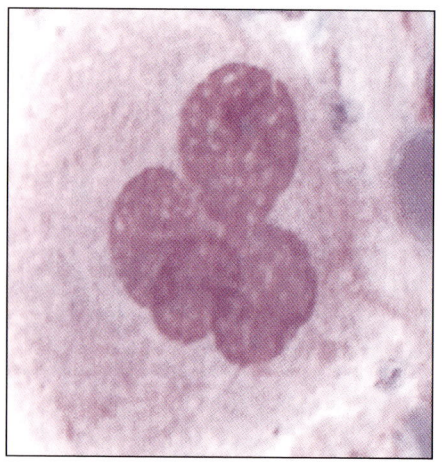

MACROPLAQUETAS	SATELISMO PLAQUETÁRIO
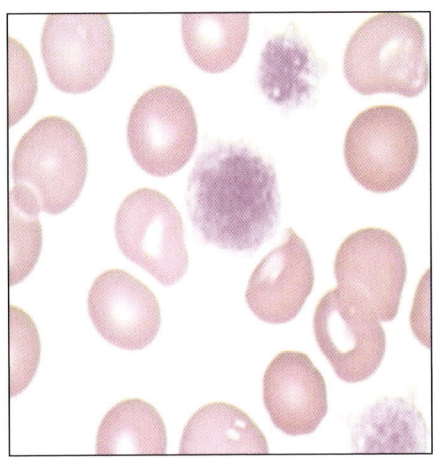	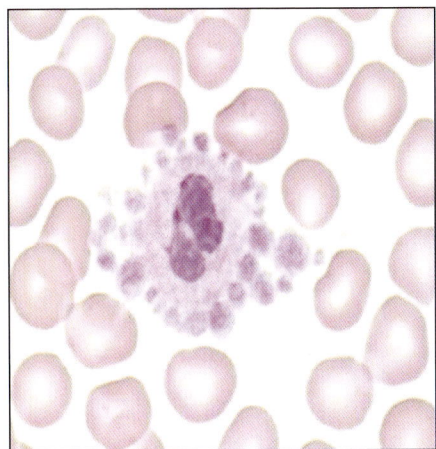
MIELÓCITO, PROMIELÓCITO E BASTONETE	DESVIO À ESQUERDA (MIELÓCITO, META, BT, SEG)
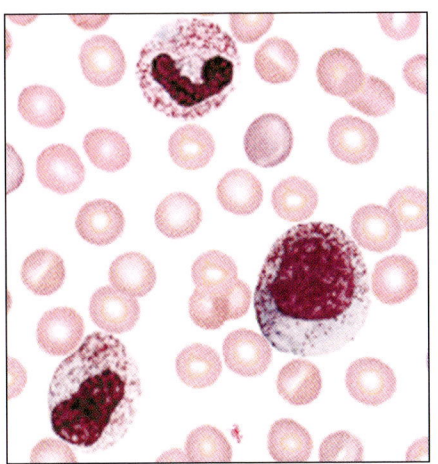	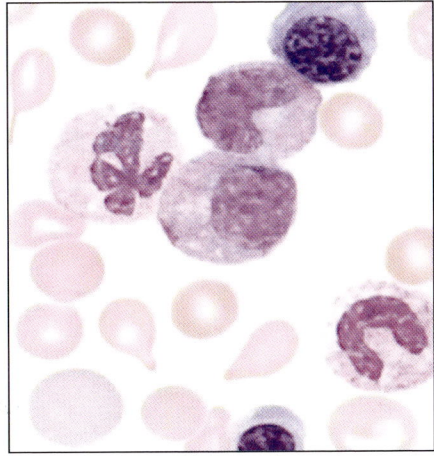

MIELOBLASTOS

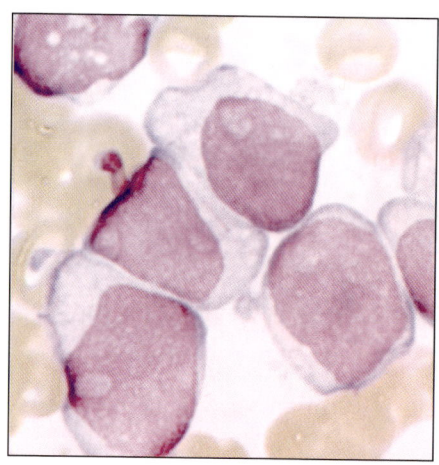

FLOWER CELLS (LINFÓCITOS T)

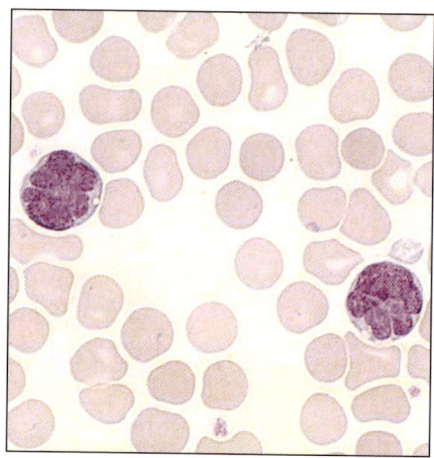

HAIRY CELLS (LINFÓCITOS B)

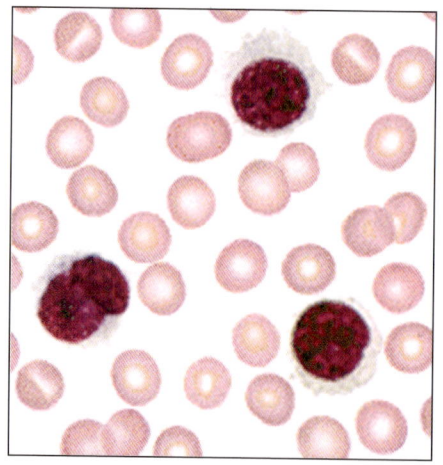

LINFÓCITOS ATÍPICOS

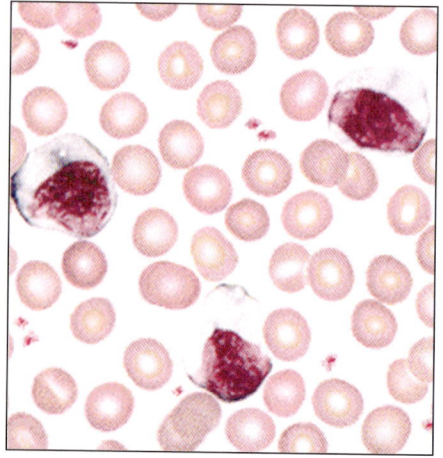

HEMÁCIAS HIPOCRÔMICAS

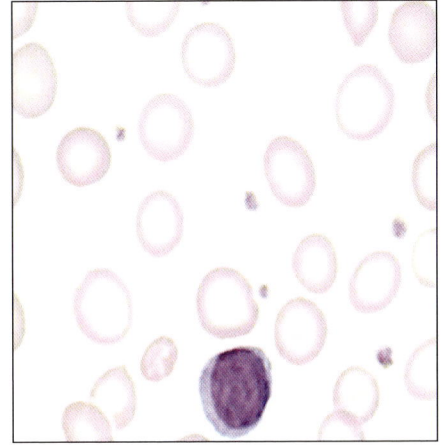

HEMÁCIAS MACROCÍTICAS

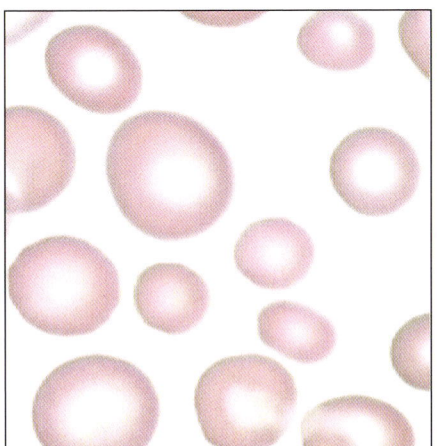

RETICULÓCITOS

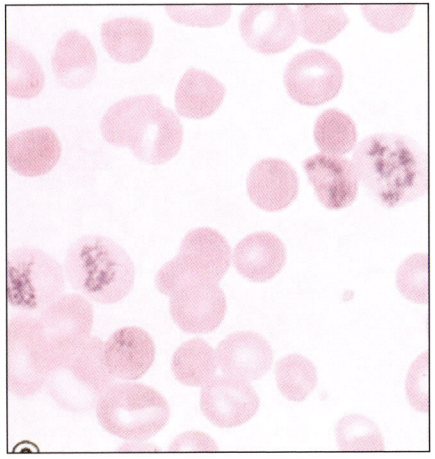

ACANTÓCITOS

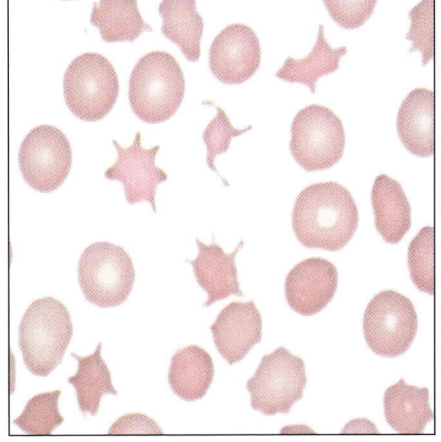

HEMÁCIAS CRENADAS

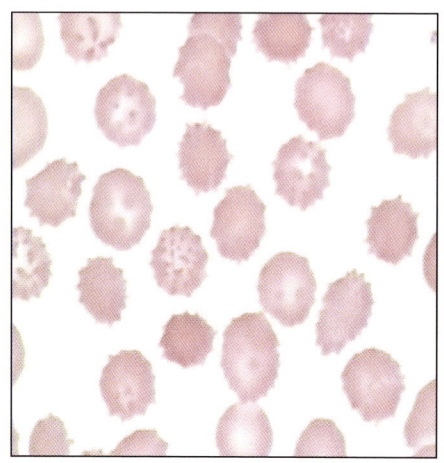

HEMÁCIAS EM ALVO

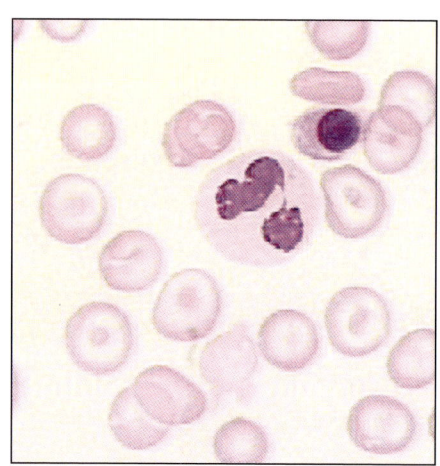

ERITROBLASTO ORTOCROMÁTICO

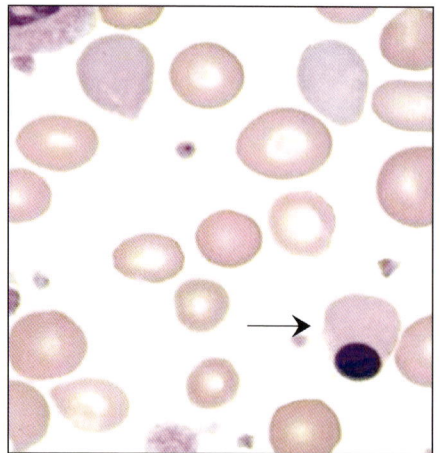

PONTILHADO BASÓFILO

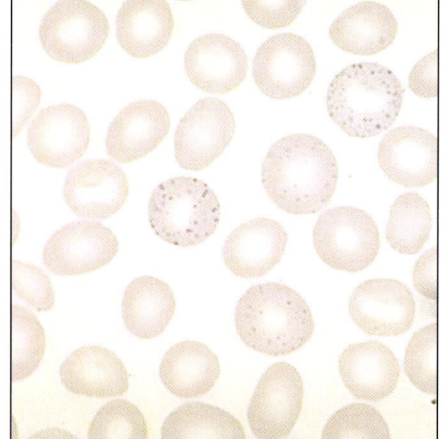

CORPÚSCULOS DE HOWELL-JOLLY

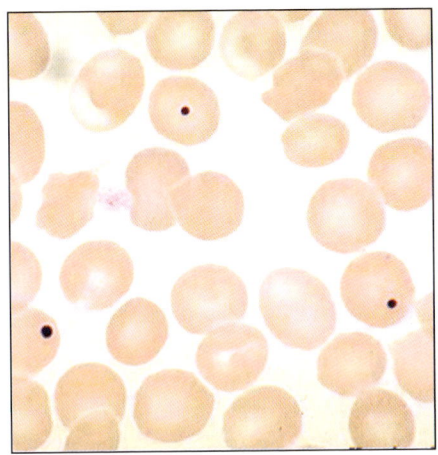

POLICROMASIA E ESFERÓCITOS

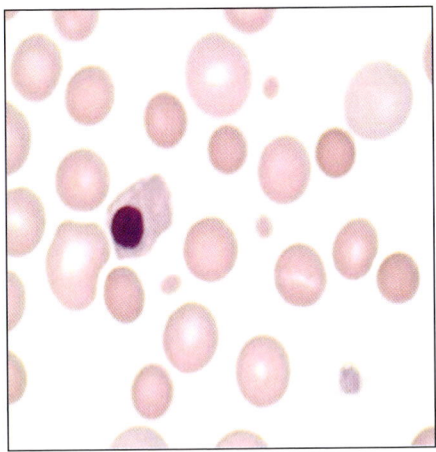

ESQUIZÓCITOS

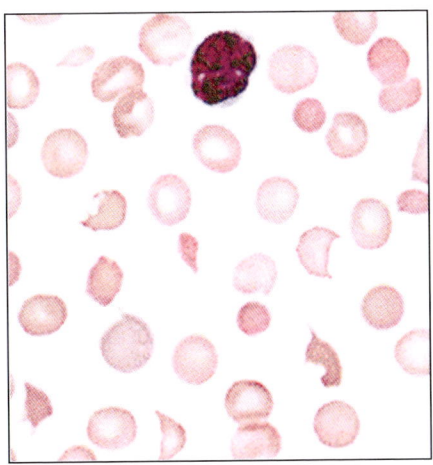

HEMÁCIAS EM ALVO E HEMÁCIAS EM FOICE

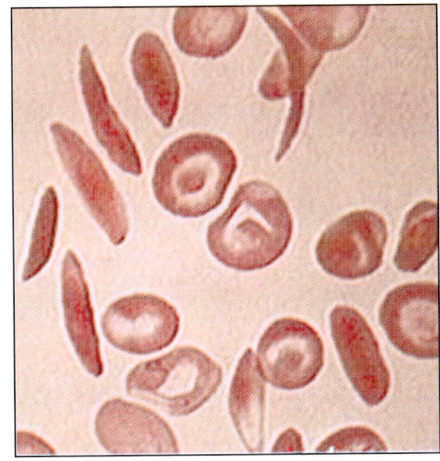

Casos Clínicos

De acordo com os dados do hemograma, da extensão sanguínea e do resultado dos exames complementares, procure estabelecer o diagnóstico provável. (As respostas encontram-se na página 377 deste livro).

Caso 1: Criança de 7 anos, cansaço após esforço.

HEMOGRAMA		PERFIL BIOQUÍMICO DO FERRO	
GV	3,71 milhões/mm³	Ferritina sérica	< 10 ng/mL
Hb	5,9 g/dL		(VR 12-86)
Ht	20,9%	Ferro sérico	24 µg/dL
VCM	56,2 fL		(VR 65-175)
HCM	15,9 pg	TIBC	729 µg/dL
CHCM	28,3 g/dL		(VR 250-410)
RDW	20,2	Saturação de transferrina	3%
GB	5,9 × 10[9]/L		(VR 20-55)
Neutrófilos	82%		
Linfócitos	13%		
Monócitos	1%		
Eosinófilos	4%		
Basófilos	0%		
Plaquetas	383.000/mm³		

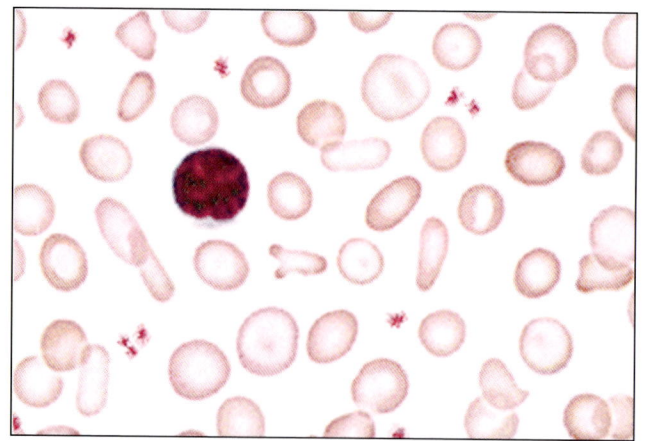

Caso 2: Mulher de 28 anos, cansaço e fraqueza após gestação gemelar.

HEMOGRAMA

GV	1,26 milhões/mm³
Hb	5,7 g/dL
Ht	16,3%
VCM	130 fL
HCM	45,2 pg
CHCM	34,9 g/dL
RDW	18,1
GB	6.200/mm³
Neutrófilos	73%
Linfócitos	21%
Monócitos	1%
Eosinófilos	4%
Basófilos	1%
Plaquetas	219.000/mm³

EXAMES COMPLEMENTARES

Mielograma

Presença de hiperplasia eritroide com maturação megaloblástica. Múltiplos corpúsculos de Howell Jolly observados nos megaeritroblastos e macrócitos ovais.
Os neutrófilos apresentam hipersegmentação com presença de metamielócitos e bastonetes gigantes.

Bioquímica

Ácido fólico	< 1,0 µg/L
	(VR 3,5-15)
Folato intraeritrocitário	
	131 µg/L
	(VR 160-600)
Vit B12	136 ng/L
	(VR 250-900)

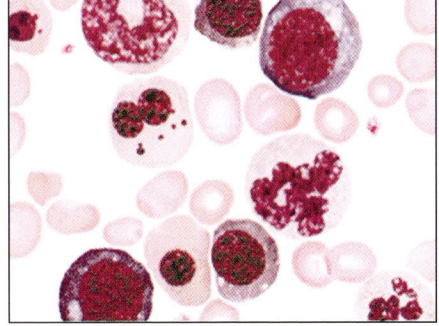
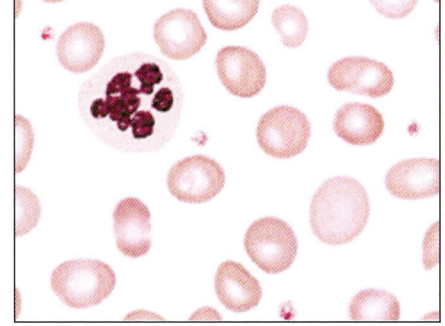

Caso 3: Criança de 4 anos, icterícia.

HEMOGRAMA	
GV	3,93 milhões/mm³
Hb	11,3 g/dL
Ht	33,1%
VCM	84,1 fL
HCM	28,8 pg
CHCM	34,4 g/dL
RDW	18,7
GB	5.000/mm³
Neutrófilos	53%
Linfócitos	31%
Monócitos	8%
Eosinófilos	6%
Basófilos	2%
Plaquetas	362.000/mm³

EXAMES COMPLEMENTARES	
Reticulócitos 14,3%	
No absoluto 562.000/mm³	
Curva de fragilidade osmótica	
Hemólise inicial	
	0,65% NaCL
Hemólise completa	
	0,40% NaCL
Controle	
Inicial 0,50%; completo 0,20%	
Bioquímica	
Bilirrubina	
Conj. 0,5 mg/dL (VR 0,0-0,3)	
Total 5,8 mg/dL (VR 0,0-1,3)	

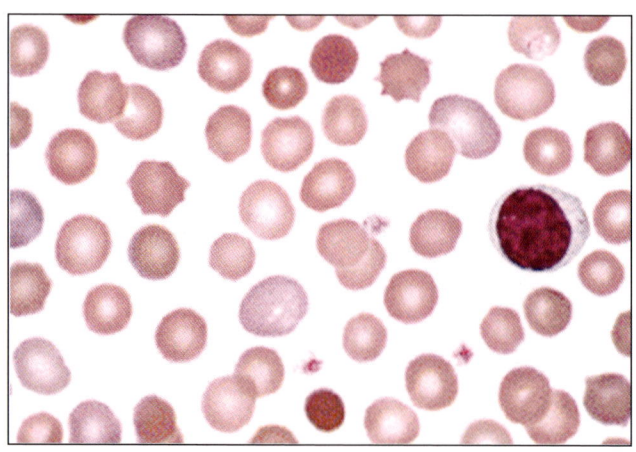

Caso 4: Homem de 18 anos, exame de rotina para alistamento militar.

HEMOGRAMA		EXAMES COMPLEMENTARES	
GV	6,22 milhões/mm³	*Eletroforese de hemoglobina*	
Hb	12,1 g/dL		
Ht	38,3%	Hemoglobina A	91,7%
VCM	61,6 fL	Hemoglobina A2	7,6%
HCM	19,5 pg	Hemoglobina F	0,7%
CHCM	31,6 g/dL		
RDW	15,4		
GB	7.100/mm³		
Neutrófilos	55%		
Linfócitos	33%		
Monócitos	10%		
Eosinófilos	1%		
Basófilos	1%		
Plaquetas	204.000/mm³		

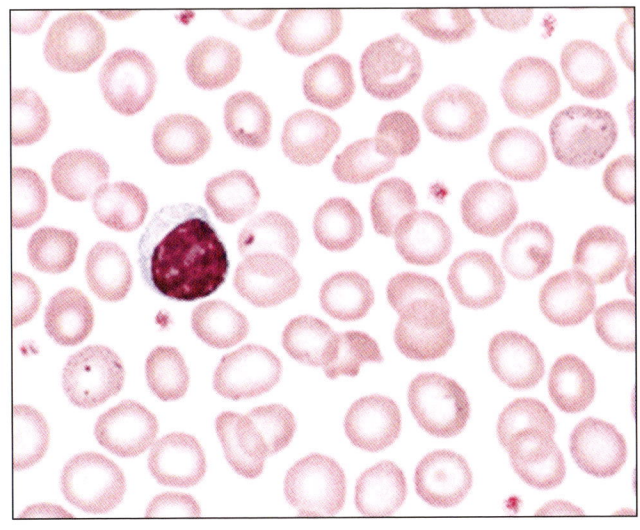

Caso 5: Criança de 4 anos, icterícia e deformidade óssea.

HEMOGRAMA	
GV	4,15 milhões/mm³
Hb	8,1 g/dL
Ht	28,6%
VCM	68,9 fL
HCM	19,5 pg
CHCM	28,2 g/dL
RDW	22,3
GB	8.000/mm³
Neutrófilos	51%
Linfócitos	36%
Monócitos	7%
Eosinófilos	4%
Basófilos	2%
Eritroblastos/100 GB	83
Plaquetas	54.000/mm³

EXAMES COMPLEMENTARES	
Eletroforese de hemoglobina	
Hemoglobina F	80%
Hemoglobina A	5%
Hemoglobina A2	15%
Perfil bioquímico do ferro	
Ferritina sérica ng/mL	3234 (VR 12-86)
Ferro sérico	140 µg/dL (VR 65-175)
TIBC	152 µg/dL (VR 250-410)
Saturação da transferrina	92% (VR 20-55)

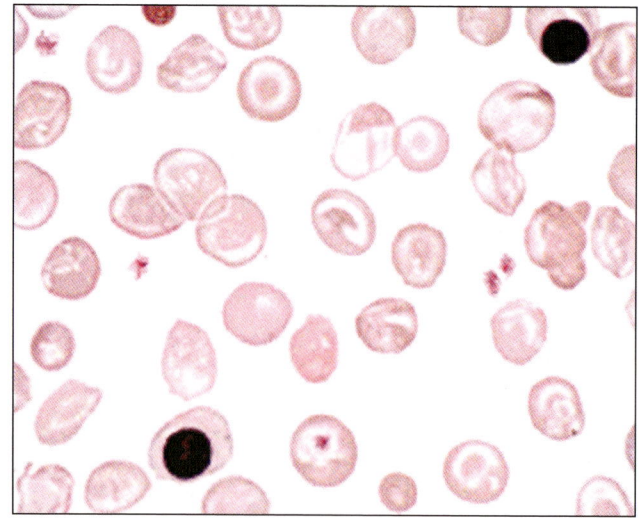

Caso 6: **Menina de 7 anos desenvolveu icterícia após tratamento de infecção com sulfonamida.**

HEMOGRAMA		EXAMES COMPLEMENTARES	
GV	1,28 milhões/mm³	*Bioquímica*	
Hb	4,5 g/dL	Bilirrubina	
Ht	11,4%	Conj. 1,0 mg/dL	
VCM	89,1 fL		(VR 0,0-0,3)
HCM	35,2 pg	Total 6,7 mg/dL	
CHCM	39,4 g/dL		(VR 0,0-1,3)
GB	27.800/mm³	Haptoglobina < 5 mg/dL	
N seg	65%		(VR 50-150)
N mielócitos	1	Dosagem de G6PD 0,8 IU	
Linfócitos	31%		(VR 15,2-23,6)
Monócitos	3%		
Eosinófilos	0%	*Urianálise*	
Basófilos	0%	Sangue 3+	
Eritroblastos/100 GB		Proteína 3+	
100 GB	2		
Plaquetas	425.000/mm³		

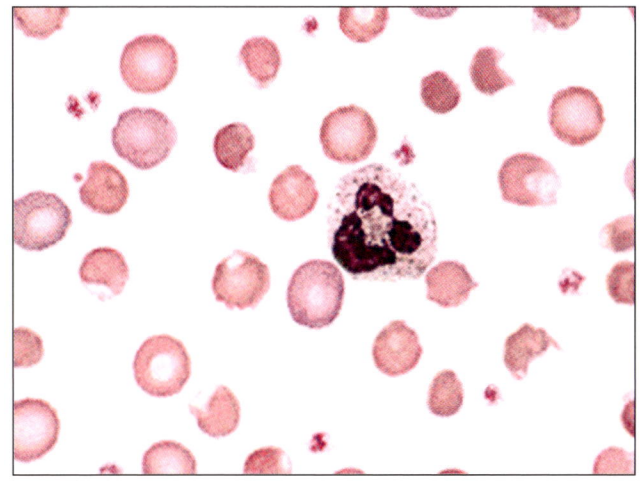

Caso 7: **Homem de 34 anos apresentando febre intermitente e calafrios.**

HEMOGRAMA		EXAMES COMPLEMENTARES
GV	3,58 milhões/mm³	Reticulócitos: 10%
Hb	10,1 g/dL	Teste de gota espessa positivo para *plasmodium falciparum*.
Ht	33,6%	
VCM	93,8 fL	
HCM	28,8 pg	
CHCM	30,0 g/dL	
RDW	12,8	
GB	7.600/mm³	
Neutrófilos	49%	
Linfócitos	35%	
Monócitos	12%	
Eosinófilos	4%	
Basófilos	0%	
Plaquetas	172.000/mm³	

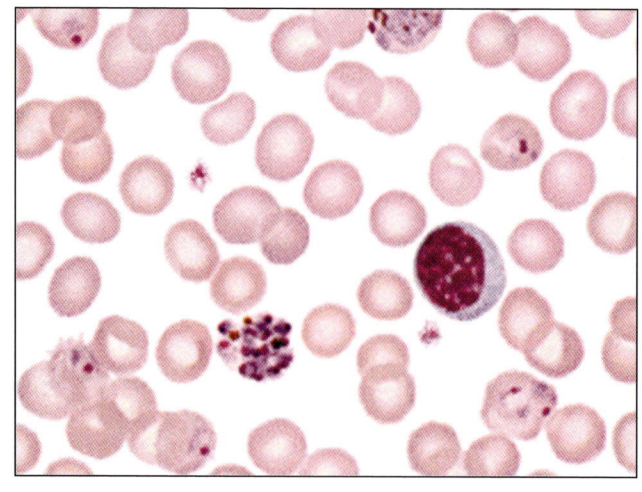

Caso 8: Homem de 58 anos, prurido e rubor facial.

HEMOGRAMA		EXAMES COMPLEMENTARES	
GV	7,70 milhões/mm³	*Mielograma*	
Hb	17,3 g/dL	Normal	
Ht	54,3%		
VCM	97,1 fL	*Citogenética*	
HCM	32,2 pg	Normal	
CHCM	33,2 g/dL		
RDW	16,4	*Função Pulmonar*	
GB	18.300/mm³	Saturação de oxigênio: 97% (VR 94-100)	
N seg	79%		
N mielócitos	5%		
Linfócitos	9%		
Monócitos	4%		
Eosinófilos	0%		
Basófilos	3%		
Plaquetas	484.000/mm³		

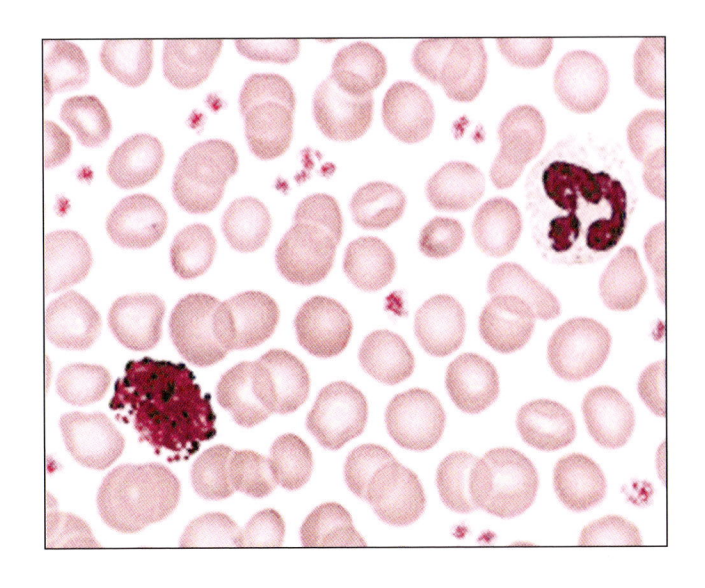

Caso 9: Homem de 52 anos, palidez e dores articulares.

HEMOGRAMA	
GV	2,85 milhões/mm³
Hb	7,6 g/dL
Ht	23,9%
VCM	83,8 fL
HCM	26,7 pg
CHCM	31,8 g/dL
RDW	16,8
GB	8.400/mm³
Neutrófilos	60%
Linfócitos	26%
Monócitos	12%
Eosinófilos	1%
Basófilos	1%
Plaquetas	418.000/mm³

Exames Complementares	
Mielograma	
Eritroblastos	19,2%
Mieloblastos	0,4%
Promielócitos	0,8%
N e precursores	45,2%
Linfócitos	9,2%
Monócitos	3,6%
Eosinófilos e precursores	3,2%
Basófilos e precursores	0,0%
Plasmócitos	18,4%
Os plasmócitos mostram morfologia variável. Ocasionalmente aparecem multinucleados.	

BIOQUÍMICA	
Proteínas totais 1,0 g/dL	
(VR 5,2-8,3)	
Eletroforese de proteínas	
Albumina 3,2 g/dL	
(VR 3,0-5,0)	
Globulinas	
Alpha-1 0,4 g/dL	
(VR 0,1-0,5)	
Alpha-2 1,0 g/dL	
(VR 0,5-1,2)	
Beta 0,8 g/dL	
(VR 0,5-1,1)	
Gama 5,6 g/dL	
(VR 0,6-1,7)	
Pico monoclonal na fração gama	
Imunoglobulinas	
(Quantitativo)	
IgA 9 mg/dL	
(VR 85-450)	
IgG 5.800 mg/dL	
(VR 800-1.700)	
IgM 25 mg/dL	
(VR 60-370)	
Radiografia	
Múltiplas lesões líticas no crânio, pélvis e fêmur.	

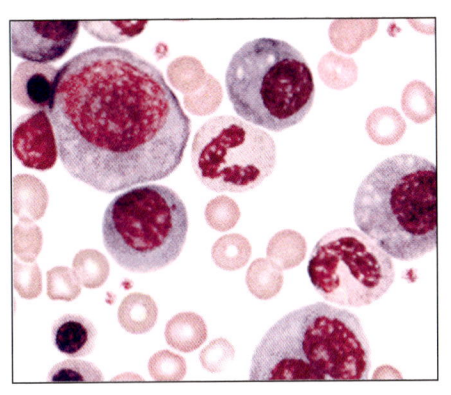

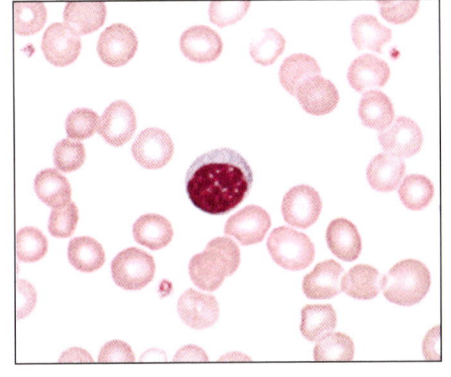

MEDULA ÓSSEA   SANGUE PERIFÉRICO

Caso 10: Mulher de 26 anos apresentando petéquias e sangramento nasal frequente.

HEMOGRAMA		EXAMES COMPLEMENTARES	
GV	3,75 milhões/mm³	*Mielograma*	
Hb	12,7 g/dL	Eritroblastos	66,1%
Ht	37,7%	Mieloblastos	29,1%
VCM	100,5 fL	N e precursores	2,0%
HCM	33,9 pg	Linfócitos	2,4%
CHCM	33,7 g/dL	Monócitos	0,0%
RDW	11,6	Eosinófilos e precursores	0,4%
GB	1.200/mm³	Basófilos e precursores	0,0%
Neutrófilos	1%		
Linfócitos	65%	*Citoquímica*	
Blastos	34	PAS positivo	
Eritroblastos/ 100 GB	11	*Imunofenotipagem*	
Plaquetas	58.000/mm³	CD45, CD34, CD13, CD33, CD14, e CD36	
		Citogenética	
		47, XX, +8	

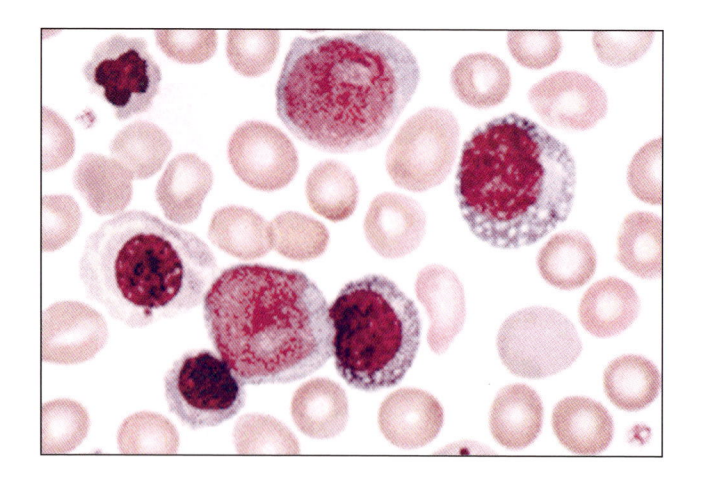

Caso 11: Homem de 42 anos, esplenomegalia e prurido.

HEMOGRAMA	
GV	4,28 milhões/mm³
Hb	13,4 g/dL
Ht	41,2%
VCM	96,3 fL
HCM	31,3 pg
CHCM	32,5 g/dL
GB	133.600/mm³
Neutrófilos seg	56%
Neutrófilos bastonetes	15
N metamielócitos	13
N mielócitos	4
N promielócitos	3
Linfócito	3%
Monócito	4%
Eosinófilos	1%
Basófilos	1%
Plaquetas	417.000/mm³

EXAMES COMPLEMENTARES	
Mielograma	
Eritroblastos	9,9%
Mieloblastos	1,1%
Promielócitos	1,4%
N e precursores	71,7%
Linfócitos	2,0%
Monócitos	2,8%
Eosinófilos e precursores	2,2%
Basófilos e precursores	8,9%
Citoquímica	
Fosfatase alcalina dos neutrófilos	
[NAP] escore: 3 (VR 64-176)	
Citogenética	
46, XY, t(9;22) (q34;q11)	
Presença de cromossomo Philadelfia	

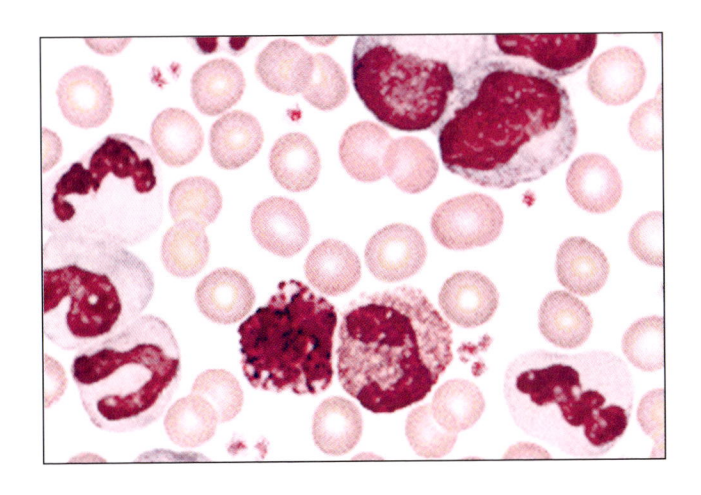

Caso 12: **Homem de 67 anos, febre e cansaço frequentes.**

HEMOGRAMA	
GV	4,02 milhões/mm³
Hb	13,6 g/dL
Ht	38,3%
VCM	95,3 fL
HCM	33,8 pg
CHCM	35,5 g/dL
RDW	12,4
GB	51.300/mm³
Neutrófilos	10%
Linfócitos	89%
Monócitos	1%
Plaquetas	156.000/mm³

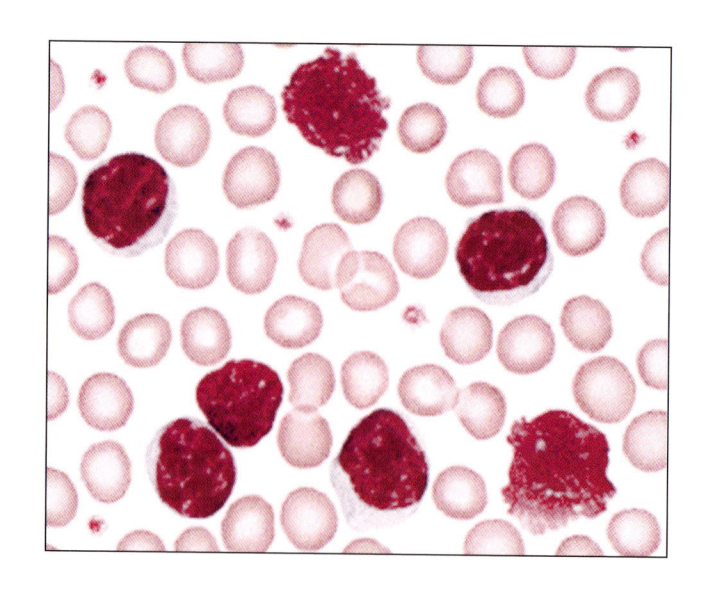

EXAMES COMPLEMENTARES	
Mielograma	
68% linfócitos	
Imunofenotipagem	
Mais de 90% dos linfócitos do tipo B. Fracamente reativos para sIg e cIg. Fortemente reativos para CD5, 19, 20, 22, 23, 24 e HLADR; negativos para CD10.	

Caso 13: Homem de 35 anos apresentando febre.

HEMOGRAMA	
GV	2,70 milhões/mm³
Hb	9,9 g/dL
Ht	28,7%
VCM	106,3 fL
HCM	36,9 pg
CHCM	34,8 g/dL
GB	7.900/mm³
Neutrófilos	4%
Linfócitos	16%
Monócitos	1%
Eosinófilos	0%
Basófilos	0%
Blastos	79
Plaquetas	50.000/mm³

EXAMES COMPLEMENTARES	
Mielograma	
Eritroblastos	2,9%
Mieloblastos	81,1%
N promielócitos	4,3%
N e precursores	3,7%
Linfócitos	2,0%
Monócitos	4,8%
Eosinófilos e precursores	1,2%
Basófilos e precursores	1,0%
Citoquímica	
Mieloperoxidase positiva; PAS negativo	

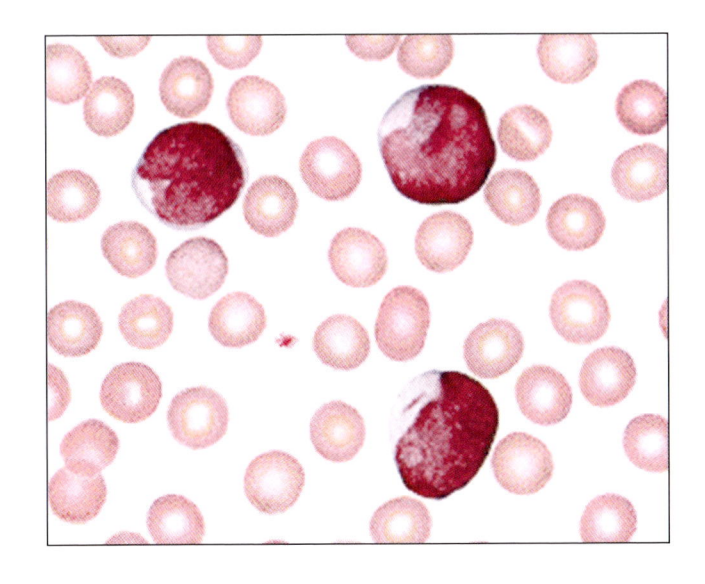

VALORES DE REFERÊNCIA

Série vermelha

	HOMENS	MULHERES
Eritrócitos	5,4 +/- 0,8 milhões/mm^3	4,8 +/- 0,6 milhões/mm^3
Hemoglobina	16 +/- 2 g/dL	14,0 +/- 2,0 g/dL
Hematócrito	47,0 +/-7,0%	42,0 +/- 5,0%
VCM	87 +/- 5 fL	87 +/- 5 fL
HCM	29 +/- 2 pg	29 +/- 2 pg
CHCM	34 +/- 2 g/dL	34 +/- 2 g/dL
RDW	11,8 a 15,6%	11,8 a 15,6%

Série branca

Leucócitos Totais: 4.000 a 11.000/mm^3		
	Valores relativos (%)	Valores absolutos/mm^3
Neutrófilos totais	47 a 63	1.880 a 6.300
Mielócitos	0	0
Metamielócitos	0	0
Bastonetes	0 a 4	0 a 400
Segmentados	47 a 63	1.880 a 6.300
Eosinófilos	1 a 5	40 a 500
Basófilos	0 a 1	0 a 100
Linfócitos	28 a 42	1.120 a 4.200
Monócitos	4 a 8	160 a 800

Plaquetas: 150 a 400.000/mm^3

ns do Sangue
Parte 1 Origem, Componentes e Funções do Sangue

INTRODUÇÃO

O sangue pode ser definido como um tecido fluido, formado por uma massa heterogênea de células que compreende os glóbulos brancos, os glóbulos vermelhos e as plaquetas suspensas em uma fase líquida denominada plasma. As células sanguíneas são produzidas na medula óssea e lançadas diariamente na circulação. São células especializadas e apresentam uma vida média que pode variar de poucas horas (granulócitos e monócitos), meses (hemácias) ou até anos (linfócitos). A porção celular representa aproximadamente 45% de um volume determinado de sangue, e a porção líquida, o plasma, representa os 55% do restante.

O sangue desempenha funções diversas, entre elas:

- Transporte de gases (glóbulos vermelhos).
- Defesa do organismo (glóbulos brancos).
- Coagulação (plaquetas e proteínas plasmáticas).
- Veiculação de nutrientes para os diversos tecidos e órgãos.
- Regulação térmica e hídrica do organismo.
- Manutenção do equilíbrio aquoso, acidobásico e iônico.

A determinação do **volume sanguíneo total** ou da **volemia** constitui uma necessidade em várias situações, como nas perdas hemorrágicas, queimaduras ou alterações do balanço hidreletrolítico. Ainda que pouco utilizado na prática clínica, o **volume total de eritrócitos** de um indivíduo pode ser calculado por método de diluição utilizando a injeção de eritrócitos autólogos marcados com o isótopo radioativo ^{51}Cr, que se liga à hemoglobina.

Após marcação com ^{51}Cr e medida da radioatividade (R1) de um pequeno volume de eritrócitos obtidos por punção endovenosa (V1), estes são reinfundidos no paciente. O volume total de eritrócitos (V2) é calculado medindo-se a radioatividade de uma nova amostra (C2) coletada após 10 a 20 minutos da injeção dos eritrócitos marcados. O cálculo é feito pela relação **V2 = C1/C2** (quando o V1 é muito pequeno em relação a V2, seu valor é desprezado e a equação é simplificada).

O mesmo princípio pode ser aplicado para determinação do **volume plasmático**, utilizando, neste caso, a marcação da albumina com iodo radioativo (^{131}I) ou azul de Evans. Portanto, o **volume total de sangue (VST)** seria obtido pela soma do volume plasmático e do volume dos eritrócitos.

Grosseiramente, podemos avaliar o VST como sendo o correspondente entre 6 a 8% do peso corporal de um indivíduo. Para o sexo masculino, o volume total de sangue é de 62,4 mL/kg, portanto, em um adulto pesando cerca de 70 kg, o VST seria de aproximadamente 4.500 mL; para o sexo feminino, o VST é de 61,9 mL/kg, se o peso médio de uma mulher for 55 kg, e o volume de sangue será de aproximadamente 3.500 mL.

O volume plasmático e o volume globular também podem ser medidos em percentual após centrifugação do sangue colhido com anticoagulante. No caso de pessoas saudáveis, observamos facilmente a separação do sangue em duas camadas distintas: uma de coloração amarelada correspondente ao plasma e equivalente a 55% do material centrifugado, e outra avermelhada que compreende as células sanguíneas ou 45% do material centrifugado. O percentual correspondente à camada de glóbulos vermelhos, quando comparado ao volume total de sangue, é denominado **hematócrito**.

COMPONENTES DO SANGUE (Fig. 1-1)

O **plasma** é constituído basicamente por água, onde estão dissolvidas substâncias orgânicas e inorgânicas representadas, principalmente, por proteínas (albumina, imunoglobulinas, fatores de coagulação, enzimas, lipoproteínas entre outras), lípides, glicose, íons e sais inorgânicos.

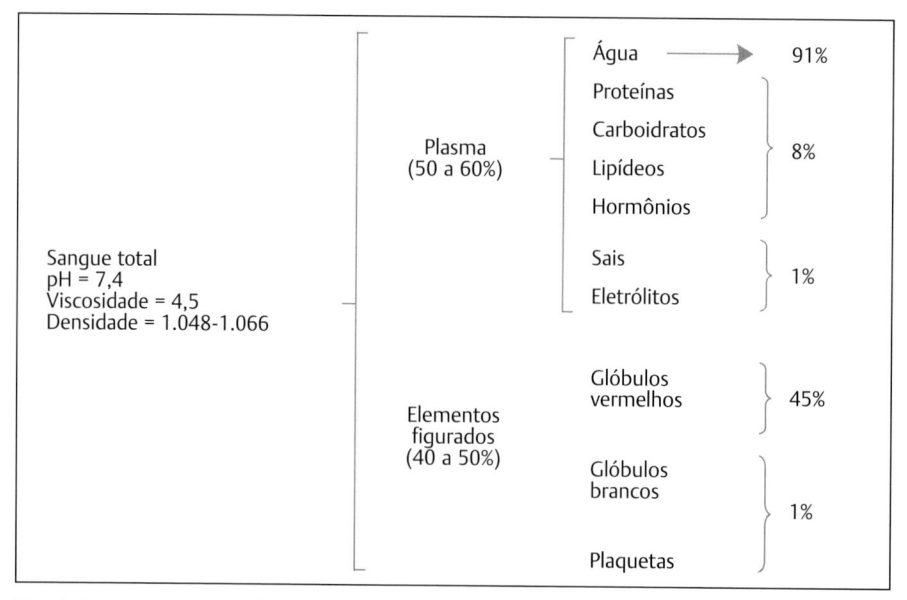

Fig. 1-1. Componentes do sangue.

Com relação às proteínas do plasma, merecem destaque a albumina, que contribui para manutenção da pressão osmótica coloidal; as imunoglobulinas, que exercem importante papel na resposta imune; e os fatores pró-coagulantes plasmáticos, envolvidos na hemostasia.

As células sanguíneas ou elementos figurados encontrados no sangue circulante dividem-se em **glóbulos vermelhos**, eritrócitos ou hemácias e compreendem a maioria dos elementos figurados, apresentando valores de referência entre 4,5 e 5,5 milhões por mm^3, dependendo da idade ou gênero. Os **glóbulos brancos** ou leucócitos apresentam características morfológicas específicas e sua contagem no sangue varia entre 4.000 a 10.000 por mm^3.

As **plaquetas** ou trombócitos, pequenos elementos importantes na coagulação, apresentam valores entre 150.000 até 450.000 por mm^3 de sangue. Tais valores são obtidos por contagem manual ou automatizada em laboratório, após a coleta de uma amostra de sangue utilizando anticoagulante.

Quando o sangue é coletado sem anticoagulante, o fibrinogênio plasmático (uma importante proteína da coagulação) transforma-se em fibrina, originando o coágulo; a fase líquida do sangue, o plasma, nesta situação passa, então, a ser chamada de **soro**.

A composição normal do plasma e o valor do hematócrito entre 40 e 50% asseguram a viscosidade característica do sangue.

Em razão do fácil acesso por punção venosa, o estudo do sangue constitui uma ferramenta valiosa para investigação e o esclarecimento de mecanismos fisiológicos e moleculares envolvidos na fisiopatologia de diversas doenças.

BIBLIOGRAFIA

Bain BJ. *Células Sanguíneas: Um guia prático*. São Paulo: Artmed, 2007. 487p.
Beutler E *et al*. *Williams Hematology,* 8th ed. São Paulo: McGraw-Hill, 2006.
Constanzo LS. *Fisiologia*, 5. ed. Rio de Janeiro: Elsevier, 2017. 516p.
Harmening D. *Clinical Hematology and Fundamentals of hemostasis*, 5th ed. Philadelphia: Davis Company, 2008.
Lee GR, Bithell TC, Foerster J *et al*. *Wintrobe Hematologia Clínica*. São Paulo: Manole, 1998. v. I e II. 2623p.
Lorenzi T. *Manual de Hematologia - Propedêutica e Clínica*, 4. ed. Rio de Janeiro: Ed Medsi, 2006. 710p.

CAPÍTULO 2
HEMATOPOESE

A hematopoese constitui a origem e formação das células sanguíneas; um processo altamente dinâmico que envolve proliferação, diferenciação e maturação destas células.

O sistema hematopoético é formado por diversos órgãos, incluindo fígado, baço, medula óssea, linfonodos e timo, que atuam nas diferentes fases do desenvolvimento de um indivíduo, seja na produção, maturação ou destruição das células do sangue.

ONTOGENIA E CELULARIDADE

Os primeiros vasos sanguíneos se originam a partir do mesoderma embrionário que reveste externamente o saco vitelino. Neste local, a partir da terceira semana formam-se pequenos acúmulos de células mesenquimais, as "ilhotas de Wolff", cuja porção periférica dará origem ao endotélio dos vasos e a porção central será responsável pela formação de células sanguíneas nucleadas, indiferenciadas, que produzem cadeias globínicas do tipo alfa e épsilon conhecidas como **megaloblastos**.

Podemos dividir a hematopoese em dois períodos principais:

1. Período intrauterino:
   A) *Fase pré-hepática:* os megaloblastos migram para o fígado e, a partir do 2º mês de vida, este órgão assume o papel na produção e diferenciação das células hematopoéticas, com formação, inicialmente, dos glóbulos vermelhos e alguns megacariócitos.
   B) *Fase hepatoesplênica:* ao final do 3º mês, o baço também participa da produção de células. Nesta fase, a partir do 5º mês, observa-se a formação de glóbulos brancos, além das plaquetas e dos glóbulos vermelhos. A partir do 4º mês e durante a vida fetal, alguns linfócitos são formados em linfonodos.
   C) *Fase mieloide:* ao redor do 7º mês de vida intrauterina, a medula óssea assume o comando da produção de células. Com a fixação das células pluripotentes no estroma medular, a medula dos ossos fetais passa a ser o maior sítio de produção, sendo gradativamente populada pelos glóbulos vermelhos,

leucócitos, plaquetas e seus precursores. Após o nascimento, o fígado e o baço perdem a função produtiva e passam a participar do processo de destruição das células sanguíneas pelo sistema mononuclear fagocitário (SMF).

2. Período extrauterino:
   A) **Fase criança:** ao nascimento a medula óssea é produtiva em todos os ossos (medula vermelha). A medula dos ossos permite um microambiente apropriado para proliferação e maturação das células hematopoéticas; à medida que as células se tornam maduras e diferenciadas, deixam a medula óssea pelas fenestrações citoplasmáticas existentes na monocamada do endotélio vascular e atingem os sinusoides chegando ao sangue periférico. Nesta fase ocorre intensa atividade do timo e linfonodos, portanto, é comum a sobreposição do sistema linfoide sobre o mieloide uma vez que a criança está criando imunidade.
   B) **Fase adulta:** após os 4 anos, a atividade da medula decresce e aparecem depósitos de células gordurosas nos ossos longos (medula amarela). Com o passar dos anos, no adulto, a medula vermelha ativa fica restrita aos ossos do tronco (esterno, costelas, pélvis, vértebras e crânio). Este processo é denominado "**convergência troncular da hematopoese**". A quantidade de medula ativa é equivalente no adulto e no recém-nascido, ocupando um volume total de 1.200 a 1.500 mL.
   C) **Fase senil:** após os 50 anos, a produção continua de forma equilibrada nos ossos do tronco. Os depósitos gordurosos nos ossos do tronco aumentam até atingirem igual quantidade de tecido hematopoético. Nos ossos longos, a medula se torna cinzenta em virtude da substituição do tecido medular por fibroblastos. A medula cinzenta é irreversível e improdutiva, portanto, em condições patológicas como anemia grave ou comprometimento medular severo, o baço e o fígado nestes indivíduos podem voltar à sua atividade produtiva de células; a este processo damos o nome de **metaplasia mieloide**, também conhecido como hematopoese extramedular.

HEMATOPOESE MEDULAR

Em condições normais, a medula óssea se mantém como principal órgão hematopoético durante toda vida. No adulto funciona produzindo cerca de 6 bilhões de células/dia/kg de peso, originando:

- Eritrócitos – **eritropoese**.
- Granulócitos – **granulopoese**.
- Monócitos – **monopoese**.
- Plaquetas – **trombopoese**.
- Linfócitos – **linfopoese**, neste caso a produção tem início na medula óssea, com maturação nos órgãos linfoides primários (timo e medula óssea) e, posteriormente, nos órgãos linfoides secundários (linfonodos, placas de Peyer, baço etc.).

A produção das diferentes células sanguíneas depende de uma célula-tronco hematopoética (CTH) pluripotente, também conhecida como *stem cell* (SC) ou *hematopoietic stem cell* (HSC), com potencial de proliferação e autorrenovação.

A existência da célula-tronco hematopoética foi demonstrada por Till e McCullock, em 1961, através de experimentos realizados em camundongos irradiados que produziram células hematopoéticas após injeção intravenosa de células isólogas de medula óssea.

Anatomicamente, a medula óssea é formada por um microambiente favorável à produção das células do sangue composto por **células estromais** de origem mesenquimal (células endoteliais, adipócitos, macrófagos e fibroblastos), **células hematopoéticas** e uma **matriz extracelular** (proteínas de adesão como fibronectina, laminina, hemonectina, além de colágeno e proteoglicanos). Estes elementos, associados à presença de fatores de crescimento, interagem de modo a permitir a indução da proliferação, diferenciação e maturação das células sanguíneas.

Assim, dependendo da região do estroma medular onde as células estiverem localizadas, elas recebem determinado estímulo para diferenciar. Por exemplo, aquelas que estão presentes nas zonas periosteais terão mais chance de se diferenciarem em megacariócitos, pois neste local existem osteoblastos produtores de trombopoetina, um fator de diferenciação da CTH em megacariócito. O mesmo ocorre com os eritroblastos que permanecem em nichos próximos aos macrófagos ricos em ferritina, matéria-prima para formação da hemoglobina. Durante o processo de proliferação e diferenciação, as células hematopoéticas são mantidas na medula óssea através de proteínas de adesão existentes na matriz extracelular e nas células do estroma. Estas moléculas funcionam como marcadores fenotípicos das células que podem ser evidenciados por citometria de fluxo e recebem a denominação de *Cluster differentiation* (CDs).

As CTHs constituem uma pequena população de células indiferenciadas da medula óssea (1 a 3%) que se caracterizam, imunologicamente, pela expressão de CD34 na membrana, ausência do antígeno HLA-DR da classe II do complexo de histocompatibilidade principal (MHC) e CD38 negativo.

A proliferação, diferenciação e manutenção funcional das células hematopoéticas é mediada por interleucinas (IL) e fatores estimulantes de colônias (CSF) que agem diretamente em receptores de membrana estimulando ou inibindo o crescimento celular. Estes fatores constituem proteínas solúveis, elaboradas pelas células estromais que atuam de maneira sinérgica tanto nas células precursoras, induzindo a divisão e diferenciação celular, como nas células maduras, mantendo sua função e sobrevida na circulação.

A interação de fatores de crescimento ou citocinas, especialmente a IL-3 e fator ligante de *c-kit* com a célula-tronco, induz a divisão assimétrica destas células, que podem ser renovadas ou originar colônias de células progenitoras denominadas MPP (progenitores multipotenciais), que expressam, ambos, genes de linhagem mieloide e linfoide e são incapazes de autorrenovação. As células MPP, quando es-

```
CT ····▸ UFC-GEMM ····▸ UFC-G ····▸ Mb ····▸ PM ····▸ M ····▸ Mtm ····▸ Bt ····▸ Seg
        └─────────────────────────────────────┘     └──────────────────────────┘
                   Compartimento de                        Compartimento de
                      reprodução                              maturação
```

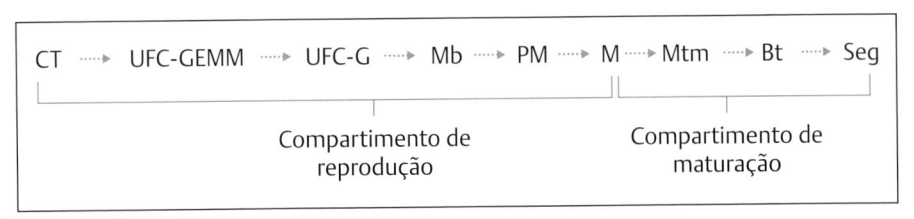

Fig. 2-4. Granulopoese.

A granulopoese dura cerca de 11 dias e pode ser dividida em compartimentos designados a seguir:

A) **Compartimento de reprodução:** responsável pelas divisões celulares, formado por **mieloblastos** (**Mb**) e **pró-mielócitos** (**PM**). Tais células apresentam granulações primárias de coloração avermelhada conhecidas como azurófilas. São granulações ricas em mieloperoxidase.
B) **Compartimento de maturação:** compreende os **mielócitos** (**M**), **metamielócitos** (**Mtm**), **bastonetes** (**Bt**) e **segmentados** (**Seg**). Estas células são mais diferenciadas e apresentam granulações específicas cuja coloração identifica a série a que pertencem (neutrófilos, eosinófilos ou basófilos). Durante o processo de maturação ocorre a lobulação do núcleo.
C) **Compartimento marginal:** situado na monocamada endotelial dos vasos sanguíneos, constitui uma reserva significativa de neutrófilos. Estímulos como exercício físico, ansiedade e alimentação ocorridos previamente à coleta de sangue acarretam a liberação destas células para circulação, resultando em **pseudoneutrofilia** ou leucocitose transitória.
D) **Compartimento circulante:** refere-se às células que estão presentes no sangue periférico. Compreende uma pequena quantidade de bastonetes, além dos segmentados neutrófilos, eosinófilos e basófilos.

Morfologia da Linhagem Granulocítica

Mieloblasto
Apresenta cerca de 17 µ de diâmetro e basofilia menos intensa quando comparados aos pró-eritroblastos. Pode apresentar escassa granulação azurófila. O acúmulo desta granulação pode formar pequenos bastões, conhecidos como **bastões de Auer**, úteis no diagnóstico diferencial das leucemias agudas. O núcleo é grande, a cromatina é frouxa e com a presença de um ou mais nucléolos.

Pró-Mielócito
Após 3 ou 4 divisões mitóticas do mieloblasto aparecem granulações densas e avermelhadas no citoplasma (azurófilas), caracterizando o pró-mielócito que geralmente é maior que o mieloblasto. A relação núcleo/citoplasma favorece o núcleo e os nucléolos tornam-se pouco evidentes.

Mielócito

O citoplasma vai perdendo basofilia, as granulações primárias ficam pouco evidentes e aparecem as granulações secundárias específicas. O núcleo geralmente é oval e excêntrico. A cromatina é mais condensada e não existem nucléolos. A medula óssea normal contém de 2 a 10% de mielócitos.

Metamielócito

É incapaz de dividir-se. O citoplasma apresenta granulações específicas em maior quantidade e o núcleo tem aspecto maciço e riniforme.

Bastonete

Apresenta o citoplasma semelhante ao do metamielócito com granulações neutrófilas, eosinófilas ou basófilas, dependendo do tipo celular. A chanfradura do núcleo é maior que a metade do diâmetro do mesmo que se apresenta na forma de bastão.

Constituem de 1 a 5% dos leucócitos presentes no sangue circulante e 10 a 40% das células presentes na medula óssea.

Segmentado

O núcleo é separado em lobos (2 a 5) interligados por finos filamentos de cromatina. A granulação citoplasmática é fina e rósea no neutrófilo, alaranjada e grosseira no eosinófilo e azul-escura e densa no basófilo.

MONOCITOPOESE

Os monócitos originam-se a partir das células precursoras mieloides que se diferenciam até CFU-GM, resultando no monoblasto, capaz de proliferar e gerar o pró-monócito e, finalmente, os monócitos, que permanecem pouco tempo no sangue periférico, migrando para os tecidos e transformando-se em macrófagos (Fig. 2-5).

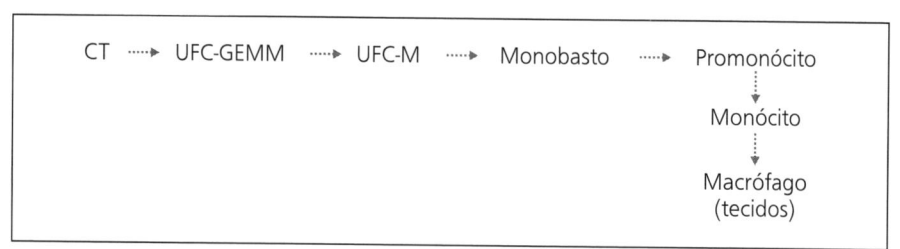

```
CT ····▶ UFC-GEMM ····▶ UFC-M ····▶ Monobasto ····▶ Promonócito
                                                         ⋮
                                                         ▼
                                                      Monócito
                                                         ⋮
                                                         ▼
                                                      Macrófago
                                                       (tecidos)
```

Fig. 2-5. Monocitopoese.

Morfologia da Série Monocítica

Monoblasto
Como os demais blastos, é uma célula grande com citoplasma basófilo e agranular. O núcleo geralmente é excêntrico e a cromatina é frouxa. Apresentam de um a dois nucléolos proeminentes. Esta célula não participa da fagocitose.

Pró-Monócito
O núcleo vai adquirindo forma ou contorno irregular, a cromatina apresenta pequeno grau de condensação e o citoplasma pode apresentar discreta granulação rósea.

Monócito
São células grandes, com 15 a 18 µ de diâmetro, perfazendo 4 a 8% das células do sangue circulante. O citoplasma é abundante e de coloração azul-acinzentada, são observadas finas granulações róseas e, ocasionalmente, há presença de vacúolos. O núcleo tem forma irregular, geralmente com aspecto riniforme, a cromatina aparece como uma fina rede com pontos de condensação. A forma do monócito é variável e por vezes nota-se a presença de projeções citoplasmáticas. O tempo médio de permanência desta célula na circulação é de 8 horas.

TROMBOCITOPOESE (Fig. 2-6)
Constitui a origem das plaquetas, provenientes da fragmentação citoplasmática do megacariócito. O megacariócito é uma célula de grande porte, facilmente distinguível na medula óssea que descende do **megacarioblasto**, este possui capacidade de divisão, vai aumentando seu volume até gerar o **pró-megacariócito**, que apresenta seu potencial de divisão restringido ao núcleo.

CT ····▸ UFC-GEMM ····▸ UFCMeg ····▸ Megacarioblasto ····▸ Promegacariócito
⋮
Megacariócito
⋮
Plaquetas

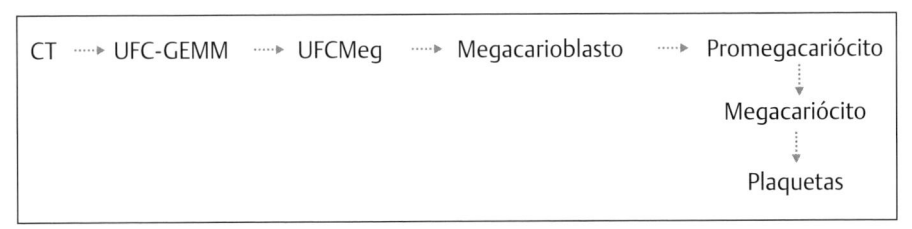

Fig. 2-6. Trombocitopoese.

Origina-se o **megacariócito** cujo núcleo torna-se poliploide, onde cada lobo contém DNA equivalente a 2 n. Nesta fase ocorrem invaginações da membrana plasmática para demarcação do citoplasma e definição dos limites correspondentes às plaquetas. A lobulação do núcleo indica maturidade, a endomitose cessa, o citoplasma cresce e libera milhares de plaquetas. O núcleo nu é, posteriormente, fagocitado.

Morfologia da Linhagem Megacariocítica

Megacarioblasto
Blasto relativamente grande (20 a 45 μ) com um núcleo redondo e nucléolos, o citoplasma é basófilo, podendo apresentar protrusões de coloração azul-escura.

Pró-Megacariócito
A célula aumenta de tamanho, exibe citoplasma abundante de coloração acinzentada e o núcleo apresenta lobulações. Não são observadas plaquetas ao seu redor.

Megacariócito
A célula pode chegar a 100 μ de diâmetro. O núcleo apresenta de 4 a 8 lobos. O citoplasma apresenta contorno irregular e nota-se a presença de plaquetas ao redor. Na medula óssea de indivíduos normais existem aproximadamente de 1 a 4 megacariócitos para cada 1.000 células nucleadas.

Plaquetas
Elementos anucleados com 2 a 4 μ de diâmetro, de forma arredondada que exibem uma coloração de fundo azulada.

CT ····▶ UFC-L ····▶ Linfoblasto ····▶ Prolinfócito ····▶ Linfócito

Fig. 2-7. Linfopoese.

LINFOPOESE (Fig. 2-7)
As células progenitoras da série linfoide (CFU-L) se diferenciam na medula óssea em células B ou T imaturas. Os linfócitos B tornam-se células maduras ainda na medula óssea, enquanto a maturação dos linfócitos T se dá no timo.

Medula óssea e **timo** são os dois **órgãos linfoides primários** por serem sítios de produção e maturação dos linfócitos. A linfopoese, nesse caso, não depende de um estímulo antigênico para ocorrer. Quando maduros, linfócitos B e T vão povoar os tecidos linfoides periféricos (**linfonodos, baço, tonsilas, placas de Peyer** e **lâmina própria das mucosas**), denominados **órgãos linfoides secundários**, que representam os locais onde ocorre a estimulação dos linfócitos por antígenos, com a consequente proliferação e diferenciação em células efetoras da resposta imune.

Os linfócitos T e B não são identificados por sua morfologia, mas somente pela presença na membrana celular de glicoproteínas específicas, ou marcadores fenotípicos, que podem ser determinados por técnicas imunológicas como imunofluorescência ou citometria de fluxo.

Usando-se essas técnicas, foi possível distinguir uma terceira população de linfócitos no sangue periférico conhecidos como células não T, não B ou *null cells*. A maioria dessas células é grande, granular e denominam-se células *natural killer*; constituem 5 a 10% dos linfócitos do sangue humano e representam importante elemento na imunidade natural.

Morfologia da Linhagem Linfoide
Linfoblasto
Este apresenta o citoplasma basófilo, a relação núcleo/citoplasma favorece ao núcleo. O núcleo é redondo com cromatina fina e nucléolos.

Pró-Linfócito
Apresenta um padrão intermediário de condensação da cromatina nuclear, com nucléolos mais raros e geralmente centrais. O citoplasma é basófilo.

Linfócito
Compreendem de 5 a 15% das células da medula óssea. No sangue periférico compreendem 20 a 40% dos leucócitos.

Na contagem diferencial em lâmina, podem apresentar-se pequenos, com 7 a 10 µ de diâmetro, geralmente são redondos com citoplasma escasso exibindo intensa basofilia. O núcleo apresenta cromatina condensada.

Os linfócitos grandes com 12 a 15 µ de diâmetro são encontrados, principalmente, nas extremidades da extensão sanguínea, porém, a análise morfológica em lâmina não permite separá-los em tipo B, tipo T ou *natural killer*, sendo necessária a imunofenotipagem. Eventualmente podemos encontrar algumas granulações nestas células.

BIBLIOGRAFIA
Beutler E *et al. Williams hematology,* 8th ed. São Paulo: McGraw-Hill, 2006.
Harmening D. *Clinical hematology and fundamentals of hemostasis,* 5th ed. Philadelphia: Davis Company, 2008.
Hoffbrand V, Petit J. *Color atlas of clinical hematology,* 3th ed. London: Mosby-Wolfe, 2000.
Jandl JH. *Blood. Textbook of hematology,* 2th ed. New York: Little Brown, 1996.
Jandl JH. *Blood: Pathophysiology.* London: Blackwell Science, 1991.
Lee GR, Bithell TC, Foerster J *et al. Wintrobe Hematologia Clínica.* São Paulo: Manole, 1998. v. I e II. 2623p.
Lorenzi T. *Manual de Hematologia-Propedêutica e Clínica,* 4. ed. Rio de Janeiro: Editora Medsi, 2006. 710 p.
Rieger MA, Schoeder T. Hematopoiesis. *Cold Spring Harb Perspect Biol* 2012;4(12).
Verrastro T. *Hematologia e Hemoterapia: fundamentos de morfologia, fisiologia, patologia e clínica.* São Paulo: Editora Atheneu, 2001. 312 p.
Zago MA, Falcão RP, Pasquini R. *Tratado de hematologia.* São Paulo: Atheneu, 2013. 1064p.

MORFOLOGIA E FUNÇÃO DOS LEUCÓCITOS

POLIMORFONUCLEARES (GRANULÓCITOS)

Neutrófilos

Os segmentados neutrófilos apresentam um diâmetro ao redor de 12 µ, núcleo contendo de 2 a 5 lobos e citoplasma ligeiramente acidófilo com granulações finas de coloração rósea. Constituem a população mais numerosa entre os leucócitos circulantes. Sua vida média na circulação é de 7 a 8 horas, distribuindo-se nos tecidos de forma randômica. Atuam na defesa do organismo contra processos infecciosos por meio de propriedades que lhe são próprias como: motilidade, quimiotaxia, fagocitose, ação bactericida e digestão de microrganismos.

Suas granulações específicas ou secundárias são ricas em fosfatase alcalina, lisozima e lactoferrina. Apresentam ainda granulações primárias que contêm hidrolases ácidas e mieloperoxidase. Durante o processo de fagocitose, os neutrófilos produzem, por meio de seu metabolismo oxidativo, espécies reativas do oxigênio (radicais livres) que atuam em conjunto com estas enzimas na destruição dos microrganismos (Fig. 3-1).

Associado aos processos infecciosos ou inflamatórios, os neutrófilos podem exibir estruturas citoplasmáticas como vacúolos, granulações tóxicas e corpúscu-

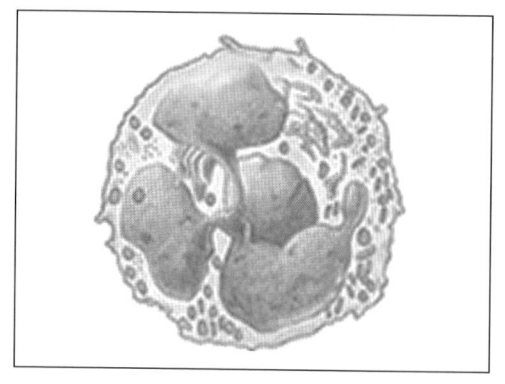

Fig. 3-1. Neutrófilo segmentado.

los de Dohle (inclusões de coloração azul-pálida situadas, geralmente, na periferia da célula que constituem precipitação do retículo endoplasmático).

O aumento absoluto dos neutrófilos no sangue (> 7.500/mm³) é denominado **neutrofilia**. A neutrofilia pode ser primária quando resulta de alterações intrínsecas da célula progenitora, como no caso das doenças mieloproliferativas, ou secundárias e reacionais, como no caso de infecções sistêmicas ou localizadas, processos inflamatórios (artrite reumatoide, gota, colagenoses). Em processos agudos (apendicite, salpingite, peritonite e enterocolites) a neutrofilia geralmente aparece acompanhada do aumento de bastonetes e metamielócitos caracterizando um **desvio à esquerda**. Hemorragia aguda, hemólise acentuada e intoxicações também cursam com aumento de neutrófilos.

Em condições fisiológicas podemos encontrar aumento de neutrófilos em recém-nascidos, gravidez ou descarga de adrenalina (exercício, medo, estresse) em razão da redistribuição do compartimento marginal para o circulante.

A **neutropenia**, definida como número absoluto de neutrófilos inferior a 1.800/mm³, se não genética, geralmente está associada a determinadas infecções como rubéola, gripe, mononucleose, febre tifoide e malária, ao uso de medicação tóxica e a processos malignos invasivos da medula óssea ou que comprometam a produção medular (anemia megaloblástica). Pode ser observada, também, quando a sobrevida desta célula está diminuída pelo aumento de sua utilização ou excesso de destruição.

É importante salientar que a neutropenia só terá significado se ela for verdadeira, ou seja, quando houver diminuição do seu valor absoluto. As leucocitoses com neutropenia observadas em processos infecciosos em crianças, de modo geral, decorrem de acentuada linfocitose sendo, portanto, neutropenia relativa e não absoluta. Já as leucopenias com neutropenias são importantes, uma vez que será o quadro hematológico predominante na maioria das doenças leucopênicas citadas anteriormente. Há que se destacar uma condição grave, denominada de agranulocitose, em que ocorre uma diminuição drástica dos neutrófilos, levando-os a valores abaixo de 300/mm³ e, clinicamente, a um quadro agudo associado à febre e infecções repetidas.

Anormalidades Morfológicas dos Neutrófilos

- *Desvio à esquerda:* na hipótese de a solicitação ser brusca, como nos processos infecciosos agudos, a medula não tem tempo de maturar os neutrófilos e, após ter terminado o estoque dos segmentados, lança para a circulação formas cada vez mais jovens a partir dos bastonetes. O desvio à esquerda pode ser escalonado quando as células aparecem em ordem decrescente, de acordo com a maturação (infecções), ou não escalonado quando a produção é desordenada (neoplasias).
- *Desvio à direita:* termo pouco utilizado na prática clínica, é considerado quando existe aumento do número de neutrófilos com mais de cinco lóbulos nucleares (pleocariócitos), sendo significativo nas anemias megaloblásticas e mielodisplasias.
- *Anomalia de Pelger-Huët:* caracteriza-se pela hipossegmentação do núcleo dos neutrófilos que ficam contraídos e arredondados na forma de bastões ou bilobados. É uma condição benigna.
- *Anomalia de May-Hegglin:* observa-se a presença de corpúsculos de Döhle como inclusões basofílicas no citoplasma do neutrófilo e está associada à trombocitopenia e a plaquetas gigantes.
- *Anomalia de Chediak-Higashi:* trata-se de um defeito autossômico recessivo que se caracteriza, morfologicamente, pela presença de granulações gigantes no citoplasma (lisossomais), além de alterações de quimiotaxia e ação bactericida dos neutrófilos que contribuem para susceptibilidade aumentada às infecções.
- *Anomalia de Alder-Reilly:* caracteriza-se pelo aparecimento de grânulos abundantes de cor avermelhada, principalmente, nos neutrófilos. É observada nas mucopolissacaridoses.

Alterações Funcionais dos Neutrófilos

- *Deficiência de adesão dos leucócitos (LAD):* constituem alterações estruturais das integrinas (CD11/CD18) e selectinas, moléculas de adesão presentes na membrana dos leucócitos fagócitos que desempenham importante papel na aderência destas células ao endotélio vascular.
- *Síndrome do leucócito preguiçoso:* nesta condição o defeito ocorre na motilidade dos neutrófilos que estão em pequena quantidade no sangue periférico e em maior quantidade na medula óssea em razão da incapacidade de migração para corrente sanguínea.
- *Doença granulomatosa crônica:* consiste na deficiência de geração do peróxido de hidrogênio pelos neutrófilos pela deficiência genética de NADPH oxidase no metabolismo celular e, portanto, maior susceptibilidade dos indivíduos portadores às infecções.

- *Deficiência de mieloperoxidase:* a mieloperoxidase constitui uma enzima presente nas granulações azurófilas dos neutrófilos. O defeito pode ser congênito (autossômico recessivo) ou adquirido (leucemias, mielodisplasias, anemia megaloblástica). Os neutrófilos são hipofuncionais e parecem apresentar maior estresse oxidativo durante a fagocitose.

Eosinófilos

Um pouco maiores que os neutrófilos, os eosinófilos caracterizam-se pela presença de núcleo bilobulado e granulações grosseiras alaranjadas no citoplasma. As granulações contêm enzimas do tipo peroxidase, fosfatase ácida, fosfolipases e histaminases, principalmente.

No interior das granulações, um cristaloide denso formado por proteínas sem atividade enzimática tem ação tóxica contra parasitas e algumas células tumorais. Embora o eosinófilo seja capaz de fagocitose, esta não parece ser sua função principal, pois constituem os efetores da resposta a alérgenos e parasitas intestinais. A membrana do eosinófilo possui receptores para imunoglobulinas, leucotrienos e histamina, participando como células moduladoras nas reações imunológicas e alérgicas. Sua produção na medula óssea é estimulada pela IL-5. Após entrarem na circulação, permanecem por cerca de 8 horas e migram para os tecidos (pele, mucosa brônquica, trato gastrointestinal), onde a sobrevida é curta (48 horas), podendo chegar a 2 semanas quando estimulados (Fig. 3-2).

A **eosinofilia** é verificada em doenças alérgicas, dentre as mais frequentes a asma e a urticária; em moléstias da pele como eczemas, pênfigo, dermatite herpetiforme e escabiose; em infecções parasitárias; em doenças do sistema hematopoético, como a leucemia mieloide crônica, na doença de Hodgkin.

A **eosinopenia** está presente em todos os processos infecciosos agudos supurativos; reagudização de processos crônicos, no estresse agudo e na utilização

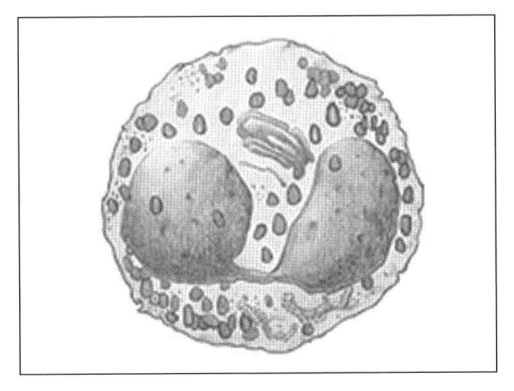

Fig. 3-2. Eosinófilo segmentado.

de glicocorticoides. Nos processos infecciosos agudos, os eosinófilos chegam a desaparecer por completo (reação de alarme). Nestas situações, a partir da agressão há liberação de adrenalina, que estimula a hipófise a liberar ACTH que, por sua vez, excitará a cortical da suprarrenal a produzir corticoides, que promovem a queda dos eosinófilos circulantes. O reaparecimento do eosinófilo em hemograma posterior significa melhora do quadro.

Basófilos

São células encontradas em pequena quantidade no sangue periférico (20 a 90/mm^3 ou de 0 a 1% na contagem relativa), mas facilmente reconhecíveis pela presença de granulações azul-escuras muitas vezes sobre o núcleo e menos numerosas que as do eosinófilo. O núcleo raramente tem mais de dois lobos. Os grânulos são ricos em histamina e heparina.

Os basófilos estão envolvidos, principalmente, nas reações alérgicas de hipersensibilidade imediata, possuem receptores para porção Fc da IgE, que quando se ligam levam à degranulação, iniciando reações do tipo anafilática a drogas, urticária, rinite alérgica ou broncoconstrição.

Semelhante a estas células são os mastócitos teciduais que, embora com a mesma função, parecem originar-se do clone monócito-macrófago.

O aumento de basófilos, a **basofilia**, é encontrado em reações alérgicas (asma, dermatites, rinossinusite), na lipemia pós-prandial (participam do metabolismo das triglicérides), na policitemia vera e na leucemia mieloide crônica. Estas células também desaparecem nos processos infecciosos agudos, porém a basopenia não tem significado clínico (Fig. 3-3).

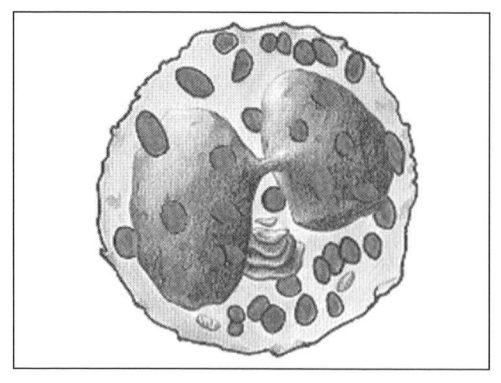

Fig. 3-3. Basófilo segmentado.

MONONUCLEARES

Monócitos

Constitui a célula de maior tamanho no sangue periférico, com cerca de 15 a 18 µ de diâmetro. Apresenta o núcleo irregular, por vezes lobulado, com cromatina exibindo aspecto reticular. O citoplasma tem coloração azul-acinzentada com granulações azurófilas e grânulos ricos em esterase. Podemos observar no citoplasma inclusões ou vacúolos.

Os monócitos permanecem pouco tempo no sangue, são células em trânsito que passam para os tecidos onde atuam como macrófagos, fazendo parte do sistema mononuclear fagocitário (SMF). Participam ativamente da fagocitose e sua função consiste, principalmente, em integrar a imunidade humoral e celular, pois iniciam a resposta imune como células apresentadoras de antígeno (APC) aos linfócitos T.

A **monocitose** está presente em infecções crônicas bacterianas, incluindo a tuberculose e a sífilis congênita; por protozoários, como nos casos de malária; nas doenças inflamatórias crônicas, como a artrite reumatoide e lúpus eritematoso; na neutropenia; em doenças mieloproliferativas crônicas e também em melhoras de processos infecciosos agudos, uma vez que fazem a limpeza do foco de infecção e reorganizam o tecido.

A **monocitopenia** aparecerá nas fases agudas de processos infecciosos e na falta de reação do SMF; na caquexia; desnutrição; pode estar associada às causas que levam à diminuição geral de todas as células sanguíneas (vermelhas, brancas e plaquetas) – pancitopenia – como a terapêutica com corticoide, ciclosporina, quimioterápicos, irradiação, dentre outras (Fig. 3-4).

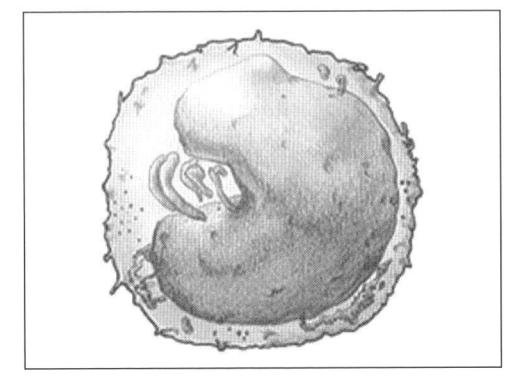

Fig. 3-4. Monócito.

Linfócitos

Os linfócitos pequenos (10 a 12 μ), presentes em maior quantidade no sangue periférico, caracterizam-se por escasso citoplasma de coloração basófila e cromatina nuclear muito condensada, o núcleo pode apresentar nucléolos, mas estes raramente são visualizados em decorrência da condensação da cromatina. Os linfócitos grandes (cerca de 10%) geralmente são irregulares na forma, apresentam citoplasma abundante e cromatina nuclear menos condensada. Algumas destas células podem apresentar grânulos azurófilos ricos em enzimas lisossomais.

Os subtipos de linfócitos T e B não podem ser morfologicamente diferenciados por meio do esfregaço de sangue. Participam, respectivamente, da imunidade celular e humoral (Fig. 3-5).

Linfócitos T

Constituem 75% dos linfócitos do sangue, atuam na imunidade mediada por células (rejeição de enxertos, organismos intracelulares, células tumorais e reações de hipersensibilidade tardia) e na regulação da síntese de anticorpos através da secreção de interleucinas que regulam a proliferação e diferenciação das células B.

Os linfócitos T possuem, como receptor para antígenos, uma molécula denominada TCR, do inglês *T cell receptor*. Formam rosetas com hemácias de carneiro na ausência de complemento. São capazes de distinguir epítopos do complexo principal de histocompatibilidade próprios dos não próprios. Como marcadores imunológicos, os linfócitos da linhagem T apresentam, na membrana, os antígenos CD3, CD4 e CD8 (a denominação CD – *cluster of differentiation* – passou a ser usada em 1986 para caracterização das subpopulações de linfócitos T e de outras células sanguíneas).

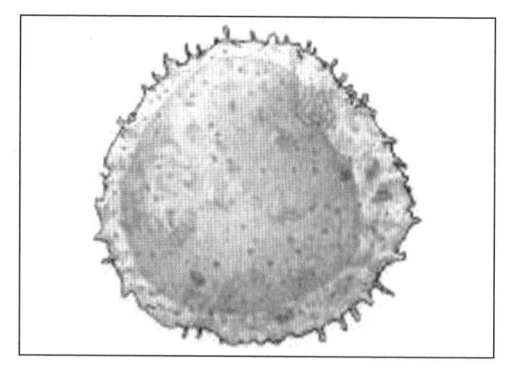

Fig. 3-5. Linfócito.

Linfócitos T Auxiliares (*Helper*)
Constituem uma subpopulação de linfócitos T, caracterizados pela presença de CD4 na membrana celular. São responsáveis pela interação com macrófagos (célula apresentadora do antígeno) iniciando, desta forma, a resposta imune. Quando ativados, produzem mediadores (citocinas) que regulam a proliferação e diferenciação dos linfócitos B, assim como de linfócitos T citotóxicos.

Linfócitos T Citotóxicos
Constituem a outra subpopulação de linfócitos T, células que apresentam a molécula CD8 na sua membrana. Interagem com células-alvo que expressem um antígeno conjugado à molécula do complexo principal de histocompatibilidade.

Linfócitos *Natural Killer*
Não apresentam receptores para antígeno como as imunoglobulinas de superfície ou o TCR. Apresentam atividade citotóxica contra células-alvo, independentemente de ativação prévia, constituindo um dos elementos essenciais da imunidade natural. Não formam rosetas e seus marcadores são CD56 e CD57.

Linfócitos B
Compreendem 15% dos linfócitos. Atuam na imunidade humoral sintetizando anticorpos e secretando parte das moléculas sintetizadas. Após ativação, se diferenciam em plasmócitos, células altamente especializadas na secreção de anticorpos. Estas células são caracterizadas pela presença de imunoglobulinas de superfície (quando imaturas expressam IgM e quando maduras IgM e IgD) e receptores para fragmentos de C3 do complemento.

Apresentam marcadores de membrana distribuídos de acordo com sua evolução. CD19 e CD20 são os mais utilizados para caracterização geral destas células.

Durante a resposta imune, os linfócitos T ativam os linfócitos B por meio da ação de interleucina 2 (IL-2). Os linfócitos B se diferenciam em plasmócitos secretores de anticorpos, presentes nos tecidos periféricos e na medula óssea (cerca de 1% das células medulares). À medida que o estímulo antigênico diminui, a produção de anticorpos também declina. Durante a proliferação, os linfócitos B estimulados dividem-se, dando origem a plasmócitos e células de memória que, em uma segunda exposição ao antígeno, iniciam uma resposta imune, mais rápida e vigorosa, eliminando o agente (p. ex., vacinas).

A **linfocitose** é a denominação dada ao aumento dos linfócitos em geral e aparece nas infecções virais, principalmente, do trato respiratório; mononucleose infecciosa; hepatite viral; infecções por citomegalovírus e em algumas infecções bacterianas como na febre tifoide; tuberculose e sífilis. A linfocitose primária está presente nas leucemias linfocíticas.

A **linfopenia**, diminuição dos linfócitos no sangue periférico, pode ser encontrada no estresse agudo por trauma, queimaduras e infecções; fase avançada da AIDS; na doença de Hodgkin; na cirrose hepática; na insuficiência renal; na síndrome de Cushing; na vigência de altas doses de corticoides ou outras drogas citostáticas; após radioterapia; no lúpus eritematoso e nos estádios finais de neoplasias.

A presença de linfócitos atípicos pode ser considerada normal quando seu valor relativo não ultrapassar 1%, ou seu valor absoluto não exceder 100 cels/mm^3, uma vez que, em locais de inflamação, atuam como os linfócitos normais, desempenhando um papel na resposta imune, tanto na primária como na auxiliar. Valores acima desses limites podem sinalizar quadros infecciosos de diversas naturezas, como: mononucleose infecciosa, citomegalovirose, rubéola, sarampo, hepatite A, herpes, tuberculose, toxoplasmose, infecção por *Mycoplasma pneumoniae* ou até mesmo neoplasias.

ALTERAÇÕES DO LEUCOGRAMA NOS PROCESSOS AGUDOS

Os processos infecciosos agudos apresentam modificações importantes no leucograma.

Após evidência clínica do processo agudo, o primeiro hemograma geralmente mostra leucocitose com **neutrofilia e desvio à esquerda escalonado** (aumento das células granulocíticas precursoras em ordem de maturação – Bt, Mtm, M, PM); desaparecem os eosinófilos e encontramos linfopenia e monocitopenia relativa.

Quanto mais grave o processo infeccioso, maior será o desvio à esquerda, pois a granulopoese só se completa em 14 dias e a medula óssea não terá tempo suficiente para proliferação e diferenciação de novos neutrófilos enviando, portanto, células jovens para circulação. A ausência dos eosinófilos indica reação de alarme e seu reaparecimento sugere bom prognóstico.

Segue-se, após o tratamento, uma **fase monocitária defensiva**, onde o desvio à esquerda diminui, reaparecem os eosinófilos e podemos observar monocitose. Na fase final, os neutrófilos voltam ao número normal, ocorre **linfocitose e monocitose,** podendo exibir discreta eosinofilia, o que indica estado de recuperação (Fig. 3-6).

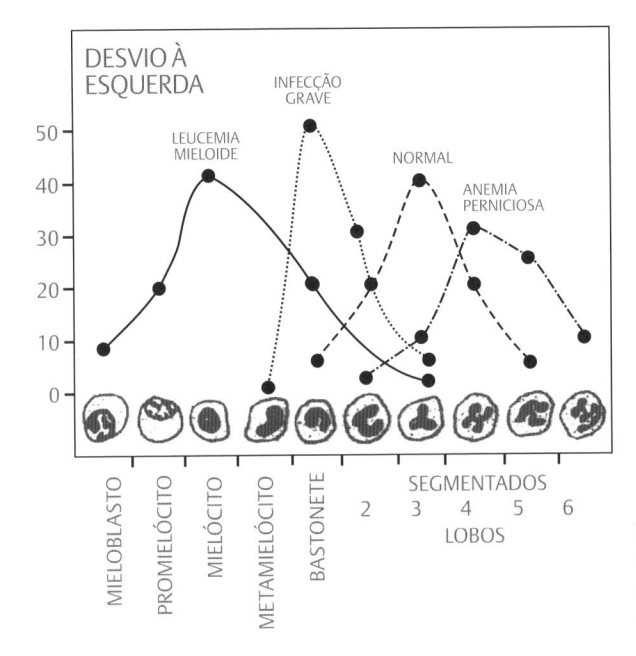

Fig. 3-6. Representação esquemática do desvio à esquerda e correlação com estados patológicos.

ALTERAÇÕES DO LEUCOGRAMA NOS PROCESSOS CRÔNICOS

Os processos infecciosos/inflamatórios crônicos geralmente apresentam evolução lenta e insidiosa, o que permite resposta da medula óssea, aumentando os granulócitos neutrófilos-neutrofilia, porém sem desvio à esquerda.

Em alguns casos são observados segmentados neutrófilos com o núcleo apresentando mais de 5 lobos (neutrófilos hipersegmentados ou pleocariócitos). Anteriormente, esta alteração era considerada um achado importante na infecção crônica e erroneamente denominada de desvio à direita. Os pleocariócitos atualmente constituem bons marcadores para mielodisplasias e anemia megaloblástica.

O aumento dos mesmos pode ser calculado pela fórmula que caracteriza o índice de segmentação:

$$\text{Índice de segmentação} = \frac{\text{N}^\circ \text{ neutrófilos} > \text{ou} = 5 \text{ lobos}}{\text{N}^\circ \text{ neutrófilos com 4 lobos}} \times 100$$

Valores superiores a 16 são considerados anormais.

Nos processos infecciosos crônicos, os eosinófilos estão em número normal. Podemos observar discreta monocitose que pode, em alguns casos, ser acompanhada ou não de ligeiro aumento dos linfócitos.

Quadro 3-1. Diferença entre Reação Leucemoide e Reação Leucêmica

	Reação Leucemoide	Reação Leucêmica
Nº de GB	De 30 a 60.000/mm³	De 20 a 500.000/mm³
Neutrófilos	DE escalonado, presença de granulações tóxicas	DE não escalonado
Eosinófilos e basófilos	Diminuídos ou ausentes	Aumentados
Série vermelha	Anemia N/N	Anemia N/N ou M
Plaquetas	Aumentadas ou diminuídas com morfologia normal	Aumentadas ou normais plaquetas gigantes
Fosfatase alcalina dos neutrófilos	Aumentada	Reduzida ou ausente

N/N = normocítica; normocrômica; M = macrocítica; DE = desvio à esquerda.

DIAGNÓSTICO DIFERENCIAL ENTRE REAÇÃO LEUCÊMICA E REAÇÃO LEUCEMOIDE

A reação leucemoide é uma condição que se caracteriza pelo aumento exagerado dos glóbulos brancos, podendo ser confundida com leucemia mieloide crônica (LMC). No entanto, a primeira é reacional e consequente a um processo infeccioso; as alterações hematológicas são corrigidas com a erradicação da infecção. A leucemia mieloide crônica é uma neoplasia com proliferação descontrolada de granulócitos que perdem suas características funcionais.

O Quadro 3-1 informa as principais diferenças observadas entre estes dois processos patológicos.

BIBLIOGRAFIA

Bain BJ. *Células sanguíneas: um guia prático.* Artmed, São Paulo, 2007. 487p.
Beutler E *et al. Williams hematology,* 8th ed. São Paulo: McGraw-Hill, 2006.
Harmening D. *Clinical hematology and fundamentals of hemostasis,* 5th ed. Philadelphia: Davis Company, 2008.
Heckner F, Freund M. *Hematologia microscópica prática,* 9. ed. São Paulo: Santos, 2000. 136p.
Henry JB. *Diagnósticos clínicos e conduta terapêutica por exames laboratoriais,* 21. ed. São Paulo: Manole, 2012. 1664p.
Hoffbrand V, Petit J. *Color atlas of clinical hematology,* 3th ed. London: Mosby-Wolfe, 2000.
Jandl JH. *Blood. Textbook of hematology,* 2th ed. New York: Little Brown, 1996.
Jandl JH. *Blood: Pathophysiology.* London: Blackwell Science, 1991.
Lee GR, Bithell TC, Foerster J *et al. Wintrobe Hematologia Clínica.* São Paulo: Manole, 1998. v. I e II. 2623p.
Lewis M, Bates I, Bain BJ. *Dacie and Lewis practical hematology,* 10th ed. Churchill Livingstone: Elsevier Science, 2006.

Lorenzi T. *Manual de hematologia - Propedêutica e clínica*, 4. ed. Rio de Janeiro: Medsi, 2006. 710p.

Mc Donald GA, Paul J, Cruickshank B. *Atlas de hematologia*, 5. ed. Panamericana, 1998. 277p.

Oliveira RAG. *Hemograma: como fazer e interpretar*. São Paulo: Livraria Médica Paulista, 2007. 505p.

Ribeiro WR. *Hematologia:um guia para introdução ao estudo*. Goiânia: Nacional, 1996.

Rosenfeld R. *Fundamentos do hemograma, do laboratório à clínica*. Rio de Janeiro: Guanabara Koogan, 2007. 205p.

Schiffman FJ. *Fisiopatologia hematológica*. São Paulo: Ed Santos, 2004. 388p.

Zago MA, Falcão RP, Pasquini R. *Tratado de hematologia*. São Paulo: Atheneu, 2013. 1064p.

CAPÍTULO 4
FISIOLOGIA, METABOLISMO E ALTERAÇÕES ERITROCITÁRIAS

Em um indivíduo saudável, os eritrócitos têm aspecto de discos circulares, bicôncavos, variando o seu diâmetro entre 6 a 8 µ.

Existe um equilíbrio entre a produção (eritropoese) e a destruição (hemocaterese) destas células que se mantêm em torno de 5 milhões/mm^3 na circulação. Laboratorialmente, a contagem de reticulócitos constitui um indicador sensível da atividade eritropoética na medula óssea. A destruição dos glóbulos vermelhos pode ser avaliada por meio da concentração do urobilinogênio na urina, produto da degradação da hemoglobina.

A vida média dos eritrócitos é estimada em 120 dias. Após este período estes são retirados da circulação pelos macrófagos do sistema mononuclear fagocitário (SMF) presentes, principalmente, no baço e fígado.

Os eritrócitos são anucleados, portanto o bom desempenho de sua função depende da elasticidade de sua **membrana**, essencial ao ajuste destes aos microcapilares e do seu **conteúdo hemoglobínico**, responsável pela entrega do oxigênio aos tecidos.

MEMBRANA DO GLÓBULO VERMELHO

Como as demais membranas plasmáticas, a do glóbulo vermelho segue a teoria do "mosaico fluido".

Bioquimicamente, é composta por proteínas (52%), lipídeos (42%) e carboidratos (8%), dispostos em uma dupla camada de fosfolipídeos intercalada por proteínas e pontes de colesterol.

A porção externa possui proteínas periféricas e glicolipídeos, onde se ligam cadeias de açúcares, originando os principais antígenos eritrocitários.

Na região intramembrânica encontramos proteínas integrais que se ancoram na porção interna a um citoesqueleto formado por um arcabouço que inclui as proteínas: "espectrina", "anquirina" e "actina", responsáveis pela integridade e elasticidade da membrana. O citoesqueleto é dependente de energia e permite a passagem do eritrócito através de microcapilares de até 3 µ de diâmetro. (Fig. 4-1)

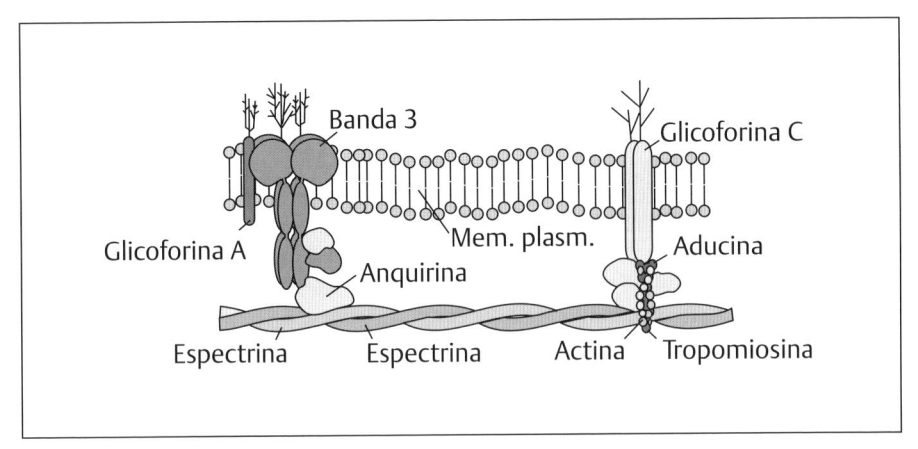

Fig. 4-1. Membrana do glóbulo vermelho.

A membrana é semipermeável e os canais proteicos são responsáveis pelo transporte de íons de modo dependente ou não de energia. A membrana é permeável à água e a ânions (Cl^- e HCO_3^-) e relativamente impermeável aos cátions (p. ex.: bomba de sódio e potássio). Alterações do esqueleto proteico ou do equilíbrio iônico do meio geralmente estão relacionadas com a diminuição da sobrevida do eritrócito por conta da hemólise precoce, como no caso da esferocitose ou acantocitose hereditárias.

CONTEÚDO DO GLÓBULO VERMELHO

No interior do eritrócito basicamente encontramos: hemoglobina, enzimas, íons, glicose e água.

A função do glóbulo vermelho consiste em manter seguro o transporte de oxigênio pela hemoglobina; esta molécula, por sua vez, deve ser funcional e ativa. Para tanto, o eritrócito dispõe de um sistema metabólico capaz de viabilizar seus componentes principais – a membrana e a hemoglobina (Fig. 4-2).

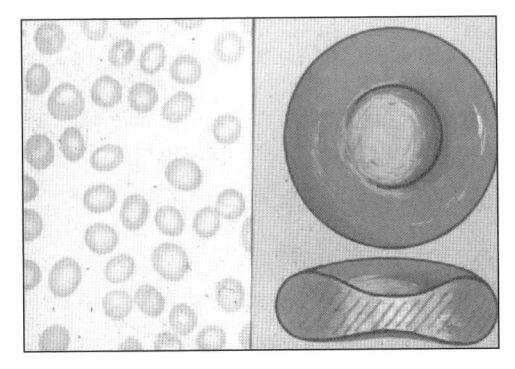

Fig. 4-2. Morfologia normal dos glóbulos vermelhos.

Alterações neste sistema de manutenção, bem como a malformação da hemoglobina constituem situações que contribuem para menor sobrevida do glóbulo vermelho na circulação.

Metabolismo do Eritrócito

A sobrevida e a função do glóbulo vermelho dependem, basicamente, de duas vias metabólicas fornecedoras de energia.

Desprovidos de núcleo e mitocôndrias, o metabolismo nestas células está limitado à degradação anaeróbica da glicose.

Via de Embden-Meyerhof

Também conhecida como via glicolítica anaeróbica, é a via principal e corresponde a 90% da degradação da glicose. Sua principal função é gerar ATP, mas também produz NADH importante em outros processos metabólicos do eritrócito.

Dependente desta via está o desvio ou *shunt* de Rapoport-Luebering, responsável pela produção de 2,3 difosfoglicerato (2,3 DPG), essencial ao desempenho funcional do glóbulo vermelho (Fig. 4-3).

Via das Pentoses

Apenas 5 a 10% da glicose é metabolizada por esta via também denominada desvio hexose monofosfato. Sua importância reside na produção de NADPH que, em conjunto com o tripeptídeo glutationa (GSH), protege o eritrócito de uma lesão oxidativa (Fig. 4-3).

Resumindo, temos alguns produtos metabólicos considerados essenciais ao desempenho funcional do glóbulo vermelho:

1. **ATP:** fornece energia necessária para a bomba de cátions (Na e K), impedindo a hiper-hidratação da célula. Constitui fonte de energia para o citoesqueleto proteico, permitindo à membrana preservar sua elasticidade.
2. **NADH:** atua como coenzima da enzima meta-hemoglobina redutase ou diaforase que reduz a meta-hemoglobina inativa (Fe^{+++}) em hemoglobina ativa (Fe^{++}).
3. **NADPH:** provém da via das pentoses e atua como coenzima da enzima glutationa redutase, que reduz a glutationa (GSH), permitindo sua combinação com os peróxidos e outras substâncias oxidantes, eliminando-as do eritrócito ($2GSH + H_2O_2 \leftrightarrows GSSG + 2H_2O$). Este processo impede a lesão oxidativa da hemoglobina e das proteínas de membrana.
4. **2,3 DPG:** resulta da via anexa à glicólise, sua função consiste em regular a afinidade da hemoglobina pelo oxigênio. A presença do 2,3 DPG no interior da molécula de hemoglobina facilita a liberação de oxigênio para os tecidos, diminuindo, portanto, a afinidade da hemoglobina pelo oxigênio.

VIA DE EMBDEM-MEYERHOF

VIA DAS PENTOSES

$H_2O_2 \xrightarrow{GP} H_2O$

ATP → ADP

GLICOSE
↓ HQ
GLICOSE-6P
↓ GPI
FRUTOSE-6P
↓ FFQ
FRUTOSE-1,6DIP
↓ A
GLICEROALDEÍDO-3P
↓ GAPD
1,3 DP-GLICERATO
↓ PGQ
3P- GLICERATO
↓ E
P-ENOLPIRUVATO
↓ PQ
PIRUVATO
↓ LDH
LACTATO

ATP → ADP

NAD → NADH

ADP → ATP

ADP → ATP

NADH → NAD

GSH $\xrightarrow{GR}$ GSSG

NADP $\xrightarrow{G6PD}$ NADPH

→ 6P-GLUCONATO

↓

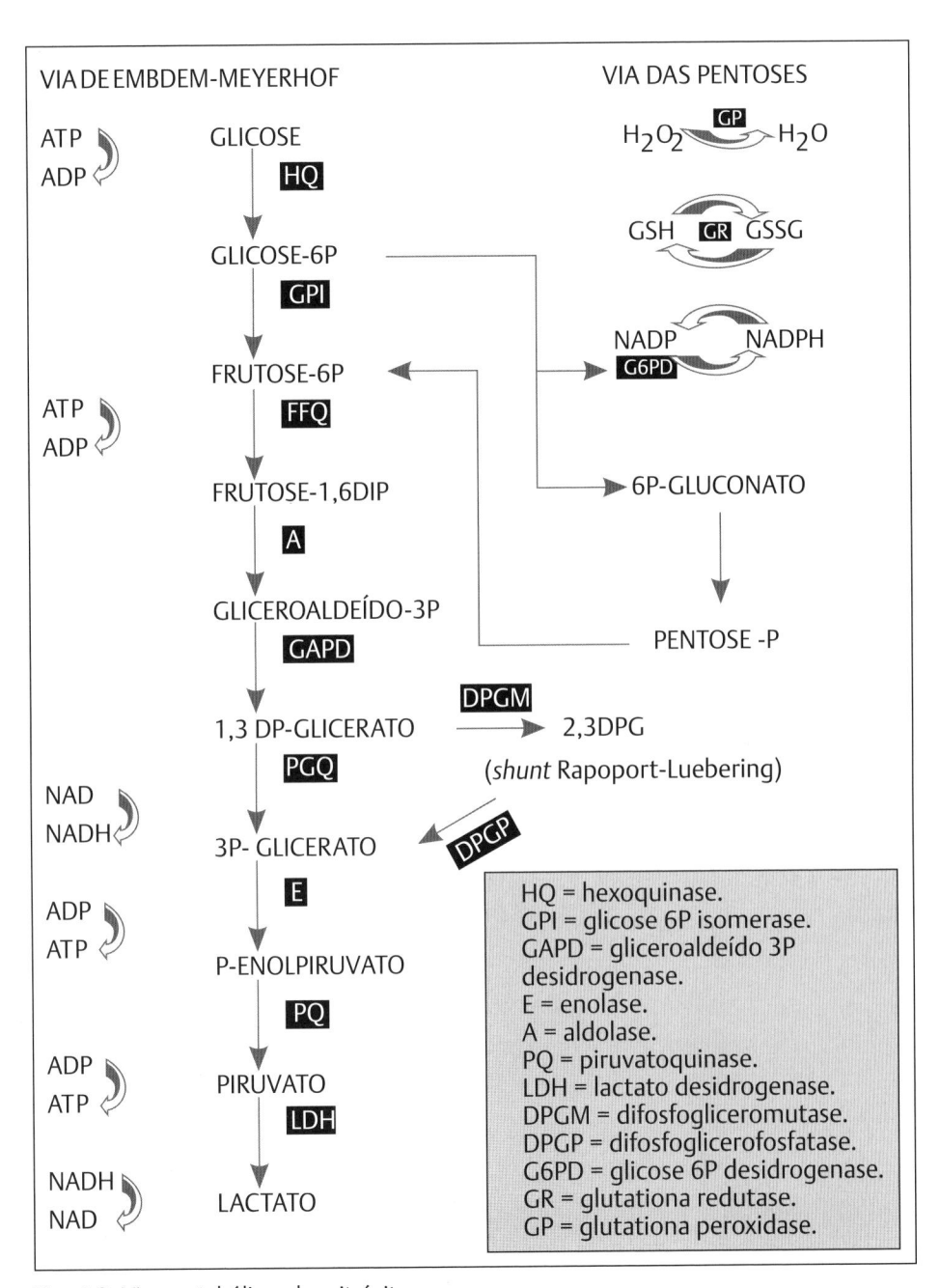

PENTOSE -P

DPGM
⟶ 2,3DPG
(*shunt* Rapoport-Luebering)
← DPGP

HQ = hexoquinase.
GPI = glicose 6P isomerase.
GAPD = gliceroaldeído 3P desidrogenase.
E = enolase.
A = aldolase.
PQ = piruvatoquinase.
LDH = lactato desidrogenase.
DPGM = difosfogliceromutase.
DPGP = difosfoglicerofosfatase.
G6PD = glicose 6P desidrogenase.
GR = glutationa redutase.
GP = glutationa peroxidase.

Fig. 4-3. Vias metabólicas do eritrócito.

ALTERAÇÕES MORFOLÓGICAS E ESTRUTURAIS DO ERITRÓCITO

As anormalidades do glóbulo vermelho podem ser observadas em esfregaços de sangue por meio da microscopia convencional. Tais alterações compreendem variações na forma, coloração, tamanho ou estrutura e geralmente estão relacionadas com defeitos da membrana, da hemoglobina ou dos fatores essenciais à eritropoese.

Em laboratório, as alterações de tamanho e coloração podem ser numericamente expressas por meio dos chamados índices hematimétricos. O VCM, ou volume corpuscular médio, indica o tamanho médio do eritrócito, o HCM e CHCM, hemoglobina corpuscular média e concentração de hemoglobina corpuscular média, respectivamente, avaliam a coloração ou a concentração média de hemoglobina, e o RDW ou coeficiente de variação do tamanho dos glóbulos vermelhos verifica a distribuição dos eritrócitos em relação a variações de tamanho.

Variação da Coloração (Anisocromia)

A intensidade da coloração constitui um indicador aproximado da quantidade de hemoglobina existente no eritrócito. O termo anisocromia indica variabilidade do grau de hemoglobinização evidenciado pela presença de hemácias hipocrômicas e normocrômicas no mesmo esfregaço.

Hipocromia

Caracteriza-se por células pouco coradas exibindo um halo central maior e mais claro. Aparece em condições patológicas, como a anemia ferropriva e talassemias. A hipocromia pode ser verificada quando os índices HCM e CHCM estão abaixo dos valores de referência. O termo hipercromia raramente é utilizado e indica maior intensidade de coloração, podendo ser observado nos esferócitos e em algumas células macrocíticas que se apresentam mais espessas e não exibem o halo central mais claro.

Policromasia (Policromatofilia)

Os glóbulos vermelhos aparecem com coloração azul acinzentada, mostrando afinidade por corantes ácidos (hemoglobina) e básicos (resíduos de RNA existentes na célula).

Os eritrócitos policromáticos são maiores, não apresentam o halo central e correspondem aos reticulócitos (células imaturas recém-lançadas). Estão aumentados nas anemias hemolíticas, perda de sangue aguda e em algumas neoplasias.

Variação do Tamanho (Anisocitose)

Anisocitose indica variação do tamanho das células em um esfregaço de sangue.

Em laboratório um VCM aumentado ou diminuído em relação ao valor numérico de referência está associado, respectivamente, à macrocitose ou à microcitose. Aparelhos automatizados para contagem de células fornecem um índice, o RDW (variação do tamanho das hemácias), que apresenta bastante confiabilidade no que se refere à distribuição dos eritrócitos em determinada amostra de sangue.

Microcitose
Corresponde aos eritrócitos que apresentam diâmetro inferior a 7µ. A análise do tamanho dos eritrócitos em lâmina pode ser auxiliada se tomarmos como padrão o núcleo dos pequenos linfócitos, com cerca de 8 µ de diâmetro. Crianças e indivíduos da raça negra saudáveis geralmente apresentam eritrócitos menores. A microcitose pode ser observada nas talassemias, anemia ferropriva, mielodisplasias e envenenamento por metais pesados.

Macrocitose
São células com diâmetro maior que o normal, podendo apresentar-se redondas ou ovais sem halo central. A macrocitose geralmente está associada à reticulocitose, anemias megaloblásticas e ao uso de drogas que interferem na síntese de DNA (quimioterápicos).

Variação da Forma (Poiquilocitose) (Fig. 4-4)
O termo poiquilocitose é utilizado para indicar aumento da proporção de células com forma anormal. Diversas doenças hematológicas apresentam eritrócitos com formas características significativas para o diagnóstico.

Leptócitos ou Células em Alvo
Caracterizam-se pela presença de uma região central mais corada e um halo claro ao redor. São glóbulos vermelhos geralmente mais delgados que adquirem esta

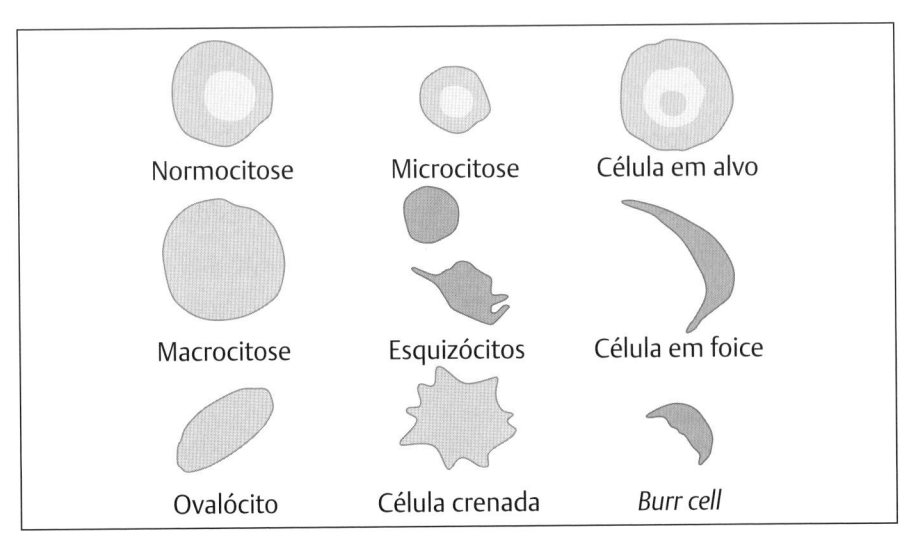

Fig. 4-4. Alterações morfológicas dos eritrócitos.

forma em razão do excesso de colesterol na membrana (deficiência da enzima que esterifica o colesterol) ou perda de conteúdo citoplasmático (talassemias e anemia ferropriva). Embora mais espessos, aparecem também na hemoglobinopatia C.

Esferócitos

Apresentam diâmetro reduzido em razão de perda ou lesão da membrana, são esféricos e não apresentam halo central mais claro. São observados na esferocitose hereditária, anemias hemolíticas autoimunes, doença hemolítica do recém-nascido, deficiência de piruvatoquinase e septicemia por *Clostridium welchii*.

Drepanócitos ou Célula em Foice

Constituem eritrócitos alongados, com forma semelhante à de uma foice. Resultam da cristalização de hemoglobinas anormais e são característicos da anemia falciforme.

Eliptócitos e Ovalócitos

São hemácias de formato oval que quando aparecem em grande quantidade sugerem um defeito hereditário do citoesqueleto (eliptocitose hereditária).

Acantócitos

Caracterizam-se pela presença de 2 a 20 espículos de comprimentos variáveis ao redor da hemácia. Aparecem na abetalipoproteinemia hereditária, nos indivíduos que apresentam o fenótipo McLeod no glóbulo vermelho, na anemia das doenças hepáticas, mielodisplasias e deficiência de vitamina E.

Equinócitos (Hemácias Crenadas)

Caracterizam-se pela presença de pequenos espículos ao redor da hemácia. Aparecem, geralmente, como artefatos de técnica em razão da estocagem do sangue. A deficiência de ATP, insuficiência renal e/ou hepática e queimaduras graves também estão associadas a esta alteração.

Esquizócitos

Constituem fragmentos de células e podem apresentar diversos formatos. São encontrados na piropoiquilocitose hereditária, nas anemias hemolíticas de causa mecânica e microangiopática.

"Burr cells"

Conhecidas como células mordidas, resultam de ataques oxidativos à membrana eritrocitária. Ocorrem, geralmente, na deficiência da enzima G6PD em razão da formação dos corpúsculos de Heinz que, ao passarem pelo baço e fígado, são parcialmente fagocitados.

Variação na Estrutura (Inclusões) (Fig. 4-5)

Pontilhado Basófilo
Consiste na presença de pequenas inclusões de coloração azul dispersas no citoplasma do eritrócito. O pontilhado basófilo é formado por um agregado de ribossomos (RNA).

Estão presentes nas talassemias homo e heterozigóticas, anemia megaloblástica, intoxicação por metais pesados (chumbo e mercúrio) e deficiência enzimática da 5'nucleotidase.

Corpúsculos de Howell-Jolly
Aparecem como densas inclusões na forma de um ou mais pontos bem delineados de coloração azul arroxeada localizados no interior do eritrócito. Constituem partículas remanescentes de cromatina nuclear (DNA), que resultam de um defeito da reprodução celular. Aparecem nas anemias megaloblásticas e em estados hipoesplênicos. Estas inclusões podem, ainda, aparecer na forma de anel, sendo denominadas **Anéis de Cabot**.

Siderócitos ou Corpos de Pappenheimer
São eritrócitos que possuem no seu interior agregados de ferritina localizados próximos à membrana. Estes apresentam coloração púrpura (coloração de Perls) e são observados após esplenectomia.

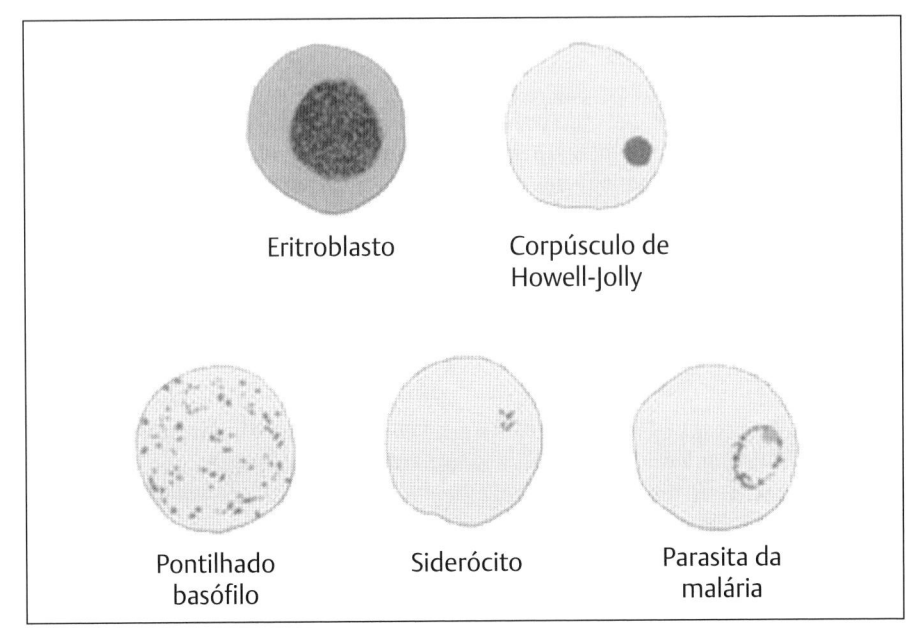

Fig. 4-5. Alterações estruturais dos glóbulos vermelhos.

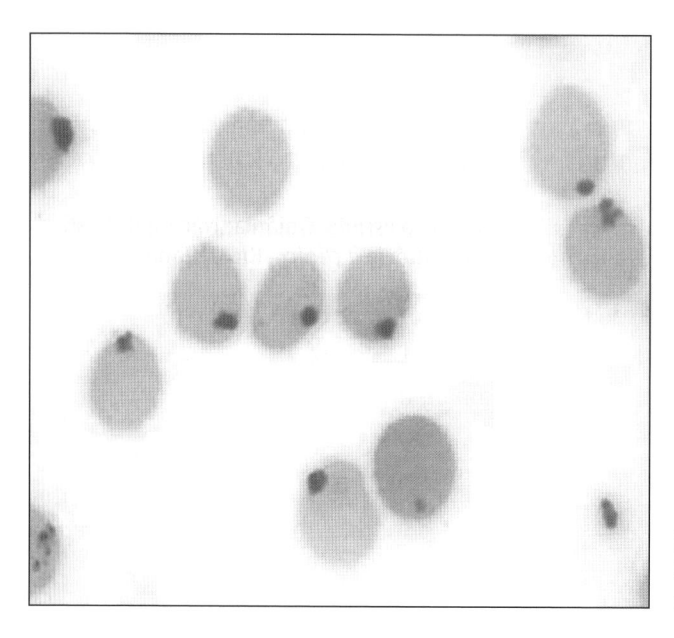

Fig. 4-6. Corpúsculos de Heinz (coloração azul de metileno novo).

Corpúsculos de Heinz

Constituem precipitação de moléculas de hemoglobina desnaturadas que se coram de azul na periferia da célula. São observados com coloração especial (cristal violeta ou azul de cresil brilhante) e aparecem nas talassemias e deficiência de G6PD (Fig. 4-6).

BIBLIOGRAFIA

Bain BJ. *Células sanguíneas: um guia prático.* São Paulo: Artmed, 2007. 487p.
Beutler E et al. *Williams hematology,* 8th ed. São Paulo: McGraw-Hill, 2006.
Harmening D. *Clinical hematology and fundamentals of hemostasis,* 5th ed. Philadelphia: Davis Company, 2008.
Heckner F, Freund M. *Hematologia microscópica prática,* 9. ed. São Paulo: Santos, 2000. 136p.
Henry JB. *Diagnósticos clínicos e conduta terapêutica por exames laboratoriais,* 21. ed. São Paulo: Manole, 2012. 1664p.
Hoffbrand V, Petit J. *Color atlas of clinical hematology,* 3th ed. London: Mosby-Wolfe, 2000.
Jandl JH. *Blood. Textbook of hematology,* 2th ed. New York: Little Brown, 1996.
Jandl JH. *Blood: Pathophysiology.* London: Blackwell Science, 1991.
Lee GR, Bithell TC, Foerster J et al. *Wintrobe Hematologia Clínica.* São Paulo: Manole, 1998. v. I e II. 2623p.
Lewis M, Bates I, Bain BJ. *Dacie and Lewis practical hematology,* 10th ed. Churchill Livingstone: Elsevier Science, 2006.
Lorenzi T. *Manual de hematologia - Propedêutica e clínica,* 4. ed. Rio de Janeiro: Medsi, 2006. 710p.

Lopes AC, Grotto HZW, Lima SP. *Interpretação clínica do hemograma*. Rio de Janeiro: Atheneu, 2008. 148p.
Mc Donald GA, Paul J, Cruickshank B. *Atlas de hematologia*, 5. ed. Panamericana, 1998. 277p.
Oliveira RAG. *Hemograma: como fazer e interpretar*. São Paulo: Livraria Médica Paulista, 2007. 505p.
Ribeiro WR. *Hematologia:um guia para introdução ao estudo*. Goiânia: Nacional, 1996.
Rosenfeld R. *Fundamentos do hemograma, do laboratório à clínica*. Rio de Janeiro: Guanabara Koogan, 2007. 205p.
Schiffman FJ. *Fisiopatologia hematológica*. São Paulo: Ed Santos, 2004. 388p.
Zago MA, Falcão RP, Pasquini R. *Tratado de hematologia*. São Paulo: Atheneu, 2013. 1064p.

HEMOGLOBINA

A molécula de hemoglobina é formada por uma porção proteica denominada **globina** e uma porção que corresponde ao **heme**.

- *Globina:* é formada por dois pares de cadeias polipeptídicas que possuem cerca de 140 aminoácidos cada uma.
  A hemoglobina do adulto contém duas cadeias α e duas cadeias β (HbA = $\alpha_2\beta_2$). As cadeias α possuem 141 aminoácidos com valina-leucina na sequência terminal, e as cadeias β contêm 146 aminoácidos com valina-histidina-leucina como sequência terminal. O conhecimento da estrutura primária das cadeias polipeptídicas permite avaliar a sequência dos aminoácidos e suas interações. Alterações nestas sequências podem alterar a carga da hemoglobina e até mesmo sua função no organismo. As cadeias polipeptídicas não possuem ligações covalentes entre si e estão dispostas espacialmente, formando um tetrâmero (Fig. 5-1).
- *Heme:* uma molécula de hemoglobina contém quatro grupos heme. Cada heme é formado pela protoporfirina III contendo um átomo de ferro em seu interior.

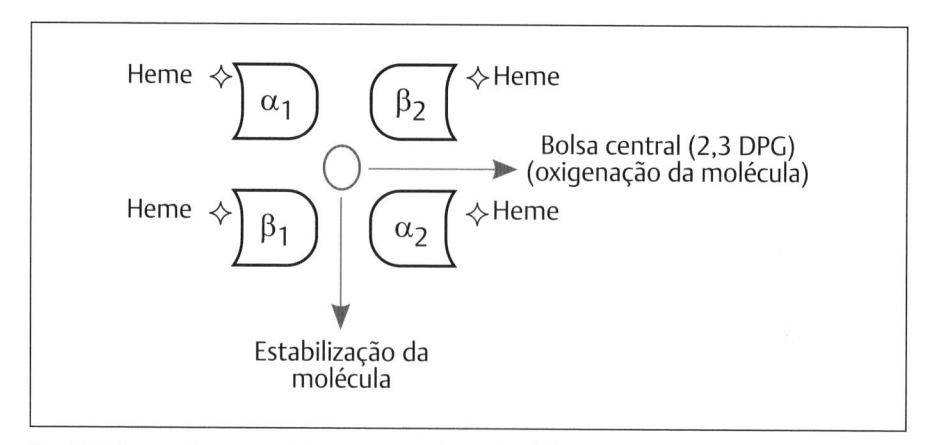

Fig. 5-1. Interações espaciais entre as cadeias de globina.

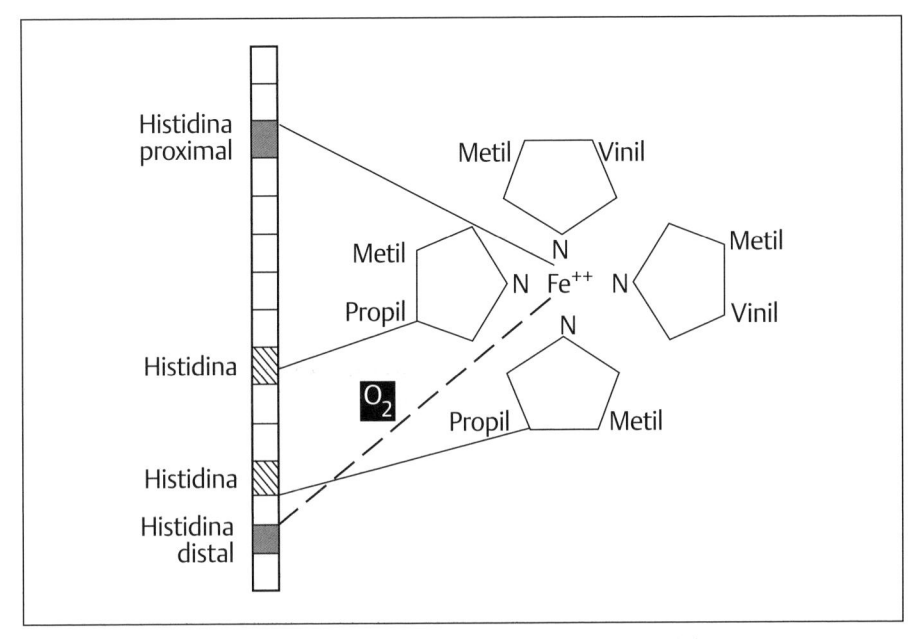

Fig. 5-2. Ligações heme-globina-oxigênio na molécula de hemoglobina.

A protoporfirina III diferencia-se das demais protoporfirinas em razão das cadeias laterais de carbono presente em seus anéis pirrólicos (Fig. 5-2).

As ligações covalentes entre o heme e a globina ocorrem entre as histidinas da cadeia polipeptídica e o radical propil dos anéis pirrólicos. O ferro liga-se à globina por meio da histidina proximal e é responsável por carregar uma molécula de oxigênio através de uma ligação fraca com a histidina distal, originando a **oxi-hemoglobina**. A ligação com o gás carbônico se faz por grupamentos aminados laterais da globina (HbNH2 HbNHCOOH), originando a **carbo-hemoglobina** ou **carbamino-hemoglobina**, muito embora a maior parte do CO2 seja eliminada dos tecidos na forma de íon bicarbonato (HCO_3^-) pelo plasma sanguíneo. O monóxido de carbono (CO) tem alta afinidade pela hemoglobina e sua ligação origina a **carboxi-hemoglobina**.

SÍNTESE DA HEMOGLOBINA

No adulto são formados e destruídos cerca de 8 gramas de hemoglobina diariamente (1 g Hb ~ 1,3 mL de oxigênio). A síntese da hemoglobina começa a partir do pró-eritroblasto e vai aumentando durante a maturação da célula até a fase de reticulócito. Os reticulócitos são responsáveis por 35% da produção total de hemoglobina. Os eritrócitos não sintetizam hemoglobina.

A produção normal de hemoglobina depende de: suprimento adequado de **ferro**, síntese das **protoporfirinas** e síntese da **globina**.

O **ferro** chega aos precursores eritroides pelo sangue, através de uma proteína plasmática, a transferrina, liga-se ao receptor da transferrina na membrana das células eritroblásticas e é recrutado para o interior da mitocôndria, onde se acopla à protoporfirina originando o heme.

Síntese do Heme

O heme é formado na mitocôndria dos eritroblastos a partir do succinil-CoA, proveniente do ciclo de Krebs e do aminoácido glicina. A síntese do heme é dependente da biotina (vitamina B6) e da ação da enzima ácido δ-aminolevulínico sintetase, originando as protoporfirinas (Fig. 5-3).

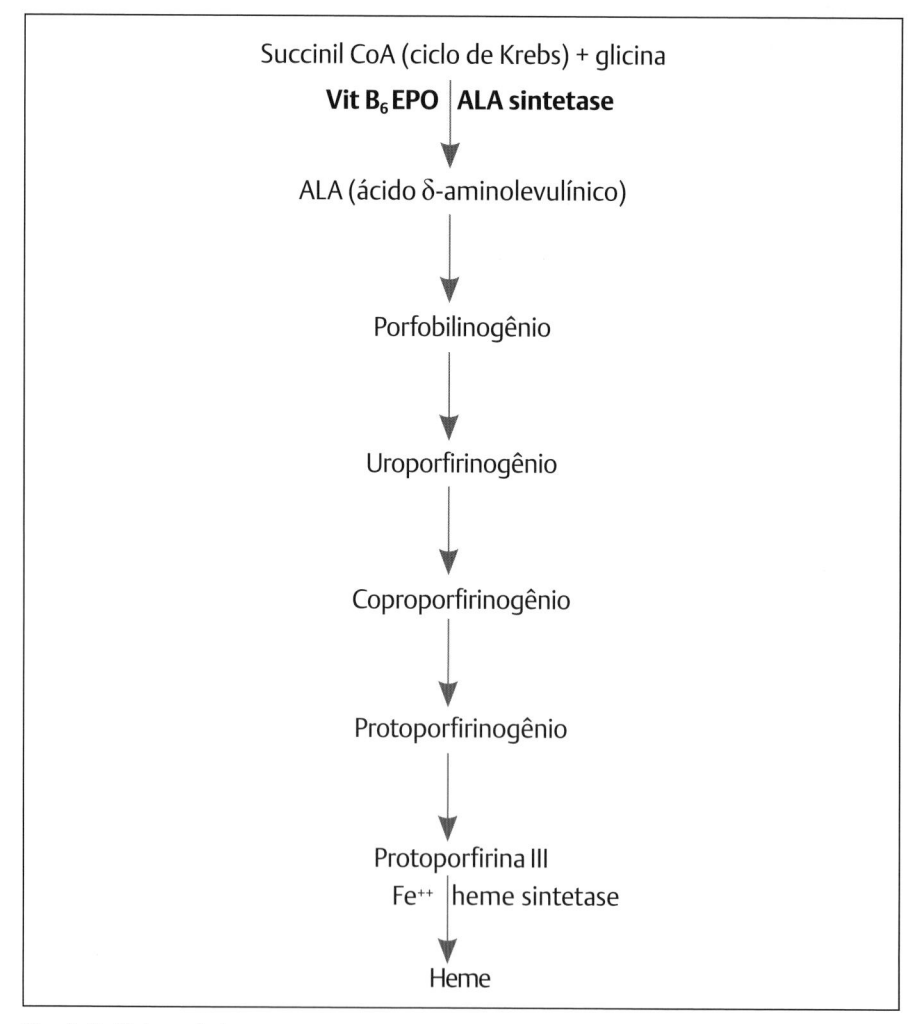

```
       Succinil CoA (ciclo de Krebs) + glicina
           Vit B₆ EPO │ ALA sintetase
                      ▼
          ALA (ácido δ-aminolevulínico)
                      ▼
               Porfobilinogênio
                      ▼
                Uroporfirinogênio
                      ▼
               Coproporfirinogênio
                      ▼
                Protoporfirinogênio
                      ▼
                 Protoporfirina III
              Fe⁺⁺ │ heme sintetase
                      ▼
                     Heme
```

Fig. 5-3. Síntese do heme.

Síntese da Globina

Esta ocorre nos ribossomos e é iniciada pela expressão de genes estruturais herdados. Cada célula eritroide contém 4 genes alfa (α), 2 genes beta (β), dois delta (δ), 4 genes gama (γ), dois zeta (ζ) e dois épsilon (ε).

Os genes alfa e zeta estão no cromossomo 16 e os demais no cromossomo 11. Cada gene tem como produto um tipo de cadeia de globina que varia de acordo com o desenvolvimento do organismo desde a fase embrionária até depois do nascimento (Fig. 5-4).

As cadeias agrupam-se 2 a 2 originando diferentes tipos de hemoglobinas.

- Hemoglobina embrionária:
  - Gower I ($\zeta_2\varepsilon_2$).
  - Gower II ($\alpha_2\varepsilon_2$).
- Hemoglobinas do adulto:
  - HbA1 ($\alpha_2\beta_2$) de 95 a 98%.
  - HbA2 ($\alpha_2\delta_2$) de 2 a 4%.
  - HbF ($\alpha_2\gamma_2$) de 0 a 2%.

A hemoglobina fetal (HbF) está presente no recém-nascido em quantidades maiores, e vai sendo gradualmente substituída pela HbA1 até os 6 meses de idade.

Uma vez que a síntese da globina depende da expressão de determinados genes, alterações cromossômicas (mutações) podem originar variantes estruturais da hemoglobina ou impedir a produção de uma cadeia polipeptídica.

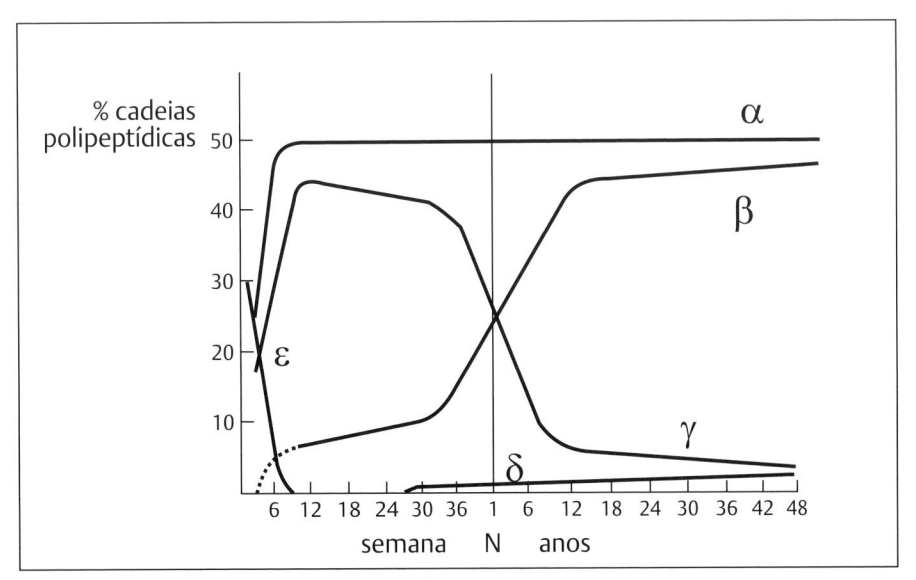

Fig. 5-4. Variação da síntese de cadeias polipeptídicas da globina conforme a idade.

Uma substituição de um aminoácido da cadeia pode resultar ou não na perda de função da hemoglobina. Quando a "mutação" é clinicamente expressa, estamos diante de uma **hemoglobinopatia**.

Exemplos de substituições na cadeia α:

- HbM (histidina pela tirosina na 58ª posição).
- HbO (ácido glutâmico pela lisina na 116ª posição).

Exemplos de substituições na cadeia β:

- HbS (ácido glutâmico pela valina na 6ª posição).
- HbC (ácido glutâmico pela lisina na 6ª posição).
- HbD (ácido glutâmico pela glicina na 121ª posição).
- HbE (ácido glutâmico pela lisina na 26ª posição).

Exemplos de hemoglobinas instáveis:

- HbH (tetrâmero de β).
- HbBart (tetrâmero de γ).

No caso de hemoglobinas variantes, a distribuição ou sequência alterada dos aminoácidos nas cadeias globínicas podem ser identificadas pela diferença de carga elétrica pela técnica de eletroforese.

A hemoglobina tem carga negativa e, portanto, quando colocada em fita de acetato de celulose em tampão alcalino, migra para o polo positivo. A eletroforese pode ser realizada em fitas de acetato de celulose (Cellogel®) ou ágar amido (agarose); e a variação do pH da solução tampão permite identificar e diferenciar diversos tipos de hemoglobina.

Em ordem crescente de migração em pH alcalino, encontramos as seguintes hemoglobinas:

HbA2 = HbC = HbE < HbS < HbF < HbA1 < HbM < HbBart = HbH

DEGRADAÇÃO DA HEMOGLOBINA

Após 120 dias, o eritrócito é retirado da circulação pelos macrófagos do SMF. A porção globina é metabolizada e os aminoácidos reaproveitados. O heme é clivado e o ferro reutilizado, os anéis pirrólicos são oxidados e transformam-se em biliverdina, que posteriormente é reduzida e convertida em bilirrubina.

A bilirrubina livre liga-se à albumina (bilirrubina indireta) e segue pela circulação até o fígado, onde é conjugada com o ácido glicurônico (bilirrubina direta) através da enzima glicoronil transferase. Parte da bilirrubina direta é eliminada pelas fezes na forma de estercobilinogênio e o restante é reabsorvido e eliminado pelos rins como urobilinogênio.

FUNÇÃO DA HEMOGLOBINA

A hemoglobina é responsável pelo transporte de gases (O_2 e CO_2). Liga-se ao oxigênio e o entrega aos tecidos, além de facilitar a excreção do gás carbônico.

O controle da afinidade da hemoglobina pelo oxigênio depende de alguns fatores como pH, pressão parcial de oxigênio e 2,3 difosfoglicerato (Fig. 5-5).

A liberação de oxigênio para os tecidos ocorre por diferença de pressão parcial, o que acarreta o afastamento das cadeias beta da globina permitindo a entrada do 2,3 DPG na bolsa central resultando na desoxi-hemoglobina (forma tensa). Nos pulmões, a ligação com oxigênio, aproxima as cadeias beta e o 2,3 DPG é expelido da molécula (forma relaxada), permitindo maior afinidade do oxigênio à hemoglobina.

Portanto, pacientes anêmicos, com doenças cardíacas e pulmonares tendem a aumentar os níveis de 2,3 DPG, aumentando a liberação de O_2 para os tecidos (desviando a curva para direita).

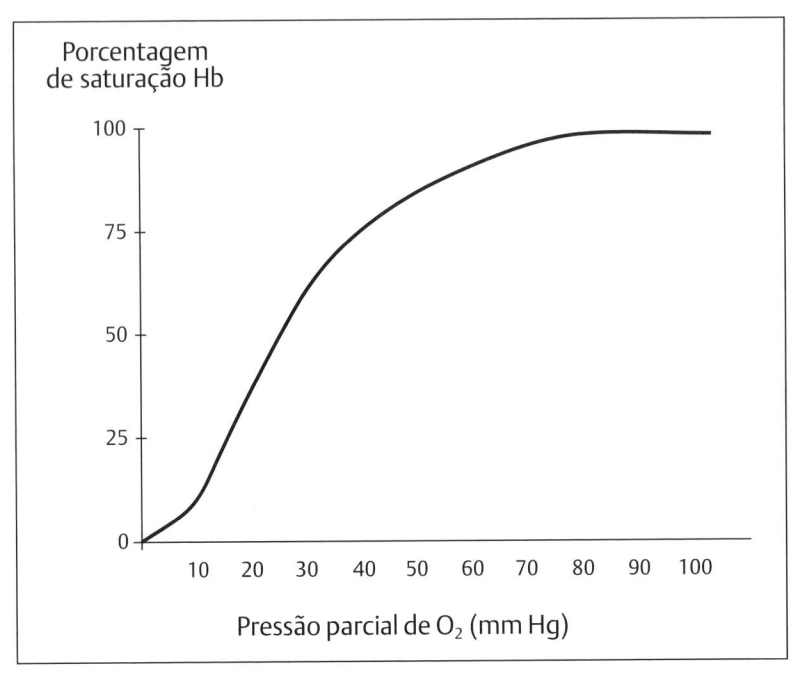

Fig. 5-5. Curva de dissociação de oxigênio do sangue total.

BIBLIOGRAFIA

Bain BJ. *Células sanguíneas: um guia prático.* São Paulo: Artmed, 2007. 487p.
Beutler E et al. *Williams hematology,* 8th ed. São Paulo: McGraw-Hill, 2006.
Harmening D. *Clinical hematology and fundamentals of hemostasis,* 5th ed. Philadelphia: Davis Company, 2008.
Harper. *Bioquímica ilustrada,* 27. ed. São Paulo: McGraw-Hill, 2008. 632p.
Henry JB. Diagnósticos clínicos e conduta terapêutica por exames laboratoriais, 21. ed. São Paulo: Manole, 2012. 1664p.
Hoffbrand V, Petit J. *Color atlas of clinical hematology,* 3th ed. London: Mosby-Wolfe, 2000.
Jandl JH. *Blood. Textbook of hematology,* 2th ed. New York: Little Brown, 1996.
Jandl JH. *Blood: Pathophysiology.* London: Blackwell Science, 1991.
Lee GR, Bithell TC, Foerster J et al. *Wintrobe Hematologia Clínica.* São Paulo: Manole, 1998. v. I e II. 2623p.
Lewis M, Bates I, Bain BJ. *Dacie and Lewis practical hematology,* 10th ed. Churchill Livingstone: Elsevier Science, 2006.
Lorenzi T. *Manual de hematologia - Propedêutica e clínica,* 4. ed. Rio de Janeiro: Medsi, 2006. 710p.
Lopes AC, Grotto HZW, Lima SP. *Interpretação clínica do hemograma.* Rio de Janeiro: Atheneu, 2008. 148p.
Mc Donald GA, Paul J, Cruickshank B. *Atlas de hematologia,* 5. ed. (CIDADE?): Panamericana, 1998. 277p.
Naoum PC. *Hemoglobinopatias e talassemias.* São Paulo: Sarvier, 1997.
Ribeiro WR. *Hematologia: um guia para introdução ao estudo.* Goiânia: Nacional, 1996.
Rosenfeld R. *Fundamentos do hemograma, do laboratório à clínica.* Rio de Janeiro: Guanabara Koogan, 2007. 205p.
Schiffman FJ. *Fisiopatologia hematológica.* São Paulo: Ed Santos, 2004. 388p.
Zago MA, Falcão RP, Pasquini R. *Tratado de hematologia.* São Paulo: Atheneu, 2013. 1064p.

Parte 2 Fisiopatologia e Diagnóstico das Principais Doenças dos Eritrócitos e Leucócitos

ANEMIAS

CAPÍTULO 6

A anemia pode ser definida como deficiência de suprimento de oxigênio para os tecidos do organismo, seja pela diminuição do número de glóbulos vermelhos e/ou da taxa de hemoglobina.

A leitura do hematócrito e a dosagem de hemoglobina constituem métodos padrões para determinação de uma anemia, porém esta avaliação deve ser realizada com cautela, pois os "valores normais" destes testes podem variar de acordo com fatores biológicos como idade, gênero, estado de hidratação ou ambientais como a altitude, sendo recomendada aos laboratórios a padronização de "valores de referência" de acordo com a região ou o tipo de população estudada.

O diagnóstico de uma anemia deve considerar:

- História do paciente.
- Exame físico.
- Avaliação laboratorial.

Constatada anemia, a determinação de sua causa torna-se necessária ao prognóstico e tratamento adequados. Nesse sentido, o hemograma tem papel importante como teste de triagem, permitindo, por meio dos resultados observados, estreitar a escolha para um teste confirmatório e conduzir ao diagnóstico.

A anemia resulta sempre de um desequilíbrio entre a produção e a destruição dos glóbulos vermelhos. Normalmente pequenas perdas "globulares" são compensadas por uma adaptação na produção medular. De forma geral, com base na produção e destruição dos glóbulos vermelhos podemos dividir as anemias em "regenerativas" ou "arregenerativas".

ANEMIAS REGENERATIVAS

São aquelas cuja causa é "periférica" (hemorragias graves ou hiper-hemólise). A medula permanece normal, podendo, portanto, aumentar sua atividade em até 7 vezes, conforme o caso, na tentativa de compensar as perdas.

Nestas situações observamos aumento de reticulócitos – **reticulocitose** – no sangue circulante, indicando hiperplasia medular eritroide.

ANEMIAS ARREGENERATIVAS

Apresentam causa "central" onde o órgão produtor de células, a medula óssea, está comprometido, resultando em eritropoese ineficaz, a exemplo da deficiência nutricional de ferro e vitamina B12 (fatores essenciais para reprodução e maturação dos glóbulos vermelhos) ou insuficiência da medula óssea (aplasias ou neoplasias). Nestas situações **não** observamos reticulocitose.

CLASSIFICAÇÃO GERAL DAS ANEMIAS

As anemias podem ser classificadas de diversas maneiras.

A morfologia do eritrócito (tamanho ou coloração destes) pode indicar uma forma de classificação. Nesse caso deve-se levar em consideração a observação da lâmina e os índices hematimétricos. Esta classificação divide as anemias em microcíticas, normocíticas e macrocíticas, de acordo com o VCM (Fig. 6-1).

Outra forma de classificar as anemias leva em conta a causa principal que compromete a produção ou sobrevida dos glóbulos vermelhos, relacionando ainda as perdas sanguíneas.

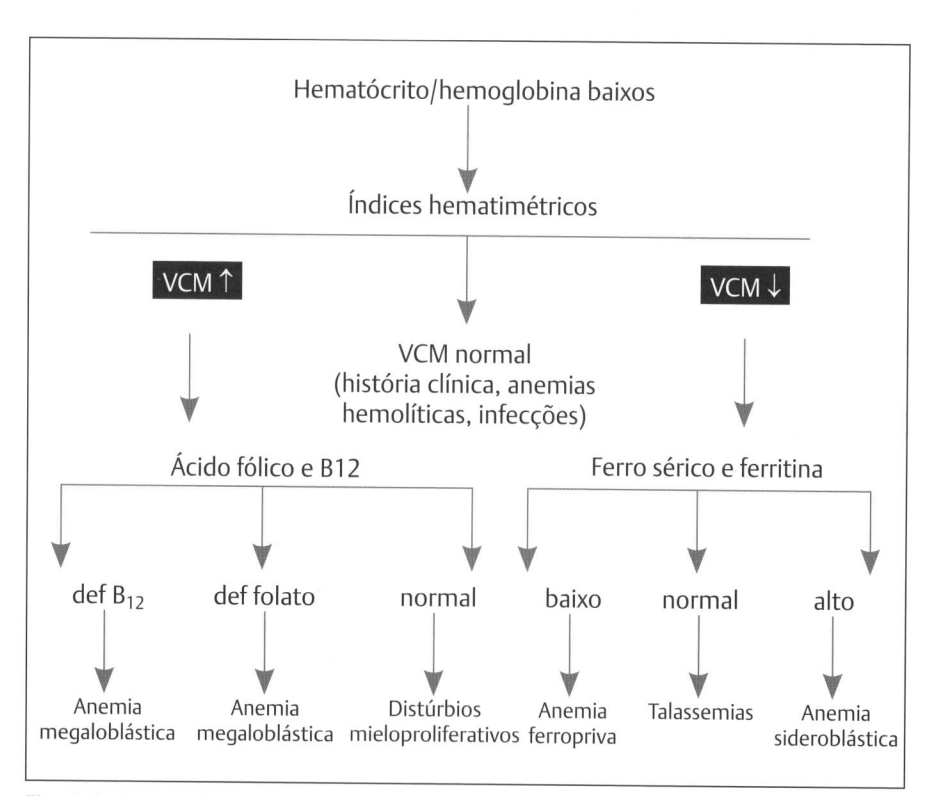

Fig. 6-1. Associação entre os principais parâmetros laboratoriais e o tipo de anemia.

Perda Sanguínea
- *Aguda:* hemorragias.
- *Crônica:* lesões ulcerativas do tubo gastrointestinal, distúrbios ginecológicos.

Eritropoese Ineficaz
- *Deficiência nutricional:* deficiência de ferro, ácido fólico ou vitamina B12.
- *Requerimentos aumentados:* gestação, crescimento (deficiência de ferro, folato ou B12).
- *Insuficiência da medula óssea:* anemia de doença crônica (ADC: infiltração maligna, infecções); anemia aplástica (drogas, falência medular).

DESTRUIÇÃO AUMENTADA (ANEMIAS HEMOLÍTICAS)
Anemias Hemolíticas Genéticas
- *Defeitos de membrana:* esferocitose, eliptocitose, estomatocitose.
- *Enzimopatias:* deficiência de G6PD, PQ e outras enzimas.
- *Hemoglobinopatias:* anemia falciforme, talassemias, hemoglobinas instáveis.

Anemias Hemolíticas Adquiridas
- Mediada por anticorpos:
  - Doença hemolítica do recém-nascido.
  - Anemias hemolíticas autoimunes (AHAI).
  - Reações transfusionais.
- Hemólise mecânica (microangiopática, próteses valvares).
- Infecções (malária, pneumonia pneumocócica, bartonela, *clostridium welchii*).
- Agentes físicos (calor) e químicos (intoxicações por metais pesados).
- Hemoglobinúria paroxística noturna (HPN).

BIBLIOGRAFIA
Bain BJ. *Células sanguíneas: um guia prático.* São Paulo: Artmed, 2007, 487p.
Beutler E *et al. Williams hematology,* 8th ed. São Paulo: McGraw-Hill, 2006.
Harmening D. *Clinical hematology and fundamentals of hemostasis,* 5th ed. Philadelphia: Davis Company, 2008.
Heckner F, Freund M. *Hematologia microscópica prática,* 9. ed. São Paulo: Santos, 2000. 136 p.
Henry JB. *Diagnósticos clínicos e conduta terapêutica por exames laboratoriais,* 21.ed. São Paulo: Manole, 2012. 1664 p.
Hoffbrand V, Petit J. *Color atlas of clinical hematology,* 3th ed. London: Mosby-Wolfe, 2000.
Jandl JH. *Blood. Textbook of hematology,* 2th ed. New York: Little Brown, 1996.
Jandl JH. *Blood: Pathophysiology.* London: Blackwell Science, 1991.
Lee GR, Bithell TC, Foerster J *et al. Wintrobe Hematologia Clínica.* São Paulo: Manole, 1998. v. I e II. 2623 p.

Lewis M, Bates I, Bain BJ. *Dacie and Lewis practical hematology*, 10th ed. Churchill Livingstone: Elsevier Science, 2006.
Lorenzi T. *Manual de hematologia - Propedêutica e clínica*, 4. ed. Rio de Janeiro: Medsi, 2006. 710 p.
Lopes AC, Grotto HZW, Lima SP. *Interpretação clínica do hemograma*. Rio de Janeiro: Atheneu, 2008. 148 p.
Oliveira RAG. *Hemograma: como fazer e interpretar*. São Paulo: Livraria Médica Paulista, 2007. 505 p.
Rosenfeld R. *Fundamentos do hemograma, do laboratório à clínica*. Rio de Janeiro: Guanabara Koogan, 2007. 205 p.
Schiffman FJ. *Fisiopatologia hematológica*. São Paulo: Ed Santos, 2004. 388p.
Zago MA, Falcão RP, Pasquini R. *Tratado de hematologia*. São Paulo: Atheneu, 2013. 1064 p.

ANEMIAS CARENCIAIS

CAPÍTULO 7

Gláucia Dehn Mahana

As anemias carenciais são causadas pela deficiência de um ou mais nutrientes essenciais à produção dos glóbulos vermelhos. Entre os principais nutrientes destacam-se o ácido fólico, a vitamina B12 e o ferro. Neste capítulo serão abordados aspectos sobre o metabolismo destes nutrientes e seu papel na eritropoese.

A eritropoese pode ser dividida em dois compartimentos: compartimento de reprodução, responsável pelas divisões mitóticas onde a presença do ácido fólico e vitamina B12 são indispensáveis; e compartimento de maturação, que consiste na hemoglobinização da célula e, com participação do ferro. Denomina-se *eritron* o conjunto de eritrócitos e seus precursores medulares (Fig. 7-1).

METABOLISMO DO FERRO, ÁCIDO FÓLICO E VITAMINA B12

Ferro

Distribuição do Ferro no Organismo

O ferro pode ser encontrado sob as formas ferrosa (Fe^{2+}) ou heme, e férrica (Fe^{3+}) ou não heme. O conteúdo corpóreo de ferro para um homem adulto é de cerca de 35 a 45 mg/kg de peso, sendo que parte desempenha funções metabólicas e oxidativas (70% a 80%) e parte encontra-se sob a forma de armazenamento à ferritina e à hemossiderina no fígado, baço e medula óssea (20 a 30%).

Mais de 65% do ferro corporal encontra-se na hemoglobina, sendo, portanto, essencial para o transporte de oxigênio. Além disso, o ferro participa da compo-

SC ····▶ BFU-E ····▶ CFU-E ····▶ PE ····▶ EB ····▶ EPC ····▶ EO ····▶ Reticulócito ····▶ Eritrócito

Compartimento reprodução (ácido fólico e vit. B12) Compartimento maturação (ferro)

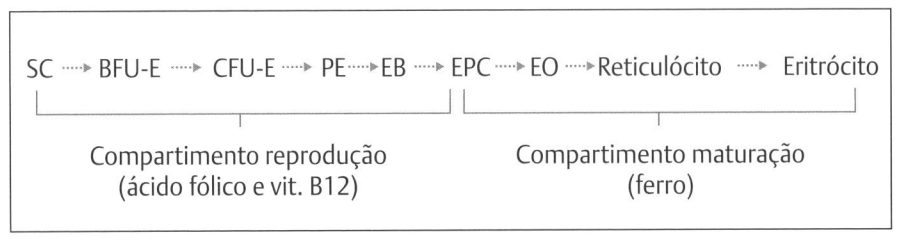

Fig. 7-1. Eritropoese e seus compartimentos (*eritron*).

sição da molécula de mioglobina do tecido muscular, atua como cofator de reações enzimáticas no ciclo de Krebs, e na síntese das purinas, carnitina, colágeno e neurotransmissores cerebrais.

O ferro faz parte da composição das flavoproteínas e das hemeproteínas catalase e peroxidase (presentes nos eritrócitos e hepatócitos). Essas enzimas podem ser apontadas como responsáveis pela redução do peróxido de hidrogênio produzido no organismo (Quadro 7-1).

Necessidades e Recomendação

O ferro é um mineral vital para o organismo. É obtido através da dieta e da reciclagem de hemácias senescentes. Por ser tão imprescindível, nosso organismo apresenta um mecanismo muito eficiente para evitar suas perdas.

As necessidades de ferro corporal estão relacionadas com as diversas fases da vida, sendo o grau de absorção intestinal de ferro também vinculado à faixa etária, ou seja, uma criança de 12 meses apresenta absorção 4 vezes maior do que outras de diferentes faixas etárias.

As necessidades diárias de ferro são pequenas e variam conforme a fase da vida. O requerimento diário é da ordem de 10 a 20 mg de ferro obtidos com a dieta. Apenas 10% é absorvido pelo organismo (1 a 2 mg), o suficiente para equilibrar a perda diária que corresponde a aproximadamente 1 mg em decorrência, principalmente, da descamação das células da mucosa do trato gastrointestinal. Além disso, pequenas quantidades são também perdidas por urina, suor e fezes. As perdas tornam-se significativas quando se perde grandes quantidades de sangue (100 mL de sangue corresponde a cerca de 100 mg ferro). Situações como menstruação, lactação e parasitoses, podem determinar perdas adicionais de ferro (Quadro 7-2).

Principais Fontes Alimentares de Ferro

O ferro é encontrado em diversos alimentos de origem vegetal e animal, podendo estar na forma férrica (não heme) ou ferrosa (heme). Fígado e rins são fontes ricas em ferro. Alguns legumes e vegetais de coloração verde-escura, como o espinafre,

Quadro 7-1. Distribuição de Ferro nos Compartimentos Corporais

Compartimento	Ferro (%)
Hemoglobina	65
Depósitos de ferro	30
Mioglobina/Mieloperoxidases	3,5
Plasma	0,1
Outros tecidos	0,5

Quadro 7-2. Requerimento Diário para Síntese de Hemoglobina e Ingesta Mínima Diária de Ferro em Função de Idade e Sexo

Fases da Vida	Requerimento Diário (mg)	Ingesta Mínima Diária (mg)*
Lactentes	1	10
Crianças	0,5	10
Adolescentes	2	12 a 15
Mulheres	2	15
Gestantes	3	30
Homens	1	10

*Considerando absorção de 10% do total ingerido.

contêm ferro, porém apresentam substâncias que interferem na sua absorção, como fosfatos e fitatos. Diversos cereais, grãos, frutas secas, ostras e chocolate também são boas fontes de ferro. Sendo assim, o que precisa ser evidenciado é a capacidade do organismo em aproveitar o ferro para exercer suas mais diversas funções, o que determina sua biodisponibilidade. Para melhor compreensão, podemos citar o feijão, alimento com alto teor de ferro que, pela presença de fitatos e fibras, apresenta baixa biodisponibilidade. O leite também é outro interessante exemplo de biodisponibilidade, pois o materno e o da vaca apresentam-se com praticamente o mesmo teor de ferro, porém o materno mostra alta absorção e o de vaca, em função dos teores de sais de cálcio e fósforo, possui baixa biodisponibilidade.

Absorção, Transporte, Estoque e Homeostasia

A **absorção** do ferro é realizada principalmente no duodeno e no jejuno proximal e é dependente da quantidade e natureza do complexo de ferro presente no lúmen intestinal, assim como da atividade da medula óssea (eritropoese) e de suas reservas orgânicas.

O ferro pode ser absorvido por meio de duas vias: heme e não heme. O ferro ligado ao heme, também conhecido como ferro ferroso ou Fe^{2+}, é proveniente de fontes de alimentos de origem animal, como carne vermelha, ovos e laticínios. O ferro não heme, também denominado ferro férrico ou Fe^{3+}, está presente em alimentos de origem vegetal, como por exemplo, vegetais e grãos. O ferro heme é mais bem absorvido que o ferro não heme por ser de origem animal. Durante a digestão, o ferro não heme é parcialmente reduzido para a forma ferrosa, de mais fácil absorção, sob a ação do ácido clorídrico, bile e suco pancreático (pH ácido). Em contrapartida, alguns alimentos que contêm ferro livre apresentam disponibilidade limitada para absorção, pois podem formar complexos insolúveis com determinadas substâncias e ser excretado.

Após o processo de digestão, a maior parte do ferro forma um depósito intraluminal sendo, portanto, sua absorção determinada por fatores facilitadores (ácido ascórbico, carnes em geral, alguns aminoácidos, ácidos cítrico e succínico, além de agentes solubilizantes como açúcares) ou por fatores inibidores (fitatos, presentes nos cereais; compostos fenólicos, como flavonoides; ácidos fenólicos; polifenóis e taninos, encontrados nos chás preto e mate, café e certos refrigerantes; sais de cálcio e fósforo, encontrados em fontes proteicas lácteas).

O ferro absorvido pode ser armazenado no citoplasma do enterócito na forma de ferritina (Fe^{3+} associado à apoferritina), mobilferrina (conjugado a ligantes proteicos) ou conjugado a ligantes não proteicos (AMP, ADP, aminoácidos). Parte do ferro armazenado pode retornar ao lúmen intestinal pelo processo de descamação das células da mucosa intestinal. Estas células participam ativamente da regulação da quantidade absorvida de ferro evitando, inclusive, a sobrecarga de ferro no organismo (hemossiderose).

A absorção do ferro no duodeno ocorre na borda em escova do enterócito, seguindo uma sequência de eventos que incluem a redução do ferro dos alimentos de seu estado férrico para ferroso, internalização por meio da membrana apical, armazenamento ou transporte intracelular e liberação plasmática por passagem pela membrana basocelular. Em todos esses eventos é essencial a ação de proteínas; entre elas, destacam-se:

- *DMT1 ou Nramp2:* proteína transportadora de metais bivalentes.
- *HCP1:* proteína transportadora do heme-1, responsável pela absorção do ferro.
- *TfR:* receptor de transferrina, marcador da saturação de transferrina e modulador da expressão da hepcidina.
- *FPN ou IREG1:* ferroportina, responsável por exportar o ferro do enterócito para o plasma.
- *Hefestina:* proteína transmembrânica semelhante à ceruloplasmina (proteína de resposta de fase aguda produzida pelo fígado, responsável pelo transporte do cobre) que modula a saída de ferro do enterócito.
- *HFE:* proteína produzida pelo gene da hemocromatose, determinar a afinidade do TfR à Tf.

A primeira etapa na absorção do ferro é a redução do ferro férrico em ferro ferroso com auxílio da enzima redutase citocromo b duodenal ou *Dcyth*, também conhecida como *ferro-redutase*. Acoplado a esta enzima encontramos o transportador **DMT1** (*divalent metal transporter 1*), que permite a passagem deste mineral através da membrana apical para o citoplasma do enterócito. Acredita-se que a absorção do ferro heme é feita pela proteína transportadora do heme-1 (**HCP1**), recentemente descrita e presente na membrana apical das células duodenais. No interior do enterócito, ocorre a liberação do ferro da protoporfirina pela enzima heme oxigenasse (HO). Se houver necessidade de ferro pelo organismo ele será transportado para fora do enterócito, chegando ao plasma, onde será transportado pela transferrina (Tf). Se houver baixa necessidade ele permanecerá no enterócito, na forma de ferritina, sendo eliminado com a descamação epitelial.

Uma vez no citoplasma do enterócito, o ferro pode atravessar a membrana basolateral para o plasma através da proteína transportadora ferroportina (**FPN**) ou **IREG1** (*iron-regulated transporter* 1), fundamental e única responsável pelo efluxo do ferro. A FPN também é o receptor da hepcidina (HPN), importante regulador da captação do ferro. Como a DMT-1, a FPN também é seletiva para o ferro na forma ferrosa ou heme. O ferro que chega ao plasma é reoxidado a Fe^{3+} pela **hefestina**. A Tf tem grande afinidade pelo ferro na forma férrica (Fig. 7-2).

O **transporte** de ferro no plasma é feito pela ligação do Fe^{+3} com a **transferrina**, reconhecida pelos tecidos por um receptor específico (TfR) cuja expressão aumenta em relação direta com as necessidades de ferro teciduais. A síntese deste receptor é incrementada tanto pelo aumento da eritropoese como com a redução da disponibilidade de ferro. A ligação Tf-TfR parece ter sua afinidade regulada pela proteína produzida pelo gene da hemocromatose (**HFE**). Presente na membrana basal dos enterócitos e também na membrana dos eritroblastos, a Tf liga-se ao seu receptor, formando um complexo (Tf-TfR-HFE) que é endocitado. O complexo *transferrina + ferro + receptor* na presença de pH ácido disponibili-

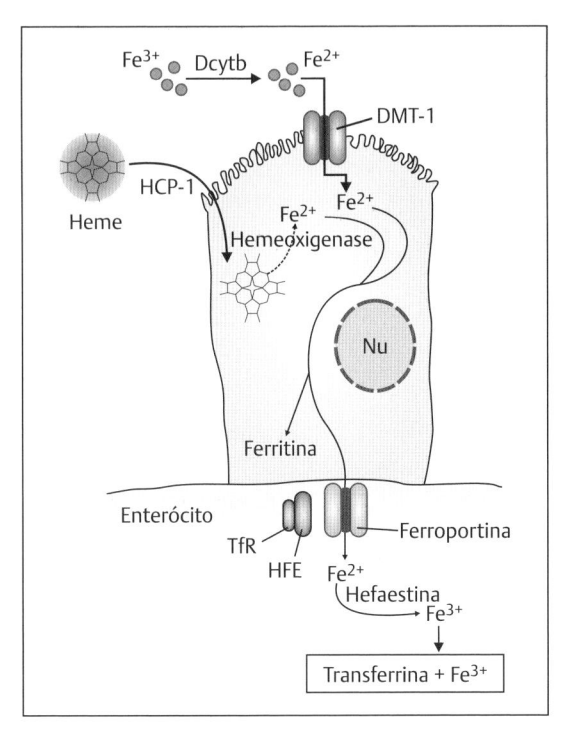

Fig. 7-2. Absorção de ferro pelo enterócito. Dcytb = ferroredutase; DMT-1 = transportador de metal divalente; HCP-1 = proteína transportadora do heme-1; Nu = núcleo; HFE = proteína da hemocromatose; TfR = receptor da transferrina (Grotto HZW, 2010).

za o ferro para as mitocôndrias para ser acoplado à protoporfirina pela ação da enzima heme sintetase, formando a porção heme da hemoglobina ou para ser incorporado à ferritina.

O **estoque** de ferro está presente nas células reticuloendoteliais, da medula óssea, fígado e baço nas formas de ferritina (Fe^{+3} associado à apoferritina) e hemossiderina (forma degradada da ferritina), podendo ser observado em aspirados de medula óssea corados com azul da prússia ou reação de Perl.

O ferro mantém sua **homeostase** por meio de um mecanismo intracelular, que leva em consideração a quantidade de ferro presente na célula e outro sistêmico, com importante mediação da **HPN** (Hepcidina), péptido, produzido principalmente pelo fígado, tendo como ação principal inibir a ferroportina, o único exportador de ferro conhecido. A síntese da Hepcidina é estimulada, principalmente, pelo ferro e pelo ambiente inflamatório, e inibida, geralmente, por hipóxia e pela eritropoetina.

Como parâmetros diagnósticos do estado de ferro do organismo, tem importância a análise de marcadores como: ferro medular, ferritina plasmática, saturação de transferrina, protoporfirina eritrocitária, receptor solúvel de transferrina e ferro sérico. De modo esquemático, a Figura 7-3 ilustra as etapas do metabolismo do ferro no organismo.

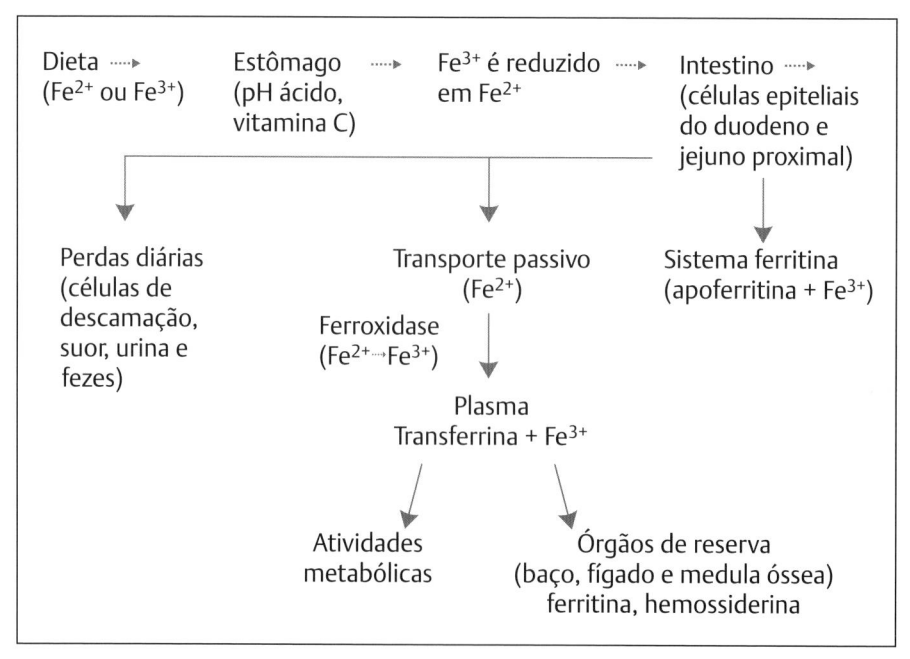

Fig. 7-3. Metabolismo do ferro.

Ácido Fólico

Ácido fólico ou ácido pteroilglutâmico, da família dos folatos, é o nome genérico de uma vitamina hidrossolúvel do complexo B (B9), que atua como coenzima na transferência de carbono no metabolismo do ácido nucleico e dos aminoácidos.

Necessidades e Recomendação

De acordo com a ingestão dietética de referência estabelecida pelos órgãos controladores, a partir das RDAs (*Recommended Dietary Allowances*), as recomendações diárias encontram-se no Quadro 7-3.

A deficiência de folato na dieta pode produzir diversos efeitos clínicos como redução do folato eritrocitário, aumentando a concentração de homocisteína e promovendo mudanças megaloblásticas na medula óssea e nos demais tecidos com rápida divisão celular, como, por exemplo, mucosa gastrointestinal.

Principais Fontes Alimentares

O termo "fólico" é derivado do latim, *folium* (folha), pois foi isolado, primeiramente, da folha de espinafre. Está presente em vegetais folhosos verde-escuros, frutas, grãos integrais e proteínas animais (fígado e vísceras), na forma de poliglutamato. É altamente suscetível à oxidação, ao congelamento, aquecimento e ao cozimento, havendo perdas que podem variar de 50 a 96%, durante esses processos. Sendo assim, suas melhores fontes dietéticas provêm dos vegetais e frutas frescas.

Absorção, Transporte e Estoque

A maior parte do ácido fólico ingerido pela dieta está na forma de poliglutamatos reduzidos, ligados a proteínas. Essas formas se modificam no intestino para que ocorra a absorção.

A **absorção** do ácido fólico ocorre pelas células da mucosa intestinal do duodeno e jejuno, onde sofre hidrólise, redução e metilação, transformando-se na forma ativa denominada 5-metil-tetra-hidrofolato (5MTHF).

Quadro 7-3. Ingestão Dietética de Referência de Ácido Fólico

Fases da Vida	Requerimento Diário (mcg/dia)
Lactentes	65 a 80
Crianças	150 a 200
Adolescentes	400
Adultos	400
Gestantes	600
Lactantes	500

O **transporte** pela circulação até os tecidos ocorre sob a forma de 5MTHF, conjugada principalmente com a albumina ou com proteínas de alta afinidade pelo ácido fólico. Seu metabolismo ocorre principalmente pelo fígado.

O **estoque** corporal de ácido fólico, cerca de 5 a 10 mg, é feito sob a forma de poliglutamato. Visto que as reservas são limitadas em relação às necessidades diárias, estas são facilmente esgotáveis (aproximadamente 4 meses) quando o aporte de ácido fólico é baixo. Perdas diárias ocorrem por meio da urina, fezes e bile.

Funções Metabólicas

Dentre as principais importâncias funcionais associadas ao folato, destacam-se:

1. Participação na síntese de DNA e RNA, por ser necessário à síntese de purinas e timidilato; essencial para a síntese de S-adenosilmetionina (SAM), um potente doador de grupo metil necessário nas reações de metilação, como na síntese de creatina, fosfatidilcolina, mielina, metilação do DNA e de neurotransmissores.
2. Participação na conversão dos aminoácidos, funcionando como coenzima em diversas reações envolvendo transferência de carbonos, incluindo síntese de purina e timidilatos; metabolismo de diversos aminoácidos (especialmente serina e homocisteína, em ação conjunta com a cobalamina e o ácido ascórbico); metilação de aminas biogênicas e síntese proteica da metionina (Fig. 7-4).

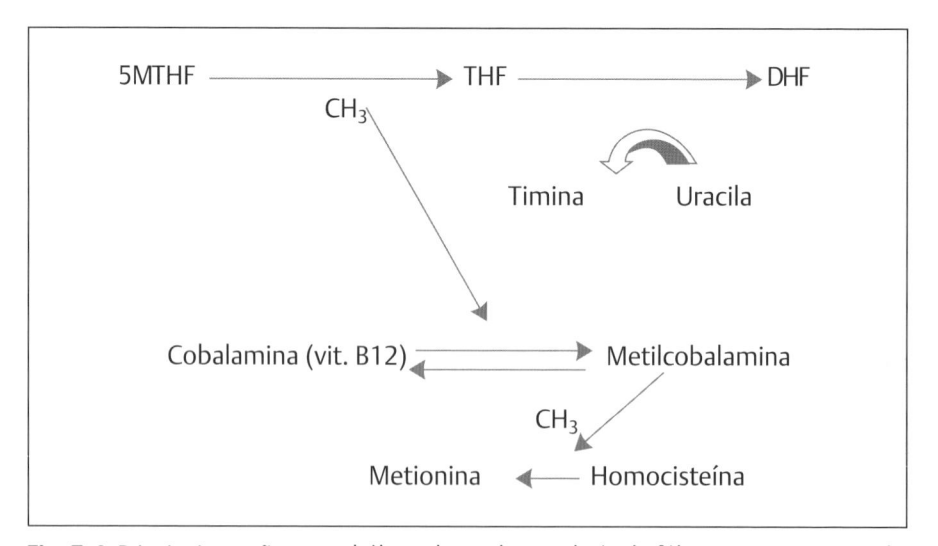

Fig. 7-4. Principais reações metabólicas dependentes de ácido fólico. 5MTHF = 5-metil-tetra-hidrofolato; THF = tetra-hidrofolato; DHF = di-hidrofolato; CH_3 = metil.

Vitamina B12

Também chamada de cianocobalamina por possuir um átomo central de cobalto em sua estrutura, a vitamina B12 é sintetizada por certas bactérias e fungos encontrados na água e no solo. Assim como o ácido fólico, esta vitamina participa como cofator na síntese do DNA.

Necessidades e Recomendação

O requerimento diário é pequeno (2 a 5μg) e os estoques hepáticos são abundantes. Desta forma, são necessários cerca de 3 a 4 anos para que a incapacidade de absorção ou ingestão inadequada leve à deficiência de vitamina B12 no organismo.

De acordo com a ingestão dietética de referência, estabelecidas pelos órgãos controladores a partir das RDAs (*Recommended Dietary Allowances*), as recomendações diárias encontram-se no Quadro 7-4.

Principais Fontes Alimentares

Suas principais fontes constituem os alimentos de origem animal, como, por exemplo, carnes, ovos e leite.

Absorção, Transporte e Estoque

A **absorção** da vitamina B12 é iniciada com sua ligação a transcobalamina I (Tc I), uma proteína R sintetizada na saliva e no estômago. Com o auxílio do suco pancreático, esta ligação é degrada e a vitamina B12 ligada no estômago a uma glicoproteína produzida pelas células parietais da mucosa gástrica, denominada "**fator intrínseco**" (FI). Após a ligação da vitamina B12 com o FI, o complexo se une a receptores celulares no íleo, onde a vitamina B12 é absorvida e o FI eliminado.

No plasma, o **transporte** da vitamina B12 é feito por três proteínas denominadas **transcobalaminas** (Tc), a Tc I ou Holo-Hc, a Tc II ou Holo-Tc e a Tc III, sendo a maior parte transportada pela Holo-Hc e apenas uma pequena parte pela Tc III. Por não existirem receptores celulares para Holo-Hc, por parecer que a Tc III atua no transporte dos compostos análogos à vitamina B12, a Holo-Tc, é a forma de trans-

Quadro 7-4. Ingestão Dietética de Referência de Vitamina B12

Fases da Vida	Requerimento Diária (μg/dia)
Lactentes	0,4 a 0,5
Crianças	0,9 a 1,2
Adolescentes/Adultos	1,8 a 2,4
Gestantes	2,6
Lactantes	2,8

porte de maior interesse, sendo considerada biologicamente ativa por promover a entrada da vitamina na célula. Sua síntese ocorre no fígado, íleo e macrófagos.

O estoque da vitamina se dá principalmente no fígado. As perdas diárias são pequenas (1 a 3 µg) e ocorrem, principalmente, pela excreção da bile.

Funções Metabólicas

Diversas reações bioquímicas, a maioria ligada à redistribuição de hidrogênios e de carbonos, dependem da presença da vitamina B12.

Funciona como cofator para as enzimas metionina sintetase e L-metilmalonil-coA mutase, envolvidas no metabolismo da homocisteína (Hcy).

A metilação da Hcy à metionina ocorre pela ação da enzima metionina sintetase, sendo a metilcobalamina o cofator, e o 5MTHF doador do grupamento metil. Agora, a metionina, ligada ao ATP resulta no cofator S-adenosilmetionina (SAM), que sofre desmetilação, formando a S-adenosil-homocisteína (SAH) seguida de hidrólise para liberação de adenosina e Hcy. O SAM é único doador de grupamentos metil para diversas reações de metilação, incluindo algumas essenciais à manutenção da mielina.

A reação de metilação da Hcy é dificultada na deficiência de vitamina B12 e resulta no aumento da metionina plasmática. Neste caso, o metabolismo da Hcy é desviado para a via da transulfuração, onde a Hcy liga-se à serina formando a cistationanina, pela ação da cistationina sintase. Esta enzima é estimulada pelas altas concentrações de SAM, o que facilita a eliminação do excesso de Hcy e metionina. Paralelamente, a cistationina é hidrolisada para formar cisteína e-cetobutirato, reações dependentes de vitamina B6.

Na via de eliminação do excesso de Hcy, ocorre a conversão de metilmalonil coenzima A para succinil coenzima A, na presença da enzima L-metilmalonil-coA e a adenosilcobalamina como cofator. Esta reação é suspensa na falta de vitamina B12, e seu produto utilizado para produção de ácido metilmalônico (MMA), aumentando seus níveis no plasma e na urina.

ANEMIAS CARENCIAIS

Anemia Megaloblástica

Constituem anemias decorrentes da deficiência dos fatores de reprodução da eritropoese.

Principais causas da deficiência de ácido fólico:

- Dieta pobre.
- Pacientes idosos.
- Gestação.
- Alcoolismo.
- Síndrome de má absorção (*sprue*).
- Medicamentos antagonistas de folato (metotrexato).

- Medicamentos anticonvulsivantes (barbitúricos).
- Requerimento endógeno aumentado (anemias hemolíticas, leucemias).

Principais causas da deficiência de vitamina B12:

- Deficiência de absorção (ausência de FI, gastrectomia, cirurgia bariátrica).
- Difilobotríase.
- Deficiência de proteínas de transporte (Tc).
- Dieta estritamente vegetariana.
- Medicamentos anticonvulsivantes e quimioterápicos.

Patogenia

A anemia megaloblástica ocorre em decorrência da deficiência de folato e/ou vitamina B12, fatores importantes para síntese de DNA e responsáveis, na eritropoese, pelo departamento de reprodução. A deficiência de ácido fólico é mais comum e geralmente está associada à ingestão inadequada, gravidez ou cirrose hepática. A deficiência de vitamina B12 relaciona-se, na maioria dos casos, com alteração da absorção.

A deficiência de síntese do DNA acarreta retardamento na maturação do núcleo das células. A eritropoese ocorre com menor número de divisões mitóticas e como estas têm função de diminuir o tamanho e aumentar o número de células, encontraremos menor número de glóbulos vermelhos e células **macrocíticas** na medula óssea e no sangue periférico (Fig. 7-5). A síntese de RNA e a maturação do citoplasma não são afetadas, resultando geralmente em policromasia, glóbulos vermelhos de coloração azul acinzentada, decorrentes da presença de restos RNA ribossomal.

Nestes casos a queda do número de glóbulos vermelhos predomina sobre a queda da taxa de hemoglobina, fator agravante para percepção do quadro anêmico, pois os sintomas típicos (palidez, cansaço) tendem a aparecer tardiamente.

↓Vitamina B12 e/ou ácido fólico ⇒ ↓Síntese DNA ⇒ ↓Divisão mitótica ⇒ ↓Número e aumenta o volume dos eritrócitos ⇓

Eritropoetina ⇐ Rim ⇐ O_2 Circulante ⇐ ↓Hb
⇓
Eritropoese, granulocitopoese e trombocitopoese ineficazes

Fig. 7-5. Fisiopatologia da anemia megaloblástica.

Apresentação Clínica

A deficiência de vitamina B12 pode ocorrer por longos períodos antes do aparecimento de qualquer sinal ou sintoma clínico. Esta deficiência, se mantida, pode acarretar problemas hematológicos, neurológicos e cardiovasculares.

Sua manifestação varia de estados mais brandos até condições muito severas. De maneira geral, esta desordem se manifesta por um quadro clássico caracterizado por anemia megaloblástica associada a sintomas neurológicos com frequente aparecimento da tríade fraqueza, glossite e parestesias.

Alterações hematológicas são caracterizadas por anemia macrocítica, tendo como principais alterações a presença de macro-ovalócitos e neutrófilos hipersegmentados. Plaquetopenia pode estar presente. A medula óssea apresenta hipercelularidade com maturação anormal.

Manifestações neurológicas como polineurites, disfunções cognitivas e demência podem estar presentes. A deficiência crônica, se mantida durante anos, pode levar a manifestações neuropsiquiátricas irreversíveis, através de provável aceleração da desmielinização neuronal. Em gestantes aumenta o risco de malformação fetal, ocasionando defeito no tubo neural, alteração congênita bastante incidente.

Além dessas alterações, sua deficiência contribui para a hiper-homocisteinemia, considerada fator de risco para aterosclerose em decorrência de sua associação ao dano tecidual do endotélio vascular, aumentando o risco de doenças do cérebro e cardiovasculares.

A deficiência na síntese de FI caracteriza a **anemia perniciosa ou doença de Addison-Biermer.** A causa deste distúrbio está associada à predisposição genética e fatores autoimunes, caracterizando-se por atrofia das células da mucosa gástrica e acloridria. O teste de Schilling utilizado para o diagnóstico demonstra a deficiência de absorção da vitamina B12 marcada com Cr^{57}, corrigida pela administração de FI. Exames como anticorpos anti-FI e anticélulas parietais, também são utilizados para diagnosticar a doença.

Diagnóstico Laboratorial

A análise do esfregaço de sangue periférico mostra:

- Anisocitose, predominando a macrocitose.
- Poiquilocitose com predomínio de macro-ovalócitos.
- Policromasia.
- Presença de neutrófilos hipersegmentados (pleocariócitos).
- Presença de bastonetes gigantes.
- Corpúsculos de Howell-Jolly e/ou anéis de Cabot (precipitados de material nuclear – DNA).
- Leucopenia.
- Plaquetopenia.

O VCM e o RDW estão aumentados, o HCM e CHCM ligeiramente aumentados ou normais.

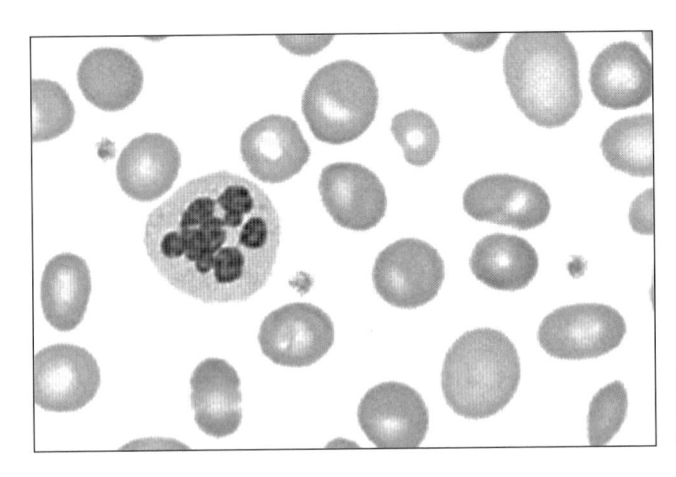

Fig. 7-6. Anemia megaloblástica. Macrocitose e presença de pleocariócito.

Observa-se reticulopenia absoluta e assincronia de maturação núcleo-citoplasmática na medula óssea (as alterações megaloblásticas ocorrem em todas as séries hematopoéticas) (Fig. 7-6).

Em razão de eritropoese ineficaz e morte dos precursores eritropoéticos, (hemólise intramedular), testes como dosagem de LDH (isoenzimas LDH1 e LDH2 presentes no eritrócito) e bilirrubina indireta têm importância no diagnóstico.

O mielograma apresenta presença de megaloblastos da série eritroide, leucocitária e plaquetária. Há presença de sideroblastos.

O diagnóstico confirmatório pode ser realizado a partir do doseamento sérico da vitamina B12 e do ácido fólico, sendo o último também dosado no eritrócito. Utilizam-se também como diagnóstico os valores séricos ou urinários de homocisteína e de ácido metilmalônico. Níveis elevados de ácido metilmalônico também podem ser causados por deficiência de vitamina B12 e vitamina B6. O aumento das concentrações plasmáticas de homocisteína ocorre pelas deficiências de ácido fólico, vitamina B12 e vitamina B6 ou a presença de defeitos genéticos afetando uma ou mais das enzimas envolvidas nos processos metabólicos de conversão da homocisteína.

A determinação dos níveis de Holo-Tc sérica, proteína de transporte biologicamente ativa, é considerada um marcador precoce da deficiência de vitamina B12. Este marcador, pode diminuir por deficiência congênita, problemas de má absorção, depleção das reservas e danos hepáticos e renais.

Anemia Ferropênica

Também conhecida como anemia ferropriva, a anemia por deficiência de ferro é considerada a deficiência nutricional mais prevalente em todo mundo. Pode causar a redução da capacidade de trabalho em adultos e impactar no desenvolvimento mental e motor em crianças e adolescentes.

Principais Causas

Em adultos:

- Ingestão insuficiente de ferro: dieta vegetariana desbalanceada; baixo nível socioeconômico.
- Perda de sangue crônica: períodos menstruais intensos, doenças crônicas que envolvam sangramento (úlceras, pólipos ou tumores intestinais), hemorragias decorrentes de traumatismos.
- Aumento das necessidades diárias: gestação, amamentação, crescimento na adolescência, exercícios competitivos.

Em crianças:

- Prematuridade e baixo peso ao nascer.
- Ingestão insuficiente de ferro: amamentação exclusiva após os 6 meses de idade, introdução do leite de vaca, como principal alimentação, antes dos 12 meses, ausência ou baixa ingestão de carne.
- Verminoses.

Além das causas citadas, a deficiência de transporte e/ou absorção de ferro podem contribuir para o aparecimento da anemia.

Patogenia

A deficiência de ferro caracteriza-se por depleção progressiva dos estoques de ferro do organismo, podendo ser dividida em três estágios distintos:

- *Estágio 1:* **depleção dos estoques de ferro**. Neste estágio, os níveis de hemoglobina estão normais e os níveis de ferritina estão baixos. O paciente não apresenta sintomas claros.
- *Estágio 2:* **eritropoese ineficaz**. Tanto os níveis de ferritina como de hemoglobina apresentam-se diminuídos. O paciente pode apresentar os sintomas clássicos da doença.
- *Estágio 3:* **anemia**. Os níveis de hemoglobina estão tão baixos que o sangue é incapaz de oxigenar suficientemente as células. Os principais sintomas incluem palidez severa, fadiga e taquipneia. A citomorfologia dos eritrócitos apresenta-se microcítica e hipocrômica.

Com os estoques de ferro deficientes, a hemoglobinização do eritrócito é comprometida, levando o organismo a um estado de hipóxia. As células peritubulares renais, sensíveis à baixa tensão de oxigênio, produzem a eritropoetina, que estimula os precursores eritroides na medula óssea, aumentando sua produção.

Como o departamento de reprodução está normal, ocorrerá hiperplasia da série eritroide com aumento das divisões mitóticas e presença de células microcíticas (eritrócitos com diâmetro inferior a 7µ). O departamento de maturação está

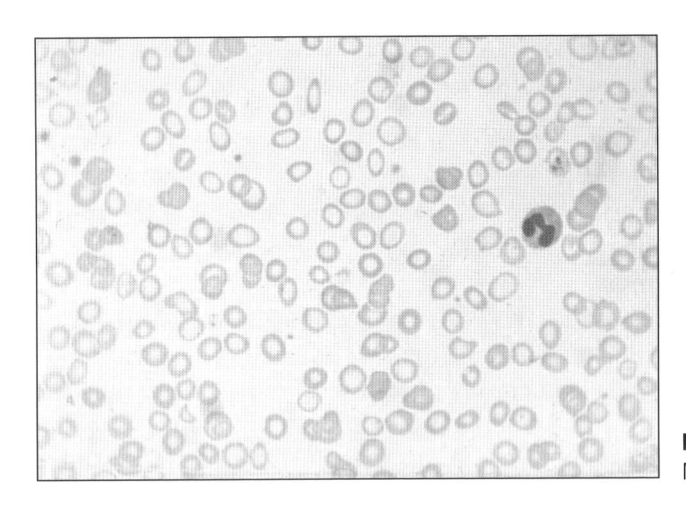

Fig. 7-7. Anemia ferropriva. Microcitose e hipocromia.

$\downarrow Fe^{++} \cdots\!\!\rightarrow \downarrow Hb \cdots\!\!\rightarrow \downarrow O_2 \cdots\!\!\rightarrow$ hipóxia$^+ \cdots\!\!\rightarrow$ rim $\cdots\!\!\rightarrow$ eritropoetina $\cdots\!\!\rightarrow$

$\cdots\!\!\rightarrow$ eritropoese ineficaz (eritrócitos microcíticos e hipocrômicos)

Fig. 7-8. Fisiopatologia da anemia ferropriva.

deficiente, resultando em hemoglobinização anormal e presença de eritrócitos **hipocrômicos** (baixo conteúdo de hemoglobina) (Figs. 7-7 e 7-8).

Apresentação Clínica

A anemia ferropriva não pode ser diagnosticada de modo confiável apenas pelo quadro clínico. Faz-se necessária a utilização de testes diagnósticos e sua correlação com os sinais e sintomas. Entre estes destacam-se fadiga, palidez, sonolência, tonturas, cefaleias, alterações de visão. Outros sintomas como glossite, coiloníquia (unhas em forma de colher), gastrite atrófica, queilite angular (fissuras na boca) e estomatite parecem estar relacionados com a carência de outros compostos que contêm ferro. Alguns pacientes podem apresentar sintomas relacionados com a carência de ferro no sistema nervoso como anormalidade cognitiva em crianças, compulsão para ingerir substâncias não nutritivas (pica), como terra, cabelo, argila, gelo.

Diagnóstico Laboratorial

O diagnóstico laboratorial da anemia ferropriva é realizado por meio de hemograma e confirmado por testes bioquímicos para avaliar os níveis de ferro e ferritina.

O hemograma revela uma diminuição nos níveis de hemoglobina, com presença de anemia microcítica e hipocrômica. A extensão sanguínea mostra:

- Anisocitose com presença de microcíticos.
- Anisocromia com presença de hipocromia.
  O grau de microcitose e hipocromia varia com a gravidade da anemia.
- Poiquilocitose com presença de ovalócitos e hemácias em alvo (codócitos ou leptócitos).

Os índices hematimétricos; VCM, HCM e CHCM estão baixos. O RDW está aumentado. O número de reticulócitos é baixo ou normal (eritropoese ineficaz), mas aumenta após tratamento com suprimento de ferro. O ferro sérico está diminuído.

Com o avanço dos contadores hematológicos que contemplam o reticulograma, novos parâmetros reticulocitários estão sendo utilizados para estudar a resposta medular em diversas situações clínicas, inclusive para antecipar o diagnóstico da anemia ferropriva. Estes parâmetros têm a mesma função e interpretação, mas podem alterar de nomenclatura de acordo com o fabricante do equipamento. São eles:

- *Fração de reticulócitos imaturos (IFR):* os reticulócitos são classificados de acordo com o grau de maturidade, ou seja, quantidade de RNA dos reticulócitos, corados com corante supravital. Na medida em que o reticulócito amadurece, há uma progressão na redução do RNA. Esta quantificação é realizada corando-se o RNA com substância fluorescente. De acordo com a quantidade de fluorescência emitida, os reticulócitos são classificados como de baixa, média e alta fluorescência. Excelente parâmetro para avaliação da atividade eritropoética, sendo sugerido aumento da IFR no tratamento de reposição de ferro e na administração de agentes estimuladores da eritropoese. Na deficiência de ferro o IFR encontra-se diminuído.
- *Conteúdo de hemoglobina dos reticulócitos (RetHe):* é um parâmetro utilizado para o diagnóstico precoce da deficiência funcional de ferro, ou seja, quando os estoques estão completos, mas o ferro não está sendo disponibilizado para utilização, ou eritropoiese ineficiente. Representa a quantidade média de hemoglobina da fração reticulocitária dos eritrócitos no sangue periférico, refletindo a hemoglobinização dos eritrócitos produzidos na medula óssea nos últimos dois dias. Auxilia no monitoramento da terapêutica de reposição de ferro. Atualmente é considerado um marcador mais sensível na identificação da deficiência de ferro, pois permite verificar a quantidade de ferro disponível para a eritropoese, de maneira mais precoce que os demais marcadores e sem interferência dos processos inflamatórios. Também vem sendo usado na avaliação do *status* de ferro nos pacientes renais crônicos.

Testes bioquímicos estudados a seguir são utilizados para avaliar o estado do ferro.

O teste diagnóstico, para avaliação do estoque de ferro, é a dosagem de ferritina sérica. Pacientes com uma concentração baixa de ferritina (< 25 ng/mL) apresentam alta probabilidade de estarem com deficiência de ferro. Valores maiores que 100 ng/mL, indicam estoques de ferro adequados. Em algumas populações como aquelas com doenças inflamatórias, como cirrose, este teste deve ser interpretado diferentemente uma vez que a ferritina é uma proteína de fase aguda. Deficiência de vitamina C pode reduzir as concentrações de ferritina e ferro séricos, sendo a única situação em que a ferritina está reduzida na ausência de deficiência de ferro.

Outra alteração laboratorial que ocorre é o aumento da transferrina, proteína carreadora do ferro. A quantidade de ferro disponível para se ligar a estas moléculas está reduzida, causando diminuição da saturação da transferrina (% da relação do ferro sérico e a capacidade total de ligação do ferro) e aumento na capacidade de ligação total do ferro (TIBC).

O ensaio de dosagem do receptor sérico para transferrina (TfR) é uma nova forma de medir o *status* do ferro celular. Níveis aumentados são verificados em pacientes com anemia ferropriva e níveis normais são encontrados em pacientes com anemia da doença crônica. O Quadro 7-5 mostra as principais alterações laboratoriais em diferentes estágios da anemia ferropriva.

Outras anemias cursam também com microcitose e hipocromia, portanto faz-se necessário o diagnóstico diferencial. A anemia das doenças crônicas (infecção), anemia sideroblástica e talassemias são exemplos comuns e diferenciam-se da anemia ferropriva por apresentarem os estoques de ferro (ferritina) aumentados ou normais.

Quadro 7-5. Alterações Laboratoriais nos Diferentes Estágios da Anemia Ferropriva

Testes Laboratoriais	Paciente Normal	Depleção Estoque	Eritropoese Ineficaz	Anemia Ferropriva
Número de GV	N	N	N	↓
Hemoglobina	N	N	> 10 g/dL	< 10 g/dL
Hematócrito	N	N	N	↓
Citomorfologia GV	N	N	N/N	M/H
Sideroblastos	40-60%	40-60%	↓	↓
Ferro sérico	N	N	↓	↓
Ferritina sérica	N	↓	↓	↓
TIBC	N	N	N ou ↑	↓
Saturação da transferrina	N	N	↓	↓

GV = glóbulos vermelhos, N = normal, M = microcitose, H = hipocromia, TIBC = capacidade total de ligação do ferro

BIBLIOGRAFIA

Baker RD, Greer FR. The Committee on Nutrition. Diagnosis and prevention of iron deficiency and iron deficiency anaemia in infants and young children. *Pediatrics* 2010;126:1010-50.

Beutler E *et al. Williams hematology*, 8th ed. São Paulo: McGraw-Hill, 2006.

Bizzaro N, Anticob A. Diagnosis and classification of pernicious anemia. *Autoimmun Rev* 2014 Apr-May;13(4-5):565-8.

Brugnara C, Schiller B, Moran J. Reticulocyte hemoglobin equivalent (Ret-He) and assessment of iron deficient states. *Clin Lab Haematol* 2006;28(5):303-8.

Capanema FD, Lamounier JA, Norton RC *et al*. Iron deficiency anemia in infancy: new strategies for prevention, intervention and therapeutic. *Rev Med Minas Gerais* 2003;13(4 Supl.2):S30-S4.

Domenico I, Mcvey Ward D, Musci G, Kaplan J. Iron overload due to mutations in ferroportin. *Haematologica/The Hematology Journal* 2006;91:92-5.

Forrellat Barrios M, Fernandez Delgado N, Hernandez Ramirez, P. Nuevos conocimientos sobre el metabolismo del hierro. *Rev Cubana Hematol Inmunol Hemoter* 2005 Sep.-Dic.;21(3).

Green R. Vitamin B12 deficiency from the perspective of a practicing hematologist. *Blood* 2017;129(19):2603-11.

Grotto HZW. Diagnóstico laboratorial da deficiência de ferro. *Rev Bras Hematol Hemoter* 2010 May 14;32(suppl.2):22-28.

Grotto HZW. Fisiologia e metabolismo do ferro. *Rev Bras Hematol Hemoter* 2010;32(suppl.2):8-17.

Grotto HZW. Metabolismo do ferro: uma revisão sobre os principais mecanismos envolvidos em sua homeostase. *Rev Bras Hematol Hemoter* 2008;30(5):390-7.

Hannibal L *et al*. Biomarkers and Algorithms for the Diagnosis of Vitamin B12 Deficiency. *Frontiers in Molecular Biosciences* 2016:27(3).

Henry JB. *Diagnósticos clínicos e conduta terapêutica por exames laboratoriais*, 21.ed. São Paulo: Manole, 2012. 1664 p.

Hoffbrand V, Petit J. *Color Atlas of Clinical Hematology*, 3rd ed. London: Mosby-Wolfe, 2000.

Joao AR, Pinto S, Costa E. Subpopulações dos reticulócitos e fração de reticulócitos imaturos como indicadores de aumento da eritropoese em doentes com anemia por deficiência de ferro. *Rev Bras Hematol Hemoter* (São José do Rio Preto) 2008;30(3):188-92.

Mast AE, Blinder MA, Qing L. Clinical utility of reticulocyte haemoglobin content in the diagnosis of iron deficiency. *Blood* 2002;99(4):1489-91.

Nagao T, Hirokawa M. Diagnosis and treatment of macrocytic anemias in adults. *J Gen Med* 2017 Apr. 13;18(5):200-4.

Paniz C, Grotto D, Schmitt GC *et al*. Fisiopatologia da deficiência de vitamina B12 e seu diagnóstico laboratorial. *J Bras Patol Med Lab* 2005 Out.;41(5):323-34.

Papanikolaou G, Pantopoulos K. Systemic iron homeostoais and erythropoiesis. *IUBMB Life* 2017 June;69(6):399-413.

Queiroz SS, Torres MAA. Anemia ferropriva na infância. *J Pediatria* 2000;76(Supl. 3):S299.

Salinas M, Flores E, López-Garrigós M, Leiva-Salinas C. Vitamin B12 deficiency and clinical laboratory: lessons revisited and clarified in seven questions. *Int J Lab Hematol* 2018 May;40(Suppl 1):83-8.

Souza Queiroz S, Torres MAA. Anemia carencial ferropriva: aspectos fisiopatológicos e experiência com a utilização do leite fortificado com ferro. *Ped Mod* 1995;31:441-55.

Ueda N, Takasawa K. Impact of inflammation on ferritin, hepcidin and the management of iron deficiency anemia in chronic kidney disease. *Nutrients* 2018;10:1173.

Waldvogel-Abramowski S *et al.* Physiology of iron metabolism. *Transfus Med Hemother* 2014;41(3):213-21.

Wollmann M, Gerzson BMC, Schwert V *et al.* Reticulocyte maturity indices in iron deficiency anemia. *Rev Bras Hematol Hemoter* 2014;36(1):25-8.

CAPÍTULO 8

ANEMIA DE DOENÇA CRÔNICA

A anemia de doença crônica (ADC) constitui uma síndrome clínica caracterizada por anemia leve ou moderada que persiste por mais de 1 ou 2 meses e frequentemente acompanha doenças infecciosas, inflamatórias, traumáticas e neoplásicas. Tem como aspecto peculiar a combinação de um quadro bioquímico caracterizado pela baixa concentração de ferro no soro, apesar da abundante quantidade de ferro nos macrófagos.

A ADC é muito comum na prática clínica e a causa mais frequente de anemia em pacientes hospitalizados. Sua gravidade muitas vezes está relacionada com o grau de infecção, que pode ser de origem fúngica, bacteriana ou viral; ou associada à gravidade dos processos inflamatórios ou neoplásicos. O Quadro 8-1 enumera algumas das principais doenças associadas à ADC.

Quadro 8-1. Condições Clínicas Geralmente Associadas à ADC

Infecções crônicas (fúngicas, bacterianas, virais)	▪ Tuberculose ▪ Abcesso pulmonar ▪ Pneumonia ▪ Endocardite, miocardite, osteomielite, meningite ▪ Doença inflamatória pélvica ▪ Infecção pelo HIV
Doenças inflamatórias crônicas	▪ Artrite reumatoide ▪ Febre reumática ▪ Lúpus eritematoso sistêmico ▪ Doença de Crohn ▪ Sarcoidose
Doenças neoplásicas	▪ Linfomas ▪ Leucemias ▪ Mieloma múltiplo ▪ Carcinoma

ETIOLOGIA E PATOGENIA

Pelo menos três mecanismos diferentes contribuem para ADC:

1. **Diminuição da sobrevida dos glóbulos vermelhos:** tal situação ocorre mediante processo inflamatório/infeccioso associado à anemia que induz o organismo a um estado de hiperatividade do sistema mononuclear fagocitário, contribuindo para remoção precoce dos eritrócitos circulantes. Fatores como febre, liberação de hemolisinas e liberação de toxinas bacterianas também podem levar a aumento da hemólise, o que reduz a sobrevida dos glóbulos vermelhos para 80 a 90 dias.
2. **Resposta medular inadequada:** a liberação de citocinas inflamatórias (IL-1, IL-6, TNF α e IFN γ) pelos macrófagos ativados atua inibindo a produção de eritropoetina, causando supressão da eritropoese com menor formação de precursores eritrocitários.
3. **Distúrbio do metabolismo do ferro:** o ferro no plasma é transportado pela transferrina até os eritroblastos para formação da hemoglobina.

Na anemia de doença crônica, a lactoferrina, proteína semelhante à transferrina, é secretada pelos neutrófilos e liberada durante estimulação pela interleucina-1 (IL-1). Esta proteína liga-se ao ferro com mais avidez que a transferrina, principalmente em pH baixo, não transporta ferro para as células eritropoéticas e é rapidamente captada pelos receptores específicos da membrana sobre os macrófagos.

Observa-se, portanto, influxo de ferro para os macrófagos com aumento da síntese da apoferritina e aumento da ferritina, dificultando a mobilização do ferro para circulação e consequente inibição da eritropoese (Fig. 8-1).

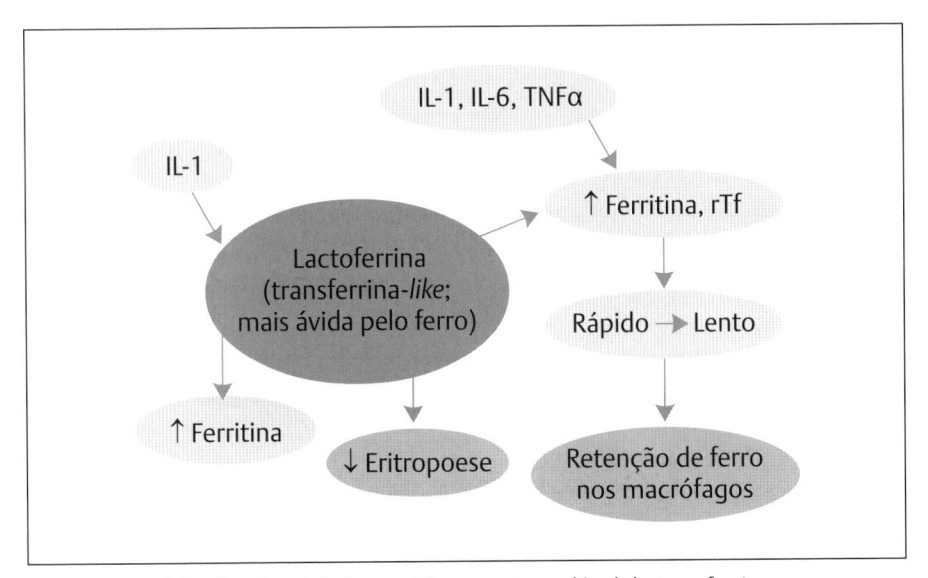

Fig. 8-1. Distúrbio funcional do ferro. rTf = receptor solúvel de transferrina.

Estas características demonstram bloqueio na reutilização do ferro que permanece na forma de depósito.

DIAGNÓSTICO LABORATORIAL

O hemograma mostra anemia leve ou moderada com hematócrito geralmente entre 25 e 35%. Os eritrócitos são, na maioria dos casos, normocíticos e normocrômicos, podendo ser observada microcitose e hipocromia em cerca de 20% dos casos. A microcitose, quando ocorre, não é tão acentuada como na anemia ferropriva e o volume corpuscular médio (VCM) raras vezes está abaixo de 72 fL. Anisocitose e poiquilocitose são eventos raros. Tipicamente os reticulócitos estão normais ou reduzidos. A gravidade da anemia está correlacionada à atividade da doença de base. A leucocitose e aumento do VHS (velocidade de hemossedimentação) também podem estar presentes.

Na ADC, a concentração de ferro sérico está diminuída, a capacidade total de ligação do ferro está reduzida e a saturação de transferrina é baixa. O aspirado de medula óssea corado para ferro mostra um número reduzido de sideroblastos em contraste a um aumento de hemossiderina nos macrófagos. A ferritina sérica está aumentada nos casos onde não coexiste deficiência de ferro.

Outros achados laboratoriais incluem aumento das "proteínas de fase aguda" como fibrinogênio, ceruloplasmina, haptoglobina, proteína C reativa, C3 e proteína amiloide A.

TRATAMENTO

O tratamento consiste em tratar a doença de base. Algumas medidas devem ser consideradas caso a caso, como a reposição de ferro, administração de eritropoetina e, eventualmente, a transfusão de glóbulos vermelhos.

BIBLIOGRAFIA

Beutler E *et al. Williams hematology,* 8th ed. São Paulo: McGraw-Hill, 2006.
Cançado RD, Chiattone CS. Anemia de doença crônica. *Rev Bras Hemat Hemoter* (São José do Rio Preto) 2002;24:2.
Harmening D. *Clinical hematology and fundamentals of hemostasis,* 2th ed. Philadelphia: Davis Company, 1991. 657 p.
Henry JB. *Diagnósticos clínicos e conduta terapêutica por exames laboratoriais,* 21.ed. São Paulo: Manole, 2012. 1664 p.
Lee GR, Bithell TC, Foerster J *et al. Wintrobe hematologia clínica.* São Paulo: Editora Manole, 1999. v. I e II.
Zago MA, Falcão RP, Pasquini R. *Tratado de hematologia.* São Paulo: Atheneu, 2013. 1064 p.

ANEMIAS HEMOLÍTICAS I – HEMOGLOBINOPATIAS

CAPÍTULO 9

Romélia Pinheiro Gonçalves

As anemias hemolíticas constituem estados anêmicos decorrentes da diminuição da sobrevida dos glóbulos vermelhos. São consideradas anemias regenerativas, pois a hemólise, ou destruição prematura dos glóbulos vermelhos, ocorre no sangue periférico, permitindo uma resposta medular eritroide com produção e aumento de reticulócitos, **reticulocitose**, no sangue circulante.

A hemólise pode ocorrer na circulação, **hemólise intravascular**, acarretando aumento da hemoglobina plasmática e saturação de sua proteína de transporte, a **haptoglobina**. Nestes casos a hemoglobina livre é oxidada e combina-se com a albumina, originando um composto característico denominado **metalbumina**. Dependendo do grau de hemólise, podemos encontrar **hemoglobinúria** e **hemossiderinúria** na urina.

Quando a **hemólise é extravascular**, os macrófagos do baço e fígado são responsáveis pela fagocitose dos eritrócitos anormais e o processo anêmico tem como parâmetros bioquímicos alterados o aumento de **bilirrubina** e do **urobilinogênio**. A **desidrogenase lática** (DHL) também aumenta com a hemólise.

A análise da morfologia dos eritrócitos no esfregaço é fundamental para direcionar o diagnóstico específico dos diferentes tipos de anemias hemolíticas.

O índice de reticulócitos (IR) constitui um teste simples para detecção de um processo hemolítico e baseia-se na seguinte fórmula:

$$IR = \frac{\%\ reticulócito}{Tempo\ de\ maturação} \times \frac{Hematócrito\ paciente}{45}$$

Onde o tempo de maturação é de aproximadamente

- 1 dia para Ht = 45%.
- 1,5 dias para Ht = 35%.
- 2 dias para Ht = 25%.
- 2,5 dias para Ht = 15%.

Outra forma bem simples seria a contagem corrigida:

$$\frac{\% \text{Reticulócito encontrado} \times \text{Ht encontrado}}{\text{Ht ideal (45\%)}} = \% \text{Reticulócitos corrigido}$$

As anemias hemolíticas podem ser divididas em:

- *Intraglobulares ou intrínsecas:* quando o defeito está no eritrócito, seja na sua membrana ou em seu conteúdo. Geralmente são anemias hereditárias; é o caso das hemoglobinopatias, anomalias de membrana ou enzimopatias.
- *Extraglobulares ou extrínsecas:* a causa da hemólise constitui uma agressão ao eritrócito. Estas anemias são sempre adquiridas.
  - Destruição por substâncias tóxicas (saturnismo, infecções, mordida de serpentes).
  - Destruição por parasitas (malária, bartonelose).
  - Destruição por trauma mecânico (próteses valvares, CIVD, alterações vasculares).
  - Destruição por anticorpos (DHRN, AHAI).

HEMOGLOBINOPATIAS

Anemia Falciforme ou Drepanocitose

A anemia falciforme é uma β–hemoglobinopatia hereditária caracterizada pela presença de uma hemoglobina anormal, denominada HbS.

A HbS resulta da mutação no gene que codifica a cadeia β da globina, produzindo uma alteração estrutural na molécula com a substituição de uma base nitrogenada no DNA, alterando o códon GAC para GTC no RNAm, o que acarreta a troca do ácido glutâmico (Glu) pela valina (Val), na posição número 6 da cadeia β de globina.

Características da HbS

A substituição de aminoácidos presente na HbS modifica a carga elétrica da molécula porque a valina é um aminoácido de carga neutra e o ácido glutâmico apresenta carga negativa. Tal fato resulta, laboratorialmente, em uma mobilidade mais lenta da HbS, quando comparada com a HbA normal em eletroforese de pH alcalino.

A troca de aminoácidos na HbS ($\alpha_2\beta_2^{\,6\,glu-val}$) abala a estrutura da molécula, pois, se na HbA o ácido glutâmico auxilia no afastamento das moléculas de hemoglobina desoxigenadas, a entrada da valina nesta posição favorece a polimerização e a formação de tactoides sob condições de baixo teor de oxigênio ou baixo pH. Os tactoides são rígidos cristais capazes de deformar o eritrócito, fazendo com que o mesmo assuma a forma de foice e consequente hemólise.

A falcização é um processo reversível com a reoxigenação. As hemácias falciformes são inflexíveis. Sua forma estranha e sua rigidez celular causam viscosidade sanguínea aumentada, estase e obstrução mecânica das pequenas artérias e capilares, ocasionando encurtamento da vida média dos glóbulos vermelhos, fenômenos de vasoclusão e episódios de dor e lesão de órgãos.

Incidência e Hereditariedade

A anemia falciforme ocorre com maior frequência na região central da África (5 a 20% da população), também ocorre nos países do mediterrâneo e na Índia, porém em porcentagens menores. A presença desta anemia nas Américas se deve à imigração de descendentes daquelas regiões.

No Brasil estima-se que haja mais de 30.000 indivíduos com a doença falciforme e 2.500 recém-nascidos por ano, o que a torna a disfunção genética mais comum no país.

Embora a anemia falciforme apareça com mais frequência em populações de fenótipo afrodescendente, ela não é exclusiva deste grupo étnico.

A anemia falciforme é transmitida por um gene semidominante que pode se manifestar em heterozigose (HbS/HbA), originando o **estigma** ou portador da anemia falciforme, ou em homozigose (HbS/HbS), que está relacionada com a **doença** falciforme.

A relação entre a anemia falciforme e a malária sempre foi alvo de especulações. Estudos relatam que tanto a homozigose quanto a heterozigose da HbS oferecem alguma proteção contra o parasita da malária, mais especificamente contra o *Plasmodium falciparum*. Foram relatados como fatores que contribuem para este efeito, a instabilidade do eritrócito que apresenta um "encolhimento osmótico" com menor taxa de potássio intracelular e/ou a alta concentração de hemoglobina. Outros mecanismos incluem, ainda, a alta taxa de fagocitose das células quando parasitadas e a inibição da citoaderência às células endoteliais, diminuindo assim a chance de malária cerebral.

Estigma Falciforme ou Traço Falcêmico

É uma condição presente em indivíduos portadores da doença falciforme, ou seja, o defeito genético se caracteriza pela presença da HbS na forma heterozigota (HbA/HbS). O portador não apresenta alterações clínicas e hematológicas evidentes. A HbS em concentrações inferiores a 50% nos eritrócitos não cristaliza *in vivo*, o risco de falcização é pequeno, as crises nestes indivíduos podem ocorrer em situações onde a tensão de oxigênio é muito baixa a exemplo de voos em cabines não pressurizadas, anemias extensas e casos de anestesia geral no período de hipóxia. O estigmado apresenta a anomalia globular sem expressão clínica e, portanto, não deverá doar sangue; em casos de matrimônio, onde ambos os pais são heterozigotos, deverá ser feito um aconselhamento genético, evitando problemas futuros.

Doença Falciforme – Fisiopatologia

A hemoglobina S (α_2/β^S_2) mutada apresenta propriedades físico-químicas alteradas. A perda do aminoácido ácido glutâmico resulta em perda de cargas elétricas. Deste fato decorre que, em baixas tensões de oxigênio, a valina, agora no lugar do ácido glutâmico, interage com a fenilalanina e leucina em outra molécula de HbS, alterando a conformação molecular das moléculas de hemoglobina no eritrócito. Ocorre a formação de polímeros que se alinham e alongam-se num processo denominado de nucleação, acarretando o afoiçamento da célula. A velocidade e a extensão da formação de polímeros no interior das hemácias dependem do grau de desoxigenação, da concentração intracelular de hemoglobina S e da presença ou ausência de hemoglobina F. O processo de falcização leva algum tempo para ocorrer, por isso eritrócitos em forma de foice não são encontrados facilmente no sangue circulante, uma vez retornando ao pulmão, reoxigenam-se e retornam à sua forma normal. Uma das consequências da polimerização da HbS é a desidratação celular. Ocorre acidificação do meio, perdas de íons potássio (K^+) e de água; há aumento da concentração de HbS com maior rigidez celular, resultando no aumento da viscosidade, favorecendo a formação de trombos na micro e na macrocirculação. Alterações vasculares e endoteliais como maior expressão de proteínas de adesão, ativação de neutrófilos e diminuição da produção de óxido nítrico foram observadas nestes pacientes e parecem contribuir diretamente para os fenômenos vasoclusivos.

Duas manifestações importantes são decorrentes da fisiopatologia da anemia falciforme: a hemólise crônica e as crises falcêmicas. A primeira é decorrente da destruição precoce dos eritrócitos anormais pelo sistema mononuclear fagocitário e a segunda pode ocorrer de três formas:

1. **Crise vasoclusiva:** ocasionada pela obstrução dos vasos sanguíneos em razão do acúmulo de eritrócitos falcizados causando lesão tecidual. O paciente apresenta dores abdominais, ósseas e articulares acompanhadas de febre e icterícia. Estas crises podem ser precipitadas por infecções, desidratação e estresse.
2. **Crise hemolítica (ou de sequestração):** reflete uma anemia intensa decorrente da hemólise. A sequestração súbita de sangue pelo baço ocorre, principalmente, em crianças com desidratação ou acidose metabólica; caracteriza-se por choque hipovolêmico e esplenomegalia. Os múltiplos infartos esplênicos podem levar à hipoesplenia ou a uma autoesplenectomia nos pacientes com a doença.
3. **Crise aplástica:** associada, geralmente, a uma infecção, caracteriza-se por insuficiência da medula óssea em razão da hiperatividade compensadora, exibindo quadro anêmico grave acompanhado de reticulopenia.

Manifestações Clínicas

A anemia falciforme tem expressão clínica variável. Comumente os sintomas clínicos da anemia falciforme se evidenciam na segunda metade do primeiro ano de vida, uma vez que no período intrauterino e pós-natal a presença de hemoglobina fetal, que persiste geralmente até 6 meses, mascara o quadro clínico.

Vários trabalhos têm demonstrado uma correlação direta entre um curso clínico mais benigno e a quantidade de hemoglobina fetal dos eritrócitos, fato que pode ser explicado pelo efeito inibidor desta sobre o processo de falcização, já que este tipo de Hb não possui cadeia beta na molécula e tem alta afinidade para o oxigênio. Outras variantes também estão envolvidas, como o gênero, os haplótipos, idade, fatores constitucionais nutricionais e de higiene. A variabilidade de expressão clínica da doença geralmente está relacionada com a expressão do genótipo. A presença de HbS associada à persistência hereditária de hemoglobina fetal e à talassemia beta minimizam o quadro clínico.

A anemia falciforme é anunciada em crianças apresentando, na maioria dos casos, irritabilidade, dor nas articulações, além da característica síndrome mão--pé ou dactilite, que é a inflamação dolorosa do dorso das mãos e dos pés. Os achados clínicos mais frequentes na anemia falciforme são as crises dolorosas, a anemia, a febre, o acidente vascular cerebral, as úlceras de pernas, entre outros.

A) Anemia:
- Anemia hemolítica crônica com Hb entre 7 e 8 g/dL.
- Anemia normocítica e normocrômica.
- Presença de anisocitose, poiquilocitose e RDW aumentado nas crises.
- Presença de hemácias em foice.
- Reticulocitose (>15%), eritroblastos, policromasia.
- Grau de icterícia visível.
- Moderada taquicardia após esforços habituais.

B) Manifestações osteoarticulares:
- Microinfartos ósseos e articulares com necrose.

C) Manifestações neurológicas:
- Microinfartos cerebrais, acidente vascular cerebral, diminuição da capacidade cognitiva.

D) Manifestações cutâneas:
- Úlceras de pernas, sendo mais comuns em regiões tropicais.

E) Manifestações do sistema geniturinário:
- Menor capacidade de concentrar a urina, hematúria, infecções urinárias, priaprismo.

F) Manifestações imunológicas:
- Aumento da suscetibilidade a infecções, onde os sítios mais acometidos são os pulmões, trato geniturinário, ossos e articulações.

Métodos Laboratoriais para o Diagnóstico

A triagem pode ser feita por teste de solubilidade (diotonito de sódio) ou de falcização (metabissulfito de sódio). Estes exames estão baseados na mistura de uma amostra de sangue comum reagente que consome oxigênio, induzindo o afoiçamento. O hemograma normalmente revela anemia, na maioria das vezes, normocrômica e normocítica, além de sinais indiretos de hemólise caracterizados por hiperbilirrubinemia e reticulocitose. Geralmente observa-se leucocitose com neutrofilia moderada não necessariamente relacionada com infecção e trombocitose. A plaquetopenia pode ocorrer em quadros de sequestro esplênico. O esfregaço de sangue mostra anisopoiquilocitose com células afoiçadas e policromasia, podendo aparecer eritroblastos em diferentes graus de maturação (Fig. 9-1).

A eletroforese de hemoglobina em agarose com pH alcalino estabelece o diagnóstico diferencial. Pacientes com anemia falciforme (homozigotos) apresentam cerca de 2 a 20% de Hb F e 2 a 4% de Hb A_2. O restante é Hb S. A Hb A não é detectada a menos que o paciente tenha sido transfundido nos últimos meses (Fig. 9-2).

A introdução de técnicas com maior sensibilidade, como a eletroforese por focalização isoelétrica e a cromatografia líquida de alta resolução (HPLC), além da extração de DNA com estudo molecular, possibilitam, atualmente, o diagnóstico neonatal para anemia falciforme. Estas técnicas são eficazes na determinação de variantes da hemoglobina, mesmo quando em concentrações baixas, como ocorre no período neonatal, além de utilizar pequenos volumes de amostra, permitindo a coleta em papel de filtro.

Tratamento

Não há tratamento específico para a doença falciforme, porém medidas gerais e preventivas no sentido de minimizar as consequências da anemia crônica, crises de falcização e susceptibilidade às infecções são fundamentais na terapêutica

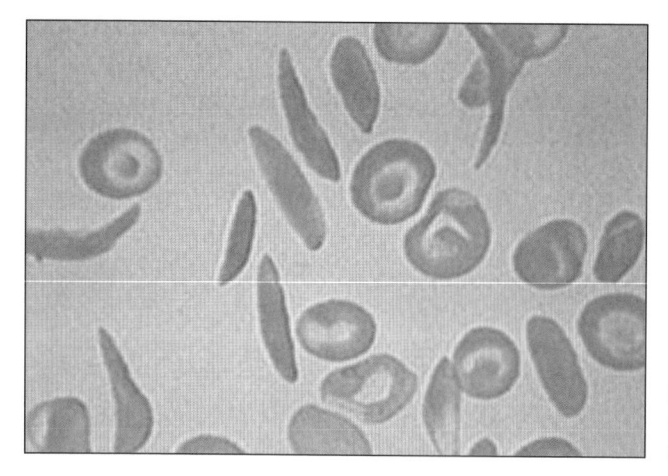

Fig. 9-1. Anemia falciforme (células em foice e células-alvo).

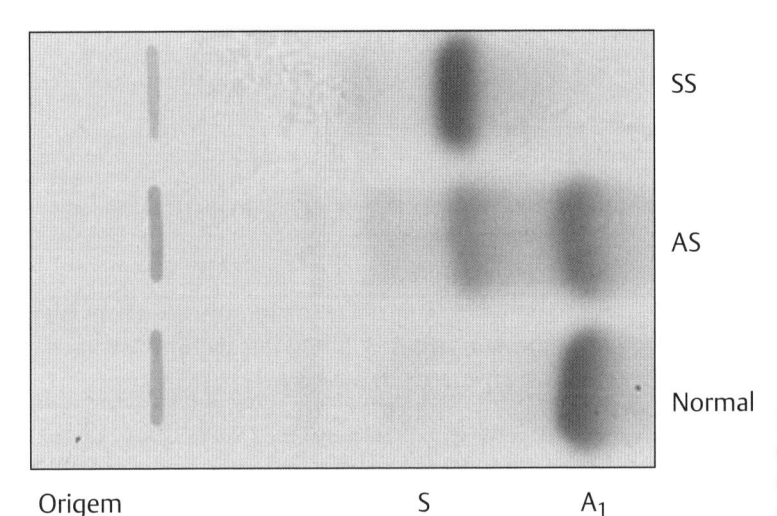

Fig. 9-2. Eletroforese de hemoglobina em acetato de celulose pH 8,6.

destes pacientes. Estas medidas incluem boa nutrição, profilaxia, diagnóstico e terapêutica precoce, manutenção de boa hidratação e evitar condições climáticas adversas.

As transfusões de sangue devem ser evitadas e utilizadas em casos de falência cardíaca, nas crises aplásticas ou em acidente vascular cerebral. O uso de antibióticos e anti-inflamatórios pode amenizar as dores e os quadros infecciosos.

Drogas como a hidroxiureia (HU) têm sido utilizadas com a finalidade de aumentar a produção de HbF em pacientes com anemia falciforme, apresentando resultados promissores. Os análogos do butirato também são utilizados como agentes estimuladores da expressão do gene gama da globina. O uso destas drogas é questionável, pois apesar do efeito benéfico com aumento da HbF, estas, além de efeitos colaterais, também podem predispor o paciente a uma neoplasia.

O transplante de medula óssea alógeno pode ser indicado, utilizando como doador um irmão compatível que não seja afetado pela doença.

O uso de técnicas de biologia molecular para corrigir o gene βs defeituoso, embora estudado, ainda não está disponível como forma de terapia.

Talassemias

O termo *thalasso* é de origem grega e significa "mar". A doença foi primeiramente identificada em indivíduos de origem da região do mar mediterrâneo (sul da Itália e Grécia), no entanto, em razão da imigração pode ser encontrada em outras regiões.

As talassemias são mais frequentes na África, Mediterrâneo e Sudeste Asiático. Sua distribuição, assim como a da anemia falciforme, também coincide com focos de malária causada pelo *Plasmodium falciparum*. Esse fato originou a hipótese de que indivíduos portadores do gene para talassemia são resistentes à malária, explicando a seleção genética nestas regiões.

As talassemias constituem um tipo de hemoglobinopatia hereditária que se caracteriza pela diminuição da síntese das cadeias polipeptídicas da globina. Trata-se de um defeito quantitativo, assim entende-se que a qualidade da hemoglobina é perfeita; portanto, é a quantidade que interfere na função da hemoglobina.

Fisiopatologia

As talassemias constituem um grupo heterogêneo de desordens moleculares que refletem uma síntese diminuída de hemoglobina. A maioria dos defeitos reside na substituição de uma única base no DNA resultando na deficiência de transcrição do RNA ou em um RNA mensageiro instável.

O defeito genético pode envolver 5 processos:

1. Uma mutação na região do *intron* (local do gene que não é codificado) acarretando alteração na quebra (*splicing*) do RNA total para RNA mensageiro, diminuindo sua produção.
2. Uma mutação na região promotora, diminuindo a expressão do gene da globina.
3. Depleção total ou parcial do gene resultante de um defeito no *crossing over*.
4. Uma mutação na região terminal da cadeia adicionando aminoácidos e instabilizando a molécula.
5. Uma mutação do tipo *nonsense* inserindo um códon terminal precoce durante a síntese da cadeia polipeptídica.

Em todos os casos ocorre diminuição da síntese de uma das cadeias da globina (α ou β), as demais cadeias com síntese normal não encontram seus pares e formam tetrâmeros geralmente instáveis que precipitam no interior da célula formando os corpúsculos de Heinz.

Os corpúsculos de Heinz constituem alterações estruturais dos glóbulos vermelhos que se ligam ao citoesqueleto da membrana provocando hemólise extravascular pela ligação de antígenos específicos e remoção pelo sistema mononuclear fagocitário (SMF).

A hemólise acarreta uma anemia de grau intenso em razão da menor quantidade de hemoglobina disponível, consequentemente, ocorre **hiperplasia medular** que resulta na presença de células jovens (reticulócitos e eritroblastos) circulantes e expansão do tecido eritroide associada a deformações ósseas.

Diagnóstico

- Identificação do paciente; idade, histórico, origem étnica e uso de determinadas drogas.
- Avaliação clínica (observar alterações ósseas, esplenomegalia, hepatomegalia, hemossiderose, má oclusão, palidez ou icterícia da pele e mucosas).

Estudo Laboratorial
- Diminuição de glóbulos vermelhos, Ht e Hb.
- Aumento de reticulócitos, policromasia.
- Presença de hemácias em alvo (leptócitos).
- VCM e HCM diminuídos.
- Presença de corpúsculos de Heinz.
- Dosagem de HbF aumentada nas β-talassemias.
- Eletroforese de hemoglobina: observar HbH, HbBart nas α-talassemias.
- HbA2 e HbF nas β-talassemias.
- Curva de fragilidade osmótica desviada para esquerda.
- Ferro sérico e ferritina normal ou aumentados.
- Bilirrubina geralmente aumentada.

Classificação das Talassemias
A classificação das talassemias se dá de acordo com a cadeia polipeptídica da hemoglobina afetada. A deficiência de síntese de cadeias α e β são denominadas, respectivamente, de α- e β-talassemias. As talassemias podem, ainda, apresentar-se sob a forma de homo ou heterozigotas, dependendo da limitação da síntese da cadeia em questão (total ou parcial).

β-Talassemias
O cromossomo 11 possui o gene para cadeia beta da hemoglobina. As β-talassemias podem ser homozigóticas ou hetrozigóticas.

β-Talassemia Homozigótica (Talassemia major ou Anemia de Cooley)
A β-talassemia homozigótica pode ser dividida em β+ (deficiência acentuada da produção de cadeias β) e $β_0$ (ausência de produção de cadeias β). A patogenia consiste na formação de tetrâmeros instáveis de cadeias α que se precipitam formando os corpúsculos de Heinz e induzem a hemólise.

Não existindo cadeias β, não encontramos HbA ($α_2β_2$), com exceção dos casos onde a deficiência é parcial e o padrão eletroforético caracteriza-se por aumento dos níveis de HbF ($α_2γ_2$) entre 40 e 90%.

A HbA2 ($α_2δ_2$) pode estar normal ou ligeiramente aumentada.

A anemia é severa e do tipo microcítica e hipocrômica. A morfologia eritrocitária se caracteriza pelo achado de anisocitose, células-alvo, policromasia, pontilhado basófilo e eritroblastos.

O exame físico revela alterações ósseas, como a osteoporose e protuberância do crânio. Hepatomegalia e esplenomegalia são frequentes e o indivíduo geralmente apresenta icterícia.

Para garantir a sobrevivência dos pacientes é necessário o uso de transfusões regulares desde a infância, com a finalidade de manter os níveis de hemoglobina adequados, reduzir as deformidades ósseas e a esplenomegalia. Tratando-se de indivíduos politransfundidos e com hemólise frequente, o uso de quelantes de ferro deve ser indicado para evitar a hemocromatose.

β-Talassemia Heterozigótica (Talassemia minor)

Os pacientes geralmente são assintomáticos e o diagnóstico pode ser feito de modo casual. A concentração da hemoglobina varia de 10,5 a 13 g/dL e o número de glóbulos vermelhos é discretamente elevado, caracterizando uma **policitemia hipocrômica**.

O VCM está entre 61 e 73 fl, exibindo microcitose, e o HCM entre 20 e 24 pg, caracterizando hipocromia. Podem ser observados eritrócitos com pontilhado basófilo.

Portanto, embora sem expressão clínica, existe a alteração globular. A HbA_2 está aumentada variando de 3 a 7%, podendo ou não existir discreto aumento de HbF. Por apresentarem uma discreta anemia, por vezes são diagnosticados erroneamente como deficiência de ferro. O pontilhado basófilo, quando observado, é relevante pois não aparece na anemia ferropênica. Porém, para tal observação, o sangue não deve ser conservado com EDTA antes da extensão da lâmina.

α-Talassemias

As células diploides normais contêm 4 genes α localizados no cromossomo 16. A deleção de um gene α não produz manifestação clínica, no entanto, a deleção dos 4 genes α produz um natimorto – hidropisia fetal (Fig. 9-3).

- Normal: genótipo α α/α α.
- Portador são: deleção de um gene α.
- Heterozigótica/*minor*: deleção de 2 genes α.
- Doença HbH ($β_4$): deleção de 3 genes α.
- Hidropisia fetal: sem genes α → natimorto (só Hb Bart = γ4).

α-Talassemias Homozigóticas (Doença HbH)

Na infância, nota-se a presença da Hb Bart (tetrâmeros de cadeias $α = α_4$) que são substituídos gradativamente pela HbH (tetrâmeros de β). Nesta fase, a HbH pode variar de 5 a 40% e é visualizada através da presença de corpúsculos de inclusão (Heinz) em extensões preparadas a partir da incubação do sangue *in vitro* com o azul de metileno novo.

A anemia é moderadamente severa, apresentando esplenomegalia e icterícia.

A anemia é microcítica e hipocrômica, com presença de pontilhado basófilo.

Assim como na β-talassemia homozigótica, a utilização de transfusões repetidas induz aumento da concentração de ferro no organismo, podendo ocasionar hemossiderose, considerada fatal se não controlada.

Portanto, deve ser feito o uso de quelantes de ferro e a dosagem de ferro sérico e ferritina com a finalidade de melhorar o prognóstico do paciente.

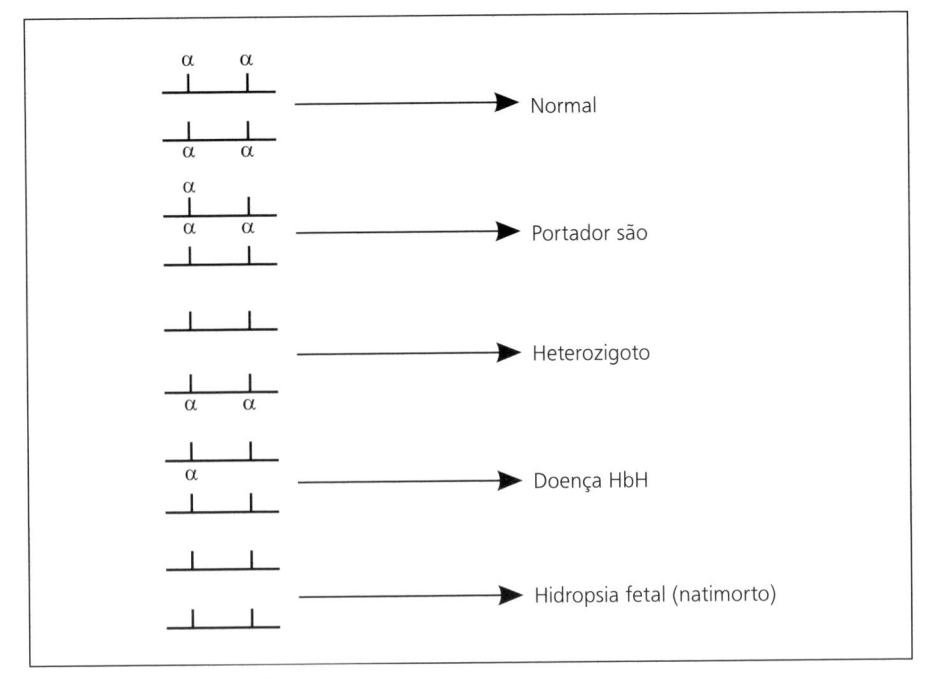

Fig. 9-3. Herança genética para os genes α.

A esplenectomia pode ser útil em pacientes cujo sequestro de eritrócitos pelo baço é significante, pois visa diminuir a necessidade de transfusões uma vez que aumenta a vida média do eritrócito.

α-Talassemia Heterozigótica
Nestes casos ocorre apenas diminuição da síntese das cadeias α, com presença de uma discreta anemia microcítica e hipocrômica. São frequentes as hemácias em alvo e o pontilhado basófilo. Raramente observam-se inclusões eritrocitárias de HbH.

Os pacientes α- e β-talassêmicos heterozigóticos geralmente não necessitam de tratamento, mas devem ser suplementados com ácido fólico.

Outras Hemoglobinopatias

Hemoglobinopatia C
O defeito genético consiste na substituição do ácido glutâmico pela lisina na posição 6 da cadeia β, trata-se, portanto, de uma mutação pontual que altera a estrutura primária da cadeia da globina.

A sintomatologia é ligeira, dispensando tratamento. O esfregaço do sangue periférico mostra grande quantidade de células em alvo características.

Persistência Hereditária de Hemoglobina Fetal

Ocorre ausência de síntese de cadeias beta e desrepressão completa do gene gama. Na eletroforese de Hb encontramos quase que apenas HbF. Constitui um caso de β-talassemia aonde os sintomas clínicos são mais brandos. Também pode ser encontrada associada à anemia falciforme, minimizando a sintomatologia clínica dos pacientes.

Hemoglobinopatias Mistas

A mais comum é a associação da talassemia com a anemia falciforme, doença não rara no Rio Grande do Sul pela coexistência de populações negra e italiana.

Existem ainda casos de associação entre talassemia e as hemoglobinas C, D, E e Lepore. A hemoglobina Lepore resulta de um *crossing-over* onde o gene da Hb Lepore substitui os genes beta e delta normais em um cromossomo.

BIBLIOGRAFIA

Bain BJ. *Células sanguíneas: um guia prático*. São Paulo: Artmed, 2007. 487 p.
Beutler E et al. *Williams hematology*, 8th ed. São Paulo: McGraw-Hill, 2006.
Galiza Neto GC, Pitombeira MS. Aspectos moleculares da anemia falciforme. *J Bras Patol Med Lab* (Rio de Janeiro) 2003;39(1):51-6.
Henry JB. *Diagnósticos clínicos e conduta terapêutica por exames laboratoriais*, 21 ed. São Paulo: Manole, 2012. 1664 p.
Hoffbrand V, Petit J. *Color atlas of clinical hematology*, 3th ed. London: Mosby-Wolfe, 2000.
Lee GR, Bithell TC, Foerster J et al. *Wintrobe hematologia clínica*. São Paulo: Manole, 1998. v. I e II. 2623 p.
Lewis M, Bates I, Bain BJ. *Dacie and Lewis practical hematology*, 10th ed. Churchill Livingstone: Elsevier Science; 2006.
Luzzatto L. Sickle cell anemia and malaria. *Mediter J Hematol Infect Dis* 2012;4(1).
Manfredini V et al. A fisiopatologia da anemia falciforme. *Revista Infarma* 2007;19:1.
Naoum PC. *Hemoglobinopatias e talassemias*. São Paulo: Sarvier, 1997. 171 p.
Naoum PC. Interferentes eritrocitários e ambientais na anemia falciforme. *Rev Bras Hematol Hemoter* 2000;22(1):5-22.
Naoum PC. Diagnóstico diferencial das anemias microcíticas e hipocrômicas. *Rev Bras Análises Clin* 2001;43(2):160-2.
Rosenfeld R. *Fundamentos do hemograma, do laboratório a clínica*. Rio de Janeiro: Guanabara Koogan, 2007. 205 p.
Silva MC, Shimauti ELT. Effectiveness and toxicity of hydroxyurea in children with sickle cell anemia. *Rev Bras Hematol Hemoter* (São José do Rio Preto) 2006;28(2).
Wang W. Newborn screening for sickle cell disease: necessary but not sufficient. *J Pediatr* (Rio de Janeiro) 2015;91(3):210-12.
Zago MA, Falcão RP, Pasquini R. *Tratado de Hematologia*. São Paulo: Atheneu, 2013. 1064 p.

ANEMIAS HEMOLÍTICAS II – ANOMALIAS DE MEMBRANA

CAPÍTULO 10

ESFEROCITOSE HEREDITÁRIA

A esferocitose hereditária é uma anemia hemolítica que se caracteriza por defeito genético intracorpuscular relacionado com a membrana do eritrócito que determina a diminuição da sobrevida desta célula na circulação.

Os glóbulos vermelhos têm como principal função o transporte de oxigênio aos tecidos. Este processo é realizado através da circulação, cujos capilares apresentam diâmetros muitas vezes menores do que os do eritrócito. A membrana eritrocitária, portanto, deve agregar propriedades de elasticidade e deformabilidade, permitindo o bom desempenho desta função. De composição lipoproteica como a da maioria das células do organismo, a membrana do eritrócito possui, internamente, um citoesqueleto proteico responsável por sua forma arredondada e por sua capacidade de deformação.

Entre as proteínas de maior importância do citoesqueleto podemos citar a **espectrina**, um dímero formado por duas cadeias altamente flexíveis: a **actina**, responsável pela forma hexagonal do citoesqueleto, e a **anquirina**, uma proteína globular que interage com a espectrina e a camada lipídica.

Funções da Membrana do Eritrócito

- Conferir a hemácia em repouso sua forma discoide, e apresentar alto grau de elasticidade, tornando os eritrócitos aptos a atravessarem os microcapilares várias vezes. Esta propriedade é dependente de energia liberada pela via glicolítica intraeritrocitária.
- Atuar como barreira semipermeável, mantendo grande diferença entre a concentração dos cátions Na e K que existem entre a célula e o plasma.
- A membrana possui também um sistema de transporte ativo, dependente do sistema glicolítico (ATP), atuando contra os gradientes da concentração presentes.

Fisiopatologia

A maioria dos casos de esferocitose hereditária é herdada de modo autossômico dominante com expressividade variável e caracteriza-se pela presença no sangue periférico de uma célula cuja superfície de membrana é reduzida, mantendo seu conteúdo de hemoglobina. A esta célula de formato esférico damos o nome de **esferócito**.

Eritrócito normal ao atravessar microcapilares

1. ○ → ⋈ → ○

   Esferócito
2. ○ → ○ → Hemólise

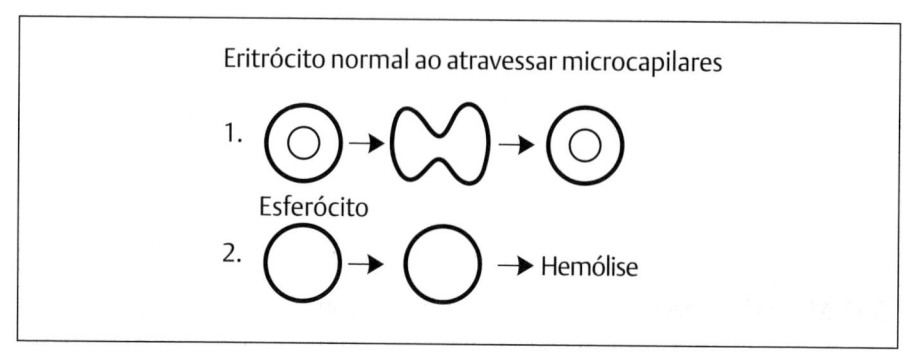

Fig. 10-1. Hemólise mecânica do esferócito.

A natureza do defeito está associada a alterações da expressão do gene da espectrina, com perda de membrana, o que resulta na diminuição da área de superfície em relação ao volume. A membrana também permite o influxo de sódio em excesso, o que requer dispêndio contínuo de energia a partir da degradação da glicose intraeritrocitária para manter refluxo equilibrado. Ocorre, portanto, um acúmulo anormal de sódio no meio intracelular, ficando este mais concentrado, quebrando a tonicidade do meio. Há maior influxo de água (que passa para o meio mais concentrado) e a célula perde sua biconcavidade ficando esférica.

Desta maneira o eritrócito será capturado na circulação "esplênica" sofrendo hemólise extravascular por fagocitose pelos macrófagos. Observa-se também hemólise osmótica intravascular causada por estresse metabólico. As crises hemolíticas ocorrem, principalmente, na microcirculação esplênica causada por fatores que comprometem a deformabilidade destas células, como o baixo pH e o contato prolongado com macrófagos nesta região (Fig. 10-1).

Frequência

A esferocitose é a mais comum das anemias hemolíticas hereditárias, com frequência estimada de 1 caso a cada 2.000/5.000 nascimentos nos caucasoides. Tem maior incidência nos Estados Unidos e Europa, sendo pouco comum em negros e asiáticos.

Manifestações Clínicas

A gravidade da doença varia; em alguns pacientes as manifestações são tão leves que a doença é assintomática, sendo o processo anêmico muito leve ou mesmo ausente, daí o difícil diagnóstico.

Porém, existem pacientes onde o curso da anemia está associado a crises severas que se caracterizam por febre, náuseas, dor abdominal, debilidade e palidez, podendo ou não estar associada a crises de cólica biliar em decorrência da formação de cálculos decorrentes do excesso de bilirrubina proveniente da hemólise extravascular.

A anormalidade mais comum no exame físico é a esplenomegalia. A hepatomegalia, quando ocorre, geralmente é leve, a icterícia e a palidez podem ser leves ou evidentes, dependendo do paciente.

Diagnóstico Laboratorial
A anemia geralmente é moderada e os níveis de hemoglobina situam-se entre 7 a 12 g/dL, podendo ocorrer uma queda brusca (3 a 4 g/dL) durante as crises, ou apresentarem-se normais se o processo hemolítico for plenamente compensado.

O VCM geralmente está normal ou reduzido, como resultado da presença de pequenos esferócitos e grandes hemácias jovens (reticulócitos). O CHCM está aumentando na maioria dos pacientes, pois a hemoglobina está densamente localizada nos microesferócitos que perderam área superficial mais do que conteúdo celular.

As células apresentam-se microcíticas e densas, mostrando-se hipercoradas no esfregaço (não possuem a zona central mais clara), pode aparecer moderada anisocitose e a poiquilocitose raramente é acentuada.

Os reticulócitos estão aumentados (5 a 25%), podendo desaparecer durante uma crise aplástica.

O ferro sérico está normal ou um pouco elevado, a bilirrubina indireta está aumentada (entre 1 a 4 mg/dL), mostrando icterícia de grau variado.

O teste de Coombs direto é negativo.

A **fragilidade osmótica** dos eritrócitos em soluções salinas hipotônicas está aumentada e constitui um parâmetro específico para o diagnóstico da esferocitose.

O teste da auto-hemólise, que consiste em incubar as células em seu próprio plasma durante 48 horas à 37° C, mede a integridade metabólica da célula e é positivo na esferocitose, sendo corrigido pela adição de glicose.

Tratamento
A esplenectomia constitui o tratamento mais indicado para este tipo de anemia, através dela consegue-se resultados benéficos e duradouros. A sobrevida dos glóbulos vermelhos aumenta, os esferócitos persistem, a Hb e o Ht chegam a níveis normais, diminuindo o número de reticulócitos e a icterícia.

Nas crianças com idade inferior a 5 anos, a esplenectomia deve ser evitada em razão do aumento da susceptibilidade às infecções. As transfusões, quando necessárias, ocorrem apenas nos episódios de crises.

OUTRAS ANOMALIAS DE MEMBRANA
Na **eliptocitose hereditária** são observadas hemácias de forma elíptica em mais de 70% das células eritroides. O defeito tem transmissão autossômica dominante e raramente apresenta expressão clínica. O diagnóstico é efetuado pela morfologia eritrocitária do paciente e de seus familiares. Caracteriza-se pela deficiência de associação de algumas proteínas do citoesqueleto.

Nos indivíduos heterozigotos, o defeito é leve e o eritrócito adquire forma elíptica. Nos homozigotos a instabilidade da membrana pode acarretar a fragmentação da célula, resultando em acentuada poiquilocitose no esfregaço. Estes eritrócitos são frágeis à incubação *in vitro* à temperatura de 46º C e, neste caso, recebem o nome de **piropoiquilocitose hereditária**. A esplenectomia é indicada nesses casos.

A **acantocitose** constitui uma deficiência da membrana que se caracteriza pela presença de células espiculadas na extensão sanguínea. Está associada à deficiência ou ausência de β-lipoproteínas e, clinicamente, pode expressar problemas neurológicos.

HEMOGLOBINÚRIA PARAXÍSTICA NOTURNA (HPN)

A HPN é uma anemia hemolítica adquirida que se caracteriza por hemólise intravascular e hemoglobinúria que geralmente ocorre à noite, em razão de um defeito da membrana do glóbulo vermelho. Pode manifestar-se cronicamente associada à deficiência de ferro ou a episódios trombóticos.

Os granulócitos e plaquetas compartilham do defeito de membrana dos glóbulos vermelhos já que também são muito mais sensíveis à lise por complemento do que as células normais, por isso acredita-se que ocorre uma mutação somática das células primitivas confirmando a origem clonal desta doença.

Os fatores etiológicos que levam à presença de um clone celular anormal na HPN são pouco conhecidos. Sabe-se que a lesão medular causada por exposição prolongada a agentes químicos como benzeno constitui fator de risco associado.

Patogenia

A HPN se deve a uma anormalidade intrínseca dos glóbulos vermelhos, fato observado, inicialmente, em razão de os eritrócitos da HPN apresentarem sobrevida diminuída tanto no paciente quanto em um receptor normal, e glóbulos vermelhos normais, quando transfundidos em pacientes com HPN, apresentam sobrevida normal.

A hemólise em portadores de HPN provém de um defeito estrutural da membrana celular resultante de um clone anormal de células hipersensíveis à ação lítica do "complemento" ativado.

Na membrana de células normais estão presentes **proteínas reguladoras** da atividade do complemento. Essas proteínas são denominadas de:

- *DAF:* fator acelerador da degradação de convertases do complemento (CD55), que converte o C3b para forma inativa.
- *MIRL:* inibidor da lise de membrana (CD59); que inibe a conversão do C9 - complexo de ataque a membrana.
- *MRF:* fator de restrição homólogo (CD8); proteína fixadora de C8 que protege da lise pelo complemento.

Capítulo 10 ■ Anemias Hemolíticas II – Anomalias de Membrana

A sensibilidade aumentada à lise pelo complemento na HPN é atribuída a uma mutação somática que inativa o gene PIG-A. O gene PIG-A é responsável pela codificação de uma proteína com atividade enzimática, denominada GPI, que participa da formação de uma molécula glicolipídica de membrana contendo grupos glicosil fosfatidil inositol (GPI). Tal proteína permite a ligação das proteínas reguladoras da atividade do complemento inibindo a ativação do mesmo pela via clássica ou alternativa. Nesta patologia observa-se, portanto, a ausência das proteínas CD55 e CD59 ligadas à membrana celular dos eritrócitos e leucócitos.

Estudos recentes apontam ainda para possível alteração adicional responsável pela hipoplasia medular observada em grande parte dos casos.

Manifestações Clínicas

As manifestações começam a se agravar mais frequentemente na 3^a e 4ª décadas, sendo que a severidade da anemia varia desde um processo clinicamente benigno até um processo letal.

Normalmente os doentes se queixam de cansaço excessivo, apresentam coloração amarelada da pele variável em razão de icterícia.

A hemoglobinúria e contínua hemossiderinúria resultam em perda de ferro que é variável para cada paciente. Dor abdominal, cefaleia e cansaço em presença de hemólise crônica são as queixas mais frequentes. Complicações mais sérias incluem trombose intra-abdominal, aplasia medular e infecção. É comum ocorrerem infecções parcialmente atribuídas à leucopenia ou a defeitos funcionais dos leucócitos.

Diagnóstico laboratorial

A presença de pancitopenia associada à hemólise acompanhada de hemoglobinúria é indicativa da doença.

Na maioria dos pacientes, o hemograma mostra anemia severa com hemoglobina em torno de 6 g/dL. Comumente os glóbulos vermelhos são macrocíticos, podendo apresentar-se hipocrômicos e microcíticos quando a perda de ferro é significativa.

Observa-se moderada poiquilocitose. É comum a presença de policromasia decorrente da reticulocitose.

Os glóbulos brancos e as plaquetas geralmente estão diminuídos, exibindo leucopenia e trombocitopenia ao hemograma.

Provas laboratoriais:

- Citometria de fluxo para detecção da deficiência ou ausência de CD55 e CD59 em eritrócitos e granulócitos (método de escolha).
- Teste de Ham no qual os eritrócitos do paciente são incubados em soro acidificado e expostos ao complemento (antigo padrão ouro para o diagnóstico).
- Pesquisa de hemossiderina na urina.
- Teste de hemólise em sacarose (verifica a sensibilidade das hemácias ao complemento em meio de baixa força iônica).

O efeito da acidez na indução do processo hemolítico foi utilizado para explicar a ocorrência de hemoglobinúria à noite. Aventou-se a hipótese de que, durante o sono, o centro respiratório encontra-se deprimido e o dióxido de carbono é retido, acidificando o meio e induzindo a hemólise. A ligação do eritrócito deficiente com o complemento ativado leva à formação de buracos na membrana, resultando em hemólise intravascular espontânea ou induzida por infecção, transfusão ou exercício físico.

Tratamento

O tratamento é discutível. A esplenectomia não é eficaz, o uso de corticoides reduz a ativação do complemento e controla os episódios de hemólise. As transfusões podem ser valiosas, porém, devem-se utilizar hemácias lavadas já que o plasma fresco pode acelerar o processo hemolítico.

Em muitos casos são utilizados anticoagulantes para prevenir a trombose.

A utilização do *eculizumab*, um anticorpo monoclonal que se dirige contra a fração C5 do sistema complemento, tem sido promissora. O transplante de medula óssea é indicado nos casos de HPN quando associados à hipoplasia ou aplasia medular grave.

BIBLIOGRAFIA

Bain BJ. *Células Sanguíneas:Um guia prático*. Artmed, São Paulo, 2007, 487p.
Beutler E et al. *Williams Hematology*, 8th ed. São Paulo: McGraw-Hill, 2006.
Hamerning D. *Clinical Hematology and Fundamentals of hemostasis*. 5th ed, Davis Company, Philadelphia 2008.
Henry JB. *Diagnósticos Clínicos e Conduta Terapêutica por Exames Laboratoriais*. 21. ed, São Paulo, Manole, 2012, 1664p.
Hoffbrand V, Petit J. *Color Atlas of Clinical Hematology*. 3th ed, Mosby-Wolfe, London, 2000.
Jandl JH. *Blood. Textbook of Hematology*. 2th ed, Little, Brown,New York, 1996.
Lopes AC; Grotto HZW, Lima SP. *Interpretação Clínica do Hemograma*. Atheneu, Rio de Janeiro, 2008, 148p.
Lee GR, Bithell TC, Foerster J, et al. *Wintrobe Hematologia Clínica*. São Paulo, Manole, v. I e II, 1998, 2623p.
Lewis M; Bates I; Bain BJ. Dacie and Lewis practical hematology. 10th ed. Churchill Livingstone: Elsevier Science; 2006.
Lorenzi, T. *Manual de Hematologia-Propedêutica e Clínica*. 4. ed., Rio de Janeiro: Medsi, 2006. 710 p
Oliveira RAG. *Hemograma: como fazer e interpretar*. São Paulo: Livraria Médica Paulista, 2007. 505p.
Rosenfeld R. *Fundamentos do Hemograma, do laboratório a clínica*. Rio de Janeiro: Guanabara Koogan, 2007, 205p.
Schiffman FJ. *Fisiopatologia Hematológica*, São Paulo: Ed Santos, 2004, 388p.
Zago, MA; Falcão RP; Pasquini R. *Tratado de Hematologia*. São Paulo: Atheneu, 2013, 1064p.

ANEMIAS HEMOLÍTICAS III – ENZIMOPATIAS

CAPÍTULO 11

As deficiências da atividade ou síntese de certas enzimas dos glóbulos vermelhos podem contribuir para disfunção e destruição prematura do glóbulo vermelho.

Como visto no Capítulo 4, participam do metabolismo do eritrócito numerosas enzimas essenciais à sobrevida e função do eritrócito, que podem apresentar-se deficientes.

A deficiência mais comum é a da enzima glicose-6 fosfato desidrogenase (G6PD), seguida pela deficiência de piruvatoquinase (PQ).

DEFICIÊNCIA DE G6PD

A glicose-6 fosfato desidrogenase, mais conhecida como G6PD, é uma enzima presente em todas as células do organismo. Sua função é intermediar a doação de hidrogênio e, portanto, auxilia na produção de substâncias que protegem as células de fatores oxidantes. No caso dos eritrócitos, a G6PD é essencial, pois é a principal responsável por essa proteção.

Esta deficiência é hereditária e tem como característica a hemólise do glóbulo vermelho. Na maioria das vezes é desencadeada repentinamente por infecções graves ou ingestão de agentes oxidantes incluindo determinados alimentos, corantes ou medicamentos como as sulfonamidas, antimaláricos, naftalina, ácido nalidíxico ou altas doses de medicamentos como o acetaminofen, ácido acetilsalicílico e a vitamina K sintética.

Por se tratar de um quadro agudo repentino, pode ser confundida com alergia alimentar ou medicamentosa. A mutação do gene para G6PD está localizada no cromossomo X e, portanto, o homem é mais afetado.

Existem mais de 300 variantes da G6PD que podem ser detectadas laboratorialmente pela diferente mobilidade eletroforética ou menor atividade enzimática.

Estima-se que 400 milhões de pessoas no mundo sofrem com esse problema, prevalecendo em áreas endêmicas como África, Oriente Médio, Mediterrâneo e Nova Guiné.

Observa-se alta frequência desta deficiência onde a malária é mais prevalente. Estudos mostram que o crescimento do parasita causador da malária, o *Plas-*

modium falciparum, é inibido nos eritrócitos deficientes em G6PD em razão do estresse oxidativo presente nas células. Nos negros dos EUA é comum a variante Africana (A) com prevalência entre 12 a 15%; esta apresenta manifestações clínicas leves, sendo comum a crise hemolítica aguda provocada pela ingestão de primaquina durante a profilaxia da malária. Nos indivíduos caucasianos, a variante mais frequente é a do Mediterrâneo, atingindo de 1 a 2% dos italianos; nestes a anemia, quando desencadeada, apresenta um quadro clínico bastante grave. A hemólise pode ocorrer após ingestão da fava (*favismo*), um tipo de grão bastante consumido na região do mediterrâneo.

Fisiopatologia

Os eritrócitos com deficiência de G6PD, enzima responsável pela via das pentoses, geram menor quantidade de NADPH, crucial na produção de glutationa reduzida no citoplasma de eritrócitos para proteger a hemoglobina contra danos oxidativos. No caso da deficiência de G6PD, a presença de agentes oxidantes leva à oxidação dos grupos sulfidrila com precipitação das moléculas de hemoglobina, diminuindo assim sua solubilidade, o que causa hemólise. A hemoglobina oxidada dentro do glóbulo vermelho origina os corpúsculos de Heinz, que são retirados da circulação pelos macrófagos causando hemólise extravascular com consequente diminuição da sobrevida eritrocitária.

Diagnóstico Laboratorial

Após investigação da história clínica do paciente, uma das provas de triagem consiste na pesquisa de corpúsculos de Heinz por incubação com o corante cristal violeta ou azul de cresil brilhante. Na extensão sanguínea, podem ser observadas "células mordidas" ou *burr cells* decorrentes da fagocitose do corpúsculo de Heinz. Exames bioquímicos para evidência de hemólise como dosagem de LDH (lactato desidrogenase) e bilirrubina total e frações devem ser realizados.

O diagnóstico da condição pode ser feito pela medida da atividade enzimática em hemácias, podendo, inclusive, ser realizada a partir de amostras de sangue em papel filtro, como na triagem neonatal (teste do pezinho). O teste é realizado por análise quantitativa espectrofotométrica ou, mais frequentemente, por um teste rápido de fluorescência, detectando-se a geração de NADPH a partir de NADP+. O teste é positivo se a amostra de sangue não fluorescer sob luz ultravioleta. O NADPH formado pela reação catalisada pela enzima reduz direta ou indiretamente agentes cromogênicos ou fluorogênicos, o que resulta em alteração de absorbância ou fluorescência que é proporcional à atividade da G6PD (quantitativo).

Anteriormente o teste de redução da meta-hemoglobina (qualitativo) era utilizado por ser de fácil execução e apresentar boa sensibilidade. O princípio baseia-se no fato de que na deficiência de G6PD, a ausência de NADPH impede a redução do azul de metileno, que não se torna incolor na reação de redução da meta-hemoglobina.

Seja qual for o teste de triagem, a avaliação dos resultados deve ser criteriosa nos episódios de crise onde a população de eritrócitos afetados pode ser mascarada pela presença do alto índice de reticulócitos que contêm maior quantidade da enzima.

Diante do polimorfismo da G6PD e sua relação com a sintomatologia; quando a triagem neonatal é positiva, o teste genético é indicado para confirmação da mutação e avaliar a possibilidade de mulheres portadoras.

Manifestações Clínicas

Uma deficiência total de G6PD é incompatível com a vida e muitas pessoas que possuem deficiência de G6PD permanecem clinicamente assintomáticas. Entre as manifestações clínicas da deficiência de G6PD são comuns a anemia hemolítica aguda (AHA) e a icterícia neonatal, podendo aparecer ainda a anemia hemolítica crónica não esferocítica.

Tratamento

A deficiência de G6PD é uma anemia hemolítica hereditária e, portanto, a baixa quantidade de enzima irá acompanhar o paciente durante toda a vida, não existindo um tratamento específico para a doença. O principal tratamento para a deficiência de G6PD é a prevenção de agentes que causam estresse oxidativo. Devem ser evitados as drogas oxidantes e alimentos como a fava e corantes. Manter as vacinas em dia também é imprescindível a fim de minimizar as infecções. Nos casos graves, com a anemia hemolítica instalada, o tratamento pode incluir oxigenoterapia e transfusão de sangue para repor os níveis de oxigênio e eritrócitos.

DEFICIÊNCIA DE PIRUVATOQUINASE (PK)

Esta enzimopatia é a segunda causa mais frequente de anemia hemolítica hereditária não esferocítica após a deficiência do G6PD. É herdada de forma autossômica recessiva causada por mutações no gene PKLR (1q22) e responsável por hemólise crônica.

Atinge cerca de 1:20.000 na população e é observada em todos os grupos étnicos.

A piruvato quinase é uma das principais enzimas da via glicolítica, que catalisa a conversão de fosfoenolpiruvato em piruvato e, portanto, envolve a formação do ATP (trifosfato de adenosina). A deficiência de ATP acarreta um déficit da bomba de sódio e potássio com perda de potássio e desidratação do glóbulo vermelho. A enzima alostérica ativada pela frutose 1,6 difosfato (F1,6DP) normalmente é inibida pelo ATP formado. Com uma deficiência de PK e ATP, ocorre também acúmulo de 2,3 DPG nos eritrócitos, diminuindo a afinidade da hemoglobina pelo oxigênio.

Diagnóstico Laboratorial

É fundamentado na determinação da atividade da enzima PK que geralmente está reduzida entre 5 a 20% do valor referencial. O hemograma cursa com anemia crônica (hemoglobina ente 6 e 11 g/dL), presença de eritrócitos normocíticos e normocrômicos com policromasia, e reticulocitose evidente, podendo chegar até 50% nos casos de esplenectomia. A fragilidade osmótica dos eritrócitos está próxima da normal. O teste de auto-hemólise positivo é corrigido pela adição de ATP, mas não pela glicose.

Manifestações Clínicas

Clinicamente, a doença manifesta-se desde a infância com icterícia de grau variável e anemia crônica. A esplenomegalia e cálculos biliares são achados comuns. O excesso de ferro causado pelas transfusões contínuas deve ser monitorado.

Tratamento

O tratamento no recém-nascido ocorre por meio de fototerapia ou exsanguinotransfusão, quando necessário. Crianças com menos de 5 anos recebem transfusão até o momento da esplenectomia. Após a retirada do baço, há incremento da hemoglobina e dos reticulócitos com melhora da anemia. O transplante de medula óssea pode curar a deficiência de PK, mas raramente é realizado.

BIBLIOGRAFIA

Beutler E. Glucose-6-phosphate dehydrogenase deficiency: a historical perspective. *Blood* 2008;111(1):16-24.

Beutler E et al. *Williams hematology*, 8th ed. São Paulo: McGraw-Hill, 2006.

Grace RF et al. The clinical spectrum of pyruvate kinase deficiency: data from the Pyruvate Kinase Deficiency Natural History Study. *Blood* 2018 May 17;131(20):2183-92.

Henry JB. *Diagnósticos clínicos e conduta terapêutica por exames laboratoriais*, 21. ed. São Paulo: Manole, 2012. 1664 p.

Lee GR, Bithell TC, Foerster J et al. *Wintrobe Hematologia Clínica*. São Paulo: Manole, 1998. v. I e II. 2623 p.

Leite AA. Icterícia neonatal e deficiência de glicose-6-fosfato desidrogenase. *Rev Bras Hematol Hemoter* 2010;32(6):430-1.

Lewis M, Bates I, Bain BJ. *Dacie and Lewis practical hematology*, 10th ed. Churchill Livingstone: Elsevier Science, 2006.

Rosenfeld R. *Fundamentos do hemograma, do laboratório a clínica*. Rio de Janeiro: Guanabara Koogan, 2007. 205 p.

Quadro comparativo dos principais distúrbios hemolíticos hereditários

	Patogenia	Causa da Hemólise	Alterações no Hemograma	Principal Alteração Clínica	Exames Lab. Específicos	Transmissão e Ocorrência
Anemia Falciforme	Troca aa da cadeia beta da Hb (glu → val) ↓O_2 ou ↓pH → HbS	Célula falciforme (hemólise extravascular ou intravascular por obstrução de capilares)	▪ Células em foice ▪ Policromasia ▪ VCM e HCM normais ▪ Reticulocitose	▪ Crises vasoclusivas ▪ Edema nas extremidades ▪ Cianose ▪ Dores osteoarticulares	▪ Metabissulfito de sódio (falcização) ▪ Ditionito de sódio (precipitação) ▪ Eletroforese Hb 70-90% HbS 2-4% HbA2 restante HbF	▪ Autossômica recessiva ▪ Negros, principalmente
α-talassemia	↓Síntese da cadeia alfa	Delta-4 = Hb Bart Beta-4 = HbH Corp. Heinz	▪ Policromasia ▪ Microcitose ▪ Hipocromia ▪ VCM e HCM ↓ ▪ Pontilhado basófilo ▪ Células-alvo	Alterações ósseas visíveis (hiperplasia medular em ossos do crânio)	▪ Eletroforese Hb ↑ HbF- Pesquisa HbF ▪ Pesquisa de C. Heinz	▪ Autossômica semidominante ▪ Mediterrâneo (Italianos)
β-talassemia	↓Síntese da cadeia beta	Alfa-4 → C. Heinz				
Esferocitose Hereditária	▪ Deficiência na bomba Na e K ▪ Deficiência de espectrina → perda de membrana	Esferócitos Hemólise: ▪ Mecânica (baço) ▪ Osmótica (aumenta) ▪ Sódio → aumenta ▪ Água → lise	▪ Microcitose ▪ Hipercromia ▪ VCM ↓ ou normal ▪ CHCM ↑ ou normal ▪ Policromasia ▪ Esferócitos	▪ Esplenomegalia ▪ Cálculos biliares (icterícia)	▪ Curva de resistência osmótica	▪ Autossômica dominante ▪ Europa, EUA
Deficiência G6PD	Deficiência da enzima G6PD ↓NADPH$_2$→ ↑H$_2$O$_2$→ oxidação globinas	C. Heinz (violeta de metila)	▪ Policromasia ▪ Discreta poiquilocitose	▪ Hemólise aguda ▪ Icterícia	▪ Teste de redução do NADP ▪ Dosagem de G6PD ▪ Pesquisa de C. Heinz	▪ Ligado ao crom. X principalmente judeus, gregos

ANEMIAS HEMOLÍTICAS IV – ANEMIAS IMUNO-HEMOLÍTICAS E DOENÇA HEMOLÍTICA PERINATAL (DHPN)

Ana Lúcia Girello

Constituem anemias adquiridas de causa extracorpuscular. Os eritrócitos sensibilizados por alo ou auto anticorpos, são retirados da circulação através de fagocitose pelos macrófagos (especialmente no baço e fígado) ou sofrem hemólise intravascular pela ativação, em condições ótimas, de proteínas do sistema complemento.

O grau de hemólise e, portanto, a sua severidade, vai depender de vários fatores. Ainda não estão bem estabelecidas as razões que predispõem à maior severidade desta hemólise, porém alguns fatores são importantes:

- Classe e concentração do anticorpo.
- Subclasse de IgG (IgG1 e IgG3 são mais hemolíticas).
- Especificidade do anticorpo.
- Distribuição e solubilidade do antígeno.
- Capacidade do anticorpo em ativar as proteínas de complemento.
- Capacidade do anticorpo em promover citotoxicidade mediada por anticorpos (ADCC = *antibody dependent citotoxicity cell*).
- Atividade das células fagocíticas.

As anemias imuno-hemolíticas podem ser classificadas em (Quadro 12-1):

1. Autoimunes (mediadas por anticorpos frios (IgM), quentes (IgG ou mistas).
2. Induzida por medicamentos.
3. Aloimunes (reações transfusionais imuno-hemolíticas, doença hemolítica perinatal).

Em qualquer caso, as características principais são a diminuição da sobrevida das hemácias, com aumento dos produtos do catabolismo da hemoglobina, e aumento da eritropoese medular como forma de compensar as perdas.

Quadro 12-1. Classificação das Anemias Imuno-Hemolíticas

1. Anemias hemolíticas autoimunes
   - Anemia hemolítica autoimune a quente
   - Síndrome da crioaglutinina
   - Anemia hemolítica autoimune do tipo misto
   - Hemoglobinúria paroxística a frio
   - Anemia hemolítica autoimune com teste da antiglobulina humana direto (TAD) negativo

2. Anemias hemolíticas por aloanticorpos
   - Reação transfusional imuno-hemolítica
   - Doença hemolítica perinatal

3. Anemia hemolítica droga-induzida
   - Droga-dependente
   - Droga-independente

Fonte: Manual Técnico AABB, 2009, p. 504.

ANEMIAS HEMOLÍTICAS AUTOIMUNES

Anemia Hemolítica Autoimune (AHAI)

Nestes casos, a sobrevida do eritrócito é encurtada devido à presença de autoanticorpos produzidos pelo próprio organismo, como resposta a um distúrbio ao processo de autotolerância imunológica.

Muitas são as causas que desencadeiam o processo hemolítico ou são responsáveis por suas recaídas.

Postula-se que a causa do desenvolvimento de anticorpos autoimunes possa resultar de outros fatores, como:

- Anormalidades primárias dos linfócitos (falha na deleção de linfócitos autorreativos).
- Bases genéticas que predispõem à autoimunidade.
- Gênero (sexo) que predispõe à maior influência hormonal (no caso de mulheres).
- Infecções virais e/ou bacterianas.
- Alterações anatômicas nos tecidos e consequente exposição de antígenos próprios que estavam ocultos, promovendo a formação de autoanticorpos.

Os autoanticorpos podem ser do tipo **IgG** (denominados "anticorpos quentes"), que são mais comumente encontrados (70% dos casos das AHAI); do tipo **IgM** (denominados "anticorpos frios"), ou mais raramente IgA's. Há, ainda, as AHAI mistas causadas por associações de diferentes classes de anticorpos. As AHAI idiopáticas (sem qualquer associação com uma doença demonstrável) configuram apenas 30-40% dos casos, cuja única manifestação é a presença do anticorpo antieritrocitário, enquanto a maioria, 60-70% dos casos, é secundária à outra patologia (Quadro 12-2).

Quadro 12-2. Classificação e Incidência das Anemias Hemolíticas Autoimunes

AHAI a quente	48-70%
AHAI frio (síndrome da crioaglutinina)	16-32%
Mista	7-8%
Anemia imuno-hemolítica droga-induzida*	12-18%
Hemoglobinúria paroxística a frio	Rara em adultos 32% em crianças

Fonte: Modificada de Manual AABB, 2002, p. 425.
*Obs.: esta anemia não é considerada verdadeiramente autoimune.

A hemólise pode ocorrer com participação do sistema complemento, culminando com destruição celular intravascular, mas geralmente os eritrócitos revestidos por anticorpos são reconhecidos como estranhos e fagocitados pelo sistema mononuclear fagocitário (SMF) em órgãos como baço e fígado, levando-os à hemólise extravascular.

Anemia Hemolítica Autoimune a Quente

Causa: anticorpos IgG, reativos a 37º C, podendo ser evidenciado complemento (C). Mais raramente por IgM ou IgA.

A) Idiopática.
B) Secundária a:
- Lúpus eritematoso sistêmico.
- Leucemia linfocítica crônica.
- Linfomas.
- Colite ulcerativa.
- Teratoma ovariano.
- Utilização de medicamentos (não é considerada como verdadeiramente autoimune e será abordada em um item à parte).

Características Gerais

É a forma mais comum das AHAI, podendo ser encontrada em até 70% dos casos. Em 50% dos casos é idiopática, e 50% secundária a outras doenças.

Os anticorpos geralmente são de classe IgG associada a complemento (67% dos casos), 20% apenas IgG e 13% dos casos apresentam apenas complemento e, mais raramente, IgM ou IgA fixados às hemácias. Os anticorpos IgG se ligam muito bem às hemácias a 37º C.

A severidade da doença vai depender de algumas características destes anticorpos, como a quantidade dos mesmos fixados às células, o número e distribuição dos sítios antigênicos, e de sua subclasse, consequentemente, da capacidade hemolítica, geralmente ligada à capacidade de fixar complemento *in vivo*.

Autoanticorpos podem ser formados em pacientes previamente aloimunizados por antígenos eritrocitários, sendo uma complicação frequentemente relatada às transfusões de concentrados de hemácias.

Aspectos Clínicos

O grau de hemólise pode ser bastante variável e, portanto, a intensidade dos sinais e sintomas clínicos. A doença pode ser crônica ou ainda apresentar-se em episódios agudos de hemólise. Os sinais clínicos mais frequentes são palidez cutaneomucosa, taquipneia, taquicardia, icterícia, causada pelo aumento da bilirrubina não conjugada. O fígado e o baço podem ser palpáveis e dolorosos.

Aspectos Laboratoriais

Anemia macrocítica provocada por reticulocitose, esferocitose e anisocitose. A contagem de leucócitos costuma ser normal, assim como a de plaquetas. Raramente há elevação das bilirrubinas séricas acima de 5 mg/dL, sendo a maior parte não conjugada. A desidrogenase lática (LDH) está aumentada.

Problemas na Rotina Imuno-hematológica

Os autoanticorpos IgG podem causar uma série de inconvenientes na rotina laboratorial imuno-hematológica.

Se o TAD for positivo com o soro de antiglobulina poliespecífico, recomenda-se repeti-lo pelo menos com o soro monoespecífico IgG (ou perfil completo de soros monoespecíficos, incluindo anti-IgA, -IgM, complemento C3c e C3d).

Se estes autoanticorpos forem IgG e estiverem comprometendo a fenotipagem eritrocitária, será necessário dissociar os autoanticorpos IgG pelo tratamento das hemácias por difosfato de cloroquina. Estas hemácias poderão ser utilizadas posteriormente para fenotipagens e autoadsorções.

Realizar eluição dos anticorpos fixados às hemácias e, posteriormente, realizar sua identificação pelo painel de hemácias: através de técnicas eficazes para remoção de IgGs, como clorofórmio ou éter, eluição a quente, e *kits* comerciais com base em glicina ácida.

Identificar os anticorpos livres no soro, se houver, utilizando-se painel de hemácias.

O mais importante é lembrar que autoanticorpos podem estar misturados a aloanticorpos no soro, oriundos de imunização prévia por gestação ou transfusões; então, é importante, antes de mais nada, certificar-se se há histórico prévio; em caso afirmativo, suspeitando-se da presença de eventuais aloanticorpos, utilizar técnicas complementares que possam evidenciá-los, como por exemplo, autoadsorção ou aloadsorção a quente.

É de suma importância a identificação de aloanticorpos para a seleção de hemácias antígeno-negativas para posteriores transfusões.

Suporte Terapêutico
Protocolos propostos no Manual AABB, 13th Ed.

- Corticoterapia para diminuir o ritmo de produção dos autoanticorpos e a liberação de enzimas lisossomais deve ser considerada como terapia de primeira escolha.
- Imunoglobulina endovenosa.
- Drogas imunossupressoras como ciclofosfamida.
- Quando as terapias supracitadas não forem efetivas ou indicadas, pode ser indicada a esplenectomia.
- Em casos severos, a plasmaférese ou adsorção em coluna dos autoanticorpos.
- Terapia de heparina para inativação do complemento.

Suporte Transfusional
As transfusões são sempre problemáticas em pacientes com autoanticorpos. Lembrar que a seleção de sangue para transfusões será dificultada em decorrência da característica da maioria dos autoanticorpos quentes em reagir com todas as células testadas.

Os pacientes com AHAI quente crônica geralmente se apresentam estáveis e toleram bem as eventuais transfusões, sem apresentar reações significativas. A sobrevida das hemácias transfundidas geralmente é a mesma que as hemácias autólogas; independentemente disso, deve-se analisar cuidadosa e criteriosamente a indicação de transfusões.

Nos casos de pacientes críticos, com hemólise ativa, baixos níveis de hematócrito e hemoglobina e que apresentem complicações em razão da intensa anemia, como insuficiência coronariana, falência cardíaca congestiva, descompensação cardíaca e comprometimento neurológico, as transfusões devem ser consideradas a fim de se preservar a vida. Pode haver agravamento significativo da hemólise e levar a quadros mais graves, como CIVD (Coagulação Intravascular Disseminada) em pacientes com hemólise severa pós-transfusional.

Portanto, transfusões nestes pacientes são sempre uma decisão médica, com avaliação dos riscos e benefícios, e recomenda-se realizá-las em pequenos volumes (100 mL), a fim de diminuir-se sinais e sintomas, com recuperação da capacidade de oxigenação e não necessariamente em atingir-se um nível aleatório de hemoglobina. Ainda, deve haver monitorização permanente do paciente.

Anemia Hemolítica Autoimune a Frio
Podemos encontrar dois tipos de AHAI a frio: síndrome da crioaglutinina e hemoglobinúria paroxística a frio (HPF).

Síndrome da Crioaglutinina
Causa: anticorpos geralmente IgM (*), reativos entre 4-22° C.

A) Idiopática.
B) Secundária:
  - Pneumonia por micoplasma.
  - Mononucleose infecciosa.
  - Linfoma maligno.

Características e Fisiopatologia
Menos frequente que a anemia hemolítica a quente, perfaz cerca de 15-20% das AHAI. A característica principal dos autoanticorpos é a melhor reatividade a frio (entre 4-22° C) e, portanto, estes anticorpos são considerados benignos; entretanto, tornam-se clinicamente significantes se reativos também a 37° C. Geralmente apresentam especificidade anti-I (em pacientes com infecção por micoplasma), anti-i (em pacientes com mononucleose).

Os autoanticorpos frios patogênicos diferem-se dos benignos pela capacidade em fixar complemento, ativando a cascata e provocando hemólise *in vivo* intra ou extravascular, resultando nas manifestações clínicas típicas das anemias hemolíticas a frio. Estas manifestações incluem a destruição das hemácias que levam à hemoglobinúria e/ou oclusão vascular, especialmente em partes do corpo expostas ao frio.

Mecanismo
Patologia causada por autoanticorpos IgM, que se ligam avidamente a eritrócitos a baixas temperaturas (circulação sanguínea periférica), e depois se "desligam" ao retornar à circulação visceral; por isso são chamados de crioaglutininas. Representam 16% do total de casos de AHAI, e geralmente são benignas.

Podem ser classificadas como agudas ou crônicas:

- *Forma aguda:* ocorrem em indivíduos de qualquer idade e decorrem de doenças infecciosas, como pneumonia por micoplasma ou mononucleose infecciosa, ou, ainda, secundárias a linfomas.
- *Forma crônica:* geralmente ocorrem em indivíduos idosos, às vezes associada a linfomas, macroglobulinemia de Waldenstrom ou leucemia linfoide crônica. Caracteriza-se por hemólise branda, com hemoglobinúria e fenômeno de Raynauld (cianose de extremidades quando da exposição ao frio).

Características dos Autoanticorpos
- Anticorpos IgM que reagem melhor a 4° C (frios), geralmente benignos.
- Patológicos somente se apresentarem alto título (maior que 1.000 quando titulados a 4° C) ou se forem reativos a grandes amplitudes térmicas (temperatura superior a 30° C).

- Especificidade do anticorpo: geralmente anti-I, -i, -P, -HI. Por serem anticorpos caracteristicamente reativos a baixas temperaturas, em geral não é necessário compatibilizar as hemácias para estes antígenos antes de transfusões.

Problemas na Rotina Imuno-Hematológica
Geralmente o TAD é positivo somente por complemento (C3). Então, se realizado o teste de eluição, estes glóbulos vermelhos não apresentarão os autoanticorpos IgM adsorvidos, mas apenas frações de complemento e, portanto, o eluato resultará negativo.

As autocrioaglutininas livres no soro comumente causam interferência nos testes imuno-hematológicos por causarem pan-aglutinação das hemácias, ocasionando positividade nas pesquisas de anticorpos e provas cruzadas na fase de T.A. e também na fase de antiglobulina, além de interferências nas fenotipagens ABO e Rh(D). Portanto, serão necessárias medidas para eliminar as interferências destes anticorpos frios e/ou complemento.

Aspectos Clínicos e Transfusionais
Os indivíduos acometidos geralmente não necessitam receber transfusão. Recomenda-se que evitem a exposição ao frio.

Ainda é controversa a recomendação de que se aqueçam as bolsas de hemocomponentes para a transfusão, mas parece existir um consenso entre autores para que se mantenha o paciente aquecido, já que não existem estatísticas que comprovem a eficácia do aquecimento de hemocomponentes em detrimento das possíveis alterações qualitativas durante este procedimento.

Em casos mais severos, pacientes com altos títulos de autocrioaglutininas poderão ser submetidos a plasmaféreses e geralmente a corticoterapia e a esplenectomia se mostram ineficazes.

Hemoglobinúria Paroxística a Frio (HPF)

Características Gerais
É uma forma rara de doença, geralmente autolimitada, e acomete de 1-2% adultos e até 32% de crianças com histórico de infecção viral de vias aéreas superiores, como pneumonia por *Micoplasma pneumoniae* ou outras infecções bacterianas/virais.

Características dos Autoanticopos
- A característica mais marcante é que os anticorpos são hemolisinas IgG que reagem muito bem com hemácias a baixas temperaturas, fixando complemento e culminando em hemólise **in vivo** e **in vitro**, mesmo à temperatura de 37° C; por isso são denominadas hemolisinas bifásicas.

- Especificidade do anticorpo: IgG contra antígeno P (antígeno de alta frequência, diferente de P1), também denominado anticorpo Donath-Landsteiner.
- É importante diferenciar-se a HPF da hemoglobinúria paroxística noturna (HPN, causada por defeito de membrana do glóbulo vermelho), demonstrando a presença destes anticorpos pelo método de Donath-Landsteiner, que consiste na incubação do soro do paciente com hemácias normais e soro normal como fonte de complemento, primeiramente a 4º C e depois a 37º C, o que resultará na ativação da cascata de complemento resultando em hemólise.

Problemas na Rotina Imuno-Hematológica

O **TAD é positivo somente por C3**, pois o anticorpo IgG se fixa às hemácias a baixas temperaturas, fixa complemento, mas desliga-se a 37º C; portanto, o eluato resultará negativo, como na síndrome da crioaglutinina.

Por serem reativos a frio, estes anticorpos não causarão interferências nos testes laboratoriais pré-transfusionais em fase de antiglobulina humana.

Aspectos Clínicos e Transfusionais

Raramente existe indicação de transfusão em pacientes adultos, exceto em caso de hemólises severas. Em crianças, onde o range térmico destes anticorpos tende a ser mais amplo, poderá haver indicação eventual de transfusão.

A produção deste anticorpo é transitória, secundária à doença viral.

Dosagem de hemoglobina entre 4-5 g/dL, hemoglobinúria, febre, icterícia, palidez, cólicas abdominais e dores nas costas, recomenda-se que o paciente evite o frio, corticoterapia pode ser indicada.

Mecanismo Imuno-Hemolítico Droga-Induzido

Os anticorpos droga-induzidos podem ser classificados em três tipos distintos de acordo com suas características:

1. **A droga se liga firmemente à membrana e o anticorpo reage contra a droga:** no mecanismo tipo **penicilina**, o TAD é positivo por **IgG**, com ou sem envolvimento do **complemento**. O eluato e o soro do paciente reagem com as células recobertas pela droga.
2. **Anticorpo droga-dependente reage com a droga que não foi adsorvida muito firmemente à membrana (p. ex., quinidina, ceftriaxone):** mecanismo anteriormente conhecido como tipo imunocomplexo, ou seja, os anticorpos se ligam parte à droga, parte à membrana celular. O TAD é positivo por complemento. O soro do paciente reage com hemácias somente na presença da droga indutora e o eluato geralmente não reage com hemácias normais (p. ex., do painel de hemácias).
3. **Mecanismo autoimune (p. ex., metildopa, procainamida, fludarabina):** os anticorpos são droga-independentes, ou seja, não há necessidade da presença da mesma para que reajam, apesar de a droga ter sido a responsável

pela resposta imune; por isso os achados se assemelham aos encontrados nas AHAI a quente. TAD positivo por IgG, eventualmente com presença de complemento. O eluato reage fracamente com hemácias normais sem a presença da droga.

É importante que se faça a devida distinção entre as AH autoimunes "**de fato**" e as drogas induzidas (que não são categorizadas como autoimunes), já que geralmente ambas se confundem em termos diagnósticos. Isto somente é possível hoje através de uma acurada anamnese do paciente, já que as técnicas para confirmação dos mecanismos droga-induzidos de hemólise não são realizadas comumente em nosso país.

Se houver suspeita e/ou sinais clinicolaboratoriais de hemólise, a droga deverá ser suprimida ou substituída antes que o anticorpo atinja um nível suficientemente alto para produzir hemólise grave. Usualmente, a retirada da droga envolvida na indução reverte a produção de anticorpos, em semanas ou meses.

Há mais de uma centena de medicamentos capazes de induzir hemólise, entre eles:

Acetaminofen, Ácido mefenâmico, Ácido p-aminossalicílico, Amoxicilina, Anfotericina B, Ampicilina, Carbimazol, Carboplatina, Cefazolina, Cefixime, Cefotaxime, Cefotetan, Cefoxitin, Ceftizoxima, Ceftriaxona, Cefalexina, Cefalotina, Clorpropamida, Cisplatina, Cladribina, Clavulanato potássico, Diclofenaco, Dipirona, Eritromicina, Fenacetina, Fludarabina, Hidroclorotiazida, Insulina, Interferon, Levodopa, Metotrexato, Metildopa, Naproxeno, Oxaliplatina, Penicilina G, Quinidina, Quinino, Ranitidina, Rifampicina, Estibofen, Estreptomicina, Sulfametoxazol, Tetraciclina, Trimetoprim

---

Fonte: Adaptado e resumido de AABB Technical Manual, 2009, pp. 522-524.

A penicilina e a metildopa eram as drogas mais comumente envolvidas na geração de anticorpos. Porém, nas últimas décadas foram relatadas mais de 100 drogas capazes de provocar o aparecimento de anticorpos classe IgG, e atualmente observamos a predominância das cefalosporinas de segunda e terceira gerações, em especial cefotetan (72% dos casos) e ceftriaxone (10%) dos casos.

DOENÇA HEMOLÍTICA PERINATAL (DHPN)

A DHPN pode ser definida como uma anemia hemolítica decorrente de incompatibilidade sanguínea materno-fetal, caracterizada, fundamentalmente, pela destruição dos glóbulos vermelhos do feto ou recém-nascido. A mãe pode exibir aloimunização a antígenos eritrocitários fetais, e o feto pode ser atingido por esses anticorpos maternos imunes da classe IgG, oriundos de gestações ou transfusões anteriores, ou ainda em decorrência de anticorpos naturais e regulares ABO classe IgG maternos que atravessam a barreira placentária.

Mecanismo
Na DHPN ou DHFRN (doença hemolítica do feto e recém-nascido), as hemácias fetais estão recobertas por aloanticorpos IgG de origem materna, dirigidos contra um antígeno herdado geneticamente do pai, presente em suas hemácias, mas ausente nas hemácias maternas. As células fetais com IgG adsorvidas podem sofrer destruição acelerada antes e depois de nascimento, especialmente por fagocitose por macrófagos no baço, causando hemólise extravascular. A severidade da doença pode variar, podendo ser observadas desde anormalidades sorológicas em crianças assintomáticas, a casos de morte intrauterina.

Diamond *et al.* concluíram, em 1931, que a eritroblastose fetal (ou doença hemolítica do recém-nascido, como era mais conhecida) estava associada ao edema fetal, hiperbilirrubinemia e anemia neonatal.

Fisiopatologia da DHPN
Período Intraútero
A destruição acelerada de hemácias fetais estimula o aumento da produção de células vermelhas, fazendo com que células nucleadas caiam prematuramente na circulação ("eritroblastose fetal"). Fetos severamente afetados podem desenvolver edema generalizado, denominado de hidropisia fetal. A eritropoese no fígado pode ser tão intensa que a circulação portal é interrompida e a síntese de albumina é prejudicada, promovendo assim uma redução da pressão osmótica coloidal do plasma e desequilibrando a hemodinâmica, levando à anemia, falência cardíaca e hipóxia tecidual. Sem tratamento, o feto pode morrer intraútero. A transfusão intraútero pode salvar sua vida nestas circunstâncias. Se sobreviver, a criança gravemente afetada pode exibir anemia profunda e falência cardíaca. Em razão da comunicação entre a circulação feto-materna, a bilirrubina é processada no fígado materno e, desta forma, o aspecto mais deletério para o feto é a anemia e, secundariamente, a hiperbilirrubinemia.

Após o Nascimento
Após o nascimento, o fígado imaturo é incapaz de conjugar a quantidade aumentada de bilirrubina proveniente da destruição das células recobertas por anticorpos, e produto final do catabolismo do grupo HEME da hemoglobina; assim, seu excedente pode atravessar a barreira hematoencefálica e se depositar no sistema nervoso central (SNC), lesando-o, condição denominada de *kernicterus*. As consequências da hiperbilirrubinemia neste período apresentam maior perigo do que a anemia, que pode ser mais facilmente controlada. Prematuridade, acidose, hipóxia, hipoalbuminemia aumentam o perigo para o SNC nestes casos.

Crianças afetadas menos severamente têm a destruição acelerada dos eritrócitos, o que geralmente aumenta a quantidade de bilirrubina. No sangue, a bilirrubina está ligada à albumina. Nessa forma, a bilirrubina não pode cruzar a barreira hematoencefálica. Ao ser captada pelo hepatócito, ocorre ligação com proteínas (ligandina, proteína Z etc.) e pela ação da glicuroniltransferase, dá-se sua conjugação com o ácido glicurônico; este composto hidrossolúvel (bilirrubina direta) poderá, agora, ser excretado pela urina, e mais rapidamente pela bile.

Em recém-nascidos normais, pode ocorrer icterícia fisiológica, causada por uma sobrecarga de bilirrubina nos hepatócitos, insuficiente ou ainda imaturo para a conjugação e excreção da bilirrubina. Essas causas são transitórias e consideradas normais, com exceção de prematuros extremos (menos 1.500 g) e em RN com doença hemolítica grave.

Fatores que Condicionam a Doença

- *Natureza do anticorpo:* somente anticorpos IgG são capazes de provocar DHPN, pois atravessam a placenta. A capacidade de fixação do complemento determina o grau de hemólise, e isto está associado à maior capacidade de determinadas subclasses IgG em ativá-lo, como IgG3 e IgG1. Por exemplo, a IgG3 pode ativar complemento até C9, provocando hemólise intravascular, além da extravascular, o que é responsável por anemia grave, com níveis de Hb inferiores a 6 g/dL, acompanhados de sinais ultrassonográficos de hidropisia fetal desde o segundo trimestre da gestação.
- *Título de anticorpos:* alguns consideram, erroneamente, que a quantidade de anticorpos circulantes é o único parâmetro para prognóstico da evolução da hemólise, que é determinada por testes de titulação; mas é sabido que o mais importante é a avaliação da subclasse da IgG e de possíveis associações (IgG3 + IgG1) e, portanto, determinação de sua capacidade hemolítica. Assim como faz-se importantíssima a determinação da especificidade do anticorpo, já que anticorpos que não anti-D podem ter relevâncias distintas, como por exemplo, o anti-K.
- *Sensibilização materna:* número de abortos e gestações anteriores, transfusões prévias, permeabilidade placentária.
- *Especificidade/importância clínica do aloanticorpo materno e a presença do antígeno nas hemácias do feto:* todas as triagens positivas para anticorpos (testes de Coombs Indireto) contra hemácias requerem identificação de sua especificidade. A mera presença de um anticorpo não indica que a DHPN acontecerá. O laudo laboratorial em avaliação pré-natal deveria incluir informação suficiente para ajudar o clínico a determinar o significado clínico do anticorpo identificado.

Por exemplo, mãe RhD- com anti-D e feto RhD+ é um caso clássico de risco para o feto, já que os antígenos Rh já estão bem expressos nas hemácias fetais, já a partir da 10ª semana de vida intrauterina, e os anticorpos anti-D geralmente têm grande importância clínica; já em outro exemplo, a mãe apresenta anticorpos de especificidade Lewis (anti-Le^a e/ou anti-Le^b), que são relativamente comuns durante a gravidez, mas não cruzam a placenta; além disso, os antígenos Lewis não estão expressos nas hemácias fetais, pois esta expressão ocorrerá somente após o nascimento a partir da adsorção de carboidratos às membranas dos glóbulos, sendo que neste caso o feto estará isento de risco.

Outro exemplo clássico de onde a especificidade do anticorpo é de suma importância, é quando a mãe possui um aloanticorpo anti-K ("Kell"). É sabido que, independentemente de seu título, este anticorpo é responsável por uma severa anemia fetal, já que além de promover a destruição das hemácias, ainda promove uma inibição da eritropoese, fazendo com que este feto seja gravemente acometido.

Por isso, mais importante do que se "titular" o anticorpo em casos de Coombs indiretos positivos é fazer sua identificação no soro materno através da utilização de um painel de hemácias fenotipadas adquiridos comercialmente, ou mesmo através do estudo do eluato das hemácias do RN, pois assim será possível inferir-se a severidade da hemólise resultante.

Fatores que Limitam a Imunização Materna
- Barreira placentária.
- Uso de esteroides: por supressão da resposta imune primária.
- Incompatibilidade ABO materno-fetal: No momento do parto, caso o sangue materno seja incompatível ao sangue fetal pelo sistema ABO (p. ex., mãe ORh - e recém-nascido A ou BRh+), os anticorpos naturais (anti-A e/ou anti-B) destruirão as hemácias Rh+ do recém-nascido, não permitindo o acesso destes ao sistema imune materno, impedindo a sensibilização para o antígeno D.

Classificação da DHPN, Segundo a Especificidade do Anticorpo
Por Anti-D
O antígeno que mais frequentemente induz a imunização é o D (RH1), pois este antígeno é altamente imunogênico, mas, teoricamente, qualquer outro antígeno presente em células fetais e ausente na mãe pode estimular produção de anticorpo.

A sensibilização durante a gestação provavelmente reflete imunização primária durante a primeira gestação, sem administração profilática da imunoglobulina anti-D, e a pequena quantidade de hemácias fetais RhD+ que entram na circulação materna mais precocemente durante a segunda gestação constitui um estímulo secundário suficiente à produção de anti-D IgG. Tomemos como exemplo a primeira gestação de uma mãe RhD- sem história de transfusões anteriores, e um feto RhD+: as trocas de sangue entre a mãe e o feto são praticamente desprezíveis (cerca de 0,2 mL) e, portanto, insuficientes para provocar a sensibilização materna durante uma gestação normal. O primeiro filho não será acometido pela DHPN. Durante o parto, porém, com a ruptura da placenta, a quantidade de sangue que passa para circulação materna pode atingir cerca de 200 mL. Neste caso os antígenos fetais "D" sensibilizam a mãe que responde produzindo anti-D, caso não receba a profilaxia anti-D. Na segunda gestação, se a criança for RhD+ novamente, os anticorpos maternos poderão passar através da placenta e destruir as hemácias fetais causando o quadro anêmico característico da DHPN.

A imunização materna também pode ser oriunda de transfusões anteriores. Por isso, é extremamente importante evitar transfundir concentrado de hemácias RHD+ em mulheres RHD- em idade fértil, uma vez que o anti-D estimulado através de transfusão causa DHPN caracteristicamente severa em gestações subsequentes com um feto RHD+. Concentrado de plaquetas e granulócitos também apresentam hemácias residuais, o que pode constituir, também, estímulo imunizante. Então, se hemocomponentes de doadores RHD+ forem necessários para receptoras femininas jovens RHD-, deveriam ser considerados necessários procedimentos de profilaxia anti-D.

A probabilidade de imunização para o antígeno D está correlacionada com o volume de hemácias RhD+ que entram na circulação da mãe RhD-, e à administração de profilaxia anti-D, podendo variar de 15 a 16% dependendo da população estudada.

Imunoglobulina para Profilaxia anti-D

Para evitar a produção de anticorpos anti-D, principalmente no caso onde a mulher é RhD- e a criança que está sendo gerada ou recém-nascida é RhD+, administra-se um soro contendo imunoglobulina anti-D, intramuscular, comercialmente conhecido por Rhogam® ou Matergam®. Esta profilaxia promove uma proteção de 98 a 99%, quando administrada em doses adequadas, até 72 horas após o parto.

Quando uma mãe já se imunizou, este tipo de tratamento não é mais necessário, já que sua única função é evitar sua sensibilização prévia, e também não evita a sensibilização por outros antígenos de grupos sanguíneos, que não o D.

Outras indicações: antes do parto, entre na 28ª e 30ª semana de gestação em mulheres que são RhD- ou RhD fraco; em mulheres RhD- ou RhD fraco após trauma abdominal, aborto espontâneo/provocado, gestação ectópica e após cada amniocentese ou biópsia do cório; em pessoas RhD- após transfusão de hemocomponentes RhD+ (especialmente concentrado de hemácias); gestantes em uso de drogas injetáveis ilícitas.

Por Anticorpos ABO

A DHPN por anticorpos ABO é a mais frequente, mas geralmente subclínica, fazendo com que o tratamento pós-natal se restrinja apenas à fototerapia. Os anticorpos IgG ABO podem aparecer na circulação materna sem uma história de exposição anterior a hemácias humanas. A DHPN por ABO pode ocorrer em qualquer gestação, inclusive na primeira. É quase completamente restrita a crianças do grupo A ou B nascidos de mães do grupo O, já que os indivíduos O produzem anticorpos IgG anti-AB. Ocorre em cerca de 15% das gestações.

Por Outros Anticorpos
Contribui com aproximadamente 0,2% dos casos de DHPN. Isto se deve ao fato de que os outros antígenos eritrocitários são menos imunogênicos que o D, e é mais provável que a sensibilização seja resultado de exposição a um grande volume de hemácias, como transfusões de concentrados de hemácias.

As especificidades mais frequentemente envolvidas, em ordem crescente, são: anti-C, anti-K, anti-E, anti-Fy^a e anti-Jk^a.

Manifestações Clínicas e Laboratoriais
Clinicamente a doença é evidenciada por anemia, icterícia, hepatoesplenomegalia, acompanhada ou não de ascite, hemorragias e perturbações neurológicas. A gravidade da DHPN varia desde anemia ligeira até morte intrauterina, dependendo do número de glóbulos destruídos.

As manifestações laboratoriais acompanham o quadro hemolítico. No feto observa-se anemia de grau variável, com aumento de eritroblastos, falência cardíaca e edema generalizado (hidropisia fetal). A icterícia não ocorre no feto em virtude de a bilirrubina ser metabolizada pelo fígado materno.

No recém-nascido, a bilirrubinemia é marcante quando não tratada. Em razão da ausência de glicuronil transferase nos primeiros dias de vida, a bilirrubina irá se depositar nos tecidos provocando icterícia e quando os níveis sobem rapidamente, atingindo 20 mg/dL, o cérebro pode ser acometido (*Kernicterus*), levando a lesões neurológicas irreversíveis.

Avaliação Clínica e Laboratorial
- *História materna:* informação sobre gestações prévias ou transfusões de sangue são essenciais para avaliar o risco fetal.
- *Estudos sorológicos:* inicialmente devem ser realizados testes de fenotipagem ABO e RHD, e pesquisa de anticorpos irregulares na amostra materna (P.A.I. ou Teste de Coombs Indireto), e os casos positivos devem seguir para identificação dos anticorpos e serem titulados periodicamente. O laudo laboratorial em avaliação pré-natal deveria incluir informação suficiente para ajudar o clínico a determinar o significado clínico do anticorpo identificado.
- *Determinando o "tipo" sanguíneo do feto:* a fenotipagem fetal pode ser inferida, utilizando-se a genotipagem para determinação da presença dos genes de interesse, utilizando a reação em cadeia da polimerase (PCR) que amplifica o DNA obtido do líquido amniótico ou do isolamento de DNA fetal livre no soro materno; ainda, pode ser realizada a fenotipagem ou genotipagem de sangue fetal obtido por cordocentese.

Título de Anticorpos Maternos

A titulação de anticorpos pode ajudar em decisões sobre o monitoramento da gestação e para uso eventual de procedimentos invasivos, especialmente se o anticorpo é o anti-D. Mas o verdadeiro significado do título de um anticorpo no soro materno é controverso, pois alguns estudos mostraram pouca correlação entre este e os efeitos hemolíticos no feto. Estas técnicas continuam sendo executadas porque representam um modo não invasivo de tentar avaliar a presença e severidade da aloimunização.

Títulos de anti-D superiores ou iguais a 16 ou 32 na fase de antiglobulina humana, ou aumento de 50% em comparação com resultado prévio, geralmente merecem conduta especial, enquanto para anticorpos diferentes de anti-D não foram identificados títulos críticos.

Supressão Materna

Procedimentos podem ser utilizados para suprimir a aloimunização materna, reduzindo os níveis de anticorpos: plasmaférese e a administração de imunoglobulina intravenosa (IGIV).

A plasmaférese pode reduzir os níveis de anticorpos em até 75% e foi proposta como um modo para retardar a necessidade de intervenção fetal, mas ainda com resultados discutíveis. Com a segurança crescente de transfusão intrauterina por orientação de ultrassom e a incidência decrescente de DHPN por anti-D, o uso de plasmaférese como uma modalidade de tratamento está diminuindo.

A infusão de IGIV também tem mostrado estabilizar títulos de anti-D, com melhores resultados obtidos quando iniciada antes de 28 semanas gestação e quando o feto não é hidrópico. O mecanismo do efeito de IGIV não está claro, embora possa atuar saturando receptores de Fc da placenta e inibindo a transferência transplacentária do anticorpo materno, ou, ainda, suprimindo a fagocitose de hemácias recobertas por IgG pelo SMF fetal.

Avaliação do Risco Fetal

Atualmente, tem-se dado preferência a testes não invasivos:

Estudos de Fluxo com Doppler

A anemia fetal resulta em batimentos cardíacos aumentados, diminuição na viscosidade sanguínea e, portanto, aumento da velocidade do fluxo; por isso, estudos demonstram que a variação da velocidade do sangue venoso fetal usando a ultrassonografia de Doppler pode determinar o estado clínico do feto de maneira não invasiva. É hoje a forma mais indicada para o monitoramento do feto.

Ultrassonografia

A hidropisia pode ser reconhecida pelo acúmulo de líquido em membranas serosas do feto, na própria pele e também no líquido amniótico.

Quando houver suspeita clínica de feto acometido e em risco, como anormalidades do ritmo cardíaco, variações sinusoidais, ritmo plano ou bradicardia por ocasião das contrações uterinas, procedimentos adicionais devem ser adotados:

- *Antecipação do parto:* em caso de maturidade fetal comprovada o parto é antecipado.
- *Transfusão intrauterina (TIU):* se anemia fetal é descoberta, uma transfusão intrauterina pode ser executada imediatamente, enquanto puder minimizar os riscos fetais. Pode ser executada por via intraperitoneal (IPT) ou intravascular direta (IVT), pela veia umbilical, e raramente possível antes da 20ª semana de gestação. Uma vez iniciada, normalmente são administradas transfusões periodicamente até o parto.

Análise do Líquido Amniótico ou Amniocentese
Consiste na punção e posterior análise do líquido amniótico. A primeira punção geralmente é praticada entre a 28ª e 29ª semana de gestação, podendo ser realizada anteriormente conforme indicação.

Realizada com bastante frequência antes dos exames de imagem serem tão precisos, a avaliação do risco fetal em casos de DHPN era feita com punções periódicas do líquido amniótico até o momento do parto.

A amniocentese permite o diagnóstico de:

- Hipermaturidade.
- Sofrimento fetal.
- Doenças metabólicas.
- Prognóstico da DHPN.
- Determinação de malformações congênitas.
- Anormalidades cromossômicas.

Riscos da amniocentese: aumento de sensibilização materna nos casos de DHPN, aborto espontâneo, descolamento placentário e amniotite.

Cordocentese ou Análise de Amostra de Sangue Umbilical Percutâneo
A coleta de amostra de sangue umbilical percutâneo ou cordocentese permite a medida direta de variáveis bioquímicas e hematológicas. A determinação do hematócrito fetal provê uma avaliação precisa da severidade de doença hemolítica fetal.

A mortalidade fetal pela coleta de amostra de sangue fetal intrauterina gira em torno de 1 a 2%, e o procedimento leva um risco alto de hemorragia materno-fetal. Seu uso só é recomendado com certeza das circunstâncias, quando as determinações consecutivas do líquido amniótico indicam DHPN severa, quando há indícios de hidropisia, quando o título de anti-D é alto ou ascendente, ou quando

DHPN aconteceu em gestações prévias. Além do diagnóstico, este procedimento permite tratamento do feto acometido.

Avaliação Pós-Natal
O diagnóstico da anemia hemolítica no período de recém-nascimento é complexo e, em razão da destruição fisiológica intensa, é necessária a avaliação conjunta de vários critérios. Devemos estabelecer a causa da anemia hemolítica e distingui-la laboratorialmente, já que as mais frequentes são as associadas à incompatibilidade imunológica materno-fetal, como incompatibilidade aos antígenos de grupos sanguíneos ABO, Rh(D), e a demais antígenos de outros grupos sanguíneos, como do Sistema Rh (C, c, E, e), Kell, Duffy, Kidd, Diego, entre outros; mas temos outras anemias hemolíticas não imunes, como esferocitose hereditária e deficiência de G6PD.

Após o nascimento da criança com suspeita de DHPN, deve-se colher sangue do cordão umbilical para realização dos seguintes exames:

- Fenotipagem ABO/Rh(D).
- Teste de antiglobulina direto (TAD) ou Coombs direto.
- Avaliação da concentração de bilirrubina.
- Concentração de hemoglobina.

Pode-se, ainda, realizar o hematócrito e contagem de reticulócitos, que são exames complementares de grande importância na avaliação clínica.

Tratamento
O tratamento da DHPN por incompatibilidade materno-fetal fundamenta-se:

A) Na correção da anemia nas formas predominantemente anêmicas: transfusões intrauterinas são indicadas nos casos graves prevenindo morte ou hidropisia fetal. Este procedimento visa a manter volume efetivo de eritrócitos no feto, até aumentar sua chance de sobrevivência na vida extrauterina. Transfusões de concentrados de hemácias em RN também podem ser realizadas para correção da anemia e melhoria dos níveis de pressão parcial de O_2 (PPO_2).
B) Na detenção do aumento da bilirrubina indireta (BI não conjugada), através da fototerapia nas formas ictéricas leves, onde há exposição do recém-nascido à luz branca ou azul, que promove a fotoisomerização da bilirrubina, transformando-a em isômeros não tóxicos.
C) Na detenção do aumento da bilirrubina indireta (BI não conjugada), remoção dos anticorpos maternos e correção da anemia, através da exsanguinotransfusão, nos casos graves e muito graves.

A exsanguinotransfusão é a substituição do sangue do RN, por meio da retirada de múltiplas alíquotas, pela mesma quantidade de sangue de um doador homólogo.

Tem por finalidade:

- Corrigir a anemia e restaurar a frequência cardíaca.
- Remover os anticorpos maternos circulantes.
- Remover os glóbulos sensibilizados.
- Remover a bilirrubina não conjugada antes de sua difusão para os tecidos.

Os critérios para indicação de exsanguinotransfusão durante as primeiras 24 horas de vida são:

- Teste de antiglobulina direto (TAD) positivo, associado a um ou mais parâmetros a seguir:
  - Hb do cordão < 13 g/dL.

Após 24 horas de vida, em RN a termo:

- Nível de bilirrubina indireta ≥ 18-22 mg/dL ou elevação rápida (≥ 0,5 mg/hora).

BIBLIOGRAFIA

AABB Technical Manual and Standards, 16th ed. (CD-Rom contendo coletânea). Bethesda, Maryland: AABB Press, 2009.
Abbas AK, Lichtman AH. *Imunologia celular e molecular*, 5. ed. Rio de Janeiro: Editora Elsevier, 2005.
Berte LM. *Transfusion service manual of standard operating procedures, training guides and competence assessment tools*, 2th ed. Bethesda, Maryland: AABB Press, 2007.
Blaney KD, Howard PR. *Basic & applied concepts of immunohematology*, 2nd ed. Missouri, EUA: Mosby & Elsevier Inc., 2009.
Covas DT, Langhi JDM, Bordin JO. *Hemoterapia - Fundamentos e Prática*. São Paulo: Editora Atheneu, 2007.
Daniels G. Bromilow I. *Essential guide to blood groups*. New Jersey: Backwell Publishing, 2007.
Garratty G. Review: Drug-induced immune hemolytic anemia-the last decade. *Immunohematology* 2004;3:138-46.
Garratty G. Review: Immune hemolytic anemia and/ or positive direct antiglobulin tests caused by drugs. *Immunohematology* 1994;10:41-50.
Garratty G, Arndt PA. "An update on drug-induced immune hemolytic anemia". *Immunohematology* 2007;23(3).
Garratty G. "The James Blundell Award Lecture 2007: Do we really understand immune red cell destruction?" *Transfusion Medicine* 2008;18:321-34.
Gerhs BC, Friedberg RC. Autoimmune hemolytic anemia. *Am J Hematol* 2002;69:258-71.
Girello AL, Kühn TIB. *fundamentos da imuno-hematologia eritrocitária*, 4. ed. São Paulo: Ed. Senac, 2016.
Issit PD. *Applied blood group serology*, 4th ed. (CIDADE?): Montgomery Scientific Publications, 1999.

Janeway CA et al. *Imunobiologia: o Sistema Imunológico na Saúde e na Doença*, 5. ed. Porto Alegre: Editora Artmed, 2002.

Judd WJ, Johnson ST, Storry JR. *Judd´s methods in immunohematology*, 3rd ed. Bethesda, Maryland: AABB Press, 2008.

Klein HG, Anstee DJ. *Mollison's blood transfusion in clinical medicine*, 11th ed. Massachusetts, EUA: Blackwell Publishing Inc., 2005.

Leger RM, Garraty G. Evaluation of methods for detecting alloantibodies underlying warm antibodies. *Transfusion* 1999 Jan.;39:11-6.

Mueller-Eckardt C, Salama A. Drug-induced immune citopenias: a unifying pathogenic concept with special emphasis on the role of drug metabolites. *Transfusion Medicine Rev* 1990;4:69-77.

Petz LD *et al.* Clinical practice in transfusion medicine, 3th ed. Nova York, EUA: Churchill Livingstone, 1996.

Rudmann SV. Serologic problem-solving: a systematic approach for improved practice. Bethesda, Maryland: AABB Press, 2005.

APLASIAS MEDULARES – ANEMIA APLÁSTICA

CAPÍTULO 13

Beatriz Bidoia

A anemia aplástica, também conhecida como aplasia medular, possui alto índice de letalidade, sendo caracterizada pela diminuição dos elementos celulares do sangue periférico. Esta anemia está associada à medula óssea com alto grau de hipocelularidade, sem evidências de infiltração neoplásica ou de síndrome mieloproliferativa. A anemia aplástica pode ser do tipo adquirida ou congênita. A anemia aplástica adquirida inclui a hematopoese prejudicada que pode resultar de causas secundárias (como exposição a agentes tóxicos, drogas, radiação, vírus e doenças imunológicas) ou pode ser idiopática, onde o agente causador é desconhecido. Já a anemia aplástica congênita compreende os distúrbios hereditários da falha da medula óssea, que geralmente se apresentam nos primeiros anos de vida, sendo também associada a uma ou mais anormalidades somáticas.

Anemia Aplástica Adquirida
Conceito e Etiologia
A anemia aplástica adquirida decorre de lesão bioquímica ou imunológica das células primitivas da hematopoese, que se tornam insuficientes à própria replicação e manutenção das cifras hematimétricas periféricas, caracterizando um quadro de pancitopenia como resultado de falha medular associada à medula óssea hipocelular e sem evidência de infiltração neoplásica ou mieloproliferativa ou fibrose. É uma doença grave e sua etiologia foi atribuída a medicamentos, produtos químicos e fatores ambientais. Por definição, a biópsia da medula será intensamente hipocelular, substituída por gordura, e no mielograma serão vistos escassos linfócitos, plasmócitos e fibroblastos. A incidência desta patologia varia de 1,5 a 6 casos/1.000.000 habitantes por ano, conforme o país de origem; há mais prevalência do Sudoeste Asiático provavelmente associada à exposição exacerbada de toxinas e vírus. Não há diferença significativa entre os sexos, com distribuição bifásica da faixa etária com picos entre 15 a 25 anos, e acima de 60 anos de idade.

Dados de estudos epidemiológicos correlacionam o desenvolvimento da anemia aplástica com exposição a drogas, agentes químicos, radiação e a uma variedade de doenças. Em 60 a 75% dos casos, não há evidências de um agente causal, sendo então denominada anemia aplástica idiopática.

O mecanismo pelo qual certos agentes químicos causam anemia aplástica não é conhecido. A hipótese mais razoável é que as células-tronco pluripotentes têm grande vulnerabilidade específica, adquirida ou genética. O uso de determinadas drogas tem sido associado a casos de anemia aplástica adquirida, o que corresponde de um a dois terços de todos os casos que estão relacionados com o uso de drogas. Grande número de medicamentos e produtos químicos tem sido identificado como agente etiológico da anemia aplástica adquirida mediante relato de casos. Atualmente já existe uma lista de pelo menos 400 drogas suspeitas de desencadear esta patologia. As mais comumente citadas incluem: cloranfenicol, antimaláricos, sulfonamidas, anticonvulsivantes, AINH (anti-inflamatórios não hormonais), corticoides, antitireoidianos, diuréticos, D-penicilamina, alopurinol, sais de ouro e hipoglicemiantes orais. Todavia, o cloranfenicol é uma das drogas mais implicadas na etiologia dessa anemia (o risco estimado é de 1/20.000 a 1/60.000) e o seu mecanismo de ação parece estar ligado à sua conversão para nitrosocloranfenicol pelas bactérias intestinais, que degrada e inibe a síntese de DNA na medula óssea impedindo a hematopoese. O benzeno e seus derivados também constituem agentes químicos que comumente induzem a pancitopenia.

Entre os agentes infecciosos mais associados aos casos de anemia aplástica adquirida estão os vírus, que podem infectar células da medula óssea, induzindo danos diretos por infecção e citólise das células hematopoéticas, ou indiretamente, pela indução de vias imunes secundárias, dando início a processos autoimunes que levam ao esgotamento de células progenitoras e células-tronco ou, ainda, à destruição do estroma medular de apoio, comprometendo a produção das células.

A radiação ionizante é também um agente citado como causa de insuficiência medular. A radiação (raios γ, partículas α e β) altera as células progenitoras, podendo levar a alterações na replicação de células hematopoéticas, além de levar à morte de linfócitos.

As doenças imunológicas também podem estar relacionadas com a etiologia das anemias aplásticas adquiridas, visto que a ativação das células T (doenças associadas à destruição de órgãos/tecidos específicos) induz a produção de citocinas (TNF-α, IFN-γ, IL-6), que estão associadas à supressão da proliferação das células progenitoras.

Diagnóstico Laboratorial

Na anemia aplástica adquirida, os eritrócitos apresentam morfologia normocrômica e, por vezes, discreta macrocitose. Os reticulócitos estão em número normal ou diminuído.

A **neutropenia** absoluta está sempre presente, levando o indivíduo a aumento de complicações infecciosas graves; o número de linfócitos pode mostrar normalidade, porém é mais comum que essa contagem esteja diminuída (linfocitopenia); **monocitopenia** e **plaquetopenia** são achados comuns. O tempo de sangramento e a prova de retração do coágulo são alteradas em razão da deficiência de plaquetas.

A **ferritina plasmática** encontra-se aumentada, no início, em decorrência da baixa utilização do ferro. A concentração muito elevada da ferritina aparece em pacientes politransfundidos.

A **eritropoetina** está aumentada no plasma por conta da indução de estímulos na medula óssea. O **mielograma** mostra hipocelularidade da medula óssea, com aumento do tecido gorduroso, de histiócitos e macrófagos. A avaliação histológica da medula obtida por biópsia é essencial, pois além de avaliar a celularidade global, contribui para afastar outras doenças infiltrativas. A biópsia da medula óssea é semelhante ao procedimento de punção, porém, em vez da obtenção de medula óssea, é retirado um fragmento ósseo para que seja realizado o estudo histológico.

Tratamento

Nas aplasias com causa conhecida, é necessário tratar ou suspender o agente causal. O tratamento visa restaurar a hematopoese, minimizando os riscos causados pela citopenia.

O uso de agentes imunossupressores como globulina antilinfocítica ou antitimocítica, bem como os corticosteroides, tem-se mostrado eficaz, porém a resposta hematopoética completa é pouco comum. O transplante de medula óssea (TMO) é indicado nos pacientes com anemia aplástica severa com menos de 50 anos que tenham doador compatível. Nos casos bem-sucedidos, a regeneração hematopoética é completa e definitiva.

Prognóstico

O prognóstico está diretamente relacionado com a intensidade das citopenias, mais particularmente a neutropenia e trombocitopenia, que, nitidamente, interferem na sobrevida do paciente com anemia aplástica adquirida. Nas últimas décadas, em razão do progresso no transplante de células hematopoéticas, a sobrevida destes pacientes tem melhorado muito.

Anemia Aplástica Congênita

A anemia aplástica congênita compreende os distúrbios hereditários da falha da medula óssea que geralmente se apresentam nos primeiros anos de vida, podendo estar associada a uma ou mais anormalidades somáticas. Nesta classificação estão incluídas patologias associadas a determinadas doenças congênitas, genéticas ou familiares. Estas podem ser: anemia de Fanconi, anemia aplástica familial, púrpura trombocitopênica amegacariocítica e disqueratose congênita.

De modo geral, incidem em crianças e adolescentes e o diagnóstico diferencial da aplasia adquirida deve ser realizado, pois a estratégia terapêutica é diferente.

Anemia de Fanconi

A anemia de Fanconi é uma doença genética com herança autossômica recessiva que se caracteriza por alterações congênitas, principalmente esqueléticas, renais, cardíacas, pigmentação da pele, anormalidades oculares e alta frequência de anomalias hematológicas, sendo mais comuns a trombocitopenia e a pancitopenia associadas à hipocelularidade da medula óssea. A frequência da doença foi estimada em 1:360.000 na população europeia e norte-americana.

A anemia de Fanconi é considerada uma das "síndromes com instabilidade cromossômica", pois é caracterizada pelo aumento de quebras cromossômicas estruturais espontâneas ou induzidas por agentes clastogênicos, onde as quebras mais comumente encontradas são: quebras de cromátides e/ou isocromátide, figuras radiais e as erro duplicações. Os sintomas iniciais geralmente decorrem de pancitopenia progressiva por hipoplasia medular, podendo haver evolução para aplasia grave, mielodisplasia (SMD) ou leucemia. O tratamento inicia-se com andrógenos e fatores estimuladores de colônias, porém, na anemia de Fanconi, o único tratamento com perspectiva de cura hematológica somente é alcançado por transplante de células-tronco hematopoéticas (TCTH).

Diagnóstico Laboratorial Diferencial

O diagnóstico laboratorial diferencial da anemia aplástica adquirida pode ser feito por meio de demonstração de quebras espontâneas de cromátides e cromossomos em preparações citogenéticas de linfócitos estimulados por fito-hemaglutina (PHA). O teste deve ser realizado, também, incubando-se linfócitos com agentes DNA *cross links*, como mostarda nitrogenada (MN), mitomicina C (MMC) e diepoxibutano (DEB). O teste deve ser comparado com um controle normal submetido à mesma técnica. Além disso, devemos comparar esta análise ao "escore clínico simplificado de Auerbach" que é um determinante que indica, pelas alterações fenotípicas e hematológicas, a probabilidade em porcentagem para a confirmação de um paciente de anemia de Fanconi.

BIBLIOGRAFIA

Beutler E *et al. Williams Hematology*, 8th ed. São Paulo: McGraw-Hill, 2006.
Gãman A, Gãman G, Bold A. Acquired aplastic anemia: correlation between etiology, pathophysiology, bone marrow histology and prognosis factors. *Romanian J Morphol Embryol* 2009;50(4):669-74.
Harmening D. *Clinical Hematology and Fundamentals of hemostasis*, 5th ed. Philadelphia: Davis Company, 2008.
Jandl JH. *Blood. Textbook of Hematology*, 2th ed. New York: Little,Brown, 1996.
Jandl JH. *Blood: Pathophysiology*. London: Blackwell Science, 1991.

Lee GR, Bithell TC, Foerster J *et al. Wintrobe Hematologia Clínica*. São Paulo: Manole, 1998. v. I e II. 2623 p.

Lewis M, Bates I, Bain BJ. *Dacie and Lewis practical hematology*, 10th ed. Churchill Livingstone: Elsevier Science, 2006.

Lopes AC, Grotto HZW, Lima SP. *Interpretação clínica do hemograma*. Rio de Janeiro: Atheneu, 2008. 148 p.

Lorenzi T. *Manual de hematologia-propedêutica e Clínica*, 4. ed. Rio de Janeiro: Medsi, 2006. 710 p.

Maluf EMC. P. *Epidemiologia da anemia aplástica adquirida severa*: um estudo caso-controle realizado no Brasil. Dissertação (Doutor em Medicina Interna, Setor de Ciências da Saúde) – Universidade Federal do Paraná, Curitiba, 2000.

Martins AIBR. Aplastic anemia – from pathophysiology to diagnosis, management and treatment. Dissertação (Mestrado integrado em medicina). Faculdade de Medicina da Universidade de Coimbra, 2015.

Schiffman FJ. *Fisiopatologia hematológica*. São Paulo: Ed Santos, 2004. 388 p.

Silva MRF, Miranda FSL, Souza KS, Walois VSS. Abordagem clínico-laboratorial da anemia aplástica adquirida. *Revista Científica da Faculdade Sete de Setembro FASETE* 2018.

Zago MA, Falcão RP, Pasquini R. *Tratado de hematologia*. São Paulo: Atheneu, 2013.

Zago MA, Falcão RP, Pasquini R. *Hematologia: fundamentos e prática*. São Paulo: Atheneu, 2004. 1081 p.

CAPÍTULO 14
POLICITEMIAS

O termo policitemia refere-se ao aumento de todas as células sanguíneas. Comumente o termo policitemia é usado para designar aumento dos eritrócitos, que se expressa, laboratorialmente, pelo aumento do hematócrito/glóbulos vermelhos.

CLASSIFICAÇÃO
Diversas condições podem ocasionar aumento do hematócrito, portanto, de acordo com a determinação da massa globular, as policitemias podem ser classificadas em:

A) Policitemia relativa (diminuição do volume plasmático).
B) Policitemia absoluta (aumento das células sanguíneas):
- Policitemia secundária.
- Policitemia familial benigna.
- Policitemia *vera*.

Com exceção da policitemia *vera*, todas as policitemias são também chamadas de eritrocitoses, caracterizando apenas o aumento do número de eritrócitos.

Policitemia Relativa
Constitui uma diminuição aguda ou crônica no volume plasmático, por perda acentuada de líquidos corporais ou ingestão deficiente de líquido, sem acarretar mudanças na massa eritrocitária. Os casos agudos resultam de hemoconcentração que ocorre em queimaduras, choque, diarreia, sudorese intensa e altitudes elevadas.

Portanto, a **policitemia relativa aguda** está associada a desvio ou perda de água corporal, e nessas condições, o hematócrito é de ajuda valiosa.

A **policitemia relativa crônica** parece ser secundária a um volume plasmático normalmente baixo. As formas crônicas são também denominadas de policitemia do estresse ou doença de Gaisbock.

A causa do volume plasmático diminuído e ligeiro aumento da massa eritroide (hematócrito entre 50 e 60%) não está totalmente esclarecida, mas tem sido atribuída a fatores como estresse, tabagismo, ansiedade crônica e hipertensão sistêmica.

Policitemia Absoluta

Policitemia Secundária ou Eritrocitose Anóxica
Neste caso o aumento da massa eritrocitária resulta da hipóxia tecidual.

Associada a Estímulo Hipóxico Conhecido
- *Malformações cardíacas e vasculares:* existem casos onde a lesão leva à mistura do sangue arterial periférico inadequadamente oxigenado, acarretando hipóxia tecidual que estimulará a eritropoese.
- *Distúrbios pulmonares:* a policitemia ocorre nestes casos em decorrência da oxigenação inadequada nos pulmões, o que leva a uma saturação de oxigênio arterial diminuída. O tratamento, nestes casos, consiste em dar oxigênio ao paciente.
- *Pressão barométrica baixa ou policitemia de altura:* é o caso de grandes altitudes (acima de 2.500 metros), onde os indivíduos vão apresentar eritrocitose causada por tensão de oxigênio diminuída, por hipersensibilidade à eritropoetina com adaptação genética inadequada. Escaladores de montanhas e residentes recentes em altitudes elevadas podem apresentar sintomas de fadiga, cefaleia, náuseas, que podem se tornar graves, dependendo do indivíduo. Além de hipóxia, é comum a secreção excessiva de hormônios antidiuréticos e esteroides, levando à retenção de líquidos, com aumento do volume sanguíneo, edema cerebral e/ou congestão pulmonar. O tratamento consiste em voltar ao nível do mar e administração de diuréticos.
- *Hemoglobina anormal:* diversas anormalidades hereditárias de hemoglobina são conhecidas, uma série destas caracteriza-se pela alteração da sequência de aminoácidos, o que leva à maior afinidade desta ao oxigênio, liberando-o em menor quantidade aos tecidos. Na presença de meta-hemoglobina, incapaz de transportar o oxigênio também se observa policitemia.

Níveis de carboxi-hemoglobina suficientes para causar aumento de eritrócitos têm sido observados em fumantes crônicos.

Associada à Produção Inapropriada de Eritropoetina
Nestes casos a resposta não é decorrente de hipóxia tecidual, mas está relacionada com o aumento de produção da eritropoetina; é o caso de alguns tumores que estimulam a liberação de eritropoetina contribuindo para eritropoese aumentada. Exemplos: tuberculose renal, rim policístico, tumores ovarianos, mioma uterino, carcinoma hepático.

Associada a Excesso de Esteroides e Adrenocorticoides
Os corticosteroides são muito usados no tratamento da insuficiência da medula óssea, elevando o nível de eritropoetina, portanto, indivíduos com excesso destes hormônios ou síndrome de Cushing podem apresentar policitemia secundária.

Policitemia Familial Benigna
Determinadas famílias apresentaram dois ou mais casos de policitemia que certamente estariam associados a um defeito genético ou à regulação da produção de eritropoetina.

É mais comum em crianças com aumento da massa eritrocitária sem leucocitose e trombocitose.

Policitemia Vera (PV)
Também conhecida como policitemia primária, doença de Vaquez, eritremia.

A policitemia *vera* é uma doença clonal de curso crônico associada à mutação no gene *JAK-2 V617F*. Considerada um distúrbio mieloploriferativo, tem como característica o aumento de eritrócitos, leucócitos e plaquetas, acompanhado de esplenomegalia. A medula óssea é hiperplásica, onde o aumento do volume total da massa eritrocitária independente dos mecanismos reguladores da eritropoese. Ocorre, principalmente, em homens acima dos 60 anos, com média de sobrevida de 15 anos.

Patogenia
A elevação da massa eritrocitária se deve à hiperativação de fatores de transcrição envolvidos na eritropoese causada pela codificação de quinases resultantes da mutação *JAK2 V617F* (que é a troca da guanina por timidina no éxon 14 do gene *JAK2* e que resulta na substituição da valina pela fenilalanina no códon 617, aumentando a atividade quinase do *JAK2*).

Ocorre aumento da produção eritroide independentemente da secreção de eritropoetina. O aumento de eritrócitos e das outras linhagens hematopoéticas na policitemia *vera* não ocorre como resposta a um estado de hipóxia, pois os níveis de saturação de oxigênio arterial e a concentração de eritropoetina no plasma e na urina estão normais, excluindo a hipótese reacional.

O descontrole e o excessivo aumento de todas as linhagens celulares estão associados a trombose, fibrose medular ou transformação em leucemia aguda, sendo estas as causas mais frequentes de óbito.

Manifestações Clínicas
A maioria dos sintomas da PV está relacionada com o aumento de eritrócitos, com doença vascular associada e com tendência à trombose e hemorragia.

No início da doença, as manifestações são de cansaço, irritabilidade e zumbidos. São comuns as queixas de prurido após o banho quente.

A sintomatologia é, em grande parte, atribuída ao aumento do volume sanguíneo e aumento da viscosidade do sangue. O volume sanguíneo total está aumentado de 2 a 3 vezes quase que inteiramente em decorrência do aumento de eritrócitos, o fluxo sanguíneo é mais lento, o que pode levar a uma sobrecarga cardíaca com trombose nos microvasos. Podem ocorrer, também, epistaxes, equimoses e gengivorragias em razão do sangramento anormal ocasionado por deficiência na hemostasia. Dores musculares nos membros atribuem-se à pressão sobre os ossos.

Aspecto do Paciente
O rosto apresenta um rubor característico. Os pacientes podem apresentar extremidades cianóticas e queixa de sensibilidade ao frio é comum por conta do retardamento da circulação periférica (cianose purpúrica dos lábios e orelhas).

A presença de esplenomegalia é comum e importante no diagnóstico diferencial entre a policitemia *vera* e as demais policitemias. Hiperuricemia decorrente do aumento do metabolismo dos ácidos nucleicos pode ocorrer, resultando em gota e cálculos de ácido úrico.

Diagnóstico Laboratorial
Hemograma
- Aumento do número de hemácias (> 25% da média normal prevista).
- Hb > 18,5 g/dL em homens ou > 16,5 g/dL em mulheres e Ht.
- Leucocitose pode estar presente com desvio até mielócitos.
- Basofilia, eosinofilia e monocitose também podem ser observadas.
- As plaquetas podem estar aumentadas em número.

Mielograma
- Hipercelularidade.
- Observam-se atipias de megacariócitos.
- Pode haver discreto aumento de fibras reticulínicas.

Critérios para o Diagnóstico de Policitemia *Vera* (OMS-2007)
Para confirmação do diagnóstico de **policitemia vera** devemos ter dois critérios maiores e um menor:

Critérios Maiores
1. Evidência de aumento na massa eritrocitária e/ou hemoglobina.
2. Presença de *JAK2 V617F*.

Critérios Menores
1. Biópsia de medula mostrando hipercelularidade com pan-mielose (proliferação eritroide, megacariocítica e granulocítica).
2. Nível de eritropoetina sérica abaixo do valor de referência para normal.
3. Formação de colônia eritroide endógena *in vitro*.

Tratamento
A terapia, nestes casos, é direcionada à redução do volume sanguíneo, redução da viscosidade sanguínea e mielossupressão para controlar a trombose e a transformação em leucemia aguda. Os métodos mais usados no tratamento são flebotomia, e agentes quimioterápicos como a hidroxiureia ou interferon alfa. A sangria terapêutica visa a manter o hematócrito abaixo de 45%. Nos casos em que existe história de trombose, deve ser realizada a profilaxia com AAS.

BIBLIOGRAFIA
Beutler E *et al. Williams Hematology*, 8th ed. São Paulo: McGraw-Hill, 2006.
Chauffaille MLLF. Neoplasias mieloproliferativas: revisão dos critérios diagnósticos e dos aspectos clínicos. *Rev Bras Hematol Hemoter* 2010;32(4):308-16.
Harmening D. *Clinical hematology and fundamentals of hemostasis*, 5th ed. Philadelphia: Davis Company, 2008.
Lee GR, Bithell TC, Foerster J *et al. Wintrobe Hematologia Clínica.* São Paulo: Manole, 1998. v. I e II. 2623 p.
Lewis M, Bates I, Bain BJ. *Dacie and Lewis practical hematology*, 10th ed. Churchill Livingstone: Elsevier Science, 2006.
Thiele J, Orazi A *et al.* Proposals and rationale for revision of the World Health Organization diagnostic criteria for polycythemia vera, essential thrombocythemia, and primary myelofibrosis: Recommendations from an ad hoc international expert panel. *Blood* 2007;110:1092-6.
Zago MA, Falcão RP, Pasquini R. *Tratado de hematologia*. São Paulo: Atheneu, 2013. 1064 p.

HEMOCROMATOSE

Marco Aurélio Ferreira Federige

HEMOCROMATOSE PRIMÁRIA

A **hemocromatose hereditária** (HH), ou primária, é uma desordem multigênica em que proteínas relacionadas com a absorção do ferro sofrem alterações que acarretam sobrecarga sistêmica de ferro, de modo lento, em razão do aumento da absorção intestinal.

Possui alta prevalência em indivíduos de origem europeia, sendo rara em indivíduos de raça negra e em populações asiáticas.

Classificação

A hemocromatose hereditária pode ser classificada de I a IV, contendo seis tipos. Esta classificação baseia-se no gene mutado, todas de herança autossômica recessiva com exceção do tipo IV, que é autossômica dominante, e cada tipo apresenta determinados tecidos ou órgãos onde ocorre o depósito de ferro (Quadro 15-1).

Sobre as proteínas mutadas, a hepcidina é sintetizada pelos hepatócitos e age nos enterócitos controlando a absorção do ferro, as demais proteínas envolvidas no processo (HFE, receptor da transferrina 2, hemojuvelina e ferroportina) localizam-se nos enterócitos e são expressas na membrana celular (Fig. 15-1).

Fisiopatologia e Manifestações Clínicas

A HH do tipo I está relacionada com mutações no gene *HFE* localizado no braço curto do cromossomo 6. As principais mutações que ocorrem nesse gene são a *C282Y* (substituição da tirosina por cisteína na posição 282), *H63D* (substituição do ácido aspártico pela histidina na posição 63) e *S65C* (substituição de serina por cisteína na posição 63), esta é a forma mais comum, correspondendo a mais de 90% das síndromes de sobrecarga de ferro, sendo que a mutação *C282Y* responde por cerca de dois terços dos casos e quase o terço restante com a mutação *H63D*.

Os demais tipos são raros e seu diagnóstico mais complexo, pois até o momento não existem testes que avaliem estas mutações. O quadro clínico da hemocromatose é variável, pois os indivíduos podem ser heterozigotos ou homozigotos,

Quadro 15-1. Tipos e Características da Hemocromatose Hereditária

Tipo/Nome	Herança	Proteína Mutada	Acúmulo de Ferro	Tecidos/Órgãos
1/Hemocromatose-HFE	AR	HFE	Parênquima	Fígado, coração articulações, pele pâncreas e tecidos endócrinos
2A/Hemocromatose juvenil	AR	Hemojuvelina (HJV)	Parênquima	Coração e tecidos endócrinos
2B/Hemocromatose juvenil	AR	Hepcidina (HAMP)	Parênquima	Coração e tecidos endócrinos
3/Hemocromatose tipo 3	AR	Receptor 2 transferrina (TFR2)	Parênquima	Fígado
4a/Doença da ferroportina	AD	Ferroportina (SlC40A1)	Macrófagos	----------
4b/Doença da ferroportina	AD	Ferroportina (SlC40A1)	Parênquima	Fígado e articulações

AR = autossômica recessiva; AD = autossômica dominante.
Fonte: Adaptado de Ferraz, 2010.

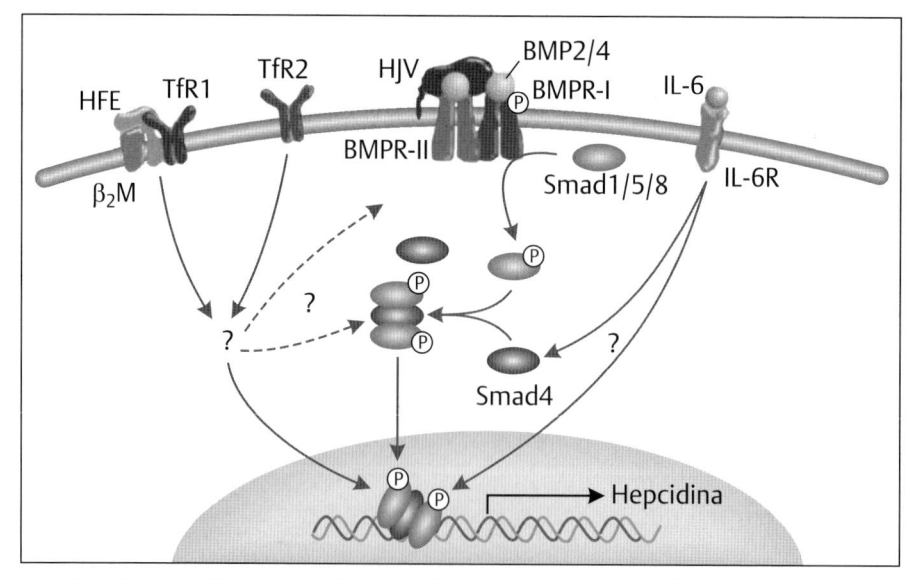

Fig. 15-1. Localização das proteínas envolvidas na HH. Fonte: Anderson; Frazer, 2006.

e depende do acúmulo de ferro que ocorre de forma lenta, durante décadas. Os sintomas aparecem entre os 20 e os 40 anos de idade, sendo que nas mulheres podem aparecer 5 a 10 anos depois que nos homens, uma vez que as mulheres perdem ferro através da menstruação, durante a gravidez e a amamentação. Outros fatores como o consumo excessivo de álcool, dieta, idade, hepatite B e C, consumo excessivo de medicamentos com ferro também modificam a forma e a intensidade dos sintomas apresentados pelo paciente.

Os sintomas hepáticos são os mais comuns. A hepatomegalia pode levar à cirrose ou a hepatocarcinoma. O depósito de ferro no pâncreas está associado ao aparecimento do **diabetes melito**. O acúmulo de ferro resulta em hiperpigmentação da pele, podendo ocorrer problemas cardíacos, lesões articulares, hipogonadismo e hipotireoidismo.

Os primeiros sintomas relatados normalmente são gerais, como fadiga, dor abdominal, falta de libido ou impotência sexual e alterações de peso. Os sinais clínicos de maior prevalência ao diagnóstico incluem: hepatomegalia, hiperpigmentação cutânea, hipogonadismo e artropatia. As manifestações cardíacas como insuficiência cardíaca congestiva (ICC), bloqueios e arritmias são as causas mais frequentes de morte entre jovens com hemocromatose hereditária e costumam fazer parte do quadro inicial desses pacientes.

Atualmente, a quantidade de pacientes diagnosticados precocemente pelas alterações bioquímicas e moleculares tem aumentado, diminuindo assim os casos com sintomas clássicos da hemocromatose.

HEMOCROMATOSE SECUNDÁRIA

Além da HH existe também a hemocromatose secundária associada, principalmente, às hemoglobinopatias do tipo talassemias maiores e anemia falciforme. A sobrevida diminuída dos eritrócitos associada às necessidades de múltiplas transfusões sanguíneas nestes pacientes constitui a principal causa da sobrecarga de ferro.

Diagnóstico Laboratorial

O diagnóstico laboratorial é fundamentado, inicialmente, na avaliação do perfil do ferro, por meio da avaliação da concentração de ferro sérico, ferritina e saturação da transferrina (ST).

- *Ferro sérico:* homens < 150 mcg/dL; mulheres > 145 mcg/dL.
- *Ferritina:* homens > 300 ng/dL; mulheres > 200 ng/dL.
- *Saturação da transferrina:* > 45%.

A saturação da transferrina aumentada geralmente ocorre antes de sinais e sintomas da doença, o que a torna o teste laboratorial mais importante para o diagnóstico precoce.

O hemograma pode apresentar número de hemácias, concentração de hemoglobina e hematócrito no limite superior da normalidade ou por vezes aumentados.

Pode-se realizar biópsia hepática, que é corada pelo método histoquímico utilizando-se o azul da Prússia (Reação de Perls) com coloração do ferro não hemínico. Essa coloração permite a análise do depósito de ferro no fígado e a identificação de fibrose, cirrose e lesões pré-malignas.

Os testes moleculares são usados na investigação das mutações para o gene HFE, que encontramos em indivíduos homozigotos C282Y/C282Y e em heterozigotos C282Y/H63D (Fig. 15-2).

As demais mutações, SLC40A1, *HJV*, HAMP e TFR2, também podem ser pesquisadas por métodos moleculares.

A ressonância magnética, por ser um método não invasivo e analisar a deposição de ferro em diversos órgãos, é mais utilizada como forma de acompanhamento de pacientes já diagnosticados.

Na existência de HH na família devem ser investigados todos os indivíduos, fazendo avaliação da saturação da transferrina e ferritina e testes moleculares, estes indicando a doença devem seguir o protocolo de acompanhamento.

Tratamento

O tratamento de escolha é a flebotomia (sangria terapêutica), em que são retirados de 450 a 500 mL de sangue, totalizando cerca de 200 a 250 mg de ferro. É um

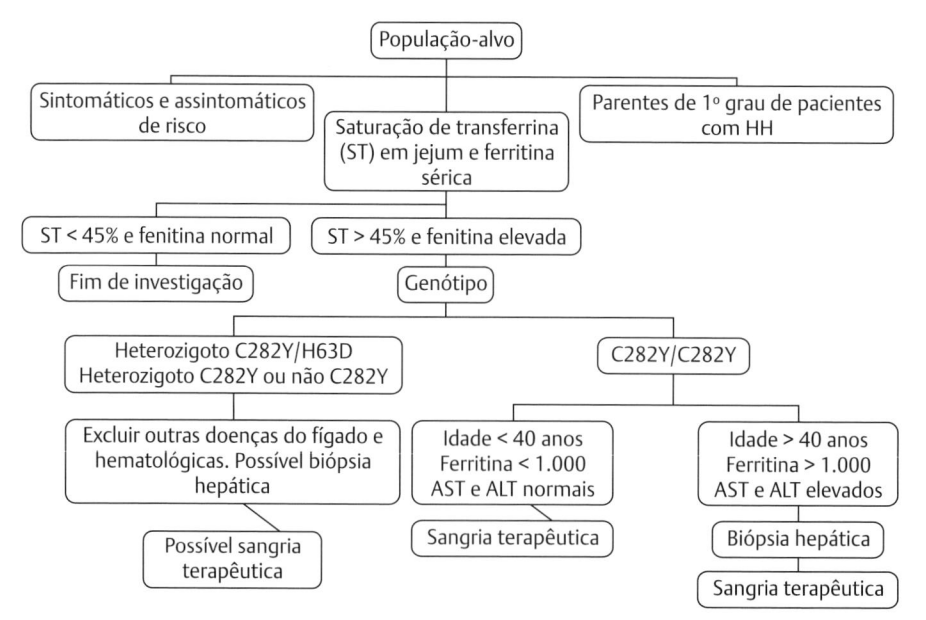

Fig. 15-2. Fluxograma de diagnóstico e tratamento. Fonte: Adaptada de Bacon, 2011.

método seguro, de baixo custo e eficiente. Inicialmente é realizada a cada 1 ou 2 semanas, até que a concentração de ferritina sérica atinja níveis inferiores a 50 ng/mL e a saturação de transferrina (ST) fique abaixo de 50%. Com a estabilização do perfil do ferro, as flebotomias tornam-se menos frequentes, visando apenas à manutenção e retardando os danos e as complicações da doença.

Os quelantes de ferro são utilizados quando a flebotomia não é indicada. A deferoxamina subcutânea é de aplicação complicada e remove apenas de 10 a 20 mg de ferro/dia; outros quelantes de uso oral, o deferiprone e o deferasirox, constituem alternativas, porém, apresentam resultados controversos e custo elevado.

O tratamento melhora alguns sintomas, como disfunção hepática, hiperpigmentação cutânea e mal-estar geral, mas não é capaz de reverter lesões já estabelecidas e não impede o aparecimento do carcinoma hepatocelular e artropatias, além de não reverter as consequências do hipogonadismo.

BIBLIOGRAFIA

Anderson GJ, Frazer DM. Iron metabolism meets signal transduction. *Nature Genetics* 2006;38.

Bacon BR *et al*. Diagnosis and management of hemochromatosis: 2011 Practice Guidelines by the American Association for the Study of Liver Diseases. *Hepatology* 2011 July;54(1):328-43.

Cançado R. Aspectos atuais da hemocromatose hereditária. *Prática Hospitalar* 2009;64(XI).

Cançado RD *et al*. Estudo das mutações C282Y, H63D e S65C do gene HFE em doentes brasileiros com sobrecarga de ferro. *Rev Bras Hematol Hemoter* 2007;29(4).

De Domenico I *et al*. Regulation of iron acquisition and storage: consequences for iron-linked disorders. *Nature Reviews Molecular Cell Biology* 2008;9.

Ferraz MLG, Schiavon JLN, Silva AEB. *Hepatologia*, 2. ed. São Paulo: Manole, 2010.

Ferreira ACS *et al*. Prevalence of C282Y and H63D mutations in the HFE gene of Brazilian individuals with clinical suspicion of hereditary hemochromatosis. *Rev Bras Hematol Hemoter* 2008;30(5):379-83.

Grotto HZW. Metabolismo do ferro: uma revisão sobre os principais mecanismos envolvidos em sua homeostase. *Rev Bras Hematol Hemoter* 2008;30(5).

Henry JB. *Diagnósticos e tratamentos por métodos laboratoriais*. São Paulo: Ed. Manole, 2008.

Hoffbrand AV, Moss PAH, Pettit E. *Fundamentos em hematologia*, 5. ed. Porto Alegre: Ed. Artmed., 2008.

Martinelli ALC. Hemocromatose hereditária: muito além do HFE, Sociedade Brasileira de Hepatologia. Disponível em http://sbhepatologia.org.br/fasciculos/26.pdf

Souza AFM, Carvalho-Filho RJ, Chebli JF. Hemocromatose hereditária. Relato de caso e revisão da literatura. *Arq Gastroenterol* 2001;38(3).

Zago MA, Falcão RP, Pasquini R. *Hematologia: fundamentos e prática*. São Paulo: Ed. Atheneu, 2004. p. 214-21.

CAPÍTULO 16
MIELODISPLASIAS

A síndrome mielodisplásica (SMD) constitui um grupo heterogêneo de doenças hematopoéticas que acomete, preferencialmente, indivíduos idosos e caracterizam-se por hematopoese ineficaz, morfologia celular displásica e citopenia periférica.

ETIOLOGIA
A SMD pode ocorrer sem que exista uma etiologia aparente ou após tratamento com quimioterapia ou radioterapia. Em ambos os casos a doença tem origem a partir de uma mutação genética na célula-tronco, sendo considerada uma condição neoplásica ou pré-neoplásica, pois geralmente evolui para leucemia.

Alterações cromossômicas são observadas em 30 a 50% dos casos de SMD primária e em 80 a 90% das secundárias, geralmente associadas à terapia.

As anomalias cromossômicas são clonais e comumente associadas à perda de material genético, o que sugere a inativação de genes supressores de tumor, explicando parcialmente a patogênese da doença. As alterações mais frequentes envolvem os cromossomos 5, 7, 8, 11, 13, 17, 20, 21 e X.

A deleção do braço longo do cromossomo 5 (5q-) parece ser a mais comum e representa a perda de genes que codificam fatores de crescimento hematopoéticos e seus receptores, contribuindo para o desenvolvimento da SMD. A perda de controle do ciclo celular também é resultante de mutações de proto-oncogenes, principalmente do RAS, p53, PDGF (*Platelet derived growth fator*) e CSF-1R (*Colony Stimulating Factor 1 Receptor*), e explicam a progressão da doença em casos de cariótipo normal.

Na SMD existe uma discrepância entre a celularidade da medula óssea e a citopenia periférica que parece ser explicada pela ativação de citocinas e moléculas indutoras da apoptose.

CLASSIFICAÇÃO
Segundo o grupo franco-americano-britânico (FAB) e a OMS, as mielodisplasias são classificadas conforme demonstrado nos Quadros 16-1 e 16-2.

Quadro 16-1. Classificação das Mielodisplasias Segundo a FAB

Tipo	Sangue Periférico	Medula Óssea
Anemia refratária (AR)	Blastos ≤ 1%	Blastos ≤ 5%
Anemia refratária com sideroblastos em anel (ARSA)	Blastos ≤ 1%	Blastos ≤ 5% Sideroblastos em anel > 15%
Anemia refratária com excesso de blastos (AREB)	Blastos < 5%	Blastos > 5% e < 20%
Leucemia mielomonocítica crônica (LMMC)	Blastos < 5% Monócitos > 1.000 mm^3	Blastos < 20%
Anemia refratária com excesso de blastos em transformação (AREB-T)	Blastos ≥ 5%	Blastos entre > 20% e < 30% ou com bastonetes de Auer

Fonte: Bortolheiro TC. *Rev Brasileira Hemat e Hemot*, 2006.

Quadro 16-2. Classificação das Mielodisplasias Segundo a OMS

Tipo	Sangue Periférico	Medula Óssea
Anemia refratária (AR)	Anemia, blastos < 1%	Displasia apenas na linhagem eritrobástica, < 5% de blastos
Anemia refratária com sideroblastos em anel (ARSA)	Anemia Ausência de blastos	Displasia apenas na linhagem eritroblástica, < 5% de blastos, < 15% de sideroblastos em anel
Citopenia refratária com displasia multilinhagem (CRDM)	Bi ou pancitopenia, < 1% blastos	Displasia em > 10% das células de duas ou mais linhagens, < 5% de blastos
Citopenia refratária com displasia multilinhagem e sideroblastos em anel (CRDMSA)	Bi ou pancitopenia, < 1% blastos	Displasia em > 10% das células de duas ou mais linhagens, < 5% de blastos e > 15% de sideroblastos em anel
Anemia refratária com excesso de blastos – 1 (AREB-1)	Bi ou pancitopenia, blastos 5%	Displasia uni ou multilinhagem 5-9% de blastos
Anemia refratária com excesso de blastos – 2 (AREB-2)	Bi ou pancitopenia, blastos 5-19% monócitos > 1.000 mm^3	Displasia uni ou multilinhagem 10-19% de blastos
Síndrome mielodisplásica inclassificável	Neutropenia ou plaquetopenia, blastos raros ou ausentes	Displasia unilinhagem, blastos < 5%
Síndrome mielodisplásica com del (5q) isolada	Anemia, plaquetas normais ou elevadas < 5% blastos	Megacariócitos em número normal ou elevado com núcleos unilobulados < 5% de blastos, 5q-

Fonte: Bortolheiro TC. *Rev Bras Hemat Hemot*, 2006.

Em 1997, foi estabelecida a classificação da OMS (Organização Mundial da Saúde), que associa a imunofenotipagem e a citogenética aos parâmetros clínicos e morfológicos utilizados na classificação FAB. Pela OMS, foi estabelecida a diminuição do número de blastos para LMA de 30 para 20%, desaparecendo a categoria AREB-T das SMD.

DIAGNÓSTICO

Semanas ou meses de acompanhamento clinicolaboratorial podem ser necessários para se firmar o diagnóstico definitivo de SMD. A avaliação dos pacientes requer anamnese, exame físico, hemograma, mielograma, análise citogenética, citoquímica e histopatologia da medula óssea. Alguns critérios de exclusão devem ser considerados como: as deficiências nutricionais, de vitamina B12 e ácido fólico, exposição recente a agentes tóxicos, etilismo, distúrbios metabólicos, anemia de doença crônica e infecções virais, pois não estão associados a uma causa clonal.

CRITÉRIOS DIAGNÓSTICOS MÍNIMOS

1. São considerados pré-requisitos onde os dois devem estar presentes:
   - Citopenia acentuada por um período mínimo de 6 meses de, pelo menos, uma das três linhagens hematopoéticas (eritroide, granulocítica ou plaquetária).
   - Exclusão de qualquer doença, hematológica ou não, como causa primária da citopenia/displasia.
2. Critérios associados à SMD onde pelo menos um dos três deve estar presente:
   - Displasia morfológica de 10% das células medulares das linhagens eritroide, neutrofílica ou megacariocítica, ou > 15% de sideroblastos em anel.
   - Anormalidades citogenéticas relatadas nas SMD [-7, 5q-, -5,-7, +8, 20q-, -Y, -11q-, 12p-; t(11q23)].
   - Contagem de blastos entre 5 e 19%.

ASPECTOS PRESENTES NO HEMOGRAMA

A anemia geralmente é normocrômica e normocítica (a macrocitose isolada pode ser a apresentação inicial da SMD). A anisocitose com ovalocitose, poiquilocitose, dacriócitos e pontilhado basófilo podem estar presentes. Os neutrófilos mostram algumas características displásicas como hipogranularidade, hipossegmentação (pseudo Pelger-Huet), *donut cell* e fragmentação da cromatina.

A medula óssea mostra deseritropoese com sideroblastos em anel e multinuclearidade celular. A dismegacariopoese caracteriza-se pela presença de plaquetas grandes e atípicas e micromegacariócitos na medula óssea.

PROGNÓSTICO

O cariótipo das células da MO continua sendo um dos mais importantes marcadores de prognóstico, além de ser imprescindível ao diagnóstico das SMD. Foi o proposto por Malcovati no Congresso Americano de Hematologia (ASH 2005), um modelo

Quadro 16-3. Fatores Prognósticos para Mielodisplasias.

Variável Prognóstica	Valor 0	Valor 1	Valor 2	Valor 3
Categoria WHO	AR, ARSA, 5q-	CRDM E CRDM-SA	AREB-1	AREB-2
Cariótipo	Favorável	Intermediário	Desfavorável	
Dependência transfusional	Não	Sim		

Fonte: Apa & Gutz. *Rev Bras Hemat Hemot*, 2006.

de prognóstico que alia os grupos de risco citogenéticos à presença ou não de dependência transfusional. Com isso consegue-se definir cinco grupos de risco com diferenças estatisticamente significativas em termos de sobrevida global e de risco de transformação leucêmica: grupo de muito baixo risco (0 pontos), grupo de baixo risco (1 ponto), grupo de risco intermediário (2 pontos), grupo de alto risco (3-4 pontos), grupo de muito alto risco (5-6 pontos), conforme mostra o Quadro 16-3.

TRATAMENTO

O tratamento do paciente com mielodisplasia deve ser feito considerando o risco biológico da doença, a idade e as condições clínicas do paciente.

A maioria dos casos de mielodisplasias apresenta refratariedade ao tratamento que consiste na profilaxia contra os efeitos da citopenia a exemplo dos fatores de crescimento como eritropoetina e G-CSF, agentes imunossupressores, antibióticos e terapia de suporte por meio de transfusões com monitoramento da sobrecarga de ferro. O transplante de medula óssea é indicado em alguns casos e, embora com suas limitações, este procedimento apresenta um índice de cura de 29 a 40%. Para pacientes sem doador e com menos de 60 anos de idade, a quimioterapia intensiva, semelhante à utilizada para o tratamento de LMA, é uma alternativa.

BIBLIOGRAFIA

Apa AG, Gutz CM. Fatores prognósticos nas síndromes mielodisplásicas. *Rev Bras Hemat Hemot* 2006;28(3):175-7.

Bortolheiro TC. Classificações morfológicas das síndromes mielodisplásicas: da classificação Franco-Americana-Britânica (FAB) à classificação da Organização Mundial da Saúde (OMS). *Rev Bras Hemat Hemot* 2006;28(3):194-7.

Garcia-Manero B. Myelodysplastic syndromes: update on diagnosis, risk-stratification, and management. *Am J Hematol* 2011;86:491-8.

Lee GR, Bithell TC, Foerster J et al. *Wintrobe Hematologia Clínica*. São Paulo: Manole, 1998. v I e II. 2623 p.

Malcovati L, Germing U, Kuendgen A et al. A WHO classification based prognostic scoring system (WPSS) for predicting survival in myelodysplastic syndromes. *Blood* 2005;106:788.

Vassallo J, Magalhães SMM. Síndromes mielodisplásicas e mielodisplásicas/mieloproliferativas. *Rev Bras Hematol Hemoter* 2009;31(4):267-72.

CAPÍTULO 17
LEUCEMIAS

As leucemias caracterizam-se pela proliferação maligna de células hematopoéticas na medula óssea. Constituem neoplasias monoclonais, pois as células malignas são oriundas de um mesmo clone que pode ou não envolver o sangue periférico.

O defeito reside em uma ou mais alterações genéticas que atingem a célula-tronco ou células progenitoras da medula óssea acarretando a expressão anormal de **proto-oncogenes** ou **anti-oncogenes**.

Os **proto-oncogenes** são genes altamente conservados pela evolução, responsáveis pelo crescimento, multiplicação e diferenciação celular normal. O produto codificado por estes genes inclui proteínas reguladoras do ciclo celular a exemplo dos fatores de crescimento e seus receptores, proteínas sinalizadoras, fatores transcricionais, ciclinas e quinases.

Anti-oncogenes ou **genes supressores de tumor** codificam proteínas capazes de bloquear a divisão celular ou induzir a apoptose de células com material genético alterado. Como exemplo destes podemos citar o gene *Rb* (retinoblastoma) e o gene *p53*.

Ocorre que anormalidades citogenéticas primárias (causa direta da transformação maligna) ou secundárias (resultantes da instabilidade do genoma da célula maligna) originam um clone de células com potencial de sobreposição à população normal de células em razão da perda de controle do ciclo celular.

A instalação do processo leucêmico ocorre da seguinte forma:
1. Dominância clonal.
2. Insuficiência da medula óssea.
3. Infiltração das células neoplásicas em órgãos e tecidos.
4. Imunodeficiência e efeito dos produtos das células tumorais.

ETIOLOGIA
A etiologia das leucemias não está totalmente esclarecida, porém, acredita-se que as alterações citogenéticas sejam resultantes de um ou mais determinantes ambientais que atuem em um indivíduo particularmente suscetível.

FATORES DESENCADEANTES
Do ambiente:

A) **Radiação ionizante:** foi observado o aumento da incidência de casos de leucemia após os acidentes nucleares em médicos radiologistas e indivíduos com policitemia *vera* tratados com fósforo radioativo. A irradiação é, portanto, um agente leucemogênico. De modo geral, as leucemias que ocorrem após irradiações são mieloides agudas.

B) **Drogas e agentes químicos:** drogas como o cloranfenicol, fenilbutazona ou benzeno são seguidas de ligeiro aumento da frequência de leucemia, dependendo da exposição e concentração da droga utilizada. Essas drogas podem levar a casos de anemia aplástica com lesão medular e posterior desenvolvimento de uma linhagem anormal de células.

C) **Vírus:** alguns vírus são capazes de se incorporar ao genoma de células, tornando-as instáveis e aumentando o risco do estabelecimento de um clone anormal de células (vírus Epstein-Barr, retrovírus HTLV-I e HTLV-II).

Do hospedeiro:

D) **Fatores genéticos:** já foram descritos muitos casos de leucemia em uma mesma família, o que sugere influência ou predisposição genética. A leucemia tem também certa relação com anormalidades cromossomais, já que é bastante observada na síndrome de Down e anemia de Fanconi; acredita-se que, nestes casos, o cariótipo apresente maior fragilidade. A mais consistente anormalidade cromossomal associada à leucemia é o cromossomo *Filadélfia* (Ph'), uma translocação entre o cromossomo 9 e o 22, encontrada em mais de 95% dos pacientes com leucemia mieloide crônica.

E) **Imunodeficiência e disfunção crônica da medula óssea:** pacientes portadores de imunodeficiências apresentam maior susceptibilidade para desenvolver doenças linfoproliferativas. Foi comprovada maior incidência de leucemias em portadores de mielodisplasias, anemia aplástica e HPN.

INCIDÊNCIA
Nos Estados Unidos são relatados, anualmente, cerca de 8 a 10 novos casos de leucemia a cada 100.000 indivíduos.

A estimativa de leucemia para o Brasil é de 5.940 casos novos em homens e 4.860 em mulheres por ano no biênio 2018-2019.

Os adultos são mais acometidos e a relação homem/mulher é de 2 casos para 1.

CLASSIFICAÇÃO
De modo geral, as leucemias podem ser divididas em: **leucemias agudas,** quando o infiltrado medular demonstra a predominância de blastos e o curso clínico é rápido e agressivo, levando a óbito se não tratado de imediato; e **leucemias**

crônicas, onde existe maior proporção de células diferenciadas ou maduras; tem início insidioso, mostrando curso clínico mais lento (Fig. 17-1).

Leucemias Agudas
As leucemias agudas apresentam curso rápido e, muitas vezes, fatal.

Hematologicamente, caracterizam-se pelo aparecimento predominante na medula óssea e/ou sangue periférico de células blásticas da série mieloide ou linfoide.

O diagnóstico é confirmado na presença de mais de 20% de blastos na medula óssea.

Patogenia
Alterações citogenéticas envolvendo genes reguladores do ciclo celular em uma célula progenitora originam um clone anormal de células com bloqueio de maturação dos precursores hematopoéticos, que não apresentam descendentes diferenciados.

A proliferação maligna com acúmulo destes precursores na medula óssea suprime a multiplicação e diferenciação das linhagens normais, levando à anemia, neutropenia e plaquetopenia no sangue periférico.

Manifestações Clínicas
As leucemias agudas se iniciam com anemia, o que leva o indivíduo a se mostrar pálido e fraco.

Infecção e febre ocorrem em decorrência de granulocitopenia.

Púrpuras e hemorragias se devem à plaquetopenia.

Em razão da infiltração de células em diversos órgãos, é comum ocorrer esplenomegalia, dores ósseas e reumáticas.

LEUCEMIAS
- MIELOIDES
  - AGUDAS (M_0, M_1, M_2, M_3, M_4, M_5, M_6, M_7)
  - CRÔNICAS
- LINFOIDES
  - AGUDAS (L_1, L_2, L_3)
  - CRÔNICAS

Fig. 17-1.
Classificação geral das leucemias.

Diagnóstico

A anemia existe em quase todos os casos e é do tipo normocítica e normocrômica. É comum a presença de eritroblastos. A trombocitopenia ocorre no início ou tardiamente.

Os leucócitos podem estar diminuídos ou acentuadamente elevados.

A célula predominante é um blasto imaturo, no adulto é mais frequente o mieloblasto (LMA) e, na criança, um linfoblasto (LLA).

O exame de medula revela infiltração de mais de 20% de células leucêmicas imaturas (blastos) responsáveis pela doença.

O diagnóstico deve seguir a seguinte conduta:

A) Hemograma:
- Anemia, neutropenia e trombocitopenia.
- Presença ou não de leucoblastos.

B) Mielograma:
- Infiltração de blastos superior a 20% (classificação OMS).

Identificação do Tipo Citológico

As células blásticas podem ser identificadas por meio de provas complementares. As **provas citoquímicas** utilizam reagentes capazes de colorir estruturas específicas das diferentes linhagens. Os **linfoblastos** são positivos para prova do **ácido periódico de Schiff** (PAS) e enzima nuclear TdT. Os **mieloblastos** apresentam prova da **peroxidase** positiva. Os **monoblastos** são **esterase**-positivos.

A **imunofenotipagem** consiste na pesquisa de marcadores de linhagem celular, por meio da citometria de fluxo utilizando anticorpos monoclonais marcados com fluorocromos. Esta técnica, embora onerosa, tem papel importante no diagnóstico, monitoramento do tratamento e identificação de doença residual mínima em pacientes com leucemia aguda. O painel mínimo para diferenciação das leucemias agudas deve utilizar os seguintes anticorpos:

Anticorpos	Linhagem
MPO/CD13/CD33	Mieloide
CD79a/CD19/CD22c	Linfoide B
CD3c/CD7/CD2/CD5	Linfoide T

Análise Citogenética

Consiste no estudo dos cromossomos em metáfase na busca de alterações numéricas ou estruturais. Pode ser realizada por metodologia convencional ou por técnica de hibridização *in situ* (FISH). A utilização da citogenética nas leucemias agudas tem importante papel para o prognóstico da doença e monitoramento da resposta terapêutica, além de contribuir para o entendimento da etiopatologia das leucemias através da identificação de genes com potencial tumoral.

Tratamento
A terapia nas leucemias agudas visa eliminar o clone maligno e repopular a medula com células normais. Para tanto são adotadas 3 estratégias de tratamento: quimioterapia, radioterapia e transplante de medula óssea. A terapia de suporte é feita por transfusões de sangue para anemia, e concentrados plaquetários para trombocitopenia.

Leucemia Linfoide Aguda (LLA)
É um tipo de leucemia que acomete, principalmente, crianças, mas pode ser observada em adultos. A LLA pode ser do tipo B ou tipo T, sendo as primeiras mais frequentes. O diagnóstico laboratorial baseia-se no exame morfológico de esfregaços de sangue periférico e medula óssea. O tipo celular é o linfoblasto, que apresenta características diferentes de acordo com a classificação FAB (Quadro 17-1). A presença de cromatina fina e uniforme, às vezes apresentando ligeiro agrupamento de cromatina, relação núcleo-citoplasmática maior que 1, citoplasma azul pálido sem grânulos e sem bastões de Auer, são diferenças em relação à morfologia dos mieloblastos. A complementação do diagnóstico deve ser realizada por testes citoquímicos e imunofenotipagem.

O prognóstico das LLA está relacionado com diversos fatores. Crianças com idade entre 2-10 anos apresentam melhor prognóstico, assim como a hiperdiploidia observada na citogenética. Fatores de mau prognóstico incluem: sexo masculino, raça negra, leucocitose infiltração do sistema nervoso central e tipo celular L3.

A terapêutica baseia-se em protocolos que associam agentes quimioterápicos como prednisona, vincristina, L-asparaginase e daunomicina visando à remissão completa da doença, fato que é conseguido em 85% das crianças de 2 a 10 anos

Quadro 17-1. Classificação das Leucemias Linfoides Agudas (FAB)

	Aspecto Citológico		
	L1	L2	L3
Tamanho	Pequeno	Grande	Grande e homogêneo
Cromatina	Homogênea	Variável	Pontilhado fino
Forma	Regular	Irregular	Oval ou redonda
Nucléolos	Raros	Presentes	Um a três
Citoplasma	Escassos	Moderado	Moderado
Basofilia	Moderada	Variável	Intensa

após tratamento bem orientado. O paciente é considerado curado se permanecer em remissão completa após um período de 4 a 5 anos. O transplante de medula óssea é indicado nos casos de recidiva ou de alto risco e tem-se mostrado mais eficaz na LLA da criança do que na do adulto.

Leucemia Mieloide Aguda (LMA)

Caracteriza-se pela proliferação anormal dos precursores mieloides, com perda de diferenciação e maturação celular. O acúmulo de formas blásticas ou formas indiferenciadas de aspectos variados resulta na classificação morfológica dos tipos de LMA propostos pela FAB. Alterações citogenéticas envolvendo genes reguladores podem ser observadas na LMA. As mais frequentes incluem a t(15;17), presente na M_3, t(8;21) e inversão ou deleção do cromossomo 16. Alguns casos de LMA aparecem após o tratamento quimioterápico utilizado para vários tipos de câncer a exemplo dos agentes alquilantes e inibidores da enzima topoisomerase II.

A LMA está presente em adultos jovens e aumenta progressivamente com a idade, sendo mais frequente no sexo masculino. O Quadro 17-2 esquematiza a classificação da FAB.

O diagnóstico laboratorial está fundamentado na análise e identificação do tipo de blasto presente no sangue periférico e/ou medula óssea. O tipo celular geralmente é um mieloblasto, com núcleo redondo, cromatina frouxa e nucléolos bem evidentes. O citoplasma é homogêneo, sem granulação aparente ou com poucos grânulos azurófilos. As provas citoquímicas da *mieloperoxidase, sudan black* e *esterase* auxiliam no diagnóstico diferencial entre LMA e LLA. Em alguns blastos da LMA é possível observar a presença dos bastões de Auer, que dão reações positivas com a peroxidase e Sudan Black.

A leucemia do tipo M0 apresenta blastos com características mieloides indistinguíveis por microscopia ou citoquímica. A natureza mieloide dos blastos é, portanto, demonstrada por marcadores imunológicos do tipo CD13 e CD33.

A leucemia **promielocítica aguda** (M_3) caracteriza-se pela presença de promielócitos com granulações azurófilas bem evidentes e está associada a casos de coagulação intravascular disseminada com consequente tendência hemorrágica (os grânulos possuem material pró-coagulante). Esta leucemia está associada à translocação t(15;17)(q22;q12) que corresponde a uma alteração do receptor α do ácido transretinoico; o tratamento com ácido retinoico oferece bons resultados.

Nas **leucemias mielomonocíticas agudas** (M_4 e M_5), a célula que predomina tem o núcleo chanfrado com cromatina fina e nucléolos. O citoplasma é abundante e contém granulações positivas para α **naftil acetatoesterase** (ANAE). Neste tipo de leucemia são comuns a infiltração e o sangramento gengival.

Os casos de **eritroleucemia** (M_6) apresentam a proliferação dos precursores eritroides, além dos mieloblastos. Ocorre a presença de eritroblastos em todos os estágios de maturação, podendo aparecer formas atípicas. A reação do PAS é fracamente positiva nos eritroblastos.

Quadro 17-2. Classificação das Leucemias Mieloides Agudas (FAB).

M0 = blastos indiferenciados positivos para marcadores imunológicos da série mieloide

Componente granulocítico predominante
M1 = mieloblástica sem maturação

- 90% de mieloblastos em que + de 3% de blastos peroxidase + granulação azurófila rara

M2 = mieloblástica com maturação

- + de 50% de mieloblastos e promielócitos
- maturação além do PM presente

M3 = promielocítica hipergranular

- promielócitos anormais (100% + para peroxidase)
- bastões de Auer

Componente monocítico predominante
M4 = mielomonicítica

- + de 20% de monócitos (20 a 80%
- + para esterase não específica)
- + de 20% de mieloblastos e promielócitos

M5 = monoblástica

- M5a > 80% de monoblastos (+ para esterase)
- M5b < 80% de monoblastos menos de 20% de granulócitos

Componente eritroide predominante
M6 = eritroleucemia

- + de 50% de células precursoras eritroides (anormais ou não)
- presença de mieloblastos e promielócitos (bastão de Auer) megacariócitos anormais

Componente trombocítico predominante
M7 = megacariocítica

- + de 30% de megacarioblastos, megacariócitos

Nas leucemias megacariocíticas (M_7), os blastos são positivos para marcadores da série plaquetária, anti-GPIIbIIIa (CD41) e anti-GPIb (CD42).

A partir de 2001, as LMA passaram a ser classificadas segundo a OMS conforme se apresentam no Quadro 17-3.

Praticamente todos os pacientes de LMA necessitam de tratamento imediatamente após o diagnóstico. Na maioria dos casos o tratamento inicial indicado é a quimioterapia. O objetivo da quimioterapia é induzir a remissão da doença, que corresponde à normalização dos exames com o desaparecimento das células leu-

Quadro 17-3. Classificação das Leucemias segundo a Organização Mundial da Saúde (OMS, 2001)

LMA associada a anormalidades genéticas recorrentes	▪ LMA com t(B;21) (q22;q22) ou ETO/AML (CBFalfa) LMA com t(15;17) (q22;q11-12) e variantes ou PML/rara ▪ LMA com inv(16) (p13q22) ou t(16;16) (p13;q22), CBFalfa/MYH11 ▪ LMA com 11q23 (MLL)
LMA com displasia de múltiplas linhagens	▪ Pós-SMD ou doença mieloproliferativa sem antecedentes
LMA/SMD associada a tratamento	▪ LMA/SMD associada a agentes alquilantes ▪ LMA/SMD associada a inibidores da topoisomerase II
LMA não categorizada nos itens anteriores	▪ LMA com mínima diferenciação ▪ LMA sem maturação ▪ LMA com maturação ▪ Leucemia mielomonocítica aguda ▪ Leucemia monoblástica e monocítica aguda ▪ Leucemia eritroide aguda ▪ Leucemia megacariocítica aguda ▪ Leucemia basofílica aguda ▪ Pan-mielose com mielofibrose aguda ▪ Sarcoma mieloide

cêmicas e minimização dos sintomas. As drogas quimioterápicas mais utilizadas no tratamento da LMA são: citarabina e antraciclinas (daunomicina, daunorrubicina, idarrubicina e mitoxantrona) para indução, consolidação e, se necessário, manutenção da remissão. São utilizados, em alguns casos, agentes diferenciadores como a vitamina D3, o ácido retinoico, a citarabina em doses baixas e o fator de crescimento para granulócitos (GM-CSF).

O transplante de medula óssea pode levar à cura em cerca de 30 a 50% dos casos em que é possível encontrar um doador compatível e quando a idade não é um fator limitante. No caso de transplante autólogo após a remissão, a medula óssea ou as células-tronco obtidas do sangue periférico do paciente devem ser **purgadas *in vitro*** antes da reinfusão, diminuindo a possibilidade de doença residual.

Leucemias Crônicas

Estas caracterizam-se e diferem das leucemias agudas pela proliferação de células maduras, podendo ser da série linfoide ou mieloide. Atingem, de preferência, a idade média ou senil, sendo mais comuns no sexo masculino.

Nestes casos, o início da doença passa por vezes desapercebido, pois a sintomatologia é muito vaga, caracteriza-se por fraqueza, anorexia, emagrecimento, dores ósseas e, na maioria dos casos, anemia.

Ao exame clínico, 3 sinais são comumente encontrados: esplenomegalia na leucemia mieloide, adenopatia linfoide e anemia em ambas.

Leucemia Linfoide Crônica (LLC)

Caracteriza-se por proliferação maligna de células linfoides maduras disfuncionais. A doença tem caráter lento e progressivo, sendo rara antes dos 40 anos, predominando na fase senil. As anomalias cromossômicas mais frequentes incluem a trissomia 12 (+12q) e a deleção do 13 (-13q14).

As LLC são classificadas em dois grandes grupos de acordo com a imunofenotipagem; tipo B (CD19, CD20 positivos) e tipo T (CD2, CD3, CD4 e CD5 positivos), na maioria dos casos a LLC é do tipo B, apenas 10% das LLC correspondem ao tipo T (Quadro 17-4).

Diagnóstico

Baseia-se na evidência de proliferação linfocítica que se pode manifestar de três maneiras:

A) **Tumores linfoides:** é comum a presença de adenopatias indolores nestes pacientes. A infiltração linfocitária pode atingir também o baço (esplenomegalia) e mais raramente o fígado e a pele.
B) **Hemograma:** há leucocitose variável (30 a 200.000/mm^3) dependendo do estágio da doença com predominância de linfócitos maduros podendo aparecer alguns pró-linfócitos e, raramente, linfoblastos. As células no sangue periférico muitas vezes aparecem degeneradas, indicando aumento da fragilidade celular (manchas de Grumprecht). Ainda dentro do quadro hematológico pode haver anemia, geralmente normocítica e do tipo autoimune, trombocitopenia e frequente granulocitopenia indicando insuficiência medular.
C) **Mielograma:** caracteriza-se por infiltração medular de linfócitos e mede o grau de evolução da doença.

Quadro 17-4. Classificação das Leucemias Linfoides Crônicas Tipo B e Tipo T (FAB,1989)

Tipo B	Tipo T
LLC clássica	LLC tipo T (linfócitos com granulação)
LLC mista	LPL (leucemia pró-linfocítica)
LPL (leucemia pró-linfocítica)	ATLL (leucemia/linfoma de células T adulto)
Leucemia de células cabeludas (*Hairy cells*)	Síndrome de Sézary (linfócitos de núcleo clivado)
Linfoma não Hodgkin, tipo folicular	
Linfoma não Hodgkin (zona do manto)	
Linfoma esplênico (linfócitos vilosos)	
Linfoma linfoplasmocitário	
Leucemia plasmocitária (primária)	

O tipo de infiltração leucêmica deve ser avaliado por meio da biópsia de medula óssea, pois está associado à progressão da doença.

O diagnóstico diferencial das LLCs deve ser baseado nas características clínicas, análise morfológica, citogenética e imunofenotipagem.

- *Leucemia pró-linfocítica (LPL):* a diferença básica está no tipo celular com morfologia característica de pró-linfócito (apresenta nucléolo característico).
- Hairy cell ou *leucemia das células cabeludas:* os linfócitos são do tipo B e apresentam projeções citoplasmáticas. O núcleo é central, dando à célula um aspecto de ovo estalado. São reconhecidas na citoquímica pela positividade frente à prova da fosfatase ácida tartarato-resistente e possuem marcador monoclonal típico CD25.
- *Leucemia linfoma de células T do adulto (ATLL):* está relacionada com a infecção pelo vírus HTLV-I, observada principalmente no Japão, África e América do Sul. A soropositividade para o HTLV-I em doadores de sangue no Brasil varia de 0,3 a 1,5%. Os linfócitos apresentam-se heterogêneos e podem ser observados *flower cells* (núcleo em forma de flor).
- *Síndrome de Sézary:* o linfócito apresenta o núcleo com aspecto cerebelar e a cromatina com coloração azul-escuro. São células do tipo T, PAS positivas.
- *Leucemia de linfócitos granulares (LGL):* o tipo de célula predominante são grandes linfócitos com citoplasma abundante apresentando vacúolos e/ou granulações azurófilas. Apresentam marcadores imunológicos para subgrupos de linfócitos T e NK.

Tratamento

O tratamento depende do estadiamento da doença. Pacientes de baixo risco, com linfocitose discreta e estável sem presença de adenomegalia ou esplenomegalia não necessitam de tratamento. O tratamento consiste na quimioterapia de controle nos casos com tumores linfoides e insuficiência medular grave (queda da hemoglobina e plaquetopenia). Os medicamentos mais usados são os agentes alquilantes clorambucil e ciclofosfamida, além da prednisona. O uso de gamaglobulina intravenosa previne a maioria das infecções bacterianas. O transplante de medula óssea é indicado apenas para os pacientes mais jovens.

Leucemia Mieloide Crônica (LMC)

A LMC foi a primeira neoplasia descrita associada à ativação de proto-oncogenes celulares. Cerca de 95% dos pacientes portadores de LMC, apresentam o "cromossomo Filadélfia", um cromossomo 22 anormal oriundo da translocação t(9;22) (q34;q11). Neste processo, o proto-oncogene *c-abl* pertencente ao cromossomo 9 é transferido para o cromossomo 22, ligando-se ao gene *bcr*. O produto deste gene híbrido *(bcr-abl)* codifica uma proteína com atividade tirosinoquinase aumentada que interfere no ciclo celular, permitindo a proliferação e diferenciação descontrolada das células leucêmicas.

A LMC tem curso trifásico. Inicialmente observa-se uma fase crônica que dura aproximadamente 3 anos e é caracterizada por hiperleucocitose e predominância de células mieloides maduras. Segue-se uma fase denominada de "fase acelerada" onde as células perdem gradualmente a capacidade de diferenciação e observa-se basofilia, trombocitose e anemia com refratariedade à quimioterapia; a doença torna-se fatal com sobrevida de 2 a 10 meses, com a crise blástica ou transformação em aguda na presença de mais de 30% de blastos na medula óssea ou sangue periférico.

A LMC é rara na criança, acometendo adultos jovens e de meia-idade. Geralmente tem antecedentes de caráter etiológico como exposição ao benzeno ou a irradiação.

A instalação do quadro clínico é insidiosa e a doença pode ser descoberta acidentalmente com queixa de mal-estar, perda de peso ou febre. Ao exame clínico nota-se acentuada **esplenomegalia** que pode estar ou não associada à hepatomegalia.

Diagnóstico Laboratorial

A) **Hemograma:** caracteriza-se por hiperleucocitose, geralmente acima de 50.000/mm^3 podendo exceder 300.000/mm^3), com predomínio maciço da série granulocítica. Ocorre um pseudodesvio à esquerda, pois aparecem elementos jovens, sem ordem de maturação. A predominância é de neutrófilos e mielócitos, podendo existir a falta de um componente celular em ordem de maturação (hiato leucêmico). É frequente ocorrer basofilia e eosinofilia. Portanto, na contagem diferencial existe um espectro completo de células granulocíticas, desde poucos mieloblastos até neutrófilos maduros. A anemia está presente na maioria dos casos. Trombocitose ocorre em mais de 50% dos casos ao diagnóstico. A trombocitopenia está presente em menos de 15% dos pacientes.

B) **Mielograma:** confirma a hiperplasia granulocítica (80 a 95%), sendo que menos de 20% corresponde a promielócitos e mieloblastos. Frequentemente é difícil a aspiração na medula em razão da densidade dos aglomerados celulares.

C) **Outros exames:** a biópsia de medula óssea confirma o mielograma e observa-se aumento de taxa de reticulina (menor que na mielofibrose).

A citogenética demonstra a presença do cromossomo Filadélfia em mais de 95% dos pacientes, o gene híbrido *bcr-abl* pode ser evidenciado pelas técnicas de biologia molecular e serve para monitorar a doença residual após a cura.

A fosfatase alcalina dos neutrófilos (FAN) está diminuída ou ausente em mais de 90% dos pacientes.

Ocorre aumento da vitamina B12 sérica em decorrência do aumento da transcobalamina I produzida pelos neutrófilos.

Tratamento

O tratamento da LMC teve início com quimioterápicos como o bussulfano e a hidroxiureia, utilizados para diminuir a massa circulante de leucócitos e a esplenomegalia. Com estes, conseguia-se o controle hematológico, mas não havia mudança no curso natural da doença que geralmente evoluía para fase blástica e óbito.

O **interferon** α (IFN α) veio na década de 1980 com propriedades imunomoduladora e antiproliferativa mostrando eficácia na supressão do cromossomo Filadélfia com remissão hematológica e citogenética em alguns casos.

No final dos anos 1990, o tratamento da LMC evidencia uma nova era terapêutica. Com a descoberta das alterações citogenéticas e moleculares envolvidas na fisiopatologia da doença foram desenvolvidas substâncias que atuam diretamente na molécula codificada pelo proto-oncogene alterado. Denominadas "drogas-alvo", o STI 571(Gleevec) ou mesilato de imatinibe proporciona um tratamento específico para LMC, inibindo a proliferação do clone leucêmico, pois inibe a fosforilação da tirosinoquinase modificada induzindo as células malignas à apoptose, sem interferir nas células normais.

Ainda que a descoberta destas drogas tenha mostrado resultados promissores, a possibilidade de cura reside no transplante de medula óssea (TMO), que deve ser realizado levando-se em conta a idade do paciente, a presença de doador compatível e a fase da doença. Este procedimento apresenta melhores resultados quando realizado na fase crônica dentro do primeiro ano após o diagnóstico.

A conduta terapêutica na LMC considera: os inibidores de tirosina quinase como tratamento de escolha para LMC em fase crônica recém-diagnosticada.

A indicação do TMO alógeno deve ser considerada em: crianças, fases avançadas da LMC, casos de falha com o tratamento do imatinibe, pacientes jovens com doadores HLA idêntico.

Distúrbios Mieloproliferativos

A **LMC** é classificada como sendo um distúrbio "mieloproliferativo", caracterizado por hiperplasia medular da série granulocítica. Outras doenças hematológicas também fazem parte desta classificação, pois tem como característica a **ativação constitutiva de uma tirosinoquinase**.

Entre estas, a **policitemia vera** (PV), discutida anteriormente, é caracterizada pela mutação JAK2 V617F observada em mais de 90% dos casos e pela proliferação dos precursores eritroblásticos na medula óssea com aumento dos eritrócitos no sangue periférico.

A **mielofibrose** (MF) com a mesma mutação JAK2 V617F em cerca de 50% dos pacientes.

Apresenta quadro com proliferação de megacariócitos com atipias e monócitos. O aumento do fator de crescimento para fibroblastos (FGF) parece estar associado à fibrose da medula óssea e a metaplasia mieloide pode ser um achado presente.

Quadro 17-5. Diagnóstico Diferencial entre os Distúrbios Mieloproliferativos

	Eritrócitos	Leucócitos	Plaquetas	Esplenomeg.	NAP	Fibrose	Cr Ph'
LMC	N ou ↓	↑ ↑ ↑	↑	+++	↓ ou -	±	+
PV	↑ ↑	↑	↑	+	↑	±	-
MF	↓	↑	↑	+++	↑ ou N	+++	-
TE	N	N	↑ ↑ ↑	+	↑ ou N	±	-

NAP = fosfatase alcalina dos neutrófilos; Cr Ph' = cromossomo *Philadelfia*; LMC = leucemia mieloide crônica; PV = policitemia *vera*; TE = trombocitemia essencial; N = normal; MF = mielofibrose.

Anemia com eritroblastos e dacriócitos, além de esplenomegalias, também são observados.

A **trombocitemia essencial** (TE) é caracterizada pelo aumento de plaquetas (plaquetas > 450.000/mm^3) no hemograma. Plaquetas aumentadas, anemia e desvio à esquerda podem estar presentes. A mutação JAK2 V617F pode estar presente.

A **mastocitose sistêmica**, recentemente agregada a esta classificação, tem como característica a presença de mastócitos com mutação no c-*kit* D816V responsável pela proliferação, diferenciação, produção de mediadores e degranulação em diversos órgãos e tecidos. O diagnóstico é confirmado pela mutação e pela presença do infiltrado de mastócitos alongados no sangue ou medula óssea CD117 positivos e triptase sérica > 20 ng/mL.

O Quadro 17-5 ilustra as principais diferenças laboratoriais encontradas entre estas patologias.

BIBLIOGRAFIA

Bain BJ. Leukemia: diagnosis guide to the FAB classification. London: Wolfe, 1993. 116 p.

Chiattone CR, Falcão RP. Leucemia linfóide crônica: uma nova visão de uma velha doença. *Rev Bras de Hemat e Hemot* 2005;27(3):227-8.

Funke VAM, Bitencourt MA, Vigorito AC, Aranha FJ. Leucemia mieloide crônica e outras doenças mieloproliferativas crônicas. *Rev Bras de Hemat e Hemo* 2010;32:71-90.

Geyer HL, Mesa RA. Therapy for myeloproliferative neoplasms: when, which agent, and how? *Blood* 2014;124(24):3529-37.

Harmening D. *Clinical hematology and fundamentals of hemostasis,* 5th ed. Philadelphia: Davis Company, 2008.

Jandl JH. *Blood. Textbook of hematology,* 2th ed. New York: LittleBrown, 1996.

Lee GR, Bithell TC, Foerster J et al. *Wintrobe - Hematologia clínica.* São Paulo: Manole, 1998. v. I e II. 2623 p.

Lewis M, Bates I, Bain BJ. *Dacie and Lewis practical hematology*, 10th ed. Churchill Livingstone: Elsevier Science, 2006.

Lorand-Metze I. LLC: Critérios diagnósticos, imunofenotipagem e diagnóstico diferencial. *Rev Bras de Hemat e Hemot* 2005;27(4):233-6.

Zago MA, Falcão RP, Pasquini R. *Tratado de hematologia.* São Paulo: Atheneu, 2013. 1064 p.

LINFOMAS

CAPÍTULO 18

Os linfomas constituem processos neoplásicos do sistema linforreticular (linfócitos ou histiócitos). Geralmente acometem os gânglios ou nódulos linfáticos, sendo chamados de ganglionares ou linfonodais; mais raramente iniciam-se nos tecidos linfoides não ganglionares como trato alimentar, faringe, ovário ou pele, sendo chamados de extranodais.

Os linfomas atingem tecidos sólidos e constituem proliferações clonais de linfócitos B (preferencialmente), linfócitos T e de células reticulares.

Algumas condições parecem associadas ao maior risco de desenvolvimento de linfoma, como: infecções virais pelos vírus Epstein-Barr, HIV e HTLV-I/II, doenças autoimunes, exposição à radiação ionizante ou agentes tóxicos, imunodeficiência e transplante de órgãos. Estes fatores somados a fatores individuais estão relacionados com alterações citogenéticas que explicam parcialmente a gênese dos linfomas.

CLASSIFICAÇÃO

Desde 1960, a classificação dos linfomas vem sendo discutida e modificada. De modo geral, encontramos dois grandes grupos (Fig. 18-1):

- *Linfomas não Hodgkin (LNH):* constituem um grupo heterogêneo de neoplasias envolvendo a proliferação maligna das células linfoides nos órgãos linforreticulares (linfonodos, medula óssea, baço, fígado e trato gastrointestinal). Existe a proliferação de um clone anormal de um tipo celular de linfócitos que pode ser linfócito T, linfócito B, histiócitos ou células reticulares. Geralmente as células malignas invadem o sangue periférico e o diagnóstico pode confundir-se com o de algumas leucemias linfoides.

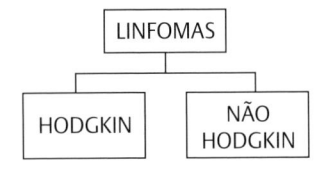

Fig. 18-1. Classificação geral dos linfomas.

- **Linfoma ou doença de Hodgkin:** o gânglio apresenta-se com pleomorfismo celular e a presença de uma célula típica, a célula de Reed-Sternberg. Histologicamente, mostra diferentes fases de evolução com uma miscelânea de células, incluindo linfócitos, histiócitos e plasmócitos. Este tipo de linfoma não acomete o sangue periférico.

Linfomas não Hodgkin (LNH)

O LNH é o sexto tipo de câncer mais comum nos Estados Unidos; cerca de 70.000 novos casos são diagnosticados anualmente em todos os grupos de idades. Sua incidência aumenta com a idade e a média de idade é de 50 anos.

Cerca de 80% dos LNH surge das células B, enquanto os restantes originam-se de células T ou células *natural killer*.

Frequentemente estão relacionados com alterações citogenéticas que resultam na perda de controle do ciclo celular.

Neste tipo de linfoma, são frequentes as translocações cromossômicas t(8;14), t(8;2), t(8;22) e t(14;18), envolvendo os proto-oncogenes c-myc do cromossomo 8, bcl-2 do cromossomo 18 e genes para imunoglobulinas dos cromossomos 2, 14 e 22.

Para compreender os linfomas é necessário conhecermos anatomicamente um gânglio linfático.

Encontramos três zonas principais no gânglio linfático:

1. Zona cortical ou folicular, onde predominam linfócitos B.
2. Zona paracortical entre os folículos contendo linfócitos T.
3. Zona medular com linfócitos B e plasmócitos.

Os monócitos, histiócitos e macrófagos distribuem-se por todo o gânglio.

Classificação dos LNH

Existem diversas classificações para os LNH, a de Rappaport modificada (Estados Unidos) é a mais simples e baseia-se no tipo celular, grau de diferenciação celular e padrão histológico do gânglio (nodular ou difuso); a de Kiel (Europa) está baseada no prognóstico do linfoma.

Atualmente é adotada uma Formulação Internacional (*working formulation*) (Quadro 18-1), que simplifica a classificação de Kiel e associa as características clínicas ao padrão histológico.

Em 1994, foi proposta uma nova classificação após uma revisão e análise por um grupo de americanos e europeus, denominada R.E.A.L (*Revised European-American Classification of Lymphomas*), que inclui os LNH, LH e as leucemias linfoides e, em 2001, foi elaborada uma Classificação das Neoplasias Hematopoéticas segundo a Organização Mundial da Saúde (OMS), incluindo os linfomas, para aceitação internacional. Tal classificação é valiosa porque incorpora imunofenótipo, genótipo e citogenética.

Quadro 18-1. Classificação dos Linfomas Não Hodgkin

Classificação Rappaport	Formulação Internacional
	"Baixo grau de malignidade"
Linfoma linfocítico diferenciado difuso	Linfoma de pequenos linfócitos (LLC)
Linfoma nodular pouco diferenciado	Linfoma folicular de pequenas células clivadas
Linfoma nodular linfocítico histiocítico	Linfoma folicular misto (células pequenas e grandes) "Grau de malignidade intermediário"
Linfoma histiocítico nodular	Linfoma folicular de grandes células
Linfoma difuso pouco diferenciado	Linfoma difuso de pequenas células clivadas
Linfoma difuso linfocítico histiocítico	Linfoma difuso misto (células grandes e pequenas)
Linfoma difuso histiocítico	Linfoma difuso de grandes células (clivadas ou não) "Alto grau de malignidade"
Linfoma difuso histiocítico	Linfoma imunoblástico (células grandes)
Linfoma linfoblástico	Linfoma linfoblástico
Linfoma difuso indiferenciado • Tipo Burkitt • Não Burkitt • Miscelânia – linfomas compostos, micose fungoide	Linfoma de células pequenas não clivadas • Tipo Burkitt

Os linfomas são também vulgarmente classificados como indolentes ou agressivos. Os linfomas indolentes progridem vagarosamente e respondem à terapia, mas não são curáveis com tratamento padrão. Os linfomas agressivos são rapidamente progressivos, mas respondem à terapia e, em geral, são curáveis.

Manifestações Clínicas e Laboratoriais dos LNH

Geralmente ocorre aumento dos linfonodos que se apresentam firmes e indolores. Nota-se, no decorrer da doença, aumento do baço e do fígado.

Podem ocorrer queixas de dores nas costas e pernas causadas por alguma compressão nervosa.

Em alguns pacientes com determinados tipos de linfoma pode ocorrer hipogamaglobulinemia predispondo o paciente a processos infecciosos.

A linfadenopatia indolor, associada à linfocitose ou presença de atipia linfocitária no hemograma, exige o diagnóstico diferencial para mononucleose infecciosa, toxoplasmose, citomegalovírus, infecção primária pelo HIV ou leucemia. A síndrome de Duncan (síndrome linfoproliferativa ligada ao X) também deve ser descartada. Os achados na radiografia do tórax podem assemelhar-se ao carcinoma pulmonar, à sarcoidose ou à tuberculose. A biópsia de linfonodo é realizada se houver confirmação de linfadenopatia em radiografia de tórax, TC ou PET.

Confirmado o LNH, o hemograma mostra anemia normocítica e normocrômica e leucocitose com linfocitose moderada. As plaquetas estão normais. A medula óssea encontra-se por vezes infiltrada de células linfomatosas. A imunofenotipagem, utilizando anticorpos monoclonais para as linhagens B e T, caracteriza o tipo de linfoma.

A biópsia do gânglio identifica o tipo de linfoma e as alterações estruturais dos linfonodos acompanhadas, muitas vezes, de necrose e fibrose ganglionar.

Prognóstico e Tratamento dos LNH

O prognóstico varia de acordo com o local e a extensão do acometimento. O estadiamento de Ann Arbor (EUA, 1971) pode ser utilizado para avaliação clínica e patológica destes linfomas. Os pacientes com linfomas das células T têm quase sempre prognóstico pior do que aqueles com os linfomas de células B, mas fatores de risco como idade acima de 60 anos, níveis elevados de DHL e estadiamento também interferem no prognóstico.

O tratamento depende do tipo histológico encontrado. Geralmente utiliza quimioterapia que pode estar associada à imunoterapia com anticorpo monoclonal anti-CD20. A radioterapia é recomendada nos casos onde o tumor é localizado. O transplante hematopoético de células-tronco é indicado conforme o caso.

A imunoterapia dos linfomas indolentes e recidivados tem progredido por meio do desenvolvimento de anticorpos monoclonais como o anti-CD20, anti--CD22, anti-CD52 para linfomas do tipo B e anti-CD7 para linfomas do tipo T e visam melhorar o prognóstico e a sobrevida dos pacientes.

Linfoma de Hodgkin

Constitui uma neoplasia clonal que difere dos outros linfomas pelo pleomorfismo celular encontrado. A etiologia deste linfoma permanece duvidosa, mas parece associada a doenças que alteram a resposta imune. Existe ainda uma incidência aumentada comprovada após infecção pelo vírus Epstein-Barr e vírus HIV. Aparece em qualquer idade, sendo raro em crianças e mais frequente no gênero masculino. Tem como características clínicas o aumento dos linfonodos, sem dor espontânea ou à palpação.

Este tipo de linfoma possui uma célula característica importante para o diagnóstico: a "célula de Reed-Sternberg" (Fig. 18-2), que constitui um linfócito B neoplásico uni ou binucleado, às vezes em imagem espelhar (célula em espelho). O núcleo apresenta um nucléolo proeminente com um halo claro perinuclear. São vistas, também, células com só um núcleo (célula de Hodgkin) que sozinhas não tem valor diagnóstico.

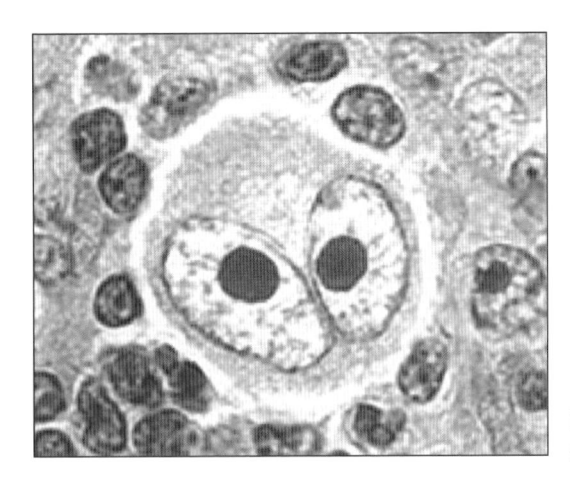

Fig. 18-2. Célula de Reed Sternberg (célula em espelho).

Classificação Histopatológica do Linfoma de Hodgkin (OMS, 2001)

1. **Predominância linfocítica nodular:** compreende 5% dos casos e caracteriza-se pelo predomínio de linfócitos pequenos com raros histiócitos e ausência de células de Reed-Sternberg (RS). Ocorre no início da doença, tem prognóstico favorável e a arquitetura do gânglio é preservada, sendo escassas a fibrose e a necrose. Apresenta CD20 positivo e CD15 e CD30 negativos.
2. **Linfoma de Hodgkin clássico:** (95% dos casos com CD15 E CD30 positivos).
- Esclerose nodular: com incidência de 70%, o parênquima ganglionar é formado por nódulos de tecido linfoide separados por fibras colágenas (tecido fibroso denso). Observam-se células de Hodgkin atípicas em espaços lacunares.
- Rico em linfócitos: apresenta raras células de RS entre numerosos linfócitos pequenos com poucos eosinófilos e plasmócitos. Escassa fibrose e necrose. Incidência de 5%.
- Celularidade mista: o gânglio apresenta uma composição heterogênea de células, como linfócitos, histiócitos, neutrófilos, eosinófilos, células plasmáticas e um grau moderado de fibrose, com ou sem focos necróticos. As células de Reed-Sternberg são numerosas e o prognóstico nesses casos é intermediário, um subtipo agressivo, mas altamente curável. Atinge 20% dos casos.
- Depleção linfocítica: o gânglio apresenta um número disperso de linfócitos, uma distribuição desordenada das fibras de reticulina, com proliferação fibroblástica, raras células de Reed-Sternberg e raros linfócitos. A necrose está quase sempre presente. É menos frequente e de prognóstico ruim, visto que, com a depleção linfocitária, temos diminuição da resistência do paciente.

Manifestações Clínicas e Laboratoriais

A doença de Hodgkin tem origem em um único foco anatômico (90% nos linfonodos) e dissemina-se dos gânglios para o baço, fígado e medula óssea. A queixa inicial é a adenopatia indolor geralmente cervical (85%) e mediastinal (15%) determinada por radiografia. O paciente manifesta sintomas como febre, fadiga, sudorese noturna, prurido ou perda de peso. Pode apresentar esplenomegalia discreta com ou sem envolvimento hepático.

O **hemograma** em geral não mostra alterações. A anemia, quando presente, é normocítica e normocrômica com reticulócitos normais ou diminuídos. Observam-se leucócitos normais ou ligeira leucocitose. A neutrofilia associada à linfopenia é um fator de mau prognóstico. A eosinofilia é rara, mas, quando ocorre, é alta. Plasmócitos e linfócitos com nucléolos e de aspecto anormal podem ser encontrados. A medula óssea raramente é atingida e as células não invadem o sangue periférico. A biópsia do gânglio mostra células de Reed-Sternberg binucleadas patognomônicas, sendo, portanto, indispensável.

Os exames bioquímicos podem mostrar aumento da DHL (desidrogenase lática) em 30 a 40% dos casos e diminuição do ferro sérico.

Os exames de imagem são utilizados para o estadiamento e monitoramento da doença. Assim, as radiografias de tórax e a tomografia computadorizada (TC) são utilizados para detectar envolvimento intratorácico, intra-abdominal e pélvico. A tomografia por emissão de pósitrons (PET-SCAN) também é útil no estadiamento e na detecção de pequenos focos de doença residual depois do tratamento.

Prognóstico e Tratamento

No linfoma de Hodgkin clássico, a sobrevida livre da doença por 5 anos após terapia é considerada como cura. A recaída é muito rara após 5 anos. Quimioterapia com ou sem radioterapia atinge a cura em 70 a 80% dos pacientes. O tratamento consiste na combinação da quimioterapia de combinação e, por vezes, radioterapia, e é adequado aos diferentes estágios de progressão da doença. O prognóstico está relacionado com a quantidade de massa tumoral, tipo histológico, estadiamento e idade do paciente.

São candidatos ao transplante de medula óssea os pacientes com LH de alto risco que apresentem idade inferior a 40 anos e doador compatível.

BIBLIOGRAFIA

Beutler E *et al. Williams Hematology*, 8th ed. São Paulo: McGraw-Hill, 2006.
Harmening D. *Clinical hematology and fundamentals of hemostasis*, 5th ed. Philadelphia: Davis Company, 2008.
Henry JB. *Diagnósticos clínicos e conduta terapêutica por exames laboratoriais*, 21. ed, São Paulo, Manole, 2012, 1664 p.
Jandl JH. *Blood. Textbook of hematology*, 2th ed. New York: Little Brown, 1996.
Lee GR, Bithell TC, Foerster J *et al. Wintrobe Hematologia Clínica*. São Paulo: Manole, 1998. v. I e II. 2623 p.
Lewis M, Bates I, Bain BJ. *Dacie and Lewis practical hematology*, 10th ed. Churchill Livingstone: Elsevier Science; 2006.

Lorenzi, T. *Manual de hematologia-propedêutica e clínica*, 4. ed. Rio de Janeiro: Medsi, 2006. 710 p.
Schiffman FJ. *Fisiopatologia hematológica*. São Paulo: Ed Santos, 2004. 388 p.
Spector N. Abordagem atual dos pacientes com doença de Hodgkin. *Rev Bras Hemat Hemot* 2004;26(1):35-42.
Zago MA, Falcão RP, Pasquini R. *Tratado de hematologia*. São Paulo: Atheneu, 2013. 1064 p.

MIELOMA MÚLTIPLO

O mieloma múltiplo (MM) é a segunda neoplasia hematológica mais frequente. Até os dias de hoje é ainda uma doença incurável, tendo como principal objetivo do seu tratamento aumentar a sobrevida e a qualidade de vida dos pacientes. As recentes pesquisas realizadas nesta área vêm permitindo o entendimento da patogênese do mieloma.

Sua principal característica é a proliferação de plasmócitos neoplásicos envolvendo diferentes fenômenos moleculares que, atualmente, com auxílio das técnicas de biologia molecular e imunofenotipagem, permitem estratificar os pacientes em diferentes grupos de risco.

PLASMÓCITOS E IMUNOGLOBULINAS

Embora a função dos plasmócitos como células produtoras de anticorpos tenha sido definida em 1937, sua origem a partir de linfócitos B só foi estabelecida em meados da década de 1960.

Os plasmócitos de indivíduos normais caracterizam-se pela presença dos antígenos CD45, CD19, CD20, CD38, CD138, presença de imunoglobulina citoplasmática policlonal e ausência de imunoglobulina de superfície.

As imunoglobulinas (Ig) ou anticorpos são moléculas secretadas pelos plasmócitos, formadas por quatro cadeias polipeptídicas, sendo duas cadeias leves (L) e duas cadeias pesadas (H), unidas entre si por ligações dissulfídicas. Constituem 20% das proteínas encontradas no plasma.

Há dois tipos de cadeias leves, κ (*Kappa*) ou λ (*Lambda*), e cinco tipos de cadeias pesadas, γ (*Gamma*), α (*Alpha*), μ (*Mu*), δ (*Delta*) e ε (*Épsilon*). As cadeias pesadas é que definem as cinco diferentes classes de imunoglobulinas (IgM, IgG, IgA, IgE, IgD); suas características estão relacionadas no Quadro 19-1.

Os anticorpos **IgG** são formados, principalmente, após resposta secundária ao estímulo antigênico e são cruciais na defesa do organismo contra as infecções (Fig. 19-1).

Os anticorpos **IgA** também são encontrados no plasma, mas sua maior ocorrência se dá nas secreções externas (colostro, lágrimas, saliva, secreções brônquicas e gastrointestinais), onde se apresentam como dímeros conjugados a uma

Quadro 19-1. Propriedades das Imunoglobulinas

	IgG	IgA	IgM	IgD	IgE
Concentração no soro (mg/100 mL)	1,0-1,4	0,2-0,3	0,04-0,15	0,003	-
Distribuição no organismo	Fluidos intra e extravasc.	Secreções internas e intravasc.	Intravasc.	?	Pele, ap. resp. tubo dig.
Coeficiente de sedimentação	75	75 ou 115	195	75	85
Vida média em dias	23	6	5	3	3
Peso molecular	150.000	180.000 ou 390.000	900.000	150.000	200.000
Ligação a complemento	+	-	+	-	-
Atravessa a placenta	+	-	-	-	-

terceira molécula – peça secretora – constituindo a IgA secretora, molécula de papel fundamental na imunidade das mucosas.

Os anticorpos **IgM** constituem a primeira classe de Ig sintetizada pelos linfócitos B e, também, a primeira a ser detectada após exposição a um antígeno, participando da resposta imune primária (p. ex., isoaglutininas anti-A e anti-B, crioaglutininas, fator reumatoide, anticorpo de Wasserman).

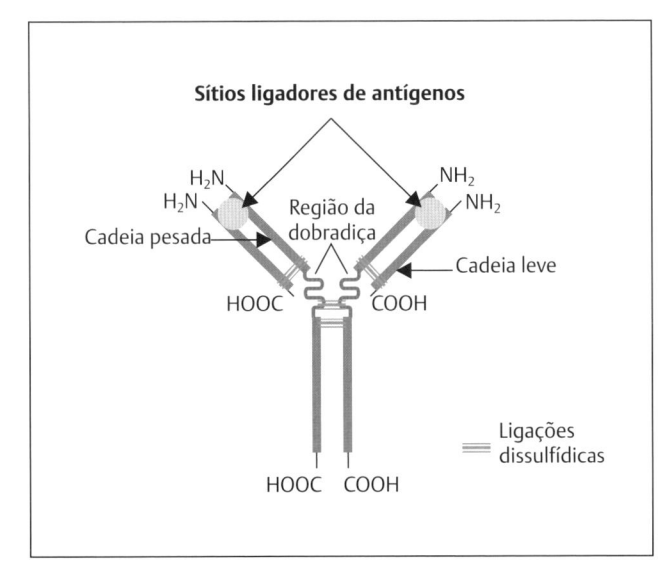

Fig. 19-1. Representação esquemática da IgG.

A **IgD** é a classe de Ig expressa, juntamente com a IgM, na superfície dos linfócitos B maduros.

As imunoglobulinas **IgE** são a classe de anticorpos envolvidos nas situações de hipersensibilidade imediata (alergias, asma, febre do feno). São produzidas numa primeira exposição ao alérgeno, sensibilizando mastócitos e basófilos que, em uma segunda exposição ao alérgeno, são estimulados a liberar histamina promovendo a reação alérgica.

A presença de uma classe de imunoglobulina em grandes quantidades no soro, secretadas por plasmócitos de um clone anormal em pacientes com doenças neoplásicas permitiu o estudo e o conhecimento da estrutura e das propriedades físico-químicas dessas moléculas, classificando tais patologias como "gamopatias monoclonais".

A maioria dos casos de MM, apresenta imunoglobulina IgG, ocasionalmente IgA e raramente IgD, IgE ou IgM. A imunofenotipagem dos plasmócitos malignos mostra ausência de marcadores CD19 e CD20 e presença de CD38, CD56 e CD79 além da molécula de adesão CD138.

FISIOPATOLOGIA DO MIELOMA MÚLTIPLO

O MM é uma patologia que se caracteriza pela proliferação de plasmócitos neoplásicos em nódulos ou difusamente na medula óssea. Esses plasmócitos têm origem monoclonal e produzem altos níveis de uma determinada classe de imunoglobulinas, sem função conhecida, denominada **proteína M**. A doença é, portanto, considerada uma gamopatia monoclonal cuja característica, na eletroforese de proteínas do soro, é a presença de uma banda estreita, intensamente corada, na região gama, resultante da síntese de quantidades muito aumentadas de uma classe de Ig.

A produção de grande quantidade de moléculas de Ig iguais, todas de mesma classe e mesma especificidade, é um marcador da doença. A classe de Ig pode ser caracterizada por imunoeletroforese, sendo a maioria dos casos da classe IgG (52%), seguida de IgA (25%). Entre outras variantes das gamopatias monoclonais estão a "gamopatia monoclonal de significado indeterminado" (MGUS), a amiloidose, macroglobulinemia de Waldenström e leucemia plasmocitária.

As células neoplásicas do MM apresentam uma complexa combinação de alterações genéticas. Aneuploidia ou hiperdiploidias são frequentes. As translocações de IgH (cadeia pesada) são eventos comuns e parecem ser iniciais e fundamentais na patogênese do mieloma a exemplo da t(4;14) e t(14;16) que estão associadas ao pior prognóstico da doença.

Os plasmócitos malignos e as células do estroma medular produzem fatores ativadores dos osteoclastos (OAFs), a exemplo da IL-1β, que estimula a reabsorção óssea e da IL-6 que induz a produção de osteoclastos, ambas contribuindo para as lesões líticas na doença.

A infiltração dos plasmócitos na medula óssea diminui a produção das linhagens normais levando a anemia, infecção e sangramento. A anemia no MM é uma condição frequente e tem seu mecanismo associado à anemia de doença crônica (ADC). A principal causa de morte é a infecção bacteriana atribuída principalmente à imunodeficiência associada à doença de base ou ao tratamento recebido ao longo do curso da doença.

MANIFESTAÇÕES CLÍNICAS

A doença é rara antes dos 40 anos de idade. A média de idade é de 60,5 anos e afeta mais o sexo masculino. Clinicamente, caracteriza-se por dores ósseas; a radiografia do esqueleto demonstra lesões osteolíticas principalmente na coluna vertebral e crânio. Tal manifestação clínica está relacionada com a destruição óssea que resulta de um desequilíbrio na formação e reabsorção óssea causado pela secreção de citocinas inflamatórias.

O paciente se queixa de fadiga associada a anemia, perda de peso e sudorese noturna. É comum a infecção renal e/ou respiratória. Os sintomas mais comuns incluem: náuseas, falta de ar, poliúria, diarreias e podem ser determinados por hipercalcemia e calciúria.

A insuficiência renal causada pela precipitação das proteínas do MM nos túbulos renais, a deficiência imunológica e manifestações neurológicas constituem as consequências de maior gravidade da doença.

A amiloidose secundária ao mieloma (deposição das cadeias leves de imunoglobulinas) pode determinar inúmeras condições patológicas, dependendo do local de sua deposição (miocárdio, articulações, rins). A síndrome de hiperviscosidade pode ocorrer em decorrência da alta concentração de imunoglobulinas circulantes, especialmente no MM da classe IgM.

ACHADOS LABORATORIAIS

Hemograma

Observa-se anemia normocítica normocrômica resultante da insuficiência medular. As hemácias provocadas por hipergamaglobulinemia tendem a aglutinar e formar pilhas denominadas de *rouleaux*. A velocidade de hemossedimentação é maior que 100 mm/hora.

A presença do fundo rosado de aspecto granular no esfregaço resulta da coloração do plasma hiperproteico.

Cerca de 15% dos pacientes apresentam plasmócitos no sangue periférico conforme ilustra a Figura 19-2. A medula exibe infiltração por plasmócitos muitas vezes dismórficos ou vacuolizados denominados de *mott cells*.

Plaquetopenia ou plaquetopatia geralmente estão presentes e podem ocasionar sangramento. Não raro também ocorrem episódios de trombose.

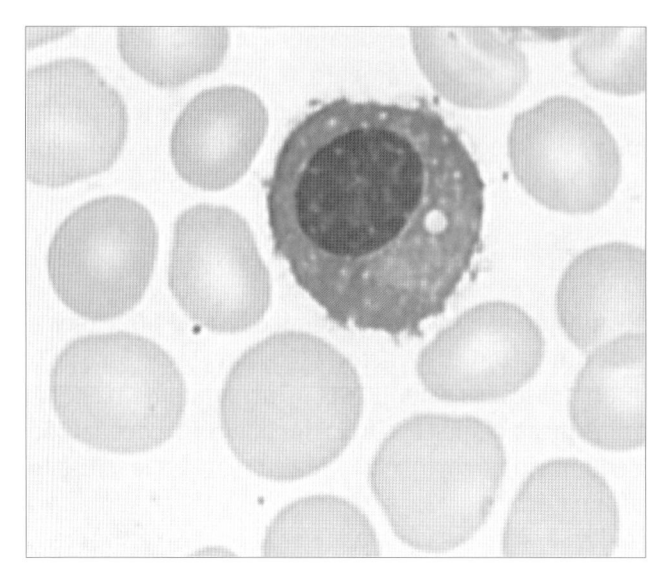

Fig. 19-2. Plasmócito.

Testes Bioquímicos

Entre os achados bioquímicos, a hipercalcemia é comum e pode contribuir para insuficiência renal. De acordo com a Fundação Internacional de Mieloma, as dosagens de albumina e β2 microglobulina devem ser realizadas e vêm contribuir para classificação dos pacientes em grupos de risco. Alguns autores determinam que a associação entre a massa tumoral e a creatinina sérica constitui um indicador prognóstico da sobrevida.

Alguns pacientes portadores de mieloma múltiplo produzem grandes quantidades de cadeias leves isoladas que se apresentam no soro como dímeros de baixo peso molecular, por isso são ultrafiltradas pelo rim e são encontradas na urina recebendo o nome de "proteína de Bence Jones". Estas proteínas podem aderir-se umas as outras causando amiloidose ou doença da deposição de cadeias leves.

A eletroforese de proteínas mostra um pico monoclonal na fração das gamaglobulinas (Fig. 19-3).

O diagnóstico do MM baseia-se na tríade:
- *Gamopatia monoclonal:* eletroforese de proteínas.
- *Mielograma:* evidência de plasmócitos atípicos.
- *Radiografia:* observação de lesões osteolíticas.

Outros exames laboratoriais como a dosagem de cálcio, fosfatase alcalina, ácido úrico, ureia e creatinina são úteis para avaliar o grau das lesões ósseas e a insuficiência renal.

A imunofenotipagem de células do sangue e da medula óssea para pesquisa dos marcadores de plasmócitos é uma importante ferramenta para o diagnóstico, prognóstico e monitoramento da doença. A Figura 19-4 expõe, de forma sintética

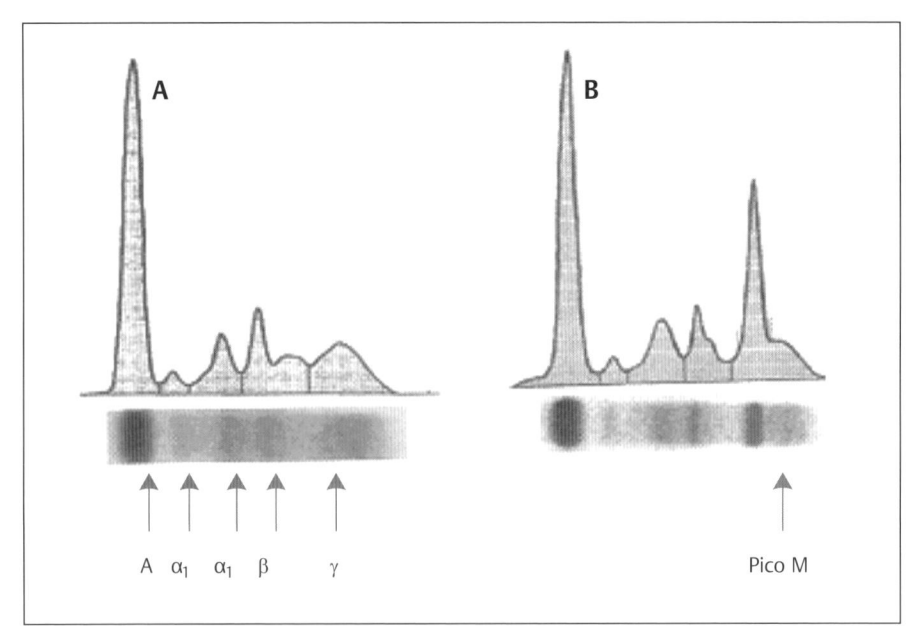

Fig. 19-3. Padrão eletroforético das proteínas. (**A**) Padrão normal; (**B**) no mieloma múltiplo é possível observar, na região das gamaglobulinas, um pico monoclonal com base estreita (proteína M). Fonte: Bottini, 2007.

e objetiva, a conduta e o fluxograma de exames que devem ser utilizados para confirmação do mieloma múltiplo.

PROGNÓSTICO E TRATAMENTO

O prognóstico no mieloma múltiplo é determinado pelo infiltrado de plasmócitos e propriedades específicas inerentes às células do mieloma em determinado paciente. A combinação da avaliação de β_2 microglobulina e albumina séricas possibilitam um sistema de estadiamento simples e confiável.

A finalidade do tratamento visa melhorar a qualidade de vida do paciente, controlando os efeitos da doença. Neste sentido, o uso de bisfosfonatos pode reduzir a destruição óssea significativamente e melhorar a hipercalcemia; os antibióticos e as vacinas são úteis na prevenção e combate às infecções e a eritropoetina pode ser utilizada para melhorar a anemia e os sintomas que a acompanham.

Para o tratamento do MM, a quimioterapia é o método de escolha e as drogas mais utilizadas são o Melphalan e a prednisona. Esquemas agressivos são utilizados apenas em casos de pacientes jovens e quando a doença apresenta sinais de progressão evidente. A progressão da doença tem sido correlacionada ao grau de neoangiogênese do estroma celular do MM que parece estar associado à secreção anormal de citocinas e fatores de crescimento. A utilização de substâncias como a talidomida, inibidores da produção de citocinas e indutores de apoptose vêm

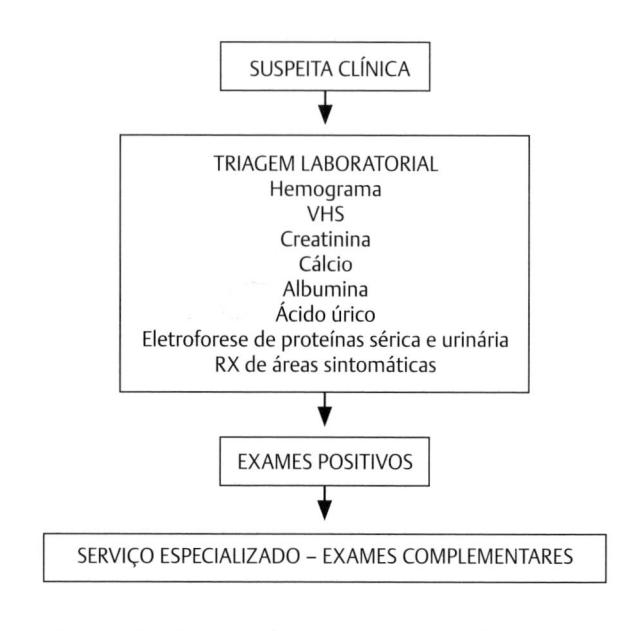

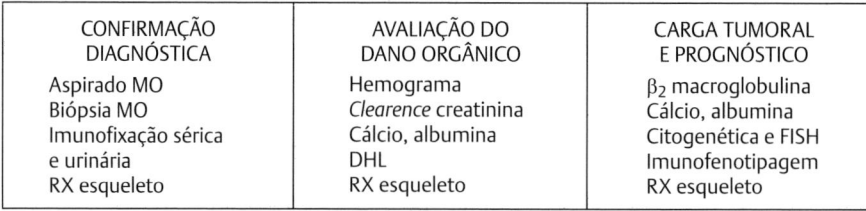

```
┌─────────────────────┐
│  SUSPEITA CLÍNICA   │
└──────────┬──────────┘
           ▼
┌─────────────────────────────────────────────┐
│           TRIAGEM LABORATORIAL              │
│                Hemograma                    │
│                   VHS                       │
│                Creatinina                   │
│                  Cálcio                     │
│                 Albumina                    │
│                Ácido úrico                  │
│  Eletroforese de proteínas sérica e urinária│
│         RX de áreas sintomáticas            │
└──────────────────────┬──────────────────────┘
                       ▼
           ┌─────────────────────┐
           │  EXAMES POSITIVOS   │
           └──────────┬──────────┘
                      ▼
┌─────────────────────────────────────────────┐
│ SERVIÇO ESPECIALIZADO – EXAMES COMPLEMENTARES│
└─────────────────────────────────────────────┘
```

CONFIRMAÇÃO DIAGNÓSTICA	AVALIAÇÃO DO DANO ORGÂNICO	CARGA TUMORAL E PROGNÓSTICO
Aspirado MO	Hemograma	β₂ macroglobulina
Biópsia MO	*Clearence* creatinina	Cálcio, albumina
Imunofixação sérica	Cálcio, albumina	Citogenética e FISH
e urinária	DHL	Imunofenotipagem
RX esqueleto	RX esqueleto	RX esqueleto

Fig. 19-4. Fluxograma para abordagem diagnóstica do paciente com suspeita clínica de mieloma múltiplo. Fonte: Bottini, 2007.

apresentando bons resultados em doentes com MM submetidos ao TMO e que apresentaram recidiva da doença.

O TMO alógeno é indicado em pacientes mais jovens após quimioterapia agressiva. O TMO autólogo ou de células CD34 do sangue periférico tem sido realizado em pacientes com mais de 60 anos com algum sucesso.

BIBLIOGRAFIA

Bottini PV. Testes laboratoriais para avaliação do componente monoclonal. *Rev Bras Hemat Hemot* 2007;29(1):23-7.

Funari MFA, Guerra JCC, Ferreira E *et al*. Mieloma múltiplo: 50 casos diagnosticados por citometria de fluxo. *Rev Bras Hemat Hemot* 2005;27(1):31-6.

Harmening D. *Clinical hematology and fundamentals of hemostasis*, 5th ed. Philadelphia: Davis Company, 2008.

Henry JB. *Diagnósticos clínicos e conduta terapêutica por exames laboratoriais*, 21. ed. São Paulo: Manole, 2012. 1664 p.

Hungria VTM. Mieloma múltiplo – avanços no tratamento. (Acesso em 2012 out. 12). *Revista Brasileira de Medicina* 2012:37-42. Disponível em: http://www.cibersaude.com.br/include/mieloma.pdf.

Lewis M, Bates I, Bain BJ. *Dacie and Lewis practical hematology*, 10th ed. Churchill Livingstone: Elsevier Science, 2006.

Zago MA, Falcão RP, Pasquini R. *Tratado de hematologia.* São Paulo: Atheneu, 2013. 1064 p.

TRANSPLANTE DE MEDULA ÓSSEA/ TRANSPLANTE DE CÉLULAS-TRONCO HEMATOPOÉTICAS

CAPÍTULO 20

O transplante de medula óssea (TMO) é um tipo de tratamento que consiste em substituir as células da medula doente ou deficitária por uma medula saudável. Foi inicialmente utilizado para tratar indivíduos expostos à irradiação que desenvolveram falência do sistema hematopoético. Doenças neoplásicas das células sanguíneas, aplasias medulares ou, ainda, doenças genéticas do sangue, são candidatas a este procedimento onde as células-tronco hematopoéticas presentes na medula óssea do doador tem como objetivo reconstruir o órgão hematopoético doente.

As células-tronco hematopoéticas também podem ser obtidas pelo sangue periférico coletadas por aférese, após estímulo por fatores de crescimento, ou pelo sangue do cordão umbilical, coletadas após o nascimento do bebê. Para estes procedimentos utiliza-se o termo "transplante de células-tronco hematopoéticas" (TCTH).

De acordo com o **tipo de doador**, o TMO pode ser classificado em:

A) **Autólogo:** quando a célula-tronco hematopoética é obtida do próprio paciente.
B) **Alógeno:** quando a célula-tronco hematopoética é obtida de outro doador aparentado ou não.
C) **Singênico:** quando o doador é um gêmeo univitelino.

Com relação à **fonte de células-tronco hematopoéticas**, o TMO pode ser realizado a partir de células obtidas da medula óssea, do sangue periférico ou do sangue de cordão umbilical (SCU).

- A obtenção de células da medula óssea requer múltiplas punções da crista ilíaca do doador sob anestesia e deve fornecer um número equivalente a 2×10^8 células-tronco (CD34 positivas) para garantir a pega do transplante.
- No sangue periférico existe menor quantidade de células-tronco hematopoéticas CD34 positivas, havendo necessidade de mobilização destas da medula óssea para circulação utilizando fatores de crescimento, como GM-CSF ou G-CSF. Nesse caso, o doador faz uso destes fatores por 5 dias com o objetivo de aumentar

o número de células-tronco circulantes no seu sangue e, em seguida, faz a coleta seletiva por meio de um equipamento de *aférese*, perfazendo um total de 3 a 5 × 10^6/kg células CD34 positivas.
- O sangue de cordão umbilical é rico em células progenitoras e tem sido utilizado com sucesso para o TCTH. A limitação do procedimento, neste caso, se deve ao pequeno volume de sangue obtido a cada coleta, que torna o procedimento inviável para um adulto de 70 kg. Após o nascimento, cerca de 70 a 100 mL de sangue que permanecem no cordão e na placenta são drenados para uma bolsa de coleta. Em seguida, no laboratório de processamento, as células-tronco são separadas e preparadas para o congelamento. Estas células podem permanecer armazenadas por vários anos nos bancos públicos de sangue de cordão umbilical e placentário, e disponíveis para serem transplantadas.

INDICAÇÕES

É indicado, principalmente, em doenças hematológicas e oncológicas (Quadro 20-1), dependendo de alguns critérios como: disponibilidade do doador compatível, estágio da doença, idade do paciente, condições cardiovasculares, função hepática e renal além do número de transfusões recebidas. Recomenda-se, de preferência, aos pacientes jovens (com menos de 30 anos) que tenham doador compatível. Independentemente do tipo de TMO utilizado, o paciente é submetido a um regime de condicionamento que tem por objetivo reduzir ou erradicar a doença existente induzindo uma imunossupressão com agentes quimioterápicos em altas doses para que o receptor aceite o enxerto.

Quadro 20-1. Indicações do Transplante de Medula Óssea

Doenças Onco-Hematológicas	Doenças Hematológicas	Doenças Oncológicas
Leucemias agudas	Anemia aplástica grave	Tumor de testículo
Leucemia mieloide crônica	Anemia de Fanconi	Tumor de mama
Mielodisplasia	Hemoglobinopatias	Tumor de ovário
Linfomas não Hodgkin	Aplasia congênita da série vermelha	Neuroblastoma
Doença de Hodgkin	Hemoglobinúria paroxística noturna	Outros tumores
Mieloma múltiplo	Imunodeficiência severa combinada	
Mielofibrose	Osteopetrose	
Outras doenças	Síndrome de Wiskott-Aldrich	

TRANSPLANTE ALÓGENO

Inicialmente deve ser realizada a seleção do doador com grau adequado de compatibilidade (doador HLA compatível relacionado ou não). Este tipo de transplante apresenta a vantagem de se utilizar uma medula óssea sadia, porém, as desvantagens são a disponibilidade de doadores e o risco de doença enxerto *versus* hospedeiro (DEVH).

Após o diagnóstico da doença e definida a necessidade e viabilidade da técnica de TMO para o paciente, busca-se um doador compatível preferencialmente familiar. Esta compatibilidade tecidual é determinada por um conjunto de genes localizados no cromossomo 6 que formam o sistema HLA. Com base nas leis de genética, as chances de um indivíduo encontrar um doador ideal entre irmãos (mesmo pai e mesma mãe) é de 35%.

Quando não existe a histocompatibilidade, recorre-se aos Bancos de Medula Óssea e Registro Nacional de Doadores (REDOME) que possuem o cadastro de doadores voluntários.

Em seguida inicia-se o regime de condicionamento no paciente, que inclui o uso de quimioterapia em altas doses acompanhada ou não de radioterapia para remover as células malignas e suprimir o sistema imunológico prevenindo a rejeição do transplante alógeno.

A medula óssea do doador é retirada das cristas ilíacas posteriores, através de várias punções perfazendo um total de 10 a 15 mL de medula óssea por quilo de peso. A coleta é feita com seringas heparinizadas, a MO é filtrada e imediatamente transferida para bolsas de transfusão.

No **dia zero** do tratamento condicionante, o paciente receberá por via endovenosa as células-tronco hematopoéticas da medula do doador que migram para as cavidades ósseas livres, ali deixadas pelo regime de condicionamento para alojamento replicação e diferenciação em células hematopoéticas maduras.

Após o transplante, a recuperação da MO ocorre de uma forma setorial em diferentes fases. Os leucócitos são os primeiros a serem produzidos, normalmente seguidos pelos eritrócitos e plaquetas. Este processo de repopulação da medula óssea deve ter início dentro de 2 a 4 semanas e completar-se aos 3 meses. A pega do enxerto ocorre em mais de 95% dos pacientes e de uma maneira geral, os resultados do TMO variam com 15 a 90% de chance de cura e uma média em torno de 50% na maioria das doenças.

COMPLICAÇÕES DO TRANSPLANTE DE MEDULA ÓSSEA

Podem ser agudas e geralmente ocorrem durante os três primeiros meses após o TMO ou crônicas. Entre as complicações agudas estão implicados, principalmente, os efeitos colaterais do regime de condicionamento, infecções fúngicas, bacterianas ou virais, a doença enxerto *versus* hospedeiro aguda relacionada com lesão tecidual epitelial e tem como principais alvos a pele, o fígado e o trato digestório e a falência no enxertamento da medula óssea.

Entre as crônicas temos a DEVH crônica (quando persiste por mais de 3 meses) que ocorre quando a medula doada reconhece o receptor como estranho, e os linfócitos T passam a atacar, especificamente, moléculas dos antígenos de classe II do MHC com manifestações cutâneas e hepáticas que aparecem de forma limitada ou extensa. Outras complicações incluem a rejeição do enxerto, a recaída das doenças malignas e em nosso meio, a infecção pelo CMV deve ser considerada pois representa um importante risco para os transplantes alógenos.

Nos últimos anos, os resultados após o TMO alógeno exibem o seguinte panorama de sobrevida livre de doença conforme o tipo de patologia presente:

- Leucemia linfoide aguda (LLA): sobrevida de 60% em primeira remissão e 40% em segunda remissão.
- Leucemia mieloide aguda (LMA): sobrevida de 56% em primeira remissão e 38% em segunda remissão.
- Anemia aplástica severa (AAS):
  - Pacientes < 16 anos = 73%.
  - Pacientes > 50 anos = 50%.

É importante relatar que para determinadas doenças hematológicas malignas, o TMO alógeno é o único procedimento capaz de determinar a cura definitiva, nestes casos o insucesso parece estar relacionado com o índice de recaída que vem sendo tratado e revertido com infusão de linfócitos do doador.

BIBLIOGRAFIA

Beutler E et al. Williams, Hematology, 8th ed. São Paulo: McGraw-Hill, 2006.
Bordin JO, Langhi Jr DM, Covas DT. Hemoterapia, Fundamentos e Prática. São Paulo: Atheneu, 2007. 632 p.
Lee GR, Bithell TC, Foerster J et al. Wintrobe, Hematologia clínica. São Paulo: Manole, 1998. v. I e II. 2623 p.
Lewis M, Bates I, Bain BJ. Dacie and Lewis practical hematology, 10th ed. Churchill Livingstone: Elsevier Science; 2006.
Lorenzi T. Manual de hematologia-propedêutica e clínica, 4. ed. Rio de Janeiro: Medsi, 2006. 710 p.
Schiffman FJ. Fisiopatologia hematológica. São Paulo: Ed. Santos, 2004. 388 p.
Instituto Nacional de Câncer. REDOME – Registro Brasileiro de Doadores de Medula Óssea. Disponível em: www.sbtmo.org.br/redome.php. Acesso em: 28/08/2018.
Zago MA, Falcão RP, Pasquini R. Tratado de hematologia. São Paulo: Atheneu, 2013. 1064 p.

Parte 3 Outras Doenças de Interesse Hematológico

MONONUCLEOSE INFECCIOSA

CAPÍTULO 21

A mononucleose infecciosa constitui uma doença febril aguda causada, principalmente, pelo vírus Epstein-Barr (EBV) e tem como características clínicas e laboratoriais:

- Adenopatia cervical, faringite, febre e esplenomegalia frequentes.
- Linfocitose no sangue periférico com grande número de linfócitos atípicos.
- Teste sorológico para pesquisa de anticorpos contra antígenos específicos do EBV.
- Detecção de anticorpos heterófilos (monoteste e reação de Paul Bunnell).

O termo "mononucleose" refere-se ao aumento de um tipo de leucócito, o linfócito atípico na circulação sanguínea como resultado da infecção por EBV.

O EBV pertence à família *herpesviridae* que infecta, preferencialmente, linfócitos B. A transmissão do vírus ocorre pela secreção oral e seu período de incubação é de aproximadamente 30 a 50 dias. A saliva é o método primário de transmissão. A mononucleose infecciosa recebe o nome comum de "doença do beijo" em decorrência de sua forma prevalente de transmissão entre os adolescentes com pico de incidência entre jovens com idade entre 15 a 25 anos. A infecção geralmente é assintomática em crianças e, em adultos, a maioria dos casos com teste de anticorpo negativo está relacionada com os casos de citomegalovírus IgG positivo.

O indivíduo com mononucleose apresenta o anticorpo contra o vírus EB no soro que persiste durante anos na circulação. Em alguns casos é impossível demonstrar o agente etiológico da doença sendo muito provável que outros vírus e outros fatores possam desencadear o mesmo quadro. O quadro clínico apresenta um pico em 7 dias, persistindo por 1 a 3 semanas e geralmente tem evolução benigna. Raramente a infecção evolui de forma crônica ativa.

Existem evidências associando o EBV a neoplasias; é o caso do carcinoma nasofaríngeo, linfoma de Burkitt, doença de Hodgkin e outras doenças linfoproliferativas.

O diagnóstico é baseado no exame clínico que demonstra febre e adenomegalia, no exame do sangue periférico com presença de linfócitos atípicos e no estudo sorológico para anticorpos anti-EBV.

DIAGNÓSTICO LABORATORIAL

Hemograma

Na maioria dos casos, a linfocitose é absoluta (> 4.500/mm^3) e relativa (> 50%). A atipia linfocitária é maior que 10%, cujas alterações aparecem, principalmente, no tamanho aumentado e basofilia intensa do linfócito. Os linfócitos podem apresentar núcleo irregular às vezes com nucléolos. As células atípicas com citoplasma abundante, exibindo basofilia são denominadas "células de Downey". A atipia linfocitária não é específica da mononucleose infecciosa, podendo estar presente em outras infecções virais, como no caso da hepatite, citomegalovirose, AIDS e toxoplasmose. A neutropenia e plaquetopenia está presente em mais de 50% dos casos.

Bioquímica

Alterações nas enzimas hepáticas com aumento das transaminases, TGO e TGP, está presente em 90% dos pacientes. A eletroforese das proteínas mostra aumento da fração gama e a imunoeletroforese aumento da imunoglobulina IgM na infecção aguda.

O exame de urina pode mostrar proteinúria ou hematúria.

Diagnóstico Sorológico

Anteriormente era realizado por meio das pesquisas de anticorpos heterófilos. Os anticorpos heterófilos são anticorpos da classe IgM que reagem com a antígenos presentes na membrana das hemácias de carneiro ou de cavalo, mas não com células de rim de cobaia. Os testes para sua evidenciação são o monoteste, um teste de aglutinação rápida ou a reação de Paul-Bunnell- Davidsohn, que evidencia, em um primeiro passo, a aglutinação das hemácias de carneiro com títulos superiores a 1/56 e, em segunda etapa (reação de Davidsohn), provoca a redução da aglutinação por absorção do soro com hemácias de boi ou rim de cobaia. Estes testes apresentam resultados falso-negativos e falso-positivos com outras doenças infecciosas, CMV, HIV e com doenças autoimunes. Atualmente existem testes específicos para os anticorpos IgM e IgG contra o EBV.

Na suspeita de EBV, com quadro clínico associado a evidências hematológicas sugestivas de mononucleose e monoteste positivo, não há necessidade da realização do teste para anticorpos específicos (Fig. 21-1). Porém, para diagnóstico diferencial e no caso de neoplasias linfoides do tipo B, pode-se solicitar sorologia específica para anticorpos contra o capsídeo viral (anti-VCA das classes IgM ou IgG) que aparece na fase aguda, ou contra antígenos precoces, que incluem antígenos difusos (anti-EA-D) ou restritos (anti-EA-R). Alguns anticorpos podem persistir por toda vida.

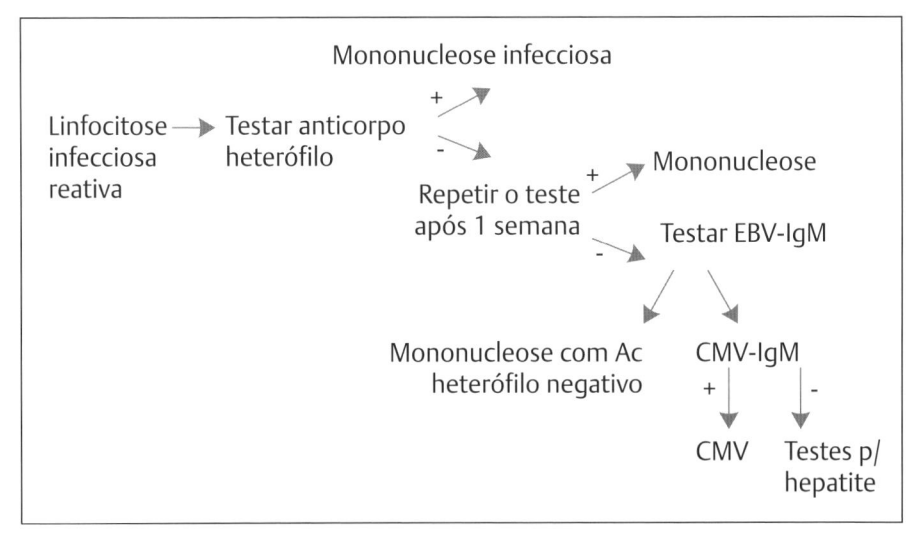

Fig. 21-1. Fluxograma para diagnóstico laboratorial de linfocitose reativa.

TRATAMENTO

Não existe tratamento específico. Pode ser administrado corticoide caso o paciente apresente sintomatologia exuberante. Geralmente são utilizados analgésicos e antitérmicos. Os antibióticos são contraindicados.

BIBLIOGRAFIA

Beutler E et al. *Williams Hematology*, 8th ed. São Paulo: McGraw-Hill, 2006.
Henry JB. *Diagnósticos clínicos e conduta terapêutica por exames laboratoriais*, 21. ed. São Paulo: Manole, 2012. 1664 p.
Lee GR, Bithell TC, Foerster J et al. *Wintrobe, Hematologia clínica*. São Paulo: Editora Manole, 1998. v. I e II. 2623 p.
Lewis M, Bates I, Bain BJ. *Dacie and Lewis practical hematology*, 10th ed. Churchill Livingstone: Elsevier Science, 2006.
Lopes AC, Grotto HZW, Lima SP. *Interpretação clínica do hemograma*. Rio de Janeiro. Atheneu, 2008. 148 p.
Luzuriaga K, Sullivan JL. *Infectious mononucleosis*. N Engl J Med 2010;362(21):1993-2000.
Rosenfeld R. *Fundamentos do hemograma, do laboratório a clínica*. Rio de Janeiro: Ed. Guanabara Koogan, 2007.

CAPÍTULO 22

MANIFESTAÇÕES HEMATOLÓGICAS NA INFECÇÃO POR HIV

A síndrome da imunodeficiência adquirida (SIDA), conhecida como AIDS, constitui uma patologia caracterizada pela depressão da resposta imune mediada pelos linfócitos T. O agente etiológico é o vírus HIV – vírus da imunodeficiência humana, identificado em 1983. O HIV é capaz de infectar várias células, porém, tem tropismo para os linfócitos CD4 e macrófagos, provocando a destruição destas células, comprometendo a imunidade do indivíduo e tornando este susceptível a doenças oportunistas e infecções.

Os primeiros relatos da AIDS foram divulgados pelo Centro de Controle de Doenças (CDC-EUA) em 1981, através do aparecimento em homossexuais, de casos de infecção pulmonar oportunista causada pelo *Pneumocystes carinii* associada a lesões do tipo sarcoma de Kaposi.

A transmissão do agente infeccioso se faz através do contato sexual, por via transplacentária, inoculações por meio de seringas, agulhas e objetos contaminados, transfusões de sangue e hemoderivados. O HIV é inativado pelo calor a 56° C (30 minutos), álcool etílico 25% (5 minutos) e hipoclorito de sódio a 0,5% (5 minutos).

A AIDS constitui sério problema de saúde pública pelo grande número de casos notificados. De acordo com o relatório global da UNAIDS, em 2017, haviam mais de 35 milhões de pessoas infectadas em todo mundo, sendo que 21 milhões já possuem acesso à terapia antirretroviral. O uso da terapia antirretroviral altamente ativa (TARV) mudou a história natural da infecção pelo HIV, suprimindo a replicação viral, aumentando a sobrevida e a qualidade de vida dos pacientes soropositivos. Ainda assim, onde o direito à saúde está comprometido, o HIV se espalha.

FISIOPATOLOGIA

O HIV é um vírus esférico que possui um envelope lipoproteico formado por duas glicoproteínas principais – GP120 e GP41, contendo no seu interior proteínas estruturais, RNA genômico e enzimas, incluindo a transcriptase reversa capaz de sintetizar DNA a partir do RNA, por isso a classificação em retrovírus (Fig. 22-1).

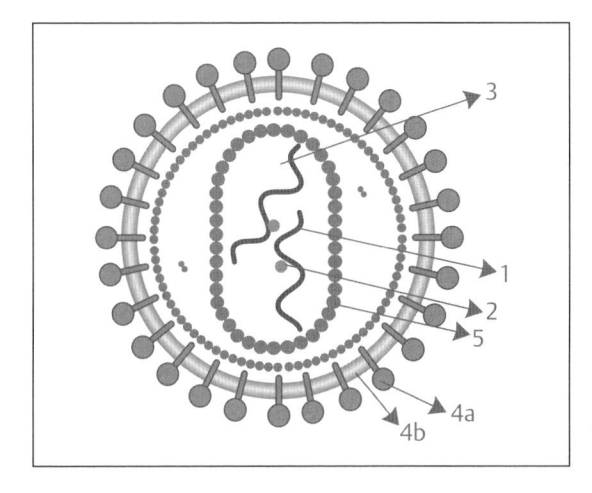

Fig. 22-1. Estrutura do vírus HIV.
1. RNA viral; 2. transcriptase reversa; 3. integrasse; 4a. GP120; 4b. camada fosfolipídica do envelope GP41; 5. P24.

O vírus penetra no hospedeiro através do sêmen, saliva, sangue ou derivados, ou qualquer outro material contaminado (via transcutânea). No sangue, suas glicoproteínas do envelope ligam-se aos receptores CD4 dos linfócitos T. Em seguida o material genômico (RNA viral) é injetado na célula do hospedeiro, podendo manter-se latente ou, após transcrição de seu RNA em DNA, integrar-se ao genoma do linfócito T formando o pró-vírus.

Por meio de mecanismos que parecem envolver a ação de citocinas, os linfócitos T são ativados e o vírus é replicado, destruindo estas células e infectando outros linfócitos.

No início da infecção os linfócitos B são ativados e se diferenciam em plasmócitos, produzindo anticorpos contra as proteínas do HIV e atuando na neutralização do vírus circulante, promovendo assim a lise das células parasitadas por citotoxidade induzida por anticorpos (ADCC) ou pela participação de células T/NK.

DIAGNÓSTICO

Específico: Pesquisa do HIV

- *Pesquisa de anticorpos (Elisa, quimioluminescência):* testes de alta sensibilidade e especificidade usando proteínas virais (GP120, GP41, P24) como antígenos produzidos comercialmente por meio de técnicas de biologia molecular. Os anticorpos podem ser detectados após 22 dias da infecção. O exame confirmatório é chamado Western Blot; caracteriza os anticorpos específicos contra as proteínas virais existentes no paciente. Métodos como imunofluorescência indireta e radioimunoprecipitação também podem ser utilizados para detectar anticorpos.
- *Pesquisa do antígeno:* a detecção do antígeno não constitui uma tarefa fácil visto que o vírus tem tropismo para células T, ou forma imunocomplexos na circulação. O teste do antígeno P24 é mais utilizado em recém-nascidos e, embora apresente ganho de redução em 7 dias da janela imunológica para o HIV, para a

triagem em bancos de sangue, os testes de amplificação genômica para ácidos nucleicos – NAT foi o de escolha.
- *Pesquisa do RNA do vírus:* testes NAT vêm sendo utilizados por permitirem detectar o vírus com até 11 dias da infecção. Nos EUA o risco estimado para transmissão transfusional do HIV era de 1 caso para 60.000 unidades transfundidas, atualmente, com a introdução do NAT na rotina dos bancos de sangue, este risco foi reduzido para uma infecção a cada 2.135.000 unidades transfundidas, sendo considerado, portanto, um risco muito baixo nos países desenvolvidos.

TESTES PROGNÓSTICOS
Dois testes fundamentais para o acompanhamento e prognóstico são: contagem dos linfócitos T CD4+ e carga viral.

EXAMES ADICIONAIS
Hemograma completo, fezes, urina, testes para hepatites B e C, tuberculose, sífilis, glicemia, colesterol e triglicerídeos, perfil hepático, renal e radiografia do tórax.

ALTERAÇÕES HEMATOLÓGICAS
Em virtude das alterações causadas pela contínua replicação viral e depleção dos linfócitos T CD4+, observam-se amplas manifestações hematológicas, que incluem anemia, leucopenia, trombocitopenia e anomalias da coagulação.

Anemia
Entre as manifestações hematológicas nos pacientes infectados pelo HIV, seja em tratamento antirretroviral ou não, a mais comum é a anemia, com prevalência entre 63 a 95%. A origem da anemia tem causa multifatorial, podendo estar associada a infecções oportunistas que infiltram a medula óssea, como no caso do *Mycobacterium avium* e parvovírus B19, deficiências nutricionais, medicamentos, infiltrações neoplásicas na medula óssea ou processos inflamatórios crônicos causados pela liberação de citocinas. A destruição periférica de glóbulos vermelhos pode ocorrer por mecanismo imunológico ou não imunológico, assim como na presença de púrpura trombocitopênica trombótica.

A anemia é usualmente normocítica e normocrômica. A macrocitose é observada em indivíduos que tomam zidovudina ou apresentam anemia megaloblástica.

Estudos têm demonstrado maior incidência de anemia em pacientes tratados com terapia antirretroviral altamente ativa TARV ou em uso de inibidores de proteases. Tal fato parece associado ao efeito inibidor/citotóxico da terapia em relação às células sanguíneas progenitoras.

Leucopenia
Ocorre em até 75% dos pacientes com AIDS. A diminuição progressiva do número absoluto e percentual de linfócitos CD4 é característica da infecção. A

granulocitopenia é relativamente comum e está associada a drogas mielotóxicas ou infecções.

A punção ou biópsia da medula óssea é, por vezes, indicada para excluir infecções por bactérias, fungos ou infiltrações neoplásicas. A medula frequentemente revela hipercelularidade, displasia, plasmocitose e infiltrados linfocitários. A infecção pelo HIV está associada a alterações morfológicas e diminuição das células progenitoras na medula óssea, parcialmente explicada por mecanismos de apoptose, fatores imunológicos ou pela terapia antirretroviral.

O linfoma não Hodgkin é a neoplasia mais comum nestes pacientes.

Plaquetopenia

Geralmente é a primeira alteração hematológica observada, aparecendo em 40% dos pacientes com AIDS. A trombocitopenia se deve a uma diminuição de sobrevida das plaquetas e defeito na produção uma vez que os megacariócitos também são susceptíveis à infecção pelo vírus HIV.

Anticorpos antifosfolípides foram detectados em 20 a 70% dos pacientes e estão associados a um tempo de tromboplastina parcial ativado (TTPa) prolongado.

TRATAMENTO

Para combater o HIV é necessário utilizar pelo menos três antirretrovirais combinados, sendo dois medicamentos de classes diferentes, que poderão ser combinados em um só comprimido. Entre os medicamentos utilizados existem os inibidores da transcriptase, os inibidores de proteases e um terceiro grupo, que atua nas integrases, enzimas que fazem o material genético do vírus integrar-se no material genético da célula.

O tratamento é complexo e necessita de acompanhamento médico para avaliar os possíveis efeitos colaterais, as adaptações do organismo e a adesão ao tratamento.

BIBLIOGRAFIA

Beutler, E et al. *Williams Hematology*, 8. ed. São Paulo: McGraw-Hill, 2006.
Brecher M. *The AABB technical manual.* 15th ed. American Association of Blood Banks: Bethesda; 2005.
Covas DT, Bordin JO, Langhi Jr DM. *Hemoterapia – Fundamentos e prática*. São Paulo: Atheneu, 2007. 632 p.
Daminelli EN, Tritinger A, Spada C. Alterações hematológicas em pacientes infectados pelo vírus da imunodeficiência humana submetidos à terapia antirretroviral com e sem inibidor de protease. *Rev Br de Hematologia e Hemoterapia* (São Paulo) 2010;32(1):10-5.
Henry JB. *Diagnósticos clínicos e conduta terapêutica por exames laboratoriais*, 21. ed. São Paulo: Manole, 2012. 1664 p.
Lee GR, Bithell TC, Foerster J et al. *Wintrobe – Hematologia clínica*. São Paulo: Editora Manole, 1998. v. I e II. 2623 p.

LÚPUS ERITEMATOSO SISTÊMICO

O lúpus eritematoso sistêmico (LES) é uma doença autoimune de caráter sistêmico e inflamatório que tem evolução predominantemente crônica, podendo apresentar surtos agudos. A característica principal constitui a perda da autotolerância imune associada à disfunção de linfócitos B e T e células dendríticas com produção de autoanticorpos contra componentes do núcleo celular, afetando órgãos e sistemas.

Inicialmente considerava-se que o LES era uma doença do colágeno, porque atingia principalmente os tendões, cápsula dos órgãos e envoltório do SNC, levando a lesões do tipo arterite e artrite. Sua etiologia é desconhecida e acredita-se que sua origem seja decorrente de uma interação entre fatores genéticos, hormonais, imunológicos e ambientais, que contribuem para a susceptibilidade à doença e variabilidade na expressão clínica.

Pessoas cujos familiares já foram diagnosticados têm mais chance de apresentar o LES ou outra doença autoimune. Fatores genéticos estão correlacionados uma vez que o LES está associado a HLA-DR2 e HLA-DR3.

Alguns autores acusam uma possível causa viral, outros apontam a existência de "lúpus secundário" induzido por drogas como a hidralazina, hidrazina, penicilinas, sulfamidas e anticoncepcionais. Esses medicamentos atuam como fatores de exteriorização clínica do LES até então latente.

PREVALÊNCIA

A sua prevalência na população geral varia de 15 a 50/100.000 habitantes, com predomínio de mulheres, principalmente durante o período reprodutivo; nos Estados Unidos da América está estimada em 51 a cada 100.000 habitantes e sua incidência mundial triplicou nos últimos 40 anos. Existe forte predominância da doença entre mulheres negras de 16 a 55 anos. A gestação parece estar associada ao desencadeamento ou exacerbação do LES.

PATOGENIA

A interação entre múltiplos fatores está associada à perda do controle imunorregulatório, com perda da tolerância imunológica, desenvolvimento de autoanticorpos, deficiência na remoção de imunocomplexos, ativação do sistema de complemento e de outros processos inflamatórios que levam à lesão celular e/ou tecidual. No LES são detectados imunocomplexos AgAc nos tecidos, demonstrando a presença de anticorpos antinucleares que podem levar a plaquetopenia, linfopenia e vasculites. A presença de anticorpos anti-heparan-sulfato e anticolágeno tipo IV (antígenos presentes na membrana basal do vaso sanguíneo), pode ocorrer no lúpus secundário ao uso da hidralazina ou procainamida.

O LES provoca lesões vasculares e sinoviais que levam à arterite e artrite podendo ser confundido com outras patologias a exemplo da febre reumática e artrite reumatoide. Sendo uma doença crônica, a atividade do LES pode ser medida por diversos índices de atividade, o SLEDAI (*systemic lupus erythematosus disease activity index*), um dos mais utilizados na clínica, é uma ferramenta composta por 24 variáveis clínicas e laboratoriais que são avaliadas em determinado momento durante a evolução da doença.

DIAGNÓSTICO CLÍNICO E LABORATORIAL

Para o diagnóstico do LES são necessários pelo menos 4 dos 11 critérios de classificação revisados e validados pelo American College of Rheumatology (ACR) em 2012.

Clinicamente, a queixa mais comum em 90% dos pacientes é a artrite (dores articulares no joelho, tornozelo, cotovelo, ombro), acompanhada de febre. A fotossensibilidade atua como fator de manifestação local com o exantema em forma de borboleta (*rash* malar), outra lesão comum é a *rash* discoide (região do couro cabeludo com perda de cabelo ou alopecia, eritema pré-auricular com queratose etc.). Pode ocorrer alteração neurológica com disfunção cognitiva.

ASPECTOS LABORATORIAIS

Anticorpos antinucleares (ANA): quando positivo indica sistema imune ativado e embora a maioria das pessoas com LES tenha ANA positivo, um teste de ANA positivo **não** significa, necessariamente, LES, sendo necessária a confirmação do diagnóstico.

Detecção imunológica do anti-DNA, anti-Sm, fator antinuclear (FAN). A presença de autoanticorpos é um achado laboratorial consistente. Alguns autoanticorpos como o anti-Sm e o anti-DNA de dupla hélice (dsDNA) têm valor diagnóstico, pois são mais específicos para o LES (Quadro 23-1).

- *Hemograma*: no hemograma se evidencia anemia normocítica, leucopenia abaixo de 4.000 leucócitos/mm^3 com linfopenia (< 1.000/mm^3 e plaquetopenia (< 100.000/mm^3).
- *Velocidade de hemossedimentação* (VHS): embora inespecífico, este parâmetro está aumentado no LES e em outras doenças sistêmicas inflamatórias ou neoplásicas. Outros parâmetros que avaliam o processo inflamatório são o fator reumatoide (FR) e a proteína C reativa (PCR), ambos podendo estar aumentados no LES.

Quadro 23-1. Painel de Autoanticorpos no Lúpus Eritematoso Sistêmico

Autoanticorpo	Incidência (%)	Especificidade
ANTI-dsDNA	80-90	ALTA
ANTI-ssDNA	80-90	-
ANTI-Sm	30	ALTA
ANTI-RNP	30-40	-
ANTI-Ro/SS-A	30-40	-
ANTI-La/SS-B	25	-
ANTI-P	10-15	ALTA

- *Perfil renal*: creatinina sérica e provas de função renal que avaliam a filtração glomerular como a "*clearence* de creatinina" estão alteradas quando houver comprometimento renal.
- *Perfil hepático*: enzimas hepáticas estão alteradas quando houver comprometimento do fígado.
- *Urianálise*: pode mostrar proteinúria ou hematúria quando o rim está comprometido.
- *Anticorpos antifosfolípides (anticoagulante lúpico)*: teste positivo.
- *Teste de Coombs direto positivo*: sem anemia hemolítica.
- *Complemento*: na dosagem do complemento sérico, C3, C4 e CH50 estarão baixos.
- *Testes de imagem*: radiografia de tórax (pulmões) e ecocardiograma (coração).

Obs.: a pesquisa da célula LE não é específica e não confirma o diagnóstico.

Formação da Célula LE

A partir do descobrimento da célula LE por Hargraves, em 1948, foi caracterizado o componente imunológico no LES. O teste da célula LE é positivo em 40 a 100% dos pacientes com LES e foi primeiramente descrito na medula óssea, porém, sua detecção se dá mais facilmente no sangue periférico. A formação desta célula realiza-se *in vitro*, por meio de um mecanismo conhecido como fenômeno LE.

Consiste em coletar e incubar o sangue do próprio paciente sem anticoagulante a 37° C, que contém o fator LE (anticorpos) durante 2 horas, retirar o soro e macerar o coágulo em uma peneira ou gaze, centrifugar o macerado e confeccionar uma lâmina. Corar normalmente e observar os leucócitos. A célula LE, morfologicamente, está representada por um leucócito polimorfonuclear que tem em seu interior um corpo de inclusão amorfo de cor rósea, e cujo núcleo está deslocado para periferia.

O fator LE atua como um anticorpo antinuclear identificado como IgG, que ataca o núcleo das células danificadas. A imunoglobulina reage com o DNA presente no núcleo dos leucócitos lesionados e, em presença de complemento, altera a cromatina nuclear.

O núcleo aumenta de volume e torna-se homogêneo. A célula LE é, portanto, um leucócito que fagocitou uma ou mais dessas massas homogêneas formada pelo imunocomplexo DNA, imunoglobulina e complemento. Infelizmente a técnica não tem sensibilidade e especificidade para fechar diagnóstico de LES, além de ser trabalhosa e alguns pacientes não possuírem leucócitos suficientes. Atualmente foi abandonada.

TRATAMENTO

Em casos de astenia grave é indicado o repouso. Deve ser evitado o contato com a luz solar, e agentes químicos como cosméticos, inseticidas e outros. As manifestações articulares e dérmicas podem ser controladas com antimaláricos, como a hidroxicloroquina. Nos casos de artrite e dor utiliza-se aspirina e anti-inflamatórios não esteroides. Os corticosteroides e imunossupressores são utilizados nos casos mais graves. Em 2011 foi aprovada uma droga-alvo para o lúpus, chamada Belimumab (Benysta®). Este medicamento é um anticorpo sintético contra os linfócitos B, as células de defesa que produzem os autoanticorpos. O Belimumab deve ser usado em conjunto com as drogas atuais e parece reduzir a atividade da doença e os números de recaídas.

BIBLIOGRAFIA

Beutler E *et al. Williams Hematology,* 8. ed. São Paulo: McGraw-Hill,2006.
Fan hep 2. anticorpos antinucleares. Instituto Hermes Pardini em www.labhpardini.com.br Acesso em 12/06/12
Henry JB. *Diagnósticos clínicos e conduta terapêutica por exames laboratoriais,* 21. ed. São Paulo: Manole, 2012. 1664 p.
Kuhn A, Bonsmann G, Anders H-J et al. The diagnosis and treatment of systemic lupus erythematosus. *Deutsches Ärzteblatt International* 2015;112(25):423-32.
Lee GR, Bithell TC, Foerster J et al. *Wintrobe - Hematologia clínica.* São Paulo: Ed. Manole, 1998. v. I e II. 2623 p.
Lewis M, Bates I, Bain BK *Dacie and Lewis practical hematology.* 10th ed. Churchill Livingstone: Elsevier Science, 2006.
Petri M, Orbai AM, Alarcón GS et al. Derivation and validation of the Systemic Lupus International Collaborating Clinics classification criteria for systemic lupus erythematosus. *Arthritis Rheum* 2012;64(8):2677-86.

Parte 4 Hemostasia

VASOS SANGUÍNEOS, PLAQUETAS E PÚRPURAS

CAPÍTULO 24

A hemostasia é o processo pelo qual o organismo mantém o sangue fluido dentro do compartimento vascular, sendo capaz de estancar o sangramento após uma lesão. A formação do coágulo compreende uma sequência complexa de interações entre os vasos sanguíneos, as plaquetas, as proteínas plasmáticas e as proteínas do sistema fibrinolítico, que visam manter o sangue no interior do vaso lesionado até que este último seja reconstituído.

Participam deste processo:

- Vasos sanguíneos.
- Plaquetas.
- Fatores pró-coagulantes plasmáticos.
- Agentes fibrinolíticos.
- Proteínas pertencentes ao sistema complemento, sistema calicreína-cinina e inibidores das serinoproteases.

Entende-se por **hemostasia primária** a formação do trombo plaquetário, e por **hemostasia secundária**, a formação do coágulo de fibrina.

VASOS SANGUÍNEOS

Os vasos sanguíneos têm dupla atuação na hemostasia; enquanto íntegros, com suas camadas, atuam mantendo o sangue fluido (Fig. 24-1), porém, após uma lesão ou alteração em sua estrutura, induzem a coagulação no sentido de prevenir uma suposta hemorragia.

Função Anticoagulante do Vaso Sanguíneo (Endotélio Vascular)

- Síntese de prostaciclina (PGI2), potente vasodilatador e inibidor da agregação plaquetária.
- Síntese de óxido nítrico (vasodilatação).
- Sítios de ligação (**heparan sulfato**) para antitrombina III, proteína neutralizadora da trombina, fator IX e X ativados.

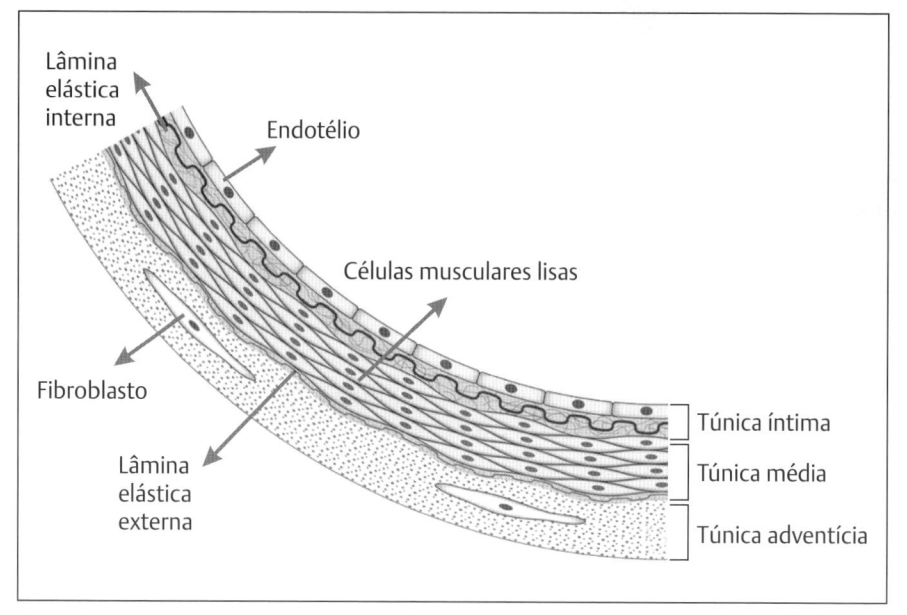

Fig. 24-1. Componentes do vaso sanguíneo. Fonte: http://wikipedia/Anatomia_arteria.jpg.

- Receptores para **trombomodulina** capaz de se ligar à trombina circulante ativando a proteína C e seu cofator, proteína S, ambos com função anticoagulante inativadora dos fatores Va e VIIIa.
- Liberação do ativador tecidual do plasminogênio (TPA) que induz a fibrinólise.

Função Coagulante do Vaso Sanguíneo
- Capacidade de vasoconstrição.
- Síntese de colágeno e fibronectina que atuam na ativação das plaquetas e dos fatores da coagulação.
- Síntese do fator de von Willebrand (FVW) pelas células endoteliais, permitindo a adesão plaquetária após lesão vascular.

PLAQUETAS
As plaquetas constituem elementos anucleados oriundos da fragmentação citoplasmática do megacariócito. Apresentam cerca de 2 a 4 µ de diâmetro e uma meia-vida em torno de 9 a 10 dias. Em um indivíduo normal, 2/3 das plaquetas estão circulando e 1/3 está no baço.

Estrutura
Estruturalmente, as plaquetas podem ser divididas em três zonas principais:

1. Zona periférica.
2. Zona sol-gel.
3. Zona de organelas.

Zona Periférica

É formada por uma membrana revestida pelo glicocálix, onde são encontrados os antígenos do sistema ABO e antígenos plaquetários (HPA) que compreendem glicoproteínas (GPs) específicas que participam da função plaquetária: a GP Ib que participa da adesão, e a GP IIbIIIa que atua na agregação. Os fatores V e VIII também são encontrados na superfície da membrana plaquetária.

A membrana rica em fosfolipídeos tem papel importante no mecanismo de ativação da coagulação, possui também um sistema canalicular de comunicação com o meio externo, responsável pela liberação do conteúdo dos grânulos plaquetários.

Zona Sol-Gel

Consiste no citoesqueleto da plaqueta. É formada por microfilamentos e microtúbulos responsáveis pelo formato discoide e sistema contrátil da plaqueta.

Zona de Organelas

As plaquetas são ricas em organelas, como complexo de Golgi e mitocôndrias, responsáveis pelos processos metabólicos e grânulos heterogêneos que funcionam como elementos de depósito (Fig. 24-2).

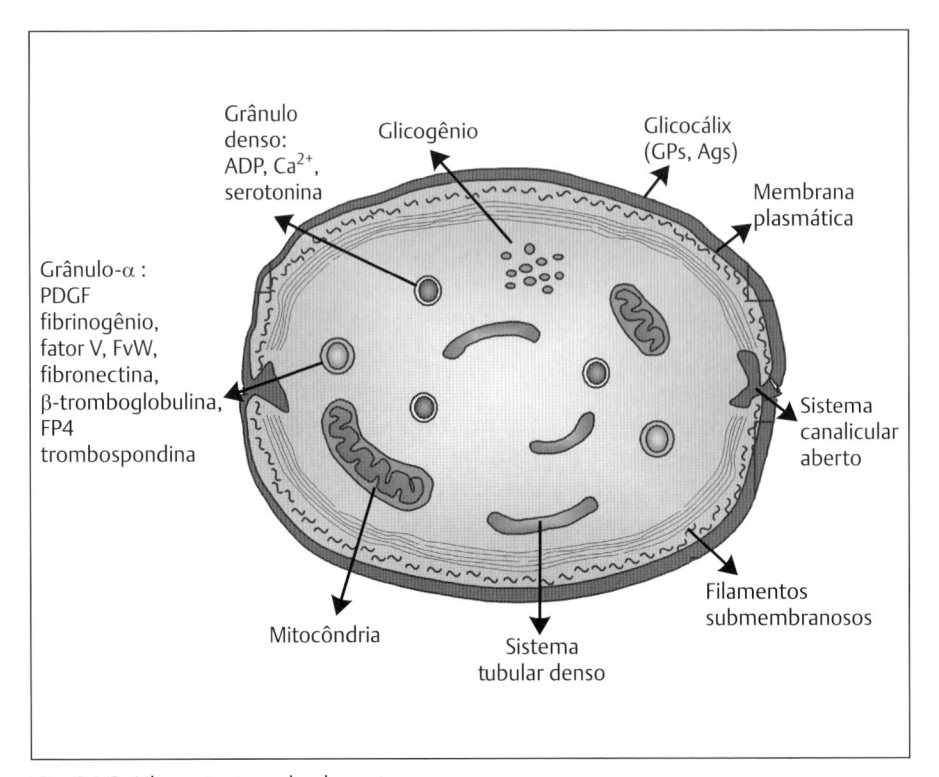

Fig. 24-2. Ultraestrutura da plaqueta.

- *Grânulos α:* são os mais numerosos (20 a 200 por plaqueta) e contêm fibronectina, fator plaquetário (PF4), trombospondina, fator de crescimento derivado das plaquetas (PDGF), β-tromboglobulina, $α_2$-antiplasmina, fator de von Willebrand, proteína S, plasminogênio, fibrinogênio e fator V da coagulação. Seguem, a seguir, as principais funções destes componentes.
  - Fibronectina e trombospondina: proteínas que permitem adesão entre as plaquetas.
  - Fibrinogênio: fator pró-coagulante que forma pontes entre as plaquetas, induzindo a agregação.
  - Fator de crescimento derivado das plaquetas (PDGF): de ação mitogênica, promove a proliferação celular e reconstituição do endotélio lesionado.
  - Fator de von Willebrand: facilita a adesão entre as plaquetas e o endotélio.
  - β-tromboglobulina: proteína com atividade anti-heparina.
  - $α_2$-antiplasmina: enzima inativadora da plasmina que previne a fibrinólise.
- *Grânulos densos:* existem cerca de 2 a 10 por plaqueta e a principal substância armazenada é o ADP. São ricos em cálcio, magnésio, fator plaquetário 3, serotonina e adrenalina. Ativadores ou agonistas plaquetários como o colágeno, ADP, adrenalina, fator de ativação plaquetária (PAF) e tromboxano A2 induzem sua secreção. Estão relacionadas, a seguir, as funções dos componentes destes grânulos.
  - Cálcio: ativa fosfolipases sensíveis ao Ca^{++}, contribuindo com a síntese do tromboxano A2 a partir do ácido araquidônico.
  - ADP: liga-se a receptores da membrana da plaqueta ativando sítios de ligação para o fibrinogênio.
  - Serotonina e adrenalina: vasoconstritores.
  - ATP: fornece energia para ativação plaquetária.
  - Magnésio: cofator do ADP e ATP.
- *Grânulos lisossomais:* são ricos em hidrolases ácidas.

Hemostasia Primária

Após a ruptura do vaso, as plaquetas migram para o local da lesão e aderem-se através da GPIb e fator de von Willebrand ao subendotélio lesionado.

No processo de **adesão** alguma quantidade de ADP é liberada, ativando e modificando a morfologia plaquetária (Fig. 24-3). Essas são ativadas e passam a emitir espículos que se agregam entre si através de pontes estabelecidas entre a GPIIb/IIIa e o fibrinogênio/fibronectina (Fig. 24-4).

Com a **agregação** ocorre a liberação do conteúdo granular. Da reação de liberação, fazem parte o ADP, as catecolaminas (adrenalina, serotonina), íons Ca^{++} e Mg^{++}, fibrinogênio, fator 3 plaquetário, além de substâncias produzidas pela quebra de fosfolipídeos da membrana da plaqueta ativada (tromboxano A2 e prostaglandinas).

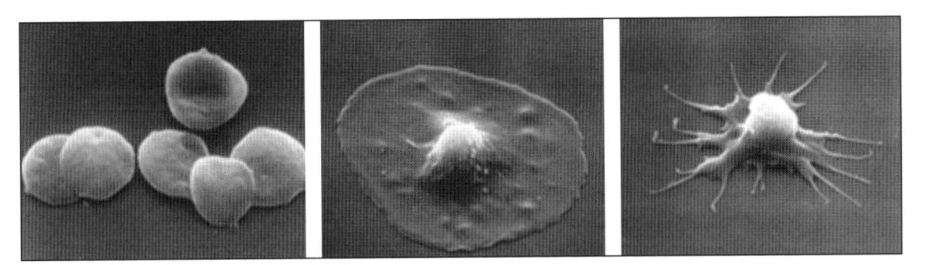

Fig. 24-3. Ativação plaquetária.

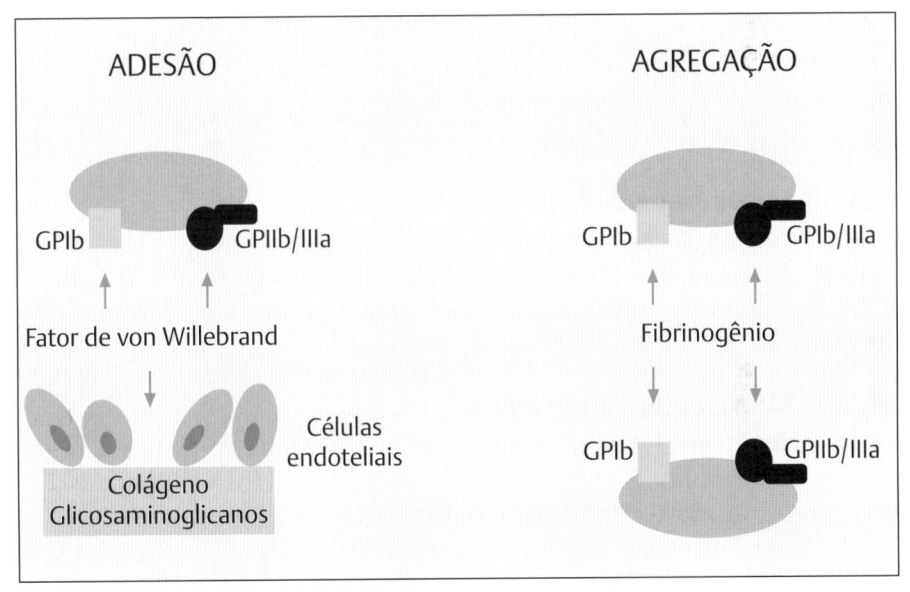

Fig. 24-4. Propriedades das plaquetas (adesão e agregação).

Da reação de liberação dependente de energia, provêm fatores de ativação para as proteínas plasmáticas da coagulação e fatores de crescimento como o PDGF, que tem papel importante na reconstituição do endotélio vascular. A liberação de cálcio e ATP induzem a ativação da GPIIb/IIIa e das moléculas de actina e miosina, contribuindo para retração do coágulo de plaquetas.

Forma-se, então, um tampão plaquetário (ou tombo branco) de caráter irreversível, mas temporário até que se forme o coágulo de fibrina.

A liberação do fator plaquetário 3 (fosfolípide) ativa a via intrínseca da coagulação (especialmente os fatores IX, X e II). É importante observar que as plaquetas são essenciais à ativação dos fatores plasmáticos da coagulação e, portanto, a hemostasia primária não ocorre *in vivo* como um processo isolado.

Como a Aspirina Interfere na Agregação Plaquetária

A aspirina, ou ácido acetilsalicílico (AAS), inibe a enzima ciclo-oxigenase (COX) presente no endotélio e nas plaquetas por meio de uma acetilação irreversível na molécula. A COX é necessária para conversão do ácido araquidônico em PGG2 e PGH2, prostaglandinas que podem seguir por duas vias:

- Se o endotélio está íntegro e intacto, é liberada a prostaciclina sintetase, produzindo a prostaciclina (PGI2), que atua como vasodilatador e antiagregante plaquetário.
- Se o endotélio é lesionado, é liberada a tromboxano-sintetase, levando à produção de tromboxano A2 (TXA2) que causa vasoconstrição e agregação plaquetária.

A aspirina tem importante papel antitrombótico e é utilizada como terapêutica preventiva em casos de complicações cardiovasculares. Este medicamento interfere no tempo de sangramento, devendo ser suspenso por 8 dias para avaliação de um resultado confiável.

Testes Laboratoriais para Plaquetas

Os testes laboratoriais para as plaquetas incluem: tempo de sangramento (TS), contagem de plaquetas, retração do coágulo, adesividade e agregação plaquetária. A metodologia e interpretação destes testes encontram-se na sexta parte deste livro.

DEFICIÊNCIAS PLAQUETÁRIAS – PÚRPURAS

Púrpuras constituem alterações plaquetárias que se traduzem, clinicamente, pela formação de petéquias, equimoses, sangramento espontâneo ou traumas. Laboratorialmente, caracterizam-se por tempo de sangramento aumentado.

O número de plaquetas no sangue varia entre 150.000 e 350.000/mm^3. Se este número cai para 50.000/mm^3 o paciente apresentará uma tendência hemorrágica, e quando o número é inferior a 20.000 por mm^3 o sangramento pode ocorrer espontaneamente.

Classificação

Trombocitopatias

Constituem estados hemorrágicos ocasionados por **disfunção plaquetária**. Podem ter causa genética ou adquirida.

Genéticas

A) **Trombastenia ou doença de Glanzmann:** o defeito básico consiste na ausência do receptor do fibrinogênio na glicoproteína GPIIb/IIIa e, portanto, deficiência da agregação plaquetária. É um defeito genético de transmissão autossômica recessiva que se manifesta, clinicamente, por sangramentos que podem variar de leves até um quadro hemorrágico fatal. Em laboratório, a extensão sanguínea mostra plaquetas pequenas e isoladas mesmo na ausência de EDTA e a curva de agregação plaquetária é ausente na presença dos agonistas como ADP e adrenalina.

B) **Doença de depósito (síndrome da plaqueta cinza):** consiste na incapacidade de liberação do ADP pelas plaquetas quando colocadas frente aos agonistas colágeno, adrenalina e ADP com uma agregação primária normal e secundária diminuída.

C) **Doença de von Willebrand:** apresenta transmissão autossômica dominante e o gene que controla sua produção está no cromossomo 12. O FVW é uma glicoproteína sintetizada no retículo endoplasmático de células endoteliais e megacariócitos. É armazenado nos grânulos plaquetários ou no subendotélio (corpúsculos Weibel-Palade). É uma molécula complexa associada ao fator VIII da coagulação, capaz de formar polímeros compostos por um número variável de subunidades (dímeros, trímeros ou multímeros). Estas subunidades contêm sítios antigênicos específicos, receptores para plaquetas e colágeno (adesão plaquetária) e para ristocetina.

Indivíduos com doença de von Willebrand possuem alteração quantitativa ou qualitativa do FVW e podem apresentar, também, diminuição da fração VIII coagulante.

Clinicamente, os pacientes apresentam sangramento de mucosas (nasal, oral, uterina ou gastrointestinal).

Laboratorialmente, o tempo de sangramento está aumentado, o tempo de tromboplastina parcial ativado (TTPA) aumenta nos indivíduos onde cai a concentração de F VIII coagulante, e a aglutinação plaquetária frente a ristocetina é ausente.

D) **Doença de Bernard Soulier:** nestes casos, o paciente apresenta plaquetas disfuncionais de formas bizarras e tamanho anormalmente aumentado, além do número de plaquetas diminuído. O defeito é molecular, de transmissão autossômica recessiva, e consiste na ausência ou diminuição da expressão da glicoproteína GPIb encontrada na superfície da plaqueta e responsável pela adesão plaquetária ao fator de von Willebrand.

Adquiridas

A) **Iatrogênicas**: é o caso de expansores plasmáticos como o "dextran", que recobre a superfície plaquetária interferindo na formação do trombo branco, gerando um tempo de sangramento aumentado e diminuição de adesividade plaquetária *in vitro*.

Outro exemplo constitui o uso crônico da "aspirina", que impede a agregação plaquetária porque inibe a ciclo-oxigenase, enzima responsável pela formação do tromboxano A2 (potente agregante plaquetário).

B) **Associadas a outras condições:**
- Uremia: a função prejudicada da plaqueta resulta do acúmulo de substâncias catabólicas no plasma.
- Hepatopatias: determinadas doenças hepáticas assim como agentes fibrinolíticos provocam o acúmulo de produtos de degradação da fibrina (PDF) no sangue. Estes, por sua vez, podem interferir na agregação plaquetária e alongar o tempo de sangramento.
- Gamopatias monoclonais: altas concentrações de imunoglobulinas podem revestir o colágeno impedindo assim a aderência plaquetária.
- Leucemias: a proliferação de células neoplásicas na medula óssea geralmente acarreta uma trombocitopoese ineficaz.

Trombocitopenias

Caracterizam-se pelo **número diminuído de plaquetas** no sangue circulante como resultado da produção deficiente, destruição, utilização ou sequestração excessiva de plaquetas.

A) **Deficiência de produção:** está presente nas aplasias medulares e infiltrações neoplásicas que acarretam número deficiente de megacariócitos e plaquetas. Pode ocorrer, ainda, em decorrência da deficiência de vitamina B12 e ácido fólico.
B) **Distribuição anormal:** é o caso da esplenomegalia nas doenças infiltrativas do baço, na esquistossomose ou, ainda, na metaplasia mieloide extramedular.
C) **Destruição excessiva:** pode ocorrer por mecanismos imunológicos que envolvem aloanticorpos (transfusão, incompatibilidade materno-fetal, plaquetopenia induzida por heparina) ou por autoanticorpos de origem idiopática ou consequente a determinadas doenças (linfomas, colagenoses).
O aumento de consumo, como na coagulação intravascular disseminada (CIVD) ou nos casos onde a superfície vascular é alterada (vasculites, próteses, púrpura trombocitopênica trombótica), também constitui causa de trombocitopenias.

BIBLIOGRAFIA

Colmann RW, Hirsh J, Marder VJ et al. Hemostasis and thrombosis. Basic principles and clinical practice, 4th ed. Philadelphia: Lippincott, Williams & Wilkins, 2001. p. 3-20.

Harmening D. *Clinical hematology and fundamentals of hemostasis,* 5th ed. Philadelphia: Davis Company, 2008.

Hoffman M. A cell-based model of hemostasis. *Thromb Haemost* 2001;85(6):958-65.

Hoffman M, Monroe D. Coagulation 2006: A modern view of hemostasis. *Hematology/Oncology Clinics of North America* 2006;21(1):1-11.

Jandl JH. *Blood. Textbook of hematology,* 2th ed, New York: Little Brown, 1996.

Lee GR, Bithell TC, Foerster J et al. *Wintrobe - Hematologia clínica.* São Paulo: Manole, 1998. v. I e II. 2623 p.

Lewis M, Bates I, Bain BJ. *Dacie and Lewis practical hematology*, 10th ed. Churchill Livingstone: Elsevier Science, 2006.
Lorenzi T. *Manual de hematologia-propedêutica e clínica*, 4. ed. Rio de Janeiro: Medsi, 2006. 710 p.
Schiffman FJ. *Fisiopatologia hematológica*. São Paulo: Ed Santos, 2004. 388 p.
Zago MA, Falcão RP, Pasquini R. *Tratado de hematologia*. São Paulo: Atheneu, 2013. 1064 p.

CAPÍTULO 25
COAGULAÇÃO PLASMÁTICA, FIBRINÓLISE E COAGULOPATIAS

A coagulação em sua fase plasmática consiste em uma série de mecanismos bioquímicos com a finalidade de consolidar o tamponamento do vaso através da deposição de redes de fibrina. Da fase plasmática, também faz parte a fibrinólise, um mecanismo que visa degradar a fibrina e limitar a extensão do trombo.

O mecanismo é bastante complexo e dele participam 12 fatores pró-coagulantes (Quadro 25-1), em sua maioria, serinoproteases existentes no plasma na forma inativa. Existem ainda o **fator de Fletcher** ou calicreína e o **fator de Fitzgerald** ou cininogênio de alto peso molecular, que fazem parte do sistema calicreína-cinina

Quadro 25-1. Fatores Pró-coagulantes Plasmáticos

Fator	Nome	Meia-Vida (h)
I	Fibrinogênio	72-96
II	Protrombina	60
III	Fator tecidual ou tromboplastina	-
IV	Cálcio	-
V	Pró-acelerina	15
VII	Pró-convertina	5
VIII	Fator anti-hemofílico A	10
IX	Fator anti-hemofílico B	25
X	Fator Stuart Power	40
XI	Antecedente tromboplástico do plasma	45-65
XII	Fator Hageman	60
XIII	Fator estabilizador da fibrina	150
	Pré-calicreína	-
	Cininogênio de alto peso molecular	156

da coagulação. Cada fator plasmático tem uma propriedade específica (Quadro 25-2), podendo ser dividido em:

- *Fatores de contato:* XII, XI, pré-calicreína, cininogênio de alto peso molecular.
- *Fatores do complexo pró-trombínico:* são os fatores vitamina K-dependentes II, VII, IX e X.
- *Fatores de consumo:* são fatores que não estão presentes no soro: I, V, VIII, XIII.

HEMOSTASIA SECUNDÁRIA OU FASE PLASMÁTICA DA COAGULAÇÃO

Em 1964, Macfarlene e Davie & Ratnoff propuseram a teoria da "cascata" para explicar a fase plasmática da coagulação. O modelo é fundamentado na ativação proteolítica sequencial dos fatores pró-coagulantes que termina com a formação de um coágulo estável de "**fibrina**".

Neste processo, a participação dos fatores pró-coagulantes pode ocorrer por duas vias principais. A via intrínseca, com a ativação de fatores do plasma, e a via extrínseca, com participação do fator tecidual que não está presente no espaço intravascular. Embora esta divisão do sistema de coagulação seja útil para o entendimento didático e para interpretação dos testes de coagulação realizados em laboratório, é importante o fato de que este conceito não se aplica *in vivo*, pois as duas vias são interdependentes.

Quadro 25-2. Características dos Fatores da Coagulação

Fator	Peso Molecular kD	Concentração Plasmática (µg/mL)	Requerido para Hemostasia (% da [ ] normal)	Síntese
Fibrinogênio	330	3.000	30	Hepática
Protrombina	72	100	40	Hepática*
Pró-acelerina	300	10	10-15	Hepática
Fator VII	50	0,5	5-10	Hepática*
Fator VIII	300	0,1	10-40	Hepática
Fator IX	56	5	10-40	Hepática*
Fator X	56	10	10-15	Hepática*
Fator XI	160	5	20-30	Hepática
Fator XIII	320	30	1-5	Hepática
Fator XII	76	30	0	Hepática

* Fatores vitamina K-dependentes.

Via Intrínseca

Desta via participam os fatores XII, XI, IX, VIII, calicreína e cininogênio de alto peso molecular (HMWC), cuja função é ativar o fator X que pertence à via comum.

O fator XII, um fator contato, é ativado quando se depara com superfície de cargas negativas como o colágeno, complexos antígeno-anticorpo, endotoxinas e fosfolípides plaquetários, esta ativação depende do sistema calicreína-cinina.

Após a lesão vascular e exposição do colágeno, o fator XII é ativado e converte a pré-calicreína em calicreína, que ativa o HMWC amplificando a ativação do fator XII com consequente ativação do fator XI que junto com a calicreína potencializa ainda mais a ação do fator XII.

O fator XIa ativa o IX que forma um complexo com o fator VIII na presença de Ca^{++} e fator 3 plaquetário (complexo **tenase**), capaz de ativar o fator X. A partir do fator X a via é comum ao mecanismo intrínseco e extrínseco.

O fator Xa com o fator V e cálcio ativam a protrombina em trombina e esta, por sua vez, faz a clivagem do fibrinogênio transformando-o em fibrina (Fig. 25-1).

Via Extrínseca

Tem início com a liberação do "fator tecidual" (tromboplastina tecidual ou fator III) na circulação após lesão endotelial do vaso. O fator tecidual (FT) é uma glicoproteína de 45 kDa que funciona como receptor para o fator VII. Ela está presente

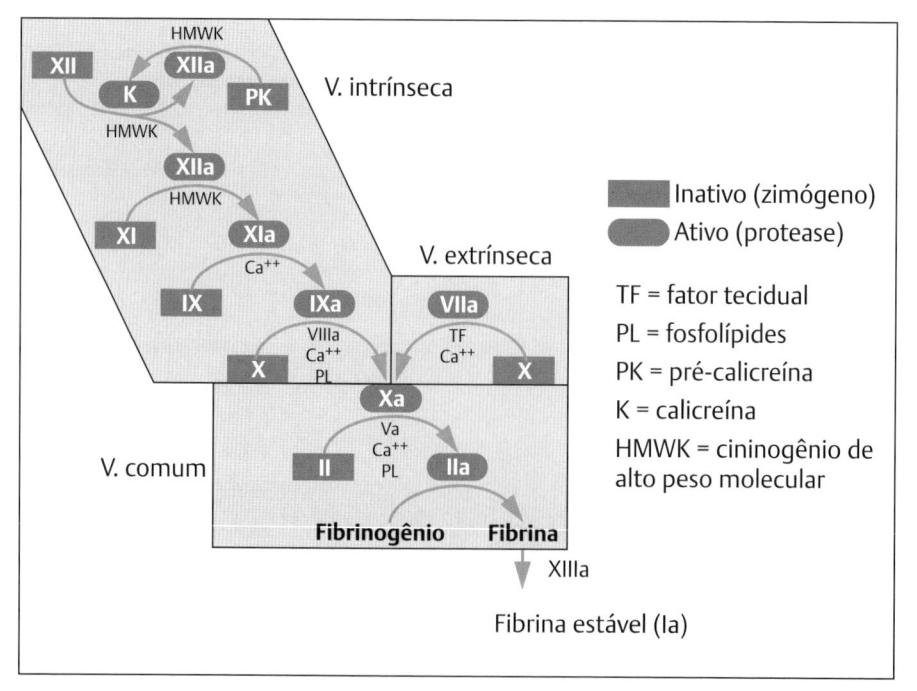

Fig. 25-1. Vias intrínseca e extrínseca da coagulação plasmática.

em fibroblastos subjacentes ao endotélio vascular, células epiteliais do trato respiratório e gastrointestinal, células musculares cardíacas, cérebro e glomérulos renais. Monócitos e células endoteliais podem expressar fator tecidual a um estímulo específico como endotoxinas e citocinas inflamatórias. Após a lesão, o FT combina-se estequiometricamente com o fator VII, ativando-o na presença de íons cálcio. O complexo enzimático FT + FVIIa tem como substratos principais os fatores IX e X, cuja clivagem resulta na formação de FIXa e FXa, respectivamente, com formação subsequente de trombina e fibrina (Fig. 25-1).

Os testes laboratoriais utilizados para avaliação dos mecanismos intrínseco e extrínseco da coagulação plasmática são, respectivamente, o TTPa (tempo de tromboplastina parcial ativado) e TP (tempo de protrombina), o princípio e o procedimento para realização destes testes são discutidos na sexta parte deste livro (Quadro 25-3).

FORMAÇÃO DA FIBRINA INSOLÚVEL

O fibrinogênio é uma glicoproteína constituída por três pares de cadeias polipeptídicas (α, β e γ) ligadas entre si por pontes dissulfeto. A trombina faz a clivagem de ligações peptídicas existentes na extremidade das cadeias α, provocando a perda de fibrinopeptídeos laterais A e B, transformando cada molécula de fibrinogênio em um monômero de fibrina.

A fibrina se alinha através de ligações hidrogeniônicas formando um polímero instável ou solúvel em meio ácido (Fig. 25-2). A presença do fator XIII (transglutaminase) ativado pela trombina promove ligações covalentes entre os monômeros de fibrina, proporcionando ligações peptídicas estáveis entre as cadeias do polímero, tornando a fibrina insolúvel (Fig. 25-3).

Quadro 25-3. Tempo para Coagulação Referente aos Testes para Avaliação da Coagulação *in vitro*

Amostra	Tempo p/ Coagulação
Sangue total	4-8 min
Sangue total + EDTA ou citrato de sódio	Infinito
Plasma citratado pobre em plaquetas + Ca^{++}	2-4 min
Plasma citratado pobre em plaquetas + Ca^{++} + PL	60-85 s
Plasma citratado pobre em plaquetas + Ca^{++} + PL + kaolin	21-32 s (TTPa)
Plasma citratado pobre em plaquetas + tromboplastina + Ca^{++}	11-12 s (TP)

PL = fosfolípides.

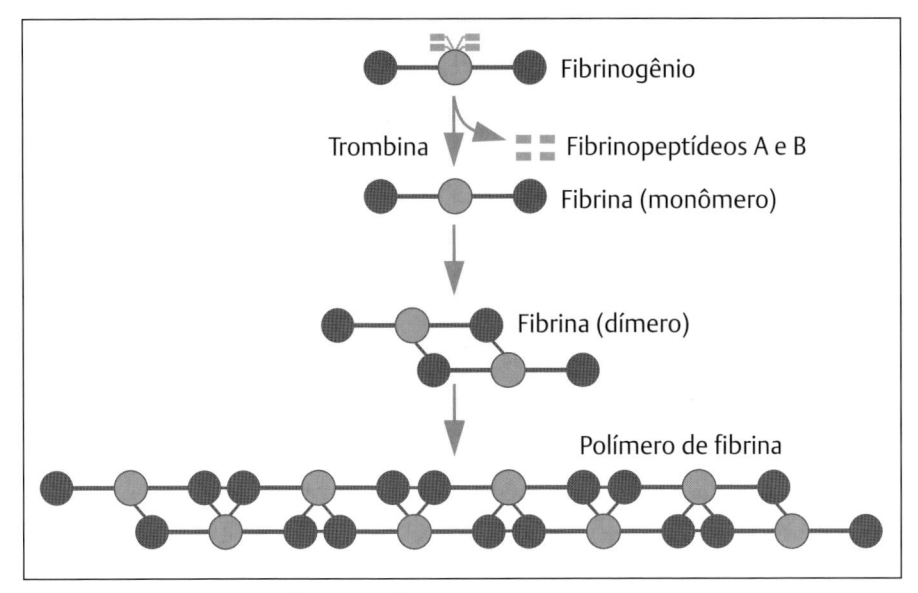

Fig. 25-2. Formação do polímero de fibrina.

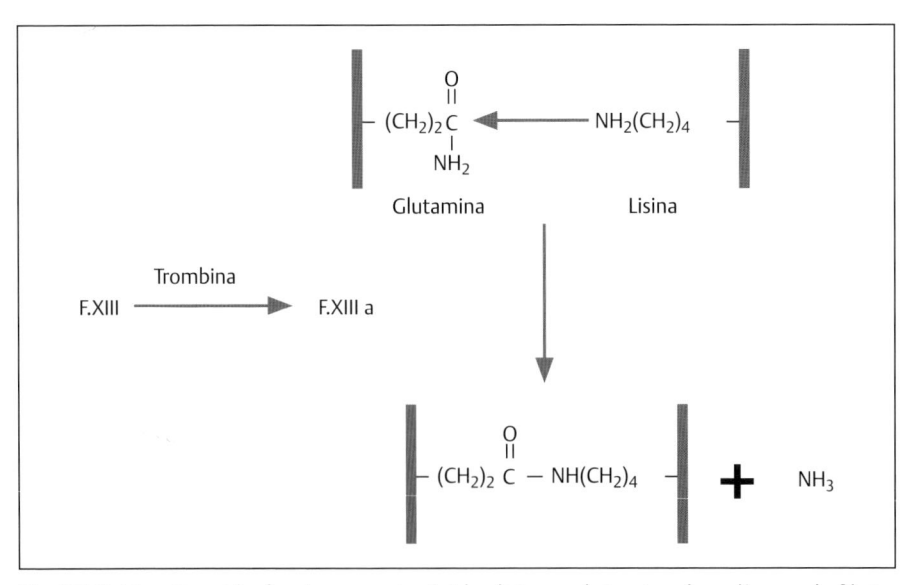

Fig. 25-3. Ligação estável entre os aminoácidos lisina e glutamina do polímero de fibrina realizada pela ação do fator XIII.

CONCEITO ATUAL PARA HEMOSTASIA

Atualmente aceita-se que o mecanismo hemostático esteja associado a complexos enzimáticos principais que ativam os fatores plasmáticos sobre superfícies celulares contendo fosfolípides incluindo tecidos vasculares lesionados, células inflamatórias e plaquetas ativadas. O principal sítio de ativação é a superfície das plaquetas que contém receptores para os complexos FVIIIa e IXa, integrantes do complexo "tenase" e para os FXa e Va, integrantes do complexo enzimático "protrombinase". Segundo Hoffman (2001), o modelo cascata não ocorre *in vivo*, não existe distinção entre as vias intrínseca e extrínseca. A coagulação ocorre em três estágios que se sobrepõem, incluindo a "iniciação" com a liberação do fator tecidual, "amplificação" com ativação das plaquetas e dos complexos tenase e protrombinase, gerando trombina e "propagação" quando grandes quantidades de trombina são geradas na superfície das plaquetas levando à formação da malha de fibrina e do coágulo estável (Fig. 25-4). Este modelo explica alguns aspectos da hemostasia e modifica conceitos predeterminados. Um exemplo é o fato de que, inicialmente, a via intrínseca era considerada de maior importância, a julgar pelas alterações hemorrágicas nas hemofilias A e B (deficiência de FVIII e IX), porém, sabe-se que a deficiência de XI causa hemorragia leve e a deficiência de XII é assintomática, enquanto a deficiência do fator VII (via extrínseca) mostra um quadro hemorrágico semelhante ao da hemofilia. Isto sugere que a ativação do fator IX seja também dependente da ativação do fator VII, que juntamente com o fator tecidual é o responsável por dar início ao processo de coagulação.

FIBRINÓLISE

Constitui a quebra da fibrina em fragmentos solúveis pela plasmina para recanalização do vaso e tem importância na reconstituição do endotélio lesionado. Este processo está intimamente relacionado com a ativação da coagulação.

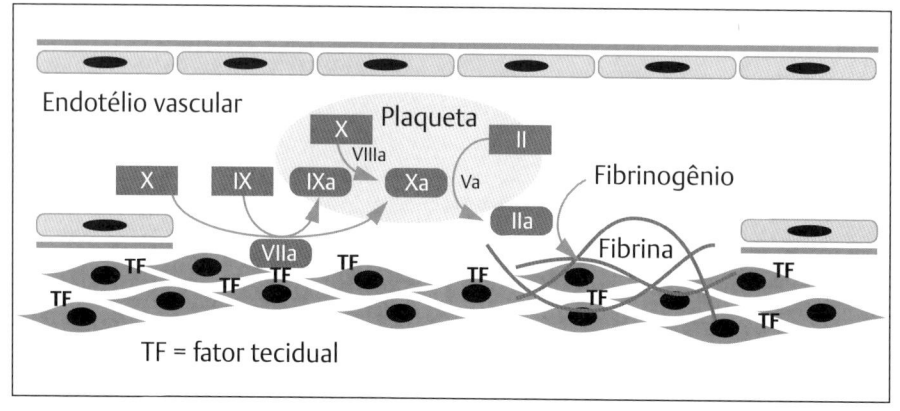

Fig. 25-4. Novo modelo proposto para coagulação. Interação entre o fator VII da via extrínseca e fator IX da via intrínseca.

Existe no plasma uma proteína inativa de origem hepática, o **plasminogênio**, que quando ativado em **plasmina** é capaz de quebrar a fibrina em produtos de sua degradação (PDF). Os ativadores do plasminogênio constituem; fator XII ativo, calicreína, uroquinases e ativador tecidual do plasminogênio (TPA) presente no endotélio vascular (Fig. 25-5).

A plasmina é uma serinoprotease ativa que, em condições fisiológicas, é altamente específica para quebra da fibrina, podendo atuar ainda sobre o fibrinogênio, fator V e fator VIII.

Algumas doenças podem ativar a fibrinólise, uma vez que o plasminogênio pode se transformar em plasmina pela ação de **estafilo** e **estreptoquinases**.

A inibição do sistema fibrinolítico ocorre por meio da inibição do plasminogênio pelo PAI-1 (inibidor do ativador do plasminogênio 1) ou pela inibição direta da plasmina pela α_2-antiplasmina. Outro inibidor isolado recentemente é o TAFI (inibidor da fibrinólise ativado pela trombina), que é ativado pela trombina após a ligação desta com a trombomodulina, mostrando uma conexão entre coagulação e fibrinólise.

INIBIDORES NATURAIS DA COAGULAÇÃO

Heparina

Constitui um polissacarídeo sulfatado (proteoglicano) encontrado em mastócitos e basófilos (pulmão, fígado, pele e circulação). É uma molécula heterogênea que pode ser separada por peso e tamanho. Sua função consiste em ativar a antitrombina III e interagir com o fator IX, X e protrombina, inibindo-os. Uma vez na circulação, sua ação é imediata e pode ser monitorada pelo TTPa.

Os efeitos colaterais de sua administração incluem hemorragia e trombocitopenia. A heparina é neutralizada pelo sulfato de protamina (1 mg sulfato de protamina neutraliza 100 unidades de heparina, aproximadamente).

```
Ácido ε aminocaproico          Uroquinases, TPA, fator XIIa
            −            +
              ↘        ↙
        PLASMINOGÊNIO ──► PLASMINA
                              ↓
        FIBRINA ──────────► PDFF

PDFF = produtos de degradação da fibrina e fibrinogênio
```

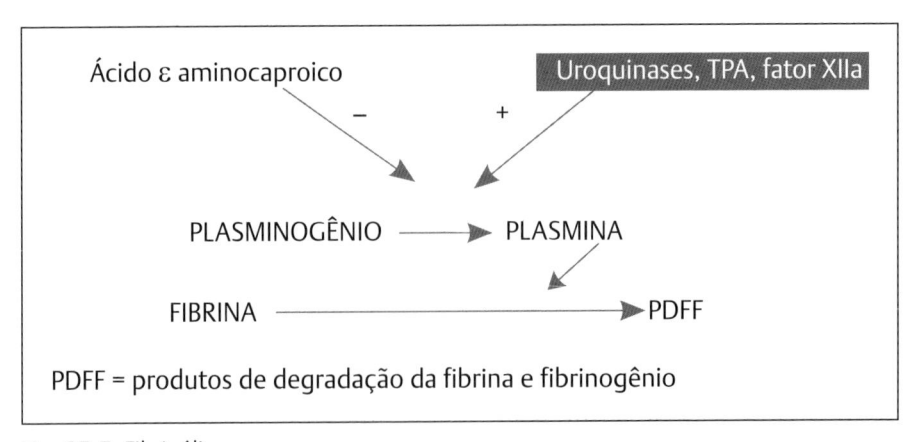

Fig. 25-5. Fibrinólise.

Antitrombina III (AT-III)
É uma α_2-globulina produzida no fígado. Também conhecida como cofator da heparina, atua inibindo a trombina e o fator X ativado. É considerado o principal inibidor fisiológico, sendo responsável por 80% da inativação da coagulação.
   A antitrombina III forma um complexo com a heparina, aumentando sua potência anticoagulante em cerca de 100 vezes. Atua inibindo as serinoproteases, fatores XII, XI, X, IX, ativados e a plasmina.
   Está diminuída nas trombofilias, coagulação intravascular disseminada, cirrose hepática, septicemias e na estrogenoterapia.

Proteína C
É uma proteína vitamina k dependente produzida no fígado. Ativada pelo complexo trombina – trombomodulina, atua com seu cofator proteína S como anticoagulantes na clivagem dos fatores V e VIII, inibição do fator X e ativação da fibrinólise pelo aumento da liberação de TPA, pois inativa o inibidor do ativador de plasminogênio PAI-I.

α_2-macroglobulina
É uma glicoproteína capaz de formar um complexo com a trombina, plasmina e calicreína, inibindo suas atividades. Sua concentração é mais elevada em crianças e gestantes.

α_2-antiplasmina
A α_2-antiplasmina é o inibidor fisiológico mais importante da atividade fibrinolítica da plasmina, com a qual forma rapidamente e de maneira irreversível o complexo plasmina-antiplasmina.

α_1-antitripsina
É uma glicoproteína considerada um fraco inibidor da trombina, inibe o fator XI, o plasminogênio e a proteína C. Sua deficiência não causa trombose.

Produtos de Degradação da Fibrina (PDF)
Os PDF ou produtos de degradação X, Y, D e E são resultantes da ação proteolítica da plasmina. Estes constituem dímeros de fibrina que inibem a trombina. São também utilizados como marcadores da fibrinólise a exemplo do dímero D.

COAGULOPATIAS PLASMÁTICAS

As coagulopatias constituem anormalidades dos fatores plasmáticos e podem ser classificadas em:

Genéticas

Deficiências Isoladas dos Fatores X, V ou II

Constituem deficiências raras, herdadas de modo recessivo na maioria dos casos, que produzem síndromes hemorrágicas de gravidade variável.

Pode, ainda, ocorrer a deficiência do fator X adquirida no caso da amiloidose, e do fator V em razão da produção de autoanticorpos contra o fator V.

Deficiências dos Fatores XII, XI e Hemofilias

A hemofilia A (deficiência do fator VIII) e a hemofilia B (deficiência do fator IX) constituem doenças recessivas ligadas ao sexo que serão discutidas no capítulo seguinte.
A deficiência do fator XI (PTA) tem transmissão autossômica recessiva e alta frequência gênica em judeus.

A deficiência do fator XII (Hageman) tem incidência desconhecida. Em laboratório observa-se o prolongamento do TTPa, porém, geralmente, é assintomática.

As hemofilias e a deficiência dos fatores XI e XII afetam somente a via intrínseca da coagulação, portanto, em laboratório o TTPa está prolongando, mas o TP está normal.

Adquiridas

Deficiência de Vitamina K

Os fatores II, VII, IX e X dependem de uma carboxilação feita pela vitamina K para serem ativados, portanto, a deficiência desta vitamina pode ocasionar sangramentos. A terapia com anticoagulantes orais, a exemplo dos dicumarínicos (Marevan®), tem como princípio interferir na síntese destes fatores competindo com a vitamina K na ativação dos mesmos através de sua ligação aos sítios de carboxilação dos fatores vitamina K dependentes.

Na deficiência de vitamina K, o TS está normal, o TP e TTPa estão prolongados.

Doenças Hepáticas

Podem afetar a hemostasia, pois o fígado é a fonte de produção da maioria dos fatores pró-coagulantes plasmáticos. Os testes para avaliação da coagulação plasmática (TP, TTPA e TT) estão prolongados.

BIBLIOGRAFIA

Beutler E *et al. Williams Hematology*, 8th ed. São Paulo: McGraw-Hill, 2006.
Colmann RW, Hirsh J, Marder VJ *et al.* Hemostasis and thrombosis. Basic principles and clinical practice, 4th ed. Philadelphia: Lippincott, Williams & Wilkins, 2001. p. 3-20.

Davie EW, Ratnoff OD. Waterfall sequence for intrinsic blood clothing. *Science* 1964;145: 1310-2.

Franco FR. Fisiologia da coagulação, anticoagulação e fibrinólise. *Medicina* (Riberão Preto) 2001;34:229-37.

Harmening D. *Clinical hematology and fundamentals of hemostasis,* 5th ed. Philadelphia: Davis Company, 2008.

Henry JB. *Diagnósticos clínicos e conduta terapêutica por exames laboratoriais,* 21. ed. São Paulo: Manole, 2012. 1664 p.

Hoffman M. A cell-based model of hemostasis. *Thromb Haemost* 2001;85(6):958-65.

Hoffman M, Monroe D. Coagulation 2006: A modern view of hemostasis. *Hematology/ Oncology Clinics of North America* 2006;21(1):1-11.

Jandl JH. *Blood. Textbook of hematology,* 2nd ed, New York: Little Brown, 1996.

Jandl JH. *Blood: Pathophysiology.* London: Blackwell Science, 1991.

Lee GR, Bithell TC, Foerster J et al. *Wintrobe – Hematologia clínica.* São Paulo: Manole, 1998. v. I e II. 2623 p.

Lewis M, Bates I, Bain BJ. *Dacie and Lewis practical hematology,* 10th ed. Churchill Livingstone: Elsevier Science, 2006.

Lorenzi T. *Manual de hematologia-propedêutica e clínica,* 4. ed. Rio de Janeiro: Medsi, 2006. 710 p.

MacFarlane RG. An enzyme cascade in the blood clotting mechanism, and its function as a biochemical amplifier. *Nature* 1964;202:498-9.

Schiffman FJ. *Fisiopatologia hematológica.* São Paulo: Ed Santos, 2004. 388 p.

Zago MA, Falcão RP, Pasquini R. *Tratado de hematologia.* São Paulo: Atheneu, 2013. 1064 p.

CAPÍTULO 26

HEMOFILIAS

As hemofilias são doenças hemorrágicas resultantes da deficiência quantitativa e/ou qualitativa do fator VIII (hemofilia A) ou fator IX (hemofilia B) da coagulação. As hemofilias geralmente são hereditárias, de transmissão recessiva ligada ao cromossomo X. Podem ser adquiridas, mas essa é uma condição rara e está comumente associada a autoanticorpos inibidores do fator VIII. As hemofilias hereditárias estão relacionadas com mutações nos genes que codificam os fatores VIII e IX da coagulação, sendo transmitidas quase que exclusivamente a indivíduos do sexo masculino por mãe portadora (cerca de 70% dos casos). Porém, em 30% dos casos, a doença origina-se a partir de mutação de novo, fenômeno que pode ocorrer na mãe ou no feto. Os primeiros registros da hemofilia aconteceram na Família Real Britânica no século XVIII, com a Rainha Vitória. De acordo com o Ministério da Saúde, o Brasil é o 4º país em casos de hemofilia e a doença afeta mais de 12 mil brasileiros.

HEMOFILIA "A"

Também chamada de hemofilia clássica, resulta da deficiência do fator VIII (anti-hemofílico A) e representa a mais comum das alterações hereditárias da coagulação, com cerca de 1 em cada 10.000 homens atingidos. A doença ocorre em todas as áreas do mundo, sendo pouco frequente na China e na raça negra.

É transmitida hereditariamente com caráter recessivo ligado ao sexo. Na hemofilia, o gene defeituoso está no cromossomo X. Nos homens, a ausência de um alelo normal traduz o defeito em manifestação clínica e o homem hemofílico não transmite a doença a seus filhos, já que o cromossomo Y não é atingido. Porém, todas as filhas serão portadoras, pois herdam um cromossomo X defeituoso. As mulheres heterozigotas não sangram, porém, a metade de seus filhos tem hemofilia e a metade de suas filhas é portadora.

Mulheres homozigotas são encontradas muito raramente e apresentam o caso típico.

Fisiopatologia

A anormalidade hemostática da hemofilia A foi, por vários anos, atribuída a defeitos plaquetários e vasculares, até que um pesquisador escocês, Thomas Addis, demonstrou, em 1910, que no plasma normal existia uma substância capaz de encurtar o tempo de coagulação de hemofílicos, sugerindo assim que a doença era causada pela deficiência de uma proteína plasmática.

Desde a clonagem do fator VIII, em 1984, os estudos sobre as mutações causadoras da hemofilia geraram grande volume de informações. Atualmente, mais de 1.000 mutações associadas à hemofilia A envolvendo substituições, deleções e inserções distribuídas por todo o gene estão compiladas em um banco de informações sobre hemofilia A, o HAMSTeRS (Haemophilia A Mutation Search Test and Resource Site).

A doença é, portanto, heterogênea, com grau variável de deficiência do fator VIII da coagulação. Tal deficiência que atinge o mecanismo intrínseco da coagulação impede a formação de fibrina e induz ao quadro hemorrágico.

Manifestações Clínicas

As manifestações clínicas variam de acordo com o grau de deficiência do fator VIII produzido (o mínimo necessário de atividade de FVIII para coagulação normal é 30%).

A hemofilia pode ser classificada de acordo com sua gravidade em:

- *Hemofilia leve:* quando a concentração do fator VIII coagulante está entre 5 e 10%. Nestes casos, mesmo após um trauma, pode não ocorrer hemorragia. Recomenda-se que estes indivíduos façam uso do fator VIII quando da extração de dentes ou quando se submeterem a cirurgias.
- *Hemofilia moderada:* nestes casos a concentração do fator coagulante no sangue está entre 1 e 5%. A hemorragia ocorre normalmente apenas após algum trauma e com alguma frequência, sendo necessário monitoramento.
- *Hemofilia grave:* os hemofílicos com esse grau de severidade têm pouco ou nenhum fator coagulante no sangue, abaixo de 1%, com tendência a sangrar frequentemente, cerca de 1 ou 2 vezes por semana, mesmo sem qualquer ocorrência de trauma. Pode haver hemorragia grave ou letal no período neonatal após circuncisão. Na fase lactente, aparecem equimoses cutâneas ou hematomas após lesões triviais. O fator VIII deve ser administrado continuamente.

Clinicamente, estes pacientes podem apresentar **hemartroses** severas e repetidas (hemorragias intra-articulares), que resultam na deformidade e limitações dos movimentos, podendo levar à invalidez. Os tornozelos, joelhos e cotovelos são os mais acometidos. As hemartroses constituem manifestações clínicas dolorosas causadas por hemorragia na cavidade articular, onde parte do sangue não é reabsorvida, gerando um processo inflamatório crônico da membrana sinovial.

Hemorragias no interior dos tecidos moles podem estender-se muito através do tecido subcutâneo, atingindo os músculos e podendo causar contratura e deformidades mais graves como a mão em garra. Geralmente os hematomas são reabsorvidos, porém, algumas vezes, eles persistem, deixando massas rijas que se calcificam e são chamadas de pseudotumores, que podem provocar erosão óssea ou simular neoplasias.

Observa-se hemorragia gastrointestinal com hematúria em alguns casos, que tende a persistir por semanas quando não tratada. O sangramento excessivo ocorre após extração dentária ou pequenas cirurgias. Os hematomas subdurais e outras hemorragias no interior do sistema nervoso constituem uma causa importante de incapacidade ou morte.

Diagnóstico

O diagnóstico geralmente é estabelecido por testes laboratoriais da coagulação sanguínea, acompanhado de um histórico familiar e do caráter de sangramento.

Em geral os testes que detectam anormalidades intrínsecas da coagulação apresentam resultado prolongado, no entanto o tempo de coagulação pode ser normal nos indivíduos levemente afetados.

O tempo de protrombina (TP), o tempo de trombina (TT) e o tempo de sangramento (TS) são normais, este último, tempo de sangramento diferencia a hemofilia clássica da doença de Von Willebrand que apresenta o TS prolongado.

O tempo de tromboplastina parcial ativado (TTPa) mede o mecanismo intrínseco e está prolongado nestes pacientes. O diagnóstico definitivo é feito através da dosagem de fator VIII.

Tratamento

Enquanto o paciente é demasiado jovem, cabe aos pais oferecer um ambiente isento de perigo. O hemofílico deve preparar-se para uma vocação que não seja muito perigosa, porém deve lembrar-se de que a hemofilia não exclui uma vida útil nos negócios ou nas profissões.

A partir de 2013, os hemofílicos do país passaram a dispor de tratamento com o fator VIII recombinante (Hemo 8r) para hemofilia A. O medicamento passou a ser disponibilizado nos postos de atendimento do Sistema Único de Saúde por meio de uma parceria entre o governo e a Empresa Brasileira de Hemoderivados e Biotecnologia (Hemobrás). Em menos de 2 anos foram distribuídos mais de 1,2 milhão de frascos do recombinante para os hemocentros de todo o Brasil, o que correspondeu a 70% da necessidade mensal de fator VIII utilizado no tratamento dos pacientes com hemofilia A. Os outros 30% da demanda são atendidos com fator VIII plasmático e distribuídos para pacientes acima de 30 anos de idade por questões de planejamento.

A correção da deficiência com plasma fresco congelado como fonte de fator VIII torna difícil a obtenção de níveis plasmáticos recomendados sem risco de sobrecarga circulatória. A utilização de concentrados de fator anti-hemofílico que podem ser administrados em pequeno volume, como no caso do **crioprecipitado** ou fator VIII recombinante, é recomendada. Em aproximadamente 8% dos pacientes com hemofilia, pode aparecer um anticorpo com especificidade contra o fator VIII, o que dificulta a terapia, sendo necessária a identificação destes pacientes. Nos casos onde há presença de inibidores pode ser administrado o fator VII recombinante, que tem efeito importante na ativação dos fatores IX e X com formação de fibrina.

Além das transfusões, os hemofílicos são também tratados com analgésicos e anti-inflamatórios. Nas hemorragias de mucosas o ácido épsilon-aminocaproico (EACA) pode ser utilizado como um antifibrinolítico. Injeções intramusculares e o uso de aspirina devem ser evitados pelos hemofílicos.

HEMOFILIA "B"

Também chamada de **doença de Christmas**, é transmitida hereditariamente como caráter recessivo ligado ao sexo e caracteriza-se por uma deficiência ou anormalidade do fator IX. É menos comum que a hemofilia A. Como sinais clínicos, a hemofilia B apresenta os mesmos da hemofilia A, porém com sangramentos não tão acentuados, exceto nas formas muito graves.

Laboratorialmente, caracteriza-se por apresentar o TTPa prolongado e o diagnóstico diferencial da hemofilia A torna obrigatória a dosagem dos fatores VIII e IX.

O tratamento pode ser realizado com o uso de plasma fresco congelado, concentrado de fator IX ou complexo protrombínico, que constitui um concentrado de fatores vitamina K dependentes.

BIBLIOGRAFIA

Beutler E et al. *Williams – Hematology*, 8th ed. São Paulo: McGraw-Hill, 2006.
Colmann RW, Hirsh J, Marder VJ et al. *Hemostasis and thrombosis. Basic principles and clinical practice*, 4th ed. Philadelphia: Lippincott, Williams & Wilkins, 2001. p. 3-20.
Harmening D. *Clinical hematology and fundamentals of hemostasis*, 5th ed. Philadelphia: Davis Company, 2008.
Henry JB. *Diagnósticos clínicos e conduta terapêutica por exames laboratoriais*, 21. ed. São Paulo: Manole, 2012. 1664 p.
Hoffman M. A cell-based model of hemostasis. *Thromb Haemost* 2001;85(6):958-65.
Hoffman M, Monroe D. Coagulation 2006: A Modern View of Hemostasis. *Hematology/Oncology Clinics of North America* 2006;21(1):1-11.
Jandl JH. *Blood. Textbook of hematology*, 2th ed. New York: LittleBrown, 1996.
Lee GR, Bithell TC, Foerster J et al. *Wintrobe – Hematologia clínica*. São Paulo: Manole, 1998. v. I e II. 2623 p.
Lewis M, Bates I, Bain BJ. *Dacie and Lewis practical hematology*, 10th ed. Churchill Livingstone: Elsevier Science, 2006.
http://www.brasil.gov.br/editoria/saude/2015. Acesso em 28/08/2018
Zago MA, Falcão RP, Pasquini R. *Tratado de hematologia*. São Paulo: Atheneu, 2013. 1064 p.

COAGULAÇÃO INTRAVASCULAR DISSEMINADA (CIVD)

A CIVD é uma síndrome hemorrágica adquirida que ocorre após a ativação não controlada dos fatores pró-coagulantes, plaquetas e enzimas fibrinolíticas na circulação sanguínea.

A ativação da coagulação resulta em depósito de fibrina circulante com a formação de microtrombos, podendo ocasionar obstrução vascular, isquemia e necrose dos tecidos adjacentes.

Com a formação de fibrina há consumo excessivo dos fatores pró-coagulantes plasmáticos e plaquetas. A coagulopatia de consumo quase sempre é observada como complicação de algum processo patológico subjacente. A identificação e a eliminação imediatas da origem da coagulopatia é prioridade em seu tratamento.

Com ativação da coagulação, segue-se ativação do sistema fibrinolítico, tornando o processo ainda mais complicado com a presença de plasmina e quebra de fibrina em produtos de degradação da fibrina (PDF), que atuam como inibidores da coagulação e propiciam um quadro hemorrágico.

O consumo dos fatores pró-coagulantes e a ativação do sistema fibrinolítico resultam em: hemorragia; produção polímeros de fibrina, microtrombos; ativação do sistema das cininas e do sistema complemento; hemólise mecânica dos glóbulos vermelhos.

CAUSAS

A CIVD é uma condição associada à condição patológica ou doença de base, a exemplo de:

- Morte fetal intrauterina, gravidez ectópica, embolia do líquido amniótico, descolamento prematuro da placenta.
- Infecções virais, micóticas e bacterianas (especialmente a septicemia por Gram-negativos).
- Neoplasias, leucemias agudas.
- Choque de diversas origens.
- Glomerulonefrite crônica, cirrose hepática.
- Malformações vasculares.

MECANISMOS DE ATIVAÇÃO DA COAGULAÇÃO

A coagulação pode ser ativada por mecanismo intrínseco ou extrínseco.

O sistema extrínseco geralmente é ativado quando ocorre liberação de tromboplastina tecidual dos leucócitos, placenta e/ou de tecidos lesionados no caso de queimaduras graves.

Uma das causas frequentes da ativação do mecanismo intrínseco reside na presença de endotoxinas durante um processo infeccioso grave, ativando diretamente o fator XII e com intensa lesão vascular e a ruptura das plaquetas ativando ainda mais a coagulação.

A incidência real da CIVD é desconhecida. Sabe-se que ela se expressa de forma aguda, na maioria das vezes, e é sempre uma urgência médica, ou ainda de forma crônica mais lenta.

Tomemos como Exemplo uma Septicemia (Fig. 27-1)

A presença de microrganismos na circulação acarreta uma resposta inflamatória generalizada com a liberação de citocinas inflamatórias ativando o processo de coagulação. A formação de fibrina nos microcapilares provoca adesão e consumo das plaquetas com queda na concentração plasmática dos fatores de coagulação. A formação de coágulo impede a oxigenação tecidual, levando a uma isquemia superficial progressiva, principalmente nas extremidades do organismo.

Com isto haverá a ativação do sistema fibrinolítico para compensação. A presença de fibrina nos microvasos leva à liberação de ativadores do plasminogênio

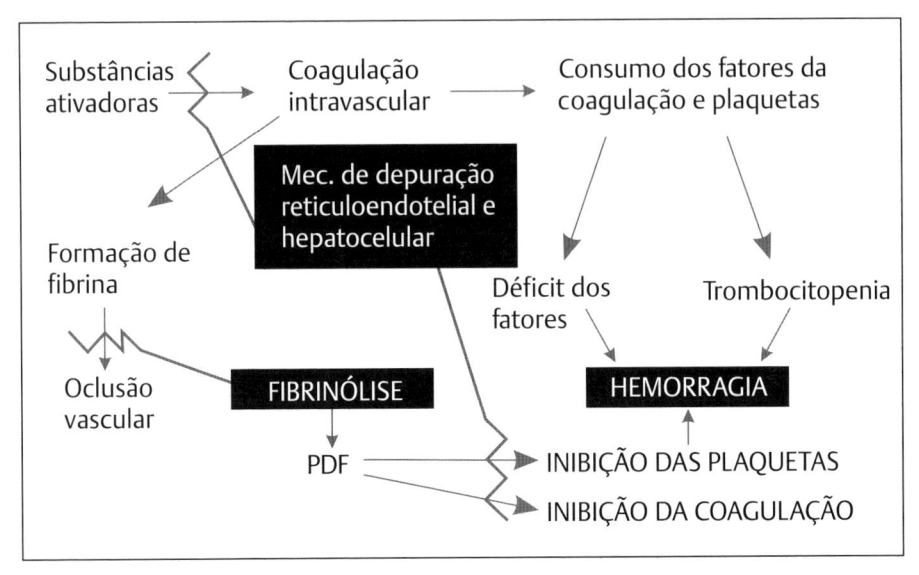

Fig. 27-1. Fisiopatologia da CIVD.

pelo endotélio. Ocorre a formação de plasmina, que dá início ao processo da fibrinólise. Também o fator XII ativo e a trombina ativam diretamente o plasminogênio. A quebra da fibrina e o fibrinogênio acarretam a formação de grandes quantidades de PDF, que atuarão inibindo a coagulação.

Em razão do grande consumo dos fatores de coagulação, o organismo encontrar-se-á num estado de depleção destes fatores, juntamente com a diminuição das plaquetas que também são consumidas. Portanto, instala-se um quadro de hemorragia por ausência de plaquetas, fatores pró-coagulantes e excesso de PDF.

Serão formados os PDF que vão inibir vários estágios da coagulação e produzir um polímero estruturalmente defeituoso de fibrina, além de deteriorar as funções plaquetárias, e que levam a um quadro hemorrágico na CIVD.

Os fatores de coagulação mais consumidos são: I, V, VIII e XIII, além das plaquetas.

MANIFESTAÇÕES CLÍNICAS

CIVD Aguda

Caracterizada por manifestações hemorrágicas com evolução muito rápida e consequente cianose das extremidades (principalmente mãos e pés).

A presença de equimoses e petéquias não é rara, podendo ocorrer epistaxe e hemorragias gastrointestinais. A evolução do processo isquêmico nestes casos é muito rápida (3 a 5 dias), por isso o tratamento deve ser feito logo no início, para que não ocorra necrose e consequente amputação de algum membro.

CIVD Crônica

A este caso quase sempre se associa uma doença crônica. A equimose perdura por semanas ou até meses, ocorrendo episódios de epistaxes e outras hemorragias. Os fenômenos tromboembólicos são comuns.

DIAGNÓSTICOS LABORATORIAL

Na CIVD é preciso estar atento para o fato de que os testes laboratoriais podem apresentar valores diferentes durante o curso patológico.

O prolongamento do TP e do TTPa e TT refletem o consumo dos fatores de coagulação. O resultado normal desses exames, entretanto, não exclui a presença de CIVD. O TTPa indica alteração no mecanismo intrínseco e reflete a hipofibrinogenia mediante ação dos produtos de degradação da fibrina/fibrinogênio (PDFs) sobre o fibrinogênio.

Ocorre diminuição do nível plasmático de fibrinogênio e dos fatores V, VIII e XIII.

As plaquetas abaixo de 50.000/mm^3 são vistas em 98% dos casos de CIVD (trombocitopenia).

A observação da série vermelha no esfregaço pode mostrar esquizócitos que indicam hemólise intravascular.

O TS, TP, TTPa e TT estão prolongados (alteração em todas as vias da coagulação).

O teste para D-dímero é positivo e mostra níveis elevados resultantes da quebra da fibrina.

TRATAMENTO

O tratamento preconiza, inicialmente, reconhecer e controlar a doença de base. O uso de anticoagulante heparina tem mostrado algum benefício por ser uma droga antagonista potente contra a trombina, inibindo a coagulação. A fibrinólise também desaparece após a administração de heparina. A heparina não fracionada e a de baixo peso molecular podem ser usadas na profilaxia do tromboembolismo nos pacientes com CIVD. As grandes doses devem ser reservadas a pacientes com intensa deposição de fibrina ou tromboembolismo. Seu uso é discutível para pacientes que apresentam sangramento ativo ou com alto risco.

A proteína C (PC) é um anticoagulante natural que promove fibrinólise, inibe trombose e inflamação e é um importante modulador em processos sépticos. A reposição de concentrados de fatores de coagulação não está indicada a não ser em casos de sangramento ativo.

BIBLIOGRAFIA

Beutler E *et al. Williams – Hematology*, 8th ed. São Paulo: McGraw-Hill, 2006.
Colmann RW, Hirsh J, Marder VJ *et al. Hemostasis and thrombosis. Basic principles and clinical practice*, 4th ed. Philadelphia: Lippincott, Williams & Wilkins, 2001. p. 3-20.
Harmening D. *Clinical hematology and fundamentals of hemostasis*, 5th ed. Philadelphia: Davis Company, 2008.
Henry JB. *Diagnósticos clínicos e conduta terapêutica por exames laboratoriais*, 21. ed. São Paulo: Manole, 2012. 1664 p.
Jandl JH. *Blood. Textbook of hematology*, 2th ed. New York: LittleBrown, 1996.
Lee GR, Bithell TC, Foerster J *et al. Wintrobe - Hematologia clínica*. São Paulo: Manole, 1998. v. I e II. 2623 p.
Lewis M, Bates I, Bain BJ. *Dacie and Lewis practical hematology*, 10th ed. Churchill Livingstone: Elsevier Science, 2006.
Schiffman FJ. *Fisiopatologia hematológica*. São Paulo: Ed Santos, 2004. 388 p.
Zago MA, Falcão RP, Pasquini R. *Tratado de hematologia*. São Paulo: Atheneu, 2013. 1064 p.

CAPÍTULO 28

TROMBOFILIAS

Marcia Nogueira Castaldi Abel

Originalmente, o termo **trombofilia** foi empregado para designar a "capacidade ou a tendência de um organismo em formar trombo". Atualmente, este termo está associado à descrição de um estado aumentado da atividade pró-coagulante e redução das propriedades anticoagulantes do sangue. Em conjunto, isto representa um incremento das condições protrombóticas e do risco de desenvolvimento de trombose.

Faz parte das chamadas **condições protrombóticas** alterações que favoreçam a estase circulatória e a hipercoagulabilidade sanguínea, eventos normalmente associados à interação de distúrbios genéticos e ambientais. Este conjunto de fatores que configuram a predisposição aumentada ao risco trombótico foram designados como **fatores de risco** e são divididos em dois grupos: os que compõem as chamadas alterações **congênitas**, genéticas ou intrínsecas, e as alterações **adquiridas** ou extrínsecas. Os principais fatores de risco pertencentes aos diferentes grupos, estão listados no Quadro 28-1.

Quadro 28-1. Fatores Intrínsecos e Extrínsecos Associados ao Risco de Tromboembolismo Venoso

Fatores Congênitos	Fatores Adquiridos
Deficiência de antitrombina III	Idade avançada
Deficiência de proteína C	Imobilização prolongada
Deficiência de proteína S	Cirurgias
Resistência à proteína C ativada	Fraturas
Mutações do fator V	Contraceptivos orais
Defeitos da fibrinólise	Gestação
Hiper-homocisteinemia	Puerpério
Fator II – Mutação G20210A	Neoplasias Síndrome antifosfolipídeo

Entre as manifestações das trombofilias, a **trombose venosa profunda (TVP)** e o **tromboembolismo pulmonar (TEP)** são as mais comuns, formando um grupo de intercorrências clínicas com alto índice de internação hospitalar e mortalidade.

De maneira geral, os fatores de risco para a TEV diferem dos fatores de risco do tromboembolismo arterial; neste último predominam os fatores relacionados com a ativação plaquetária, a deposição lipídica e a proliferação celular na placa aterosclerótica, condições relacionadas com hipertensão arterial, dislipidemia e diabetes melito, entre outros. Os distúrbios do TEV são de natureza hemostática, geralmente associados a alterações congênitas nos sistemas da coagulação e da fibrinólise, agravados pelo curso de um fator extrínseco (idade, gestação, fraturas, por exemplo).

Epidemiológica e clinicamente, observou-se que aproximadamente 1/3 dos indivíduos que desenvolvem a doença tromboembólica não apresenta fatores de risco evidentes, porém, a associação de dois ou mais fatores de risco congênitos gera aumento no risco trombótico, tanto quanto a ocorrência de um fator adquirido num indivíduo que já apresenta predisposição congênita, e esta associação age cumulativamente, potencializando o risco trombótico.

AVALIAÇÃO LABORATORIAL DAS TROMBOFILIAS

O conhecimento etiológico das causas das trombofilias permite melhor prognóstico da doença tromboembólica e compreensão de eventos como a trombose idiopática, a origem da trombose venosa "espontânea" e, de maneira mais geral, o impacto da predisposição trombogênica intrínseca acrescida da presença dos fatores de risco extrínsecos ou adquiridos. Deve-se considerar que a identificação de um defeito hereditário repercute sobre a abordagem terapêutica e permite o aconselhamento genético familiar.

Assim, a avaliação laboratorial das trombofilias deve ser realizada toda vez que houver um diagnóstico objetivo de trombose venosa profunda, embolia pulmonar ou tromboflebite superficial que apresentem pelo menos uma das características abaixo:

- Mobilidade reduzida.
- Idade ≤ 55 anos.
- História prévia de tromboembolismo venoso.
- Varizes.
- História familiar de tromboembolismo venoso ou embolia pulmonar.
- Trombose em leitos vasculares incomuns: veias intra-abdominais, retina, membros superiores e sistema nervoso central.

A abordagem laboratorial sistematiza a investigação de fatores do sistema de proteases plasmáticas associadas à atividade anticoagulante, exacerbação da atividade pró-coagulante, na pesquisa de disfibrogenemia, na presença de anticorpos antifosfolipídeos e hiper-homocisteinemia, entre outros. O elenco de fatores avaliados laboratorialmente encontra-se relacionado no Quadro 28-2.

Quadro 28-2. Diagnóstico Laboratorial das Trombofilias

Causa da Trombofilia	Investigação Laboratorial
Deficiência de antitrombina	Quantificação de AT plasmática
Deficiência de proteína C	Quantificação de PC plasmática
Deficiência de proteína S	Quantificação de PS plasmática livre
Resistência à proteína C ativada – (mutação do fator V Leiden)	Teste de RPCA (método de coagulação) análise gênica
Mutação G20210A da protrombina (fator II)	Análise gênica
Hiper-homocisteinemia	Quantificação de homocisteína plasmática
Síndrome do anticorpo antifosfolipídeo (SAF)	Pesquisa de anticoagulante lúpico/pesquisa de anticardiolipina IgG e IgM

Fonte: www.fleury.com.br.

Os testes listados são indicados para pacientes com história clínica de trombose venosa, quando da confirmação de existência de fatores congênitos, recomenda-se estender a investigação aos parentes de primeiro grau.

A investigação da trombofilia não interfere na conduta terapêutica do evento agudo, pois esta será abordada independentemente da definição de sua etiologia, porém, os resultados *a posteriori* desta avaliação orientam a profilaxia secundária e a decisão clínica da terapêutica de anticoagulação instituída.

Nestas condições, recomenda-se que a investigação plasmática da trombofilia seja realizada aproximadamente 6 meses após o evento trombótico agudo e que se aguarde, pelo menos, de 10 a 14 dias após a suspensão da terapia com anticoagulante para a realização dos exames.

DEFICIÊNCIA DE ANTITROMBINA (AT), PROTEÍNA C (PC) E PROTEÍNA S (PS)

Estas proteínas são componentes do sistema anticoagulante. Quando deficientes, há marcado aumento no risco trombótico pela elevação das condições que favorecem o estado pró-coagulante.

A antitrombina (AT), anteriormente designada ATIII, é o inibidor primário da trombina, inibe a atividade de diversos fatores ativados da coagulação, fator IXa, Xa, XIa e acelera a dissociação do complexo VIIa-fator tecidual, assim como impede sua reassociação. A deficiência heterozigótica de AT eleva aproximadamente em 10 vezes o risco trombótico e a homozigose parece ser incompatível com a vida.

A proteína C (PC) e a proteína S (PS) são proteínas dependentes de vitamina K. A PC é ativada após a ligação da trombina com a trombomodulina endotelial e inativa os fatores Va e VIIIa da coagulação, inibindo, assim, a formação de fibrina. A PS atua como cofator para a expressão da atividade anticoagulante da PC. A deficiência da PC é classificada em dois tipos: **tipo I** – baixas concentrações plasmáticas da atividade funcional e do antígeno da proteína C; e **tipo II** – baixos níveis de atividade funcional da proteína com níveis antigênicos normais. A deficiência de PS é classificada em **tipo I, tipo II** e **tipo III**, tendo como referência a quantificação plasmática das frações total e livre desta proteína.

As deficiências adquiridas da PC e da PS, por exemplo, em decorrência de hepatopatias, deficiência de vitamina K ou consumo por trombose, são mais comuns que as congênitas.

O diagnóstico das deficiências de AT, PC e PS é estabelecido mediante determinação plasmática da atividade e das concentrações do antígeno, usando métodos funcionais e imunológicos, respectivamente. A PC e a PS não devem ser determinadas durante terapia com anticoagulante oral; em particular, a PS pode estar diminuída pelo uso de contraceptivos orais, terapia de reposição estrogênica, gravidez e na reação de fase aguda, em decorrência da diminuição da PS livre.

As deficiências de AT, PC e PS são consideradas como fatores de risco independentes para a ocorrência de trombose, porém, em conjunto, essas três anormalidades são detectadas em 5 a 15% dos casos de tromboembolismo venoso.

RESISTÊNCIA À PROTEÍNA C ATIVADA E MUTAÇÃO DO FV (FATOR DE LEIDEN)

A proteína C é uma serinoproteinase dependente de vitamina K, cuja atividade é potencializada pela proteína S. Exerce papel anticoagulante por inativar os fatores Va e VIIIa da coagulação e bloquear o inativador tecidual do plasminogênio (PAI-1). A deficiência congênita homozigótica desta proteína é incompatível com a vida, o efeito protrombótico deste evento é enorme, e quando heterozigótica, está associada à instalação de trombose quando há estresse trombogênico adicional, como cirurgias ou parto, entre outros.

Uma mutação do fator V, em que a arginina da posição 506 é substituída pela glutamina, bloqueia o sítio de ação da proteína C, limitando a inativação do fator Va. Este fator modificado, é conhecido como **fator de Leiden**, é resistente à ação da proteína C ativada (rPCA) e é a predisposição genética de maior prevalência nas famílias com trombofilia hereditária. Quando esta mutação é heterozigótica, eleva o risco de TEV em 3 a 7 vezes, e, em homozigose, em até 80 vezes.

O diagnóstico laboratorial da rPCA é baseado em pequeno aumento do tempo de tromboplastina parcial ativada (PTTa) do plasma, testado na presença ou não da proteína C ativada, em um meio com cálcio. Método de baixa sensibilidade e especificidade. O método em que o plasma do paciente é diluído com plasma deficiente em fator V elimina a interferência da deficiência ou a elevação de fatores de coagulação que poderia alterar o PTT basal. Este ensaio modificado é mais indicado e apresenta alta sensibilidade e especificidade para a detecção do fator V de Leiden. Caso a rPCA esteja alterada, recomenda-se a realização de PCR para a mutação do fator V de Leiden.

MUTAÇÃO G20210A DA PROTROMBINA (FATOR II)

A mutação G20210A do gene da protrombina favorece o risco trombótico, tanto venoso como arterial. Esta mutação parece elevar as taxas de protrombina plasmática em razão da maior estabilidade do RNA do gene mutante. A incidência heterozigótica deste distúrbio é da ordem de até 4%. Esta mutação não foi identificada em indivíduos da raça negra ou asiática.

O diagnóstico laboratorial desta mutação é feito por meio da determinação genotípica, pela análise gênica por biologia molecular.

HIPER-HOMOCISTEINEMIA

Elevações anormais da concentração plasmática do aminoácido homocisteína são consideradas um fator de risco independente para o TEV, particularmente por alterar a função endotelial e favorecer o estado pró-trombótico. A hiper-homocisteinemia pode ser motivada por alterações genéticas ou adquiridas, entre as quais destacam-se as deficiências nutricionais de vitamina B6, B12 ou folatos, idade avançada, insuficiência renal crônica e uso de antifólicos. Entre as alterações genéticas, mutações nas enzimas que participam do ciclo intracelular da homocisteína podem resultar em deficiência enzimática e acarretar elevação dos níveis de metionina, homocisteína e homocistina.

A avaliação laboratorial da homocisteinemia é realizada por determinação da homocisteína em jejum e/ou após teste de administração de metionina, por espectrofotometria de massa (HPLC), com detecção eletroquímica ou fluorescente.

SÍNDROME DO ANTICORPO ANTIFOSFOLIPÍDEO

Esta síndrome é a principal causa de trombofilia adquirida e está relacionada com a presença de anticorpos IgM e IgG que interagem com diferentes proteínas plasmáticas, como a β2-glicoproteína-1. Desta ligação resulta um complexo que apresenta alta afinidade com superfícies fosfolipídicas, formando o **anticorpo antifosfolipídeo**. Quando este antígeno se liga ao fosfolipídeo **cardiolipina**, forma o anticorpo **anticardiolipina**. Estes anticorpos podem ser detectados em indivíduos normais, porém, quando presente, frequentemente estão associados às ocorrências de abortamento espontâneo de repetição, trombocitopenia e doenças tromboembólicas. O anticorpo antifosfolipídeo foi primariamente identificado em indivíduos com doenças autoimunes, como o lúpus eritematoso sistêmico, e foi erroneamente denominado de **anticoagulante lúpico**. Na presença do anticorpo antifosfolipídeo há um prolongamento do TTPa, que não volta ao normal mesmo com a adição de plasma normal (TTPa mix).

No diagnóstico laboratorial da síndrome anticorpo antifosfolipídeo recomenda-se a realização de pesquisa para anticoagulante lúpico e anticorpos anticardiolipina, que podem ocorrer de forma isolada. Os anticorpos anticardiolipina IgG e IgM são mais sensíveis que o anticoagulante lúpico, porém menos específicos.

A pesquisa do anticoagulante lúpico é feita pelo teste do tempo de coagulação dependente de fosfolipídeos, realizada por diferentes metodologias, como tempo de protrombina diluído e teste de fosfolipídeos fase hexagonal (FFH). Este último é um teste automatizado que inclui ensaio de triagem (TTPa sensível), ensaio de mistura, inibidor de heparina e ensaio confirmatório dependente de fosfolipídeos.

Atualmente, os critérios laboratoriais para o diagnóstico da síndrome antifosfolipídeos seguem a seguinte orientação (IPCHP):

1. Presença de anticorpos anticardiolipina IgG ou IgM em sangue, com títulos médios ou altos, em duas ou mais ocasiões, com intervalo mínimo de 6 semanas, mensurados pelo método ELISA para anticorpos anticardiolipina dependentes da β2-glicoproteína-1.
2. Anticoagulante lúpico presente em plasma, em duas ou mais ocasiões, com pelo menos 6 semanas de diferença, detectados de acordo com o Comitê Internacional Científico e de Padronização de Homeostase e Trombose. O avanço na compreensão da fisiopatologia das trombofilias e a melhora na avaliação diagnóstica permitiram o desenvolvimento de critérios prognósticos e adoção de abordagens terapêuticas individualizadas em pacientes com TEV (Fig. 28-1).

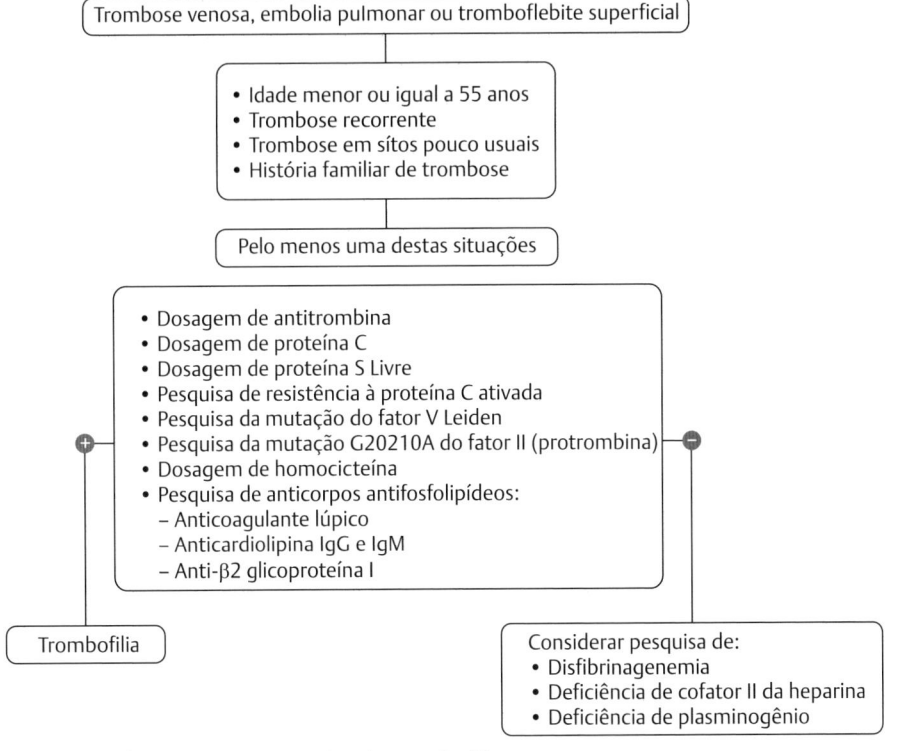

```
┌─────────────────────────────────────────────────────────┐
│ Trombose venosa, embolia pulmonar ou tromboflebite superficial │
└─────────────────────────────────────────────────────────┘
                            │
        ┌───────────────────────────────────────┐
        │ • Idade menor ou igual a 55 anos      │
        │ • Trombose recorrente                 │
        │ • Trombose em sítos pouco usuais      │
        │ • História familiar de trombose       │
        └───────────────────────────────────────┘
                            │
              ┌──────────────────────────────┐
              │ Pelo menos uma destas situações │
              └──────────────────────────────┘
                            │
   ┌──────────────────────────────────────────────────────┐
   │ • Dosagem de antitrombina                            │
   │ • Dosagem de proteína C                              │
   │ • Dosagem de proteína S Livre                        │
   │ • Pesquisa de resistência à proteína C ativada       │
   │ • Pesquisa da mutação do fator V Leiden              │
(+)│ • Pesquisa da mutação G20210A do fator II (protrombina) │(−)
   │ • Dosagem de homocicteína                            │
   │ • Pesquisa de anticorpos antifosfolipídeos:          │
   │    – Anticoagulante lúpico                           │
   │    – Anticardiolipina IgG e IgM                      │
   │    – Anti-β2 glicoproteína I                         │
   └──────────────────────────────────────────────────────┘
    │                                              │
┌─────────────┐                   ┌──────────────────────────────────┐
│ Trombofilia │                   │ Considerar pesquisa de:          │
└─────────────┘                   │ • Disfibrinagenemia              │
                                  │ • Deficiência de cofator II da heparina │
                                  │ • Deficiência de plasminogênio   │
                                  └──────────────────────────────────┘
```

Fig. 28-1. Algoritmo para pesquisa de trombofilia.

As trombofilias, condição de predisposição aumentada para a ocorrência de trombose, tem sua patogenia fortemente associada a distúrbios hereditários, marcada pela alteração de diferentes mutações em genes relacionados com a ação de fatores do sistema da coagulação e da anticoagulação, caracterizando-a como um distúrbio de natureza multigênica, onde diferentes alterações genéticas implicam em aumento do risco trombótico. Igualmente, também pode ser considerada como doença multifatorial, onde as alterações genéticas interagem com os fatores adquiridos potencializando o desenvolvimento de trombose.

BIBLIOGRAFIA

Beutler E *et al. Williams – Hematology*, 8th ed. São Paulo: McGraw-Hill, 2006.
Colmann RW, Hirsh J, Marder VJ *et al. Hemostasis and thrombosis. Basic principles and clinical practice*, 4th ed. Philadelphia: Lippincott, Williams & Wilkins, 2001. p. 3-20.
Duque FLV, Mello NA. Trombogênese – Trombofilia. *J Vasc Br* 2003;(2):105-18.
Franco RF. Trombofilias hereditárias. *Medicina* (Ribeirão Preto) 2001;34:248-57.
Franco RF, Villela MSH, Figueiredo MS. Trombofilias em www.fleury.com.br.
Henry JB. *Diagnósticos clínicos e conduta terapêutica por exames laboratoriais*, 21.ed. São Paulo: Manole, 2012. 1664 p.
Lee GR, Bithell TC, Foerster J *et al. Wintrobe – Hematologia clínica*. São Paulo: Manole, 1998. v. I e II. 2623 p.
Lewis M, Bates I, Bain BJ. *Dacie and Lewis practical hematology*, 10th ed. Churchill Livingstone: Elsevier Science, 2006.
Trombofilia – Abordagem laboratorial em www.hermespardini.com.br.
Zago MA, Falcão RP, Pasquini R. *Tratado de hematologia*. São Paulo: Atheneu, 2013. 1064 p.

Parte 5 Hemoterapia

IMUNO-HEMATOLOGIA – SISTEMAS DE GRUPOS SANGUÍNEOS

CAPÍTULO 29

Carlos Pereira Araújo de Melo

A combinação dos anticorpos com seus antígenos correspondentes ocorre pela ação de várias forças de natureza química que se somam de modo a formar complexos relativamente estáveis.

O termo imuno-hematologia é usado para designar as reações entre anticorpos e componentes antigênicos sanguíneos. Para a compreensão destas reações são enumeradas aqui algumas noções básicas de imunologia.

ANTÍGENOS

Constituem moléculas capazes de estimular uma resposta imune humoral e/ou celular em um hospedeiro e de interagir com os anticorpos e linfócitos sensibilizados resultantes dessa ativação.

Existem também moléculas de peso molecular muito pequeno, denominadas *haptenos*, que não são capazes, por si só, de ativar o sistema imune; porém, podem combinar-se com os anticorpos específicos, produzidos somente em resposta a estímulo do hapteno ligado a uma proteína.

O organismo responde a três tipos de estimulação antigênica:

- *Antígenos heterólogos (heteroimunização):* são antígenos pertencentes à espécie diferente do hospedeiro, como o caso dos microrganismos.
- *Antígenos isólogos, também chamados de aloantígenos (isoimunização):* são variações nas estruturas antigênicas que diferenciam grupos populacionais de uma mesma espécie. Por exemplo, antígeno Rh ou D, presente nos indivíduos chamados Rh positivos e ausente nos indivíduos Rh negativos.
- *Antígenos autólogos (autoimunização):* são antígenos próprios do indivíduo, possivelmente originados por alteração da estrutura por medicamentos ou pela ação de vírus que, então, passam a não ser mais reconhecidos como antígenos próprios pelo sistema imune.

ANTICORPOS

Os anticorpos, ou imunoglobulinas, são glicoproteínas produzidas por um organismo em resposta à um determinado antígeno, constituídas por quatro cadeias polipeptídicas, duas leves e duas pesadas. Há cinco tipos diferentes de cadeias pesadas que definem as cinco classes de imunoglobulinas: IgG, IgM, IgA, IgD e IgE.

Nos estudos imuno-hematológicos os anticorpos de maior importância são os das classes IgG e IgM.

De acordo com o antígeno que induziu a sua formação, o anticorpo pode ser classificado como:

- *Aloanticorpo:* produzido em resposta a um aloantígeno ou antígenos que não são próprios do indivíduo, mas da mesma espécie.
- *Heteroanticorpo:* produzido em resposta a um heteroantígeno ou antígenos não próprios de espécies diferentes.
- *Autoanticorpo:* produzido em resposta a um autoantígeno ou antígenos das células do próprio indivíduo (os autoanticorpos são os causadores das anemias hemolíticas autoimunes).

Os anticorpos podem ainda ser classificados como:

- *Naturais:* preexistem a um estímulo externo.
Quando eles existem de maneira constante em todos os indivíduos que não possuem o antígeno específico correspondente, são chamados de "anticorpos naturais regulares". Por exemplo, anti-AB nos indivíduos do grupo O. Se eles ocorrem de uma maneira inconstante, em indivíduos desprovidos do antígeno específico, são chamados de "anticorpos naturais irregulares".
- *Imunes:* são produzidos após um estímulo conhecido. A maioria dos anticorpos de grupos sanguíneos é imune e resulta da introdução de um antígeno por transfusão sanguínea ou por gravidez.

RESPOSTA IMUNOLÓGICA

A introdução de um antígeno em um organismo que não o tenha como componente herdado geneticamente desencadeia uma série de reações por parte das células que participam da resposta imune (macrófagos, células dendríticas, linfócitos T e linfócitos B, plasmócitos) resultando na produção de anticorpos.

A resposta imune é denominada **primária** quando o hospedeiro foi exposto ao antígeno pela primeira vez. Requer um tempo de 7 a 14 dias para haver a produção dos anticorpos em nível detectável que pertencem à classe IgM.

A resposta **secundária** ou **imune** ocorre quando houver nova exposição ao mesmo antígeno que estimulou a resposta primária. Nesse caso, os anticorpos são detectáveis em 1 ou 2 dias, predominando os da classe IgG que são produzidos em altas concentrações. Títulos baixos de IgM podem ser detectados nas respostas secundárias.

REAÇÃO ANTÍGENO-ANTICORPO
Consiste na interação entre o antígeno e o sítio de combinação do anticorpo correspondente.

As forças que atuam para determinar essa união e mantê-la são relativamente fracas quando comparadas às ligações covalentes, mas a sua somatória leva a uma considerável energia de coesão, formando, assim, complexos antígeno-anticorpo estáveis.

A aproximação das moléculas se dá, então, pela sequência da ação das seguintes forças:

- *Ligações hidrofóbicas:* interações estabilizantes entre grupamentos não polares na água.
- *Pontes de hidrogênio:* atração entre átomos eletropositivos e eletronegativos.
- *Forças eletrostáticas:* atração entre dois grupos iônicos de cargas opostas.
- *Forças de Van der Waals:* ligadas ao movimento dos elétrons.

Apesar de relativamente estável, a interação antígeno-anticorpo (AgAc) é reversível, ou seja, o complexo AgAc pode-se dissociar quando um dos elementos da reação estiver em excesso ou se as condições do meio se tornarem desfavoráveis.

$$Ag + Ac \leftrightarrows AgAc$$

Tal reação depende de:

- Existência de especificidade.
- Condições físico-químicas apropriadas.
- Propriedades do antígeno e do anticorpo.
- Quantidade do antígeno e do anticorpo.

As reações *in vivo* entre antígenos e anticorpos produzem imunocomplexos solúveis que não são visíveis. A necessidade de se investigar as reações imuno-hematológicas *in vitro* levou ao desenvolvimento dos métodos de hemaglutinação com o objetivo de detectar e quantificar as reações antígeno-anticorpo.

A hemaglutinação é provocada por reações que levam à formação de grumos de eritrócitos. Ela pode ocorrer na presença de anticorpos (aglutinação específica) ou na ausência deles (aglutinação não especifica ou pan-aglutinação).

REAÇÃO DE HEMAGLUTINAÇÃO
Hemaglutinação Específica
Resultante da formação do complexo AgAc.

Uma suspensão de hemácias em salina fisiológica (NaCl à 0,85%) constitui um sistema estável, ou seja, os glóbulos vermelhos mantêm certa distância uns dos outros.

Essa distância entre as hemácias é mantida em razão da presença de grupos carboxílicos (COOH-) das moléculas de ácido siálico presentes na membrana das mesmas. Como cargas iguais se repelem, os eritrócitos em suspensão permanecem separados uns dos outros.

Quando as hemácias estão suspensas em soluções eletrolíticas como o cloreto de sódio, formam-se nuvens de cátions ao redor de cada uma delas.

A diferença de potencial criada entre as cargas elétricas negativas da membrana eritrocitária e a nuvem de cátions do meio é chamada de **Pontecial Zeta** (Fig. 29-1).

Para que ocorra a aglutinação das hemácias é necessário vencer a repulsão entre elas até que a tensão interfacial (força de coesão) predomine sobre a repulsão. Isso pode ser conseguido de duas maneiras:

1. **Redução da carga elétrica das hemácias:** como os anticorpos são carregados positivamente, quando se fixam à membrana eritrocitária, neutralizam as cargas negativas dos antígenos específicos, reduzindo o Potencial Zeta. Outro mecanismo de redução de cargas é o tratamento com enzimas proteolíticas que removem o ácido siálico da membrana.
2. **Variação da composição do meio (potencializadores da reação):** meios de baixa força iônica (LISS) ou adição de substâncias como albumina bovina, polietileno glicol (PEG) e Polibreno alteram o Potencial Zeta, favorecendo a reação de hemaglutinação.

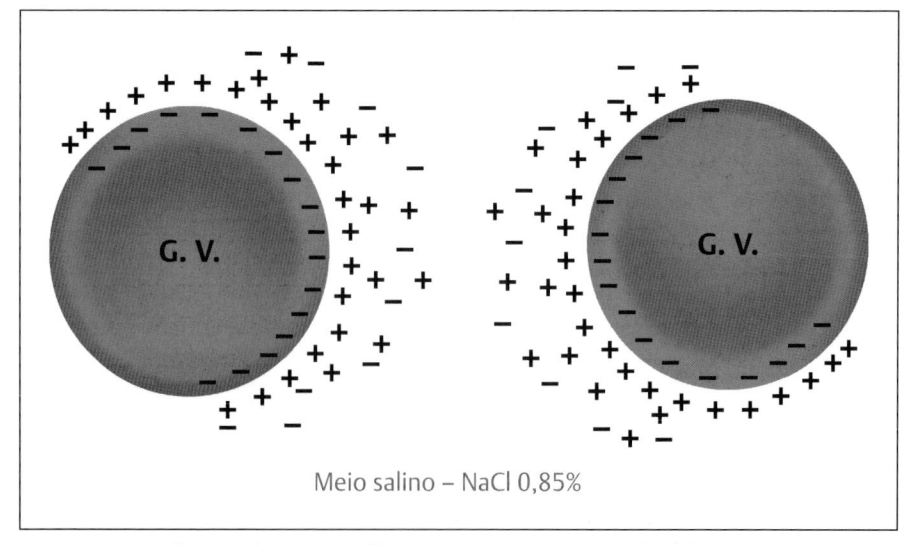

Fig. 29-1. Distribuição das cargas elétricas no eritrócito gerando diferença de potencial denominada **Potencial Zeta**.

OUTROS FATORES QUE INFLUENCIAM A REAÇÃO ANTÍGENO-ANTICORPO:
- Número e localização dos antígenos.
- pH do meio.
- Temperatura.
- Tempo de incubação.
- Velocidade e duração das centrifugações.
- Classe do anticorpo

Com relação à capacidade de promover a aglutinação podemos classificar os anticorpos em:

A) **Aglutinantes:** quando são capazes de aglutinar hemácias em suspensão salina de NaCl a 0,85%. Geralmente são da classe IgM.
B) **Não aglutinantes:** quando sua fixação à membrana eritrocitária não é suficiente para provocar a aglutinação das hemácias em suspensão salina de NaCl a 0,85%. A maioria dos anticorpos que apresenta esse comportamento é da classe IgG.

Esse processo de fixar o anticorpo na membrana da hemácia e não provocar aglutinação é conhecido como **sensibilização** das hemácias. Nesses casos a redução do potencial zeta não é suficiente para que ocorra a aglutinação.

Assim, para que se possa visualizar a presença do complexo AgAc (aglutinação) usamos o soro de Coombs (anticorpos antigamaglobulina humana).

A vantagem das moléculas de IgM sobre as de IgG nas reações de hemaglutinação está ligada à sua estrutura pentamérica e, portanto, à presença de 10 sítios de combinação na molécula que a torna mais bem adaptada à função aglutinante.

HEMAGLUTINAÇÃO INESPECÍFICA (PAN-AGLUTINAÇÃO)
A diminuição do potencial zeta a níveis críticos (potencial zeta crítico) pela introdução de substâncias químicas como detergentes, íons metálicos, sílica coloidal e outras, pode levar à aglutinação das hemácias sem a presença de anticorpos.

SISTEMA ABO
Antígenos
Os antígenos ou aglutinógenos ABO foram identificados em 1900 por Landsteiner.

É o mais importante e mais conhecido sistema de grupos sanguíneos.

Podemos dizer que, pela presença dos antígenos ABO na maioria dos tecidos do organismo, trata-se mais de um sistema tecidual (histocompatibilidade) do que simplesmente um sistema de grupos sanguíneos.

Os antígenos que compõem este sistema são bioquimicamente classificados como glicolipídeos presentes na membrana das hemácias.

O estudo desses antígenos permitiu classificar os indivíduos em quatro grupos sanguíneos: O, A, B e AB, listados no Quadro 29-1.

Quadro 29-1. Fenótipos mais Frequentes em Cada um dos Grupos Sanguíneos

Grupo	Fenótipo	Antígenos Globulares	Genótipos Possíveis	Anticorpos Naturais	Incidência
O	O	Ausentes	OO	Anti-A, B	48%
A	A1	A1	A1O, A1A1, A1A2	Anti-B	41%
	A2	A2	A2O, A2A2	Anti-B	
B	B	B	BB, BO	Anti-A	10%
AB	A1B	A1 e B	A1B	Ausentes	4%
	A2B	A2 e B	A2B	Ausentes	

São conhecidos vários subgrupos do grupo A (A1, A2, A3, Ax, Am) e do grupo B (B3, Bx e Bm). O fenótipo A1 representa aproximadamente 80% dos indivíduos fenotipados como A, sendo os 20% restantes, na sua maioria, A2.

Anticorpos

Os anticorpos ou aglutininas do sistema ABO são de ocorrência natural e regular, com especificidade contra aqueles aloantígenos do sistema, ausentes nas hemácias do próprio indivíduo. A presença aparentemente natural desses anticorpos pode ser explicada pelos estímulos passivos, particularmente da flora bacteriana intestinal, ao sistema imune. Pertencem à classe IgM, em maior quantidade, e à classe IgG, em menor concentração. Reagem melhor em baixas temperaturas, mas mantêm-se ativos a 37° C, sendo capazes de fixar e ativar o sistema complemento provocando, então, hemólise intravascular severa nos casos de incompatibilidade transfusional.

Origem e Hereditariedade dos Grupos Sanguíneos

Os genes ABO não codificam diretamente os antígenos específicos do sistema, mas as enzimas (glicosiltransferases) que são os produtos primários dos genes. Essas enzimas transportam açúcares específicos para a cadeia glicídica de uma substância precursora, produzindo, então, os antígenos ABO.

Os quatro genes alelos mais importantes do *locus* ABO são: A1, A2, B e O.

O gene O é silencioso ou amorfo, uma vez que não se expressa para produzir um antígeno específico.

Para que os açúcares específicos de cada grupo sanguíneo sejam incorporados à substância precursora, é necessária a ação de um outro gene, o **gene H**.

O gene H é de ocorrência muito comum, sendo a maioria dos indivíduos homozigotos HH. Nas tipagens, não se pode reconhecer os heterozigotos Hh, pois também expressam o antígeno H dominante.

O alelo h é muito raro. Indivíduos com genótipo hh são encontrados com extrema raridade e pertencem ao chamado fenótipo Bombay. O indivíduo Bombay

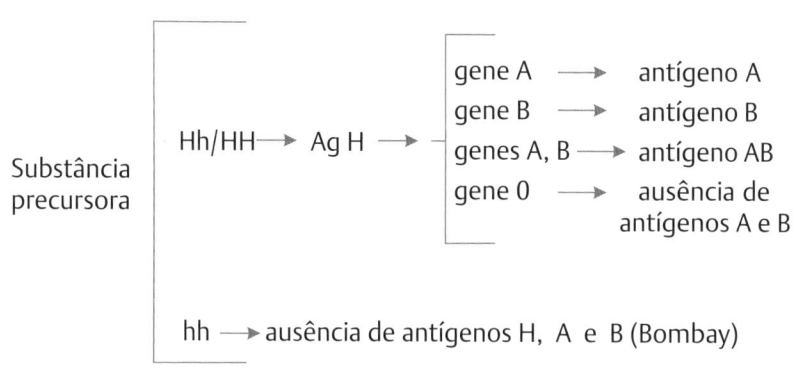

```
                                    gene A  ⟶  antígeno A
                                    gene B  ⟶  antígeno B
                    Hh/HH ⟶ Ag H ⟶  genes A, B ⟶ antígeno AB
Substância                          gene O  ⟶  ausência de
precursora                                      antígenos A e B


                    hh ⟶ ausência de antígenos H, A e B (Bombay)
```

Fig. 29-2. Hereditariedade dos antígenos A, B e H.

não forma antígenos do sistema ABO, mas produz anticorpos anti-A, anti-B e, ainda, anti-H, o que o diferencia dos indivíduos do grupo O (Fig. 29-2).

Formação do Antígeno H

$$\text{Substância precursora} \xrightarrow{\text{fucosiltransferase}} \text{fixação da fucose} \rightarrow \text{antígeno H}$$

Fucosiltransferase: enzima produzida pelo gene H.
Fucose: açúcar incorporado à substância precursora pela fucosiltransferase.

Formação do Antígeno A

$$\text{Antígeno H} \xrightarrow{\text{N-acetil galactosaminil transferase}} \text{fixação da N-acetil galactosamina} \rightarrow \text{antígeno A}$$

N-acetilgalactosaminil transferase: enzima produzida pelo gene A.
N-acetilgalactosamina: açúcar incorporado ao antígeno H pela N acetilgalactosaminil transferase.

Os subgrupos de A apresentam pequenas diferenças quantitativas e qualitativas, relacionadas com a fixação da N-acetilgalactosamina.

Formação do Antígeno B

$$\text{Antígeno H} \xrightarrow{\text{galactosil-transferase}} \text{D-galactose} \rightarrow \text{antígeno B}$$

Galactosiltransferase: enzima produzida pelo gene B.
D-galactose: açúcar incorporado ao antígeno H pela galactosiltransferase.

Fenótipo O

Antígeno H $\xrightarrow{\text{ausência de glicosiltransferase}}$ antígeno H
(grupo O)

A quantidade de antígeno H nos glóbulos varia de acordo com o grupo sanguíneo ABO. Assim, a quantidade de antígeno H em ordem decrescente é a seguinte: O > A2 > B > A2B > A1 > A1B.

Gene Secretor

No sistema ABO, cerca de 80% dos indivíduos que possuem os antígenos A, B e H secretam estes na saliva, lágrimas e urina. Estes indivíduos são chamados secretores e são regulados pelo gene secretor **(se)**. Este gene pode aparecer em homozigose **(SeSe)** ou heterozigose **(Sese)**. Os indivíduos **sese** não apresentam secreção destas substâncias.

A pesquisa dos antígenos A, B e H na saliva pode ajudar a estabelecer o genótipo de um indivíduo, cujos antígenos eritrocitários se encontrem reprimidos ou pouco desenvolvidos (algumas doenças como leucemias, gamopatias, ou uso de determinadas drogas).

COMPATIBILIDADE TRANSFUSIONAL

O esquema referente à Figura 29-3 somente é válido quando se trata de concentrado de glóbulos vermelhos; em se tratando de sangue total ou plasma, deve-se levar em conta o anticorpo presente no plasma do doador(es). Por isso, como importante regra transfusional, somente transfundir sangue total ou plasma de mesmo grupo ABO que o do receptor. Quando tal medida não for possível, utilizar glóbulos conforme esquema clássico de compatibilidade e, plasma do mesmo grupo (isogrupo) ao do receptor.

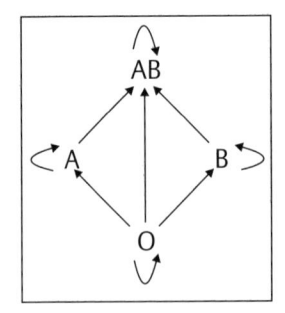

Fig. 29-3. Compatibilidade transfusional entre grupos sanguíneos do sistema ABO.

SISTEMA RH
O sistema Rh, após o ABO, é o mais complexo sistema de grupos sanguíneos. Como é o sistema de maior importância clínica, necessariamente, deve-se tomar precauções com os doadores, paciente, gestantes e recém-nascidos. Até o presente, 49 antígenos foram identificados no sistema Rh, sendo descritos por várias nomenclaturas.

Em 1940, Landsteiner e Wiener produziram, por imunização de coelhos com hemácias de macacos *rhesus*, soro contendo anticorpos capazes de aglutinar cerca de 85% das hemácias humanas. Os indivíduos que tinham suas hemácias aglutinadas foram chamados de "Rh positivos", e aqueles cujas hemácias não eram aglutinadas de "Rh negativos".

Em 1941 foram publicados os primeiros trabalhos precisos sobre doença hemolítica do recém-nascido provocada pelos anticorpos anti-Rh demonstrando como os indivíduos não portadores do antígeno Rh podem-se imunizar e as consequências dessa imunização.

Herança e Nomenclatura
Os estudos sobre a atividade dos genes do sistema Rh deram origem a diferentes teorias, algumas apresentando nomenclatura própria.

Teoria de Fisher e Race
Este modelo propõe que a produção dos antígenos Rh é controlada por três pares de genes alelos (D, d; C, c; E, e), cujos *loci* são estreitamente ligados, formando um complexo genético sobre um mesmo cromossomo (haplótipo), que se transmite em bloco durante a meiose. Cada haplótipo forma, sobre a membrana da hemácia, uma combinação específica de três antígenos e cada indivíduo herda dois haplótipos (1 paterno e 1 materno). Portanto, cada gene determina a produção de um antígeno. O mais importante deste *locus* foi chamado D e é onde se localiza o gene responsável pela produção do antígeno de maior importância clínica – o antígeno D. Foi proposto um gene alelo para o *locus* D, chamado d mas, até o momento, não foi encontrado o produto deste gene hipotético e existem dúvidas de que tal antígeno d exista. A letra d é convencionalmente mais usada para expressar a ausência de D do que a presença de antígeno d. Assim, a presença do antígeno D (DD ou Dd) caracteriza os indivíduos Rh positivos e sua ausência (dd) os Rh negativos.

Teoria de Wiener
Considera um único gene como responsável pela produção de vários fatores sanguíneos em vez de um único antígeno. Este é o conceito dos alelos múltiplos complexos, em que um só *locus* no cromossomo, herdado de cada um dos pais, controla a produção dos antígenos Rh nas hemácias.

Quadro 29-2. Genes de Wiener e seus Produtos

Gene	Antígeno	Fatores Sanguíneos
R	Rh	hr', hr''
R'	Rh'	rh', hr''
R''	Rh''	rh'', hr'
R^y	Rh_y	rh', rh''
R^0	Rh_0	Rh_0, hr', hr''
R^1	Rh_1	Rh_0, rh', hr''
R^2	Rh_2	Rh_0, hr', rh''
R^z	Rh_z	Rh_0, rh', rh''

Quadro 29-3. Correlação entre os Antígenos de Fisher-Race e os Fatores Sanguíneos de Wiener

D	Rh_0
C	rh'
E	rh''
c	rh'
e	rh''

Os fatores sanguíneos foram denominados por Wiener de Rh_0, rh', rh'', hr' e hr''. A cada gene alelo é atribuída uma designação simbólica tal com R^1, R^2, R^z para indicar o antígeno que ele controla.

Por exemplo, o gene R^1 leva à produção do antígeno Rh_1, que possui os fatores sanguíneos Rh_0, rh', hr'' (Quadros 29-2 e 29-3).

Nomenclatura de Rosenfield

Rosenfield propôs uma nomenclatura numérica, sem nenhuma implicação genética, apenas com o objetivo de classificar antígenos, anticorpos e genes Rh estudados.

Rh_1 .... D .... Rh_0
Rh_2 .... C .... rh'
Rh_3 .... E .... rh''
Rh_4 .... c .... hr'
Rh_5 .... e .... hr''

Já o fenótipo é expresso colocando-se um sinal negativo (-) antes do número correspondente ao antígeno ausente. Assim o fenótipo D-C-c+E-e+ (ou rr) é representado por Rh -1, -2, -3, 4, 5.

Teoria Moderna

Os conhecimentos atuais de genética molecular mostraram que apenas dois genes estruturais, no cromossomo 1p34-p36, controlam a produção das proteínas não glicosiladas Rh: o gene RHD e o gene RHCE.

O gene RHD não possui alelos e codifica a produção da proteína que carreia o antígeno D (Rh_0). Já o gene chamado genericamente de RHCE possui vários alelos (RHCe, RHcE, Rhce, RHCE), que codificam a produção de duas proteínas similares. Uma dessas proteínas carreia os antígenos C/c e a outra os antígenos E/e.

VARIANTES DE D (RH0)

Antígeno D Fraco

Genericamente designado D_u, apresenta-se como uma expressão enfraquecida de D. Normalmente não é detectado por técnicas de aglutinação direta, mas sim pelo teste de Coombs indireto. As hemácias D fraco devem ser consideradas Rh positivas, podendo provocar aloimunizações transfusionais ou feto-maternas.

Não se trata de um antígeno qualitativamente diferente de Rh_0 (D), mas de um número menor dessas moléculas antigênicas expressas na membrana eritrocitária, o que resulta em enfraquecimento da reação de aglutinação com anticorpos específicos.

Antígenos D Parciais

Hoje sabemos que o antígeno D apresenta-se como um mosaico constituído de nove subunidades ou epítopos. Todos estes epítopos antigênicos estão presentes na maioria das hemácias Rh positivas e todos eles estão ausentes nas hemácias Rh negativas. Os antígenos D parciais são caracterizados pela falta de uma ou outra destas subunidades na molécula; os indivíduos com fenótipo D parcial pode produzir anticorpos anti-D com especificidade contra as subunidades ausentes.

Antígenos D Deprimidos por Efeito de Posição "Trans"

A fraca reatividade do antígeno D pode também ser devida ao efeito da posição "trans" em certos haplótipos Rh. A presença do haplótipo dCe (r') deprime a expressão do antígeno D produzido pelos haplótipos Dce (R_1) ou Dce (R_0) em posição "trans". Dessa maneira os indivíduos DCe/dCe (R_1r') e Dce/dCe (R_0r') apresentam o caráter D fraco.

Rh Nulo (Rh *null*)
Nesse caso, nenhum antígeno Rh é produzido por causa da presença em dose dupla de um haplótipo Rh silencioso; como consequência, os indivíduos com esse fenótipo apresentam uma anomalia globular (estomatócitos).

Anticorpos Anti-Rh
Praticamente todos os anticorpos anti-Rh resultam de uma aloimunização por transfusão sanguínea ou por gravidez. Pertencem quase sempre à classe IgG (IgG1 ou IgG3) e, em decorrência da propriedade de essa classe de anticorpos atravessar a placenta, são responsáveis pela maioria dos casos de doença hemolítica do recém-nascido.

O anti-D é, sem dúvida, o anticorpo mais frequente pela alta imunogenicidade do antígeno D e pela relativa frequência de indivíduos D negativos. Anticorpos anti-D, nos politransfundidos e multíparas, podem estar associados a outros anticorpos do sistema Rh. Do ponto de vista prático, a frequência dos anticorpos Rh, em ordem decrescente, é a seguinte: anti-D, anti-E, anti-c, anti-e, anti-C.

OUTROS SISTEMAS SANGUÍNEOS
Sistema Lewis
Os antígenos do sistema Lewis constituem o único grupo de moléculas que não são sintetizadas pelos glóbulos vermelhos, mas por células teciduais que os secretam nos fluidos do organismo (plasma) e, posteriormente, são absorvidas pela membrana dos eritrócitos.

O fenótipo de um indivíduo, para o sistema Lewis, é referido como Lea ou Leb e depende da interação genética entre os genes H (h), Se (se) e do próprio gene Lewis (Le ou le).

No recém-nascido, os antígenos Lewis são evidenciáveis nas secreções, mas só podem ser determinados nas hemácias, com segurança, após 2 ou 3 anos de idade.

Os antígenos Lewis devem ser pesquisados em amostras de sangue de estocagem recente, já que os mesmos podem se eluir após estocagens prolongadas.

Os anticorpos são da classe IgM e nunca estão envolvidos em doenças hemolíticas do recém-nascido. Além disso, os antígenos Lewis não estão presentes nas hemácias fetais. Reagem bem à temperatura ambiente em solução salina, e raramente são ativos a 37° C.

Sistema MNSS
Os antígenos "M" e "N" foram descobertos em 1927 e, em seguida, os antígenos "S", "s" e "U". Atualmente, 38 antígenos desse sistema já foram descritos, tornando-o grande e complexo. Estão associados às sialoglicoproteínas da membrana eritrocitária, denominadas glicoforina A e glicoforina B. São bem desenvolvidos ao nascimento e têm sido detectados nos eritrócitos fetais em idade gestacional precoce, o que contribui para casos de doença hemolítica perinatal.

Em razão de seu desenvolvimento precoce, são muito utilizados nos ensaios de exclusão da paternidade.

Os antígenos do sistema MNSs mostram efeito de dose e são suscetíveis ao tratamento por enzimas proteolíticas.

O anti-M é um anticorpo natural irregular que reage melhor a 4º C, mas que pode reagir, ainda que fracamente, a 37º C. Embora sejam, geralmente, da classe IgM, em grande parte dos casos encontra-se também a IgG. Normalmente estes anticorpos não fixam complemento. Autoanticorpos anti-M foram relatados em anemias hemolíticas.

O anti-N apresenta características sorológicas semelhantes ao anti-M, porém, é mais raro. Pode estar associado à anemia hemolítica autoimune e já foram relatados casos de anti-N imunes causando reações hemolíticas e doença hemolítica perinatal.

Anti-S, anti-s e anti-U, ao contrário do anti-M e anti-N, em geral são clinicamente significantes e produzidos por aloimunizações.

Normalmente o anti-S é imune, embora possa ocorrer como natural (IgM).

O anti-s é um anticorpo mais raro e imune (IgG).

O anti-U é extremamente raro, imune e capaz de causar hemólise pós-transfusional grave.

Sistema P

Os antígenos do sistema P são glicolipídeos da membrana eritrocitária e construídos a partir de uma estrutura básica percursora, a lactosilceramida. Esse sistema é formado por 3 antígenos (P, P1 e Pk) encontrados nos glóbulos vermelhos, leucócitos, plaquetas e fibroblastos.

Os fenótipos P1 e P2 representam praticamente todos os indivíduos.

O anti-P1 é, possivelmente, o anticorpo de ocorrência natural mais comumente encontrado fora do sistema ABO. É uma IgM presente em baixos títulos, detectada no soro de indivíduos P2 e, na maioria das vezes, sem importância transfusional.

O anti-P é um aloanticorpo encontrado no soro de todos os indivíduos Pk e, também, como componente do anti-PP$_1$P$_k$ dos indivíduos p. Reage com todas as células humanas, é reativo à temperatura ambiente e a 37º C, com atividade hemolítica, e representa alto risco em transfusão, podendo estar associado à doença hemolítica perinatal (DHPN).

Sistema I e i

Os antígenos I e i da membrana eritrocitária, pelo fato de serem definidos por autoanticorpos, representam uma exceção entre os antígenos de grupo sanguíneo. Na realidade, os antígenos I, i não constituem um sistema de grupo sanguíneo. O antígeno i aparece como um substrato de I. Esses dois antígenos são sintetizados pela adição sequencial de açúcares à uma substância precursora comum. Ao nascimento pode-se detectar grandes quantidades de i e ausência de I;

aos 18 meses, decresce a quantidade de i e aumenta a do antígeno I. Os dois antígenos I e i são de alta frequência e inversamente proporcionais entre si.

Os anticorpos anti-I e anti-i são da classe IgM, naturais, e com reação em salina a 4º C e, menos intensamente, a temperatura ambiente.

Autoanticorpos anti-I de fraca intensidade (IgM, com reação a 4º C) podem ser encontrados com certa frequência no soro de indivíduos normais. Pode-se encontrar aloanticorpos anti-I em indivíduos adultos, com fenótipo i, geralmente sem importância clínica.

IgM anti-i foi descrita como uma autoaglutinina fria no soro de pacientes com reticulocitose, leucemia mieloide e cirrose alcoólica. IgG anti-i foi associada a pacientes com mononucleose infecciosa.

Sistema Kell

O sistema Kell é um dos maiores sistemas de antígenos eritocitários, bastante complexo e polimórfico. Até o presente, foram descritos 25 antígenos desse sistema, sendo os mais importantes K (Kell), k (cellano), Kpa, Kpb, Kpc, Jsa, Jsb.

Os antígenos k, Kpb e Jsb, são de alta prevalência populacional e os seus alelos K, Kpa e Jsa são de baixa prevalência.

O antígeno Kell (K) é fortemente imunogênico e, frequentemente, induz a produção de anticorpos anti-K muito comuns em pacientes politransfundidos.

Os antígenos do sistema Kell são encontrados apenas nas hemácias e estão bem desenvolvidos ao nascimento, o que contribui para a ocorrência de DHPN.

O antígeno K (Kell) parece, no mínimo, ser 2,5 a 3 vezes mais imunogênico que os antígenos c e E, respectivamente, e 20 vezes mais imunogênico que qualquer outro antígeno eritrocitário, exceto o antígeno D que é 6 vezes mais imunogênico que ele.

A grande maioria dos anticorpos do sistema Kell é produzida secundariamente a estímulo transfusional; pertencem a classe IgG e são reativos à temperatura de 37º C.

Portanto, são considerados clinicamente significantes e podem ocasionar reações hemolíticas agudas ou tardias e DHPN.

Os anticorpos anti-Kell são detectados mais facilmente pela utilização do soro de Coombs e o tratamento enzimático das hemácias não altera os antígenos desse sistema.

Sistema Duffy

O *locus* cromossômico Duffy é composto de 2 alelos - Fya e Fyb - que codificam a produção dos antígenos Fya e Fyb, respectivamente.

Os três fenótipos mais comuns entre caucasianos são:

1. Fy (a+ b-).
2. Fy (a- b+).
3. Fy (a+ b+).

O alelo Duffy, com fenótipo Fy (a - b) que não produz antígeno Fya e nem Fyb é raro em caucasianos, mas representa o principal alelo em negros. O fenótipo Fy (a - b) confere resistência ao *Plasmodium vivax*, agente etiológico da malária.

Os antígenos Fya e Fyb são inativados após tratamento das hemácias por enzimas proteolíticas e desnaturados a 56º C por 10 minutos.

Os outros antígenos do sistema Duffy (Fy3, Fy4, Fy5, Fy6) não têm grande importância, pois a ocorrência de anticorpos contra esses antígenos é muito rara.

Anticorpos anti-Fya e Fyb geralmente são da classe IgG, produzidos por estímulo na gestação ou por transfusão. São detectados apenas pelo teste da antiglobulina (teste de Coombs) e são fixadores de complemento.

Sistema Kidd

Os principais antígenos desse sistema são Jka e Jkb, produzidos por genes alelos. São antígenos bem desenvolvidos em recém-nascidos e exclusivamente eritrocitários, não tendo sido encontrados em nenhum outro tecido.

Os fenótipos mais comuns são: Jk (a+ b-), Jk (a- b+), Jk (a+ b+). Existe ainda um fenótipo silencioso de ocorrência rara: Jk (a- b-).

Apesar da moderada imunogenicidade dos antígenos Kidd, os anticorpos anti-Jka e anti-Jkb estão envolvidos em severas reações hemolíticas pós-transfusionais.

Os anticorpos Kidd podem ser constituídos apenas por moléculas da classe IgG ou por misturas de IgG e IgM; é raro encontrar-se apenas anticorpos da classe IgM. Ambas as classes são capazes de fixar complemento.

O anti-Jkb é de ocorrência mais rara que o anti-Jka, sendo que ambos são mais bem demonstrados pelo soro de Coombs.

Sistema Lutheran

Os antígenos desse sistema são Lua e Lub. O antígeno Lua é raro e modo que a maioria dos indivíduos apresenta o antígeno Lub. Estes são pouco desenvolvidos ao nascimento e sua imunogenicidade é ainda questionável. Os anticorpos anti-Lua são pouco frequentes e quando presentes reagem melhor em solução salina à temperatura ambiente (geralmente são naturais). O anti-Lub é muito mais raro, a maioria é da classe IgG e reage melhor na presença do soro de Coombs.

BIBLIOGRAFIA

Bordin JO, Langhi Jr DM, Covas DT. *Hemoterapia fundamentos e prática*. São Paulo: Atheneu, 2007. 632 p.

Brecher M. *The AABB technical manual,* 15th ed. American Association of Blood Banks: Bethesda, 2005.

Daniels G, Bromilow I. *Essential guide to blood groups*. Nova Jersey: Backwell Publishing, 2007.

Girello AL, Kuhn T. *Fundamentos da imunohematologia eritrocitária,* 4. ed. São Paulo: Ed. Senac, 2016.

Harmening D. *Técnicas modernas em banco de sangue e transfusão*, 6. ed. Rio de Janeiro: Thieme Revinter, 2015, 708p.

Judd WJ, Johnson ST, Storry JR. *Judd's methods in immunohematology,* 3th ed. Bethesda, Maryland: AABB Press, 2008.

Lee GR, Bithell TC, Foerster J *et al. Wintrobe - Hematologia clínica.* São Paulo: Ed. Manole, 1998. v. I e II. 2623 p.

Lewis M, Bates I, Bain BJ. *Dacie and Lewis practical hematology.* 10th ed. Churchill Livingstone: Elsevier Science, 2006.

HEMOTERAPIA – CONSIDERAÇÕES GERAIS

CAPÍTULO 30

Márcia Bernardino de Carvalho Polite

Os serviços de hemoterapia constituem organizações responsáveis por uma terapia transfusional eficiente.

A transfusão de sangue e seus componentes deve ser indicada de forma criteriosa, uma vez que toda transfusão pode trazer um risco ao receptor, seja imediato ou tardio.

Neste processo contínuo, na busca do equilíbrio entre qualidade e segurança, direitos e deveres, são necessários alguns procedimentos, entre eles destacam-se:

- Seleção, captação e triagem de candidatos à doação.
- Cuidados com coleta do sangue.
- Triagem sorológica eficaz.
- Aplicação de bons métodos imuno-hematológicos.
- Armazenamento e controle de qualidade do sangue coletado.
- Indicação racional dos hemocomponentes.
- Boas práticas em transfusão.

Os processos de seleção; captação e triagem clínica do doador de sangue destina-se a prover as distintas necessidades e demandas do serviço de hemoterapia.

Neste processo deve-se procurar responder a duas questões primordiais, visando a proteção do doador na segurança da coleta e do receptor na transfusão do sangue doado:

1. A doação de aproximadamente 450 a 500 mL de sangue total será, neste momento, perigosa para a saúde do doador?
2. O sangue colhido deste doador seria potencialmente capaz de transmitir uma doença para o receptor?

Se a resposta a cada uma destas questões for negativa, a doação pode prosseguir. Se a resposta a qualquer questão for positiva, o doador deve ser deferido, de modo temporário ou definitivo, dependendo das circunstâncias e do problema encontrado.

DOAÇÃO DE SANGUE

Existem basicamente alguns tipos de doador/doação:

- Doador voluntário (doador altruísta; de primeira vez ou motivacional).
- Doador de reposição de estoque (doador de retorno; altruísta de repetição; fidelizado ou habitual).
- Doador específico (doação dirigida ou casada).
- Doador autólogo (sangue coletado é destinado a ser utilizado pelo próprio doador).

Conforme definido por lei, a doação de sangue deve ser voluntária, anônima e altruísta, não devendo o doador, de forma direta ou indireta, receber qualquer remuneração ou benefício em virtude da sua realização.

Qualificações Básicas na Triagem do Doador

Independentemente da motivação que leva uma pessoa a doar sangue, é fundamental buscar alguns antecedentes do doador, dados históricos, realizar a triagem clínica, exame físico, utilizar métodos de auto exclusão pré e/ou pós-doação de sangue.

No momento da doação, o doador deve apresentar-se em boas condições de saúde, devidamente documentado e preencher alguns pré-requisitos, entre eles:

- Idade: 16 a 69 anos (de 16 a 17 anos com autorização do responsável legal).
- Limite para a primeira doação será de 60 (sessenta) anos, 11 (onze) meses e 29 (vinte e nove) dias.
- Peso: igual ou superior a 50 kg.
- Temperatura: não deve exceder 37° C.
- Pulso: deve estar regular, rítmico com a frequência entre 50 e 100 batimentos por minuto (bpm).
- Pressão arterial:
  - Sistólica - até 180 mmHg.
  - Diastólica - até 100 mmHg.
- Hemoglobina (Hb)/Hematócrito (Ht), valores mínimos:
  - Homens – Hb =13,0 g/dL ou Ht =39%.
  - Mulheres–Mulheres: Hb =12,5 g/dL ou Ht =38%.
  - Limite: 54%.
- O candidato a doador que apresentar níveis de Hb igual ou maior que 18,0 g/dL ou Ht igual ou maior que 54% deve ser impedido de doar e orientado a procurar uma investigação clínica.
- O doador não deve estar em jejum, após almoço ou jantar – Aguardar pelo menos três horas.
- Não ter feito uso de bebidas alcoólicas nas últimas 12 horas.

- Intervalo entre doações:
  - Homens – A cada 60 dias (cerca de quatro doações por ano).
  - Mulheres – A cada 90 dias (cerca de três doações por ano).
- Não ter *piercing* em cavidade oral ou região genital.
- Não ter tido malária.
- Após o exame físico, deverá ser realizada uma triagem clínica a fim de avaliar a saúde do doador. Algumas doenças acabam por excluí-lo.

Rejeição Permanente ou Temporária
- Infecção ou suspeita de infecção pelo vírus da dengue, Zika ou *Chikungunya* (febre, dor de cabeça, dores musculares, dores articulares, manchas vermelhas na pele, dor ocular, náuseas, vômitos, diarreia).
- Mulheres que tiveram contato sexual há menos de 3 meses com homens com diagnóstico ou suspeita de infecção pelo Zika vírus.
- Apresentar fator de risco ou histórico de Doenças infecciosas (Infecção por HBV, HCV, HIV, HTLV I/II, hepatite viral após os 11 anos de idade, doença de Chagas, Brucelose).
- Doenças cardiopulmonares.
- Doença renal crônica.
- Doenças autoimunes e infecciosas.
- Leucemias ou tumores malignos.
- Asma e bronquite grave.
- Icterícia.
- História de convulsão ou desmaios.
- Uso de hormônio hipofisário do crescimento de origem humana.
- Diabetes ou epilepsia.
- Ter tido malária.
- Apresentar diagnóstico de Creutzfeldt-Jakob.
- Ter visitado ou residido no Reino Unido, República da Irlanda e alguns países da Europa por mais de 3 meses (área de risco para doença da vaca louca).
- Doador que viveu cinco anos ou mais na Europa após 1980 até os dias atuais.
- Drogas injetáveis.
- Antecedentes de acidente vascular cerebral.
- Reação adversa grave em doação anterior.
- Uso de medicamentos, tratamento dentário, acupuntura e *piercing* (requer avaliação individual).
- Mulheres menstruadas.
- Gravidez (até três meses após o parto ou aborto).
- Período de amamentação.
- Vacinas (requer avaliação).
- Tatuagens ou maquiagem definitiva há menos de 1 ano.
- Endoscopia ou colonoscopia há menos de 6 meses.

- Gripe, febre, infecção bacteriana nos 15 dias antecedentes a doação.
- Cirurgias de grande porte (tempo de inaptidão pode variar de 1 mês a recusa definitiva).
- Residência ou visita em zona endêmica para malária com transmissão ativa nos últimos 6 meses.
- Não ter feito uso de medicamentos anti-inflamatórios há menos de três dias se doação de plaquetas.
- Na doação autóloga, como o doador também será o receptor, os requisitos para a doação podem ser significativamente diferentes (requer avaliação individual).
- Situações de risco que podem ocasionar risco de transmissão pelo sangue, devem ser avaliadas individualmente na triagem clínica.
- Áreas endêmicas nacionais ou internacionais podem sofrer alterações (através de notificações do Ministério da Saúde e Organização Mundial da Saúde em Boletins Epidemiológicos).

COLETA DO SANGUE

A coleta do sangue do doador deve ser realizada em condições assépticas através da punção venosa com obtenção do sangue total em bolsas plásticas com sistema fechado e estéril destinado especificamente para este fim, ou através de equipamentos separadores de células (máquinas de aférese) nos quais se obtém um ou mais hemocomponentes específicos. O ambiente da sala de coleta deve ser agradável, limpo e confortável visando minimizar a ansiedade e algumas reações desagradáveis.

Coleta de Sangue Total/Flebotomia

Uma vez o doador aceito, a coleta é realizada em cadeiras na posição semissentada, através de punção venosa em local isento de lesões de pele e após antissepsia com soluções degermantes e antissépticas ou outras para doadores com alergia a soluções antissépticas a base de iodo (água e sabão/álcool 70%).

O material utilizado deve ser estéril e o sangue coletado em bolsas plásticas com anticoagulantes (nas quantidades prescritas e recomendadas pelos fabricantes das bolsas e em função do volume de sangue a ser coletado) em sistema fechado. Podendo ter acopladas diferentes números de bolsas satélites (duas a quatro) para que mantenham o circuito fechado durante a etapa do processamento, na obtenção dos hemocomponentes necessários.

Amostras-piloto devem ser retiradas imediatamente após a coleta da unidade (ou previamente para menor risco de contaminação), e destinadas aos laboratórios de sorologia e imuno-hematologia para execução dos testes laboratoriais. A identificação correta de cada unidade doada, assim como das amostras-piloto e o tempo de duração da coleta, é de fundamental importância.

Os anticoagulantes e substâncias aditivas mais utilizadas são: **Obs.**: a validade do sangue coletado varia de acordo com o anticoagulante utilizado.

- ACD/CPD/CP2D: 21 dias.
- Citrato fosfato dextrose adenina (CPDA-1): 35 dias.
- SAGM/ADSOL: 42 dias.

O doador não deve ficar desassistido em nenhum momento durante o procedimento da coleta, pois embora a doação de sangue ocorra na sua maioria sem complicações, elas podem acontecer como resultado de influências psicológicas (lipotimia ou reação vasovagal), acarretando perda de consciência e até mesmo convulsões (raramente). O volume total coletado, não deve ultrapassar 8 mL/kg peso para mulheres e 9 mL/kg peso para homens.

Ao término da coleta o doador deve ser instruído sobre os procedimentos a serem seguidos por ele. Orientar o doador a entrar em contato com o Banco de Sangue se houver qualquer alteração tardia associada à doação (tonturas, mal-estar e dor/inchaço no local da punção, hematomas graves).

PROCESSAMENTO DO SANGUE DO DOADOR

Utilizando as amostras dos tubos-piloto o serviço de hemoterapia realizará exames imuno-hematológicos e testes sorológicos para qualificação do sangue do doador, a fim de garantir a eficácia terapêutica e a segurança da futura doação. Os exames devem ser feitos em amostra colhida no ato da doação:

Exames Imuno-hematológicos de Rotina
- Tipagem ABO.
- Tipagem RhD.
- Pesquisa de anticorpos antieritrocitários irregulares (teste de Coombs direto e indireto [TCI]).
- Se o TCI for positivo, identificar o(s) anticorpo(s) através do painel de hemácias.
- Pesquisa de anticorpos irregulares.

Testes de Triagem Sorológica Obrigatória para Doenças Infecciosas Transmissíveis por Transfusão

Os exames sorológicos devem ser realizados em amostras individuais, somente será permitido o emprego de pool de amostras para testes de pesquisa de ácido nucléicos (NAT).

(**Portaria MS nº 158, de 4.02.2016**); Portaria de Consolidação nº 5 de 28/09/2017.

O sangue total e seus componentes não serão transfundidos antes da obtenção de resultados finais não reagentes/negativos, nos testes de detecção para:

- Sífilis: detecção de anticorpo antitreponêmico ou não treponêmico.
- Hepatite B: detecção do antígeno de superfície do vírus da hepatite B (HBV) – HbsAg.

- Detecção de anticorpos contra o antígeno do capsídeo viral do HBV – anti-HBc (IgG ou IgG + IgM).
- Hepatite C: detecção do anticorpo contra o vírus da hepatite C (HCV) ou detecção combinada de anticorpo + antígeno do HCV Pesquisa de anticorpos anti-HCV.
- HIV: pesquisa de anticorpos anti-HIV – vírus da imunodeficiência humana, ou detecção combinada do anticorpo contra o HIV + antígeno p24 do HIV (incluindo obrigatoriamente, a pesquisa de anticorpos contra os subtipos 1, 2 e O.
- Doença de Chagas: pesquisa de anticorpos anti-*Trypanosoma cruzi*. O teste para doença de Chagas poderá ser realizado por método de ensaio imunoenzimático (EIE) ou quimiluminescência (QLM).
- HTLV I/II: detecção de anticorpo contra o HTLV I/II.
- NAT HIV/HCV/HBV: detecção de ácido nucléico (NAT) do HBV; detecção de ácido nucléico do HIV e detecção de ácido nucléico do HCV (Somente podem ser liberadas as bolsas com resultados não reagentes/negativos tanto para os testes sorológicos quanto para os testes de detecção de ácido nucléico.
- Detecção de hemoglobina "S" (pelo menos na primeira doação).

Obs.: no caso da realização dos testes NAT em pool, o grupo de amostras que apresentar resultado positivo deve ser desmembrado e suas amostras testadas individualmente para identificação do(s) agente(s) infeccioso(s) em questão.

As metodologias mais utilizadas para triagem de doadores em bancos de sangue são os imunoensaios – IE (ELISA e quimiluminescência). Passíveis de automação, dispõe de equipamentos modernos e rápidos que permitem interfaceamento direto de resultados para o sistema informatizado utilizado no banco de sangue, (evitando inserção manual) com interpretação final que independe do técnico operador. Podem ser utilizadas em pequenas ou grandes rotinas e, permitem controles de qualidade mensuráveis e pré-definidos. Testes de leitura subjetiva e realização manual, tais como Hemaglutinação e Imunofluorescência, não são recomendáveis para realização da triagem sorológica em Bancos de sangue.

Testes de biologia molecular (testes de ácidos nucléicos – NAT), para pesquisa do HIV, HCV e Hepatite B, altamente sensíveis e específicos, permitem a detecção direta do RNA e DNA viral. Quando associados à triagem sorológica, aumentam a segurança transfusional, diminuindo a janela imunológica (isto é, período entre a infecção e a detecção da presença dos marcadores sorológicos).

Qualquer resultado positivo ou anormal na sorologia deve ser repetido em duplicata e se confirmado, a unidade doada deverá ser eliminada, exceto no caso das unidades autólogas.

SEPARAÇÃO DOS COMPONENTES SANGUÍNEOS

Atualmente, a terapia transfusional efetiva depende da disponibilidade de muitos componentes sanguíneos distintos. Estes componentes, usados separadamente ou em várias combinações, satisfazem de modo efetivo à maioria das necessidades transfusionais do paciente, sem a necessidade do uso de sangue total.

Assim uma única unidade de sangue pode servir a vários pacientes uma vez que o sangue total adequadamente fracionado pode proporcionar concentrado de hemácias, concentrado de plaquetas, concentrado de leucócitos, plasma fresco congelado, crioprecipitado, albumina e gamaglobulinas.

Sangue Total (ST) – 450 a 500 mL

Raramente utilizado atualmente, principalmente devido a alterações indesejáveis que ocorre logo após a coleta e mediante o armazenamento (esgotando qualquer benefício terapêutico). Neste caso não ocorre fracionamento e a unidade é mantida como foi doada. Sangue do doador coletado misturado com a solução preservativa e anticoagulante (aproximadamente 450 mL de sangue para 63 mL de solução preservativa). Hemocomponentes fracionados podem ser armazenados de acordo com suas características físicas específicas. As alterações mais comuns são: diminuição do pH, diminuição do 2,3 DPG, aumento de Na e K plasmático, alterações da membrana das hemácias, inviabilidade de leucócitos e plaquetas e perda gradativa dos fatores pró coagulantes.

Desta forma, mesmo nas grandes perdas sanguíneas, deve ser utilizado o concentrado de hemácias associado a coloides, cristaloides ou plasma comum.

Armazenamento

As unidades devem ser mantidas em geladeira (temperatura de 2 a 6º C), por:

- 35 dias CPDA-1.
- 42 dias CPD-AS ou SAG-M.

Concentrado de Hemácias

Preparado a partir da centrifugação do sangue total remove grande quantidade de plasma, cerca de 80%, mantendo um hematócrito de 65 a 80% e volume entre 250 a 350 mL. Também pode ser obtido mediante a coleta automatizada de múltiplos componentes, por aférese.

Indicado principalmente nos casos de anemias, quando há necessidade de aumentar a capacidade carreadora de oxigênio, aumentando a massa de hemácias circulantes.

Uma unidade aumenta aproximadamente 3% no hematócrito e 1 g/dL de hemoglobina, no receptor.

Vantagens Sobre a Unidade de Sangue Total

A) Mantém a mesma capacidade de oxigenação, porém em um volume menor, evitando uma possível sobrecarga circulatória.

B) Reduz o nível de anticorpos plasmáticos (isoaglutininas anti-A e anti-B), permitindo a transfusão de concentrados de glóbulos do grupo O para receptores de grupos não O.
C) Reduz os níveis de Na, K, ácido láctico, amônia e citrato, indesejáveis a pacientes com distúrbios cardiovasculares, renais e hepáticos.

Armazenamento
As unidades devem ser mantidas em temperatura de 2 a 6° C, por:

- 35 dias CPDA-1.
- 42 dias CPD-AS ou SAG-M.

Concentrado de Hemácias Lavadas – 200 a 250 mL

Preparado através da lavagem e centrifugação do concentrado de hemácias com solução salina, removendo, portanto o plasma, os leucócitos e as plaquetas.

Indicado em pacientes que necessitam de reposição de massa eritrocitária e que possuem uma história de anticorpos para proteínas plasmáticas, ou reações febris devido à presença de leucoaglutininas (anticorpos contra leucócitos).

Armazenamento
As unidades devem ser mantidas em temperatura de 2 a 6° C, por no máximo 24 horas.

Concentrado de Hemácias Pobre em Leucócitos (Leucodepleção) – 175 a 245 mL

Metodologia mais utilizada na Europa (*buffy coat*). Preparado a partir de uma bolsa de concentrado de hemácias, por um método conhecido como centrifugação invertida, retira 70% dos leucócitos, além do plasma e plaquetas, mas pode sacrificar 20% das hemácias. Atualmente, a filtração (e bolsas de coleta com filtros de deleucotização) é o método mais utilizado e os filtros de terceira geração removem cerca de 99% dos leucócitos.

Indicado para pacientes que necessitam de reposição de massa eritrocitária e que possuem história de reação febril não hemolítica, também para receptores CMV negativos. Reduzem o risco de aloimunização a antígenos HLA, isoimunização contra antígenos eritrocitários e plaquetários.

Armazenamento
As unidades devem ser mantidas em temperatura de 2 a 6° C, por:

- 35 dias CPDA-1.
- 42 dias CPD-AS ou SAG-M.

Concentrado de Plaquetas – 50 a 65 mL
Podem ser obtidas:

- Por centrifugação do plasma retirado da bolsa de sangue total no máximo após 8 horas da coleta. Denominada plaqueta randômica, cada unidade de plaqueta, suspensa em 50 a 70 mL de plasma, apresenta uma concentração média de $5{,}5 \times 10^{10}$ plaquetas/mm^3.
- Pelo processo denominado plaquetaférese que utiliza equipamentos automatizados que separam a plaqueta por centrifugação diretamente no momento da doação (retornando o plasma e as hemácias ao doador).

Essas máquinas de aférese podem ser de dois tipos: fluxo contínuo ou fluxo intermitente.

Por meio de punção venosa, o sangue é extraído do doador e misturado ao anticoagulante, entrando em um sistema de tubos e cubas estéreis, que devem ser inseridos na máquina antes de seu uso. De acordo com a programação prévia da máquina o componente desejado é separado em uma bolsa estéril e o restante do sangue é devolvido ao doador. Este processo se repete em ciclos até que se obtenha a quantidade desejada do produto.

O concentrado de plaqueta por aférese é coletado de um doador único e apresenta uma concentração de 3×10^{11} plaquetas/mm^3 (equivalente a 6 unidades de plaquetas randômicas).

As plaquetas devem ser mantidas sob agitação constante durante seu armazenamento. Cada unidade aumenta, em média, 10.000 plaquetas/mm^3 no receptor. Essenciais à hemostasia normal para prevenir ou cessar sangramentos ativos; leucemias ou aplasias medulares, disfunção plaquetária etc.

Transfusões frequentes de plaquetas podem causar imunização pelos antígenos do sistema HLA e outros.

Armazenamento
As unidades devem ser mantidas em temperatura ambiente (20 a 24º C) em período que varia de 4 a 5 dias (dependendo do tipo do material e procedimento de coleta).

Plasma Fresco Congelado – 200 a 250 mL
Parte líquida do sangue total, o plasma é separado por centrifugação logo após a coleta, e rapidamente congelado (o intervalo entre a coleta do sangue total e o congelamento do plasma não deve ultrapassar 8 horas).

Indicado para reposição dos fatores de coagulação (coagulopatias hereditárias, hepatopatias, CIVD, transfusões maciças de concentrado de hemácias no intraoperatório).

Armazenamento
Válido por 1 ano se mantido em freezer a -18º C ou mais frio.

Crioprecipitado – 10 a 25 mL

Preparado a partir do descongelamento do plasma fresco congelado, entre 1 e 6° C, centrifugação, separação do "precipitado" e novamente congelamento rápido do "precipitado" (-70° C).

Uma unidade de crioprecipitado contém 50% de fator VIII (80 a 150 unidades), 20 a 40% de fibrinogênio (150 a 250 mg), fator XIII, fator de von Willebrand e fibronectina.

Indicado para pacientes com hemofilia clássica, doença de von Willebrand, deficiência de fator XIII e níveis baixos de fibrinogênio.

Armazenamento
Válido por 1 ano mantido a -18° C ou mais frio.

Plasma Pobre – 200 a 250 mL

Pode ser obtido por centrifugação do sangue total armazenado ou como sobrenadante do crioprecipitado. Contém níveis baixos dos fatores lábeis da coagulação (V, VIII e fibrinogênio).

Indicado, principalmente, para expansão volêmica, reposição proteica e em indivíduos queimados.

Armazenamento
Válido por 5 anos mantido a -18° C ou mais frio.

Albumina

Pode ser preparada na concentração de 5 a 25% a partir do fracionamento com etanol de um *pool* de plasmas. Isenta de fatores de coagulação e anticorpos, a albumina assim obtida não transmite AIDS ou hepatite.

Indicada como:

- Expansor volêmico.
- Manutenção da pressão coloidosmótica (1 g albumina retém 17,4 mL de água).
- Cicatrização de queimados.
- Controle inicial da icterícia do recém-nascido.

Armazenamento
- Válido por 3 anos, quando mantida de 20 a 24° C.
- Válido por 5 anos, quando mantida de 1 a 6° C.

SELEÇÃO PRÉ-TRANSFUSIONAL

O sangue do doador deve ser compatível como o sangue do receptor. Para tanto deve-se efetuar o teste de compatibilidade (prova cruzada).

Prova Cruzada

As hemácias do doador são testadas com o plasma ou soro do receptor em 2 fases se utilizar o potencializador de reação (temperatura ambiente e AGH (antiglobulina humana) ou sem uso do potencializador, em três fases, incluindo a leitura em 37° C.

Para transfusão de plasma, plaquetas e de outros derivados sanguíneos, não há necessidade da realização de prova cruzada, devendo ser respeitadas somente as regras de compatibilidade entre os grupos ABO.

PRINCIPAIS RISCOS QUE ENVOLVEM A TRANSFUSÃO

A) Transmissão de infecções.
B) Reações hemolíticas por incompatibilidade sanguínea.
C) Septicemia causada por transfusão de sangue contaminado com bactérias Gram-negativas.
D) Reação febril em decorrência de aglutininas de glóbulos brancos ou plaquetas.
E) Edema agudo do pulmão ou insuficiência cardíaca por hipervolemia.
F) Acidose nas transfusões maciças de sangue armazenado.
G) Fibrilação ventricular causada por hipotermia após transfusão maciça de sangue em baixa temperatura.
H) Sobrecarga de ferro nos politransfundidos (cada unidade fornece 250 mg de ferro na hemoglobina).
I) Reações anafilactoides causadas pela presença de anticorpos da classe IgA (reações alérgicas como urticária).

BIBLIOGRAFIA

Bordin JO, Langhi Jr DM, Covas DT. *Hemoterapia fundamentos e prática*. São Paulo: Atheneu, 2007. 632 p.
Brecher M. *The AABB technical manual,* 15th ed. American Association of Blood Banks: Bethesda; 2005.
Girello AL, Kuhn T. *Fundamentos da Imunohematologia eritrocitária,* 4. ed. São Paulo: Ed. Senac, 2016.
Harmening D. *Técnicas Modernas em Banco de Sangue e transfusão*. 6. ed. Rio de Janeiro: Thieme Revinter, 2015, 708p.
HIAE - Hospital Israelita Albert Einstein - Departamento de Hemoterapia. *Manual de orientação para uso de Sangue, Hemocomponentes e Aféreses Terapêuticas,* 3. ed. São Paulo: Atheneu, 2006.
Ministério da Saúde (Brasil). Portaria MS n° 1.353, de 13.06.2011. Aprova o Regulamento Técnico de Procedimentos Hemoterápicos. Diário Oficial da União 14 jun 2011;Seção 1.
Lee GR, Bithell TC, Foerster J et al. *Wintrobe hematologia clínica*. São Paulo: Ed. Manole, 1998. v. I e II.
Lewis M, Bates I, Bain BJ. *Dacie and Lewis practical hematology,* 10th ed. Churchill Livingstone: Elsevier Science, 2006.
Junqueira PC, Hamerschlak N, Jacob R. *Hemoterapia clínica*. São Paulo: Ed. Roca, 2009.
Ministério da Saúde (Brasil). Portaria MS n° 158/GM/MS, de 04 de fevereiro de 2016. Redefine o regulamento técnico de procedimentos hemoterápicos. Diário Oficial da União 05 fev 2016;Seção: 1.

Parte 6 Técnicas Laboratoriais

HEMOGRAMA – TÉCNICA DO EXAME

CAPÍTULO 31

Christina Cerqueira Jordão Ribeiro

O hemograma é um dos exames mais solicitados pelo clínico para avaliação geral do paciente. Consiste em um conjunto de parâmetros laboratoriais que evidenciam aspectos quantitativos e qualitativos das células sanguíneas.

A análise das células sanguíneas por hemograma é realizada de forma manual ou automatizada, utilizando-se de testes específicos para série vermelha – "eritrograma", série branca – "leucograma" e plaquetas – "plaquetograma". Atualmente a forma automatizada vem substituindo a forma manual, ainda que a contagem em câmara de Neubauer seja utilizada no controle de qualidade interno e nos centros de pesquisa.

Para a realização do hemograma, a qualidade da coleta do material é fundamental para que não ocorram os chamados "erros pré-analíticos". A frequência dos erros pré-analíticos pode chegar a 70% nos laboratórios clínicos e incluem situações relacionadas, principalmente, com a coleta, o armazenamento e o transporte da amostra.

Portanto, interferentes pré-analíticos devem ser monitorados no sentido de preservar a qualidade dos resultados obtidos. A seguir alguns dos principais fatores que podem ocasionar erro no resultado do hemograma.

ANTICOAGULANTE

O anticoagulante de escolha para a realização do hemograma é o K_2EDTA (ácido etileno diaminotetracético dipotássico-ISCH), que não interfere na morfologia celular. O tubo para hemograma é identificado pela cor roxa na etiqueta e na tampa. A etiqueta do fabricante indica o volume de sangue a ser coletado, e este deve ser respeitado, evitando alterações na relação sangue total/anticoagulante.

Em algumas situações pode ser observada plaquetopenia após a coleta com EDTA. Tal fato deve ser cuidadosamente investigado excluindo-se a possibilidade de uma alteração da membrana das plaquetas, que permite a ligação de anticorpos. Nestas situações as plaquetas podem aparecer agregadas ou mostrar o "satelismo plaquetário" com neutrófilos (Fig. 31-1), causando diminuição na contagem de plaquetas na amostra. Uma nova coleta com citrato de sódio deve ser solicitada.

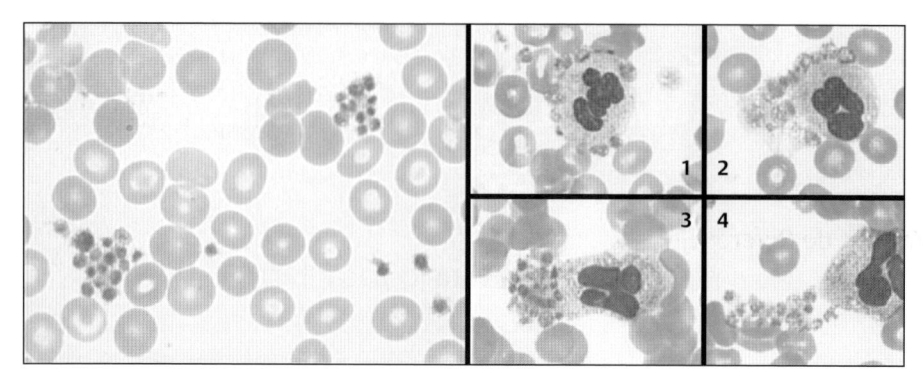

Fig. 31-1. Satelismo plaquetário.

GARROTEAMENTO
Não deve ultrapassar 1 minuto, pois pode provocar hemoconcentração, com retenção dos elementos figurados e, consequentemente, alteração dos valores do hematócrito. O hematócrito após 3 minutos com garrote eleva-se de 2,8-4,5%.

OUTROS FATORES
Solicita-se que o paciente esteja em jejum (3 horas) uma vez que a alimentação, o medo e a dor podem levar a uma leucocitose transitória em decorrência de descarga de adrenalina e liberação dos neutrófilos do compartimento marginal.

Fatores como ritmo circadiano e variação sazonal, embora de difícil monitoramento, também devem ser considerados. O hematócrito costuma ter uma variação diurna, apresentando-se 2 a 5% mais elevado pela manhã do que ao anoitecer.

HOMOGENEIZAÇÃO DA AMOSTRA
Toda amostra deve ser homogeneizada suavemente por inversão, evitando a hemólise. Os tubos devem ser homogeneizados imediatamente após seu preenchimento, devendo ser invertidos 180° e retornado à sua posição inicial de 8-10 vezes. Em microtubos, a homogeneização deve ser feita com 10 inversões. Antes da análise da amostra, os tubos devem ser novamente invertidos pelo menos 10 vezes.

HEMOGRAMA MANUAL
O hemograma completo consiste nos seguintes parâmetros:

Hematócrito (Ht)
O hematócrito de uma amostra de sangue constitui a medida da razão entre o volume de eritrócitos e o volume de sangue total. O resultado em porcentagem demonstra a concentração de eritrócitos obtida por centrifugação em determinado volume de sangue.

Micro-hematócrito: realizado em tubo capilar descartável, deve-se preencher ¾ de seu volume e vedar uma das extremidades. Utilizar microcentrífuga onde o tubo é colocado a 10.000 rpm por 5 minutos. A leitura da coluna correspondente ao percentual de glóbulos vermelhos é feita por uma uma tabela padronizada (Fig. 31-2).

Valores de Referência
- *Homens:* 39 a 50%.
- *Mulheres:* 35 a 45%.
- *Crianças até 1 ano:* 34 a 40%.
- *Recém-nascidos:* 50 a 60%.

Interpretação
Valores abaixo da referência podem estar relacionados com anemia ou hidratação excessiva (a exemplo da gestação), e valores acima de 50% indicam desidratação ou policitemia.

Causas de Erro
Valores falsamente diminuídos:
- Diluição com anticoagulante (excesso de EDTA).
- Maior tempo ou força de centrifugação (microcentrífuga descalibrada).
- Tubos capilares mais finos.
- Armazenamento excessivo da amostra.

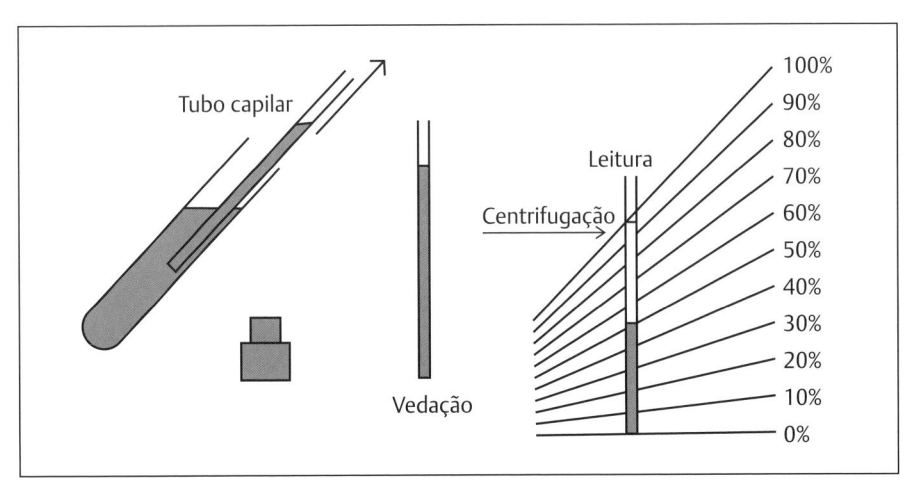

Fig. 31-2. Confecção e leitura do hematócrito. Fonte: Rosenfeld R. *Fundamentos do Hemograma*, 2007.

Valores falsamente aumentados:

- Garroteamento excessivo.
- Menor tempo ou força de centrifugação.
- Amostras com microcitose, esferócitos ou envelhecidas.

O hematócrito nos contadores automatizados geralmente é calculado pela inversão da fórmula do VCM proposta por Wintrobe: Ht = VCM × nGV/10 ou diretamente pelo *software* da automação. O valor do Ht automatizado geralmente é menor que 0,5 a 1,5% quando comparado ao Ht manual, pois neste último existe uma pequena concentração de plasma que fica entre os glóbulos vermelhos.

Dosagem de Hemoglobina (Hb)

A hemoglobina é o principal componente dos eritrócitos; sua dosagem é feita, principalmente, por métodos colorimétricos (hemoglobinometria), existindo ainda métodos gasométricos e químicos para tal dosagem.

A concentração de hemoglobina deve ser expressa em g/dL e é medida pelo método espectrofotométrico da cianometa-hemoglobina.

O reagente utilizado é o Drabkin, que consiste em uma solução de cianeto de potássio e ferricianeto de potássio causadora da hemólise. O ferricianeto de potássio converte o ferro ferroso da hemoglobina a ferro férrico, formando a meta-hemoglobina, esta última se combina com o cianeto de potássio para formar a cianometa-hemoglobina, um composto estável que permite a leitura da amostra.

Técnica

Adicionar a um tubo 5 mL do reagente de Drabkin, em seguida, com uma pipeta automática, deve-se pipetar 20 µL de sangue total previamente homogeneizado. Após 10 minutos a leitura da absorbância da solução ocorre em espectrofotômetro com comprimento de onda de 540 nm. Para dosagem de Hb é necessário usarmos padrões de concentração conhecidos; geralmente utiliza-se a concentração de 15,0 g/dL; a partir deste padrão calculamos o fator.

Cálculo

Determina-se a densidade ótica (DO) do padrão (Pd) e, posteriormente, calcula-se um fator que será utilizado para as amostras em um mesmo ensaio.

Portanto, temos:

$$\text{Fator} = \frac{[\ ]\ Pd}{DO\ Pd\ (Abs)}$$

[ ] Hb da amostra = DO amostra (Abs) × FATOR

Valores de Referência
- *Homens:* 13,5 a 17,5 g/dL.
- *Mulheres:* 12 a 15,5 g/dL.
- *Crianças até 1 ano:* 11 a 12 g/dL.
- *Recém-nascido:* 14 a 19 g/dL.

Interpretação
A dosagem de Hb está diretamente relacionada com o conteúdo e a coloração do eritrócito, sendo de grande auxílio no diagnóstico. Valores baixos correlacionam-se a processos anêmicos.

Causas de Erro
- Associada à amostra: turbidez causada por excesso de leucócitos ou lipemia provocam valores falsamente elevados.
- Presença de carboxi-hemoglobina (fumantes) ou sulfo-hemoglobina.

Contagem de Células

Método do Hemocitômetro
A câmara de Neubauer é do tamanho aproximado de uma lâmina de microscopia, porém, com espessura maior onde se nota ao centro duas câmaras de contagem separadas por um sulco (Figs. 31-3 e 31-4).

A contagem manual em câmara de Neubauer pode ser realizada para glóbulos vermelhos, glóbulos brancos ou plaquetas (dependendo do líquido diluidor utilizado). Além do tempo dispensado para contar as células, o coeficiente de variação é alto, o que amplia o índice de erro, sendo recomendada a contagem em aparelhos automatizados.

Contagem de Glóbulos Vermelhos
Consiste na determinação do número de eritrócitos por mm^3 de sangue. O sangue é diluído na proporção 1:200 com o **líquido de Hayen** (diluidor isotônico contendo um fixador para conservação das células).

Técnica
Em um tubo de ensaio, pipetar 4 mL da solução de Hayen e 20 µL de sangue total.

Após fixação da lamínula sobre câmara de Neubauer e preenchimento da mesma com sangue diluído, contar os eritrócitos presentes nos 5 quadradinhos (4 laterais e 1 central). Deve ser contada no aumento de 400×.

A contagem realizada em cada quadrado não deve ultrapassar 20% entre os quadrados. Se isso ocorrer deve-se homogeneizar a solução e colocar novamente na câmara de Neubauer e recontá-la.

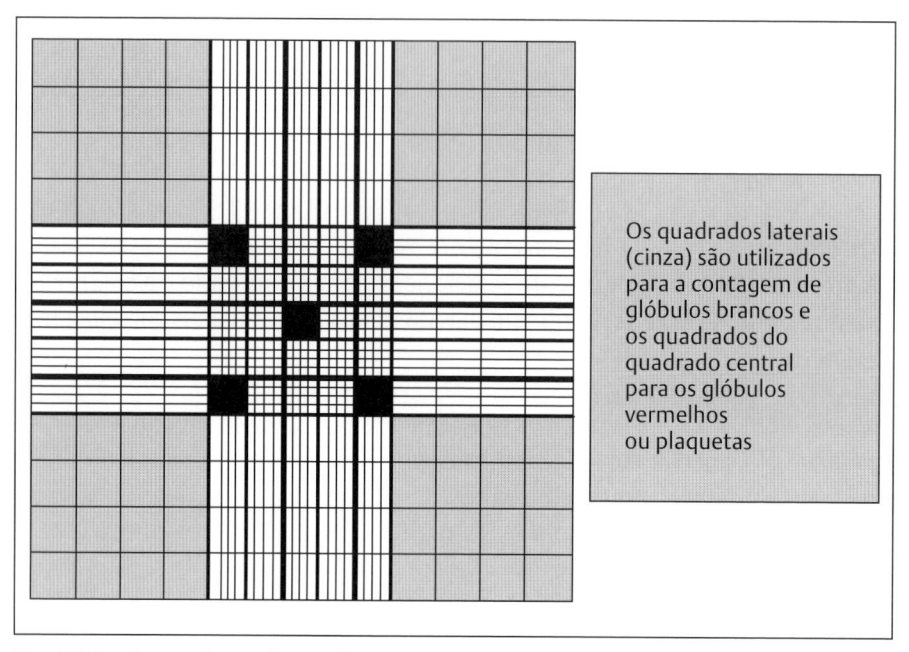

Fig. 31-3. Câmara de Neubauer (aumento 10×).

Os quadrados laterais (cinza) são utilizados para a contagem de glóbulos brancos e os quadrados do quadrado central para os glóbulos vermelhos ou plaquetas

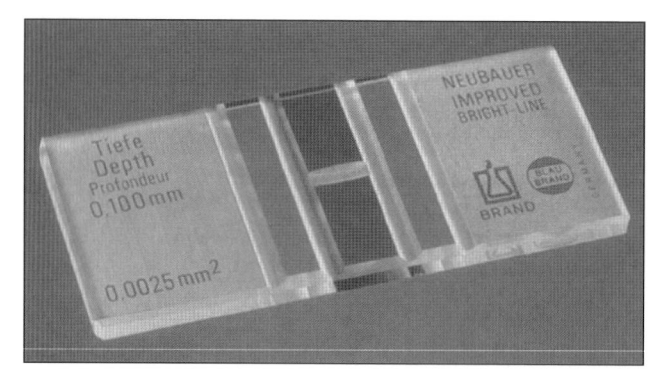

Fig. 31-4. Vista superior e lateral da Câmara de Neubauer. Fonte: Rosenfeld R. *Fundamentos do Hemograma*, 2007.

Cálculo

$$\text{Hemácias/mm}^3 = \frac{\text{N}^\circ \text{ de células contadas} \times \text{diluição}}{\text{Volume}}$$

Cada quadrado central possui uma área de 0,04 mm² e em razão da altura de 0,1 mm, portanto, um volume de 0,004 mm³, contaremos 5 quadrados, então o volume será de 0,02 mm³.

Proceder à soma e multiplicar por **10.000**.

Quadro 31-1. Valores de Referência para Eritrograma (Adultos)

	Homens	Mulheres
Eritrócitos	4,3 a 5,7 milhões/mm^3	3,9 a 5,0 milhões/mm^3
Hemoglobina	13,5 a 17,5 g/dL	12,0 a 15,5 g/dL
Hematócrito	39 a 50%	35 a 45%
VCM	81 a 95 fL	82 a 98 fL
HCM	27 a 34 pg	27 a 34 pg
CHCM	31 a 36%	31 a 36%
RDW	11,8 a 15,6%	11,9 a 15,5%

Fleury: *Manual de Exames*, 2018

Valores de Referência (Quadro 31-1)
- *Homens:* 4,3 a 5,7 milhões/mm^3.
- *Mulheres:* 3,9 a 5,0 milhões/mm^3.
- *Recém-nascidos:* 5,5 a 7,0 milhões/mm^3.

Interpretação
Valores aumentados são encontrados nas policitemias e os valores diminuídos relacionam-se com os processos anêmicos de diversas etiologias.

Contagem de Glóbulos Brancos
Consiste na determinação do número de leucócitos por mm^3 de sangue total. O sangue é diluído na proporção 1:20 com o **líquido de Turk** (hemolisante).

Técnica
Em um tubo de ensaio, pipetar 0,4 mL da solução de Turk e 20 µL de sangue total. Após fixação da lamínula sobre câmara de Neubauer e preenchimento da mesma com sangue diluído, contar os leucócitos presentes nos 4 quadrados laterais. Para esta contagem pode ser utilizada a objetiva microscópica de 10×.

Cálculo

$$\text{Leucócitos/mm}^3 = \frac{\text{N}^\circ \text{ de células contadas} \times \text{diluição}}{\text{Volume}}$$

Cada quadrado lateral possui uma área de 1 mm^2 e devido à altura de 0,1 mm, portanto, em um volume de 0,1 mm^3 contaremos 4 quadrados, então o volume será de 0,4 mm^3. Proceder à soma e multiplicar por 50.

Valores de Referência
- *Adulto:* 3.500 a 10.500/mm^3.
- *Crianças de 1 a 5 anos:* de 5 a 12.000/mm^3.
- *Recém-nascido até 7 dias:* de 9.000 a 30.000 mm^3.

Interpretação
Valores aumentados, quando respeitadas as condições de coleta e descartadas outras condições fisiológicas que cursam com discreta leucocitose (gravidez, fumantes), sugerem processos infecciosos ou processos malignos (leucemias crônicas). A leucopenia também está relacionada com diversos tipos de infecção (geralmente viral), pode ser genética, causada por drogas ou neoplasias.

Contagem de Plaquetas
Método Direto (Câmara de Neubauer)
Consiste na determinação do número de plaquetas por mm^3 no sangue total.

Técnica
Em um tubo de ensaio pipetar 0,4 mL da solução de oxalato de amônio a 1% e 20 μL de sangue total (1:20).

Colocar a solução na câmara de Neubauer, aguardar cerca de 5 minutos para que as plaquetas sedimentem. As plaquetas são contadas nos 25 quadradinhos centrais e o resultado deve ser multiplicado por 1.000.

$$\text{Plaquetas/mm}^3 = \frac{\text{N}^\circ \text{ de células contadas} \times \text{diluição}}{\text{Volume}}$$

Cálculo
Cada quadrado central possui uma área de 0,04 mm^2 e devido à altura de 0,1 mm, portanto, um volume de 0,004 mm^3, contaremos 5 quadrados, então o volume será de 0,02 mm^3.

Proceder à soma e multiplicar por **1.000**.

Contagem em Lâmina (Método de Fonio)
Além do método em câmara de Neubauer, a contagem de plaquetas pode ser feita em extensão sanguínea corada com Leishman.

Técnica
Contar as plaquetas existentes em 5 campos microscópicos, contendo cerca de 200 glóbulos vermelhos (GV) cada um (total de 1.000 GV) e fazer uma regra de três conforme exemplo a seguir:

Exemplo: em um determinado paciente com resultado da contagem de GV totais = 5.000.000/mm³ foi solicitado plaquetas.
Observar a lâmina em campo homogêneo e contar as plaquetas.
Foram contadas em 5 campos de leitura (aproximadamente 1.000 GV), 35 plaquetas.
Portanto, teremos:

- 1.000 GV -------- Plaquetas contadas.
- GV totais -------- X.
- 1.000 GV -------- 35 plaquetas.
- 5.000.000 GV -------- X.
- Total de plaquetas: 175.000/mm³.

Valores de Referência
150.000 a 450.000/mm³.

Extensão Sanguínea
A confecção do esfregaço sanguíneo é, sem dúvida alguma, o ponto mais importante para a realização de um hemograma confiável e, por isso, a padronização do esfregaço sanguíneo deve ser uma das principais exigências de um bom laboratório de hematologia. O exame microscópio das células sanguíneas através do esfregaço é muito útil para o diagnóstico de diversas doenças, entre elas podemos citar processos infecciosos, anemias carenciais e hemolíticas, leucemias agudas e crônicas.

Sempre utilizar lâminas limpas, desengorduradas e preferencialmente novas. O método utilizado é o de duas lâminas, onde devemos realizar esfregaços delgados e uniformes e que não cubram a lâmina toda. A lâmina extensora pode ser preparada cortando-se levemente os cantos laterais (Fig. 31-5).

A área da contagem deve apresentar os eritrócitos mais separados e os leucócitos bem distribuídos (Fig. 31-6).

Quando as amostras apresentarem hematócrito muito alto, uma gota de solução salina pode ser utilizada. No caso de esfregaços feitos a partir do creme leucocitário, utilizamos uma gota do plasma autólogo do paciente.

A) Colocar uma gota de sangue na extremidade da lâmina.
B) Com auxílio de outra lâmina (lâmina extensora), distribuir a gota.
C) Com uma leve pressão, estender a gota sobre a lâmina.
D) Obter uma extensão homogênea cobrindo até 2/3 da lâmina.

Coloração de Lâminas
Comumente utiliza-se a coloração de Leishman ou o corante pan-ótico para urgências. Existem ainda as colorações de Wright e Giemsa. Todos estes corantes baseiam-se em corantes básicos como o azul de metileno e corantes ácidos como a eosina.

(A) – Colocar uma gota de sangue na extremidade da lâmina; (B) – com auxílio de outra lâmina (lâmina extensora) distribuir a gota; (C) – com uma leve pressão estender a gota sobre a lâmina; (D) – obter uma extensão homogênea cobrindo até 2/3 da lâmina.

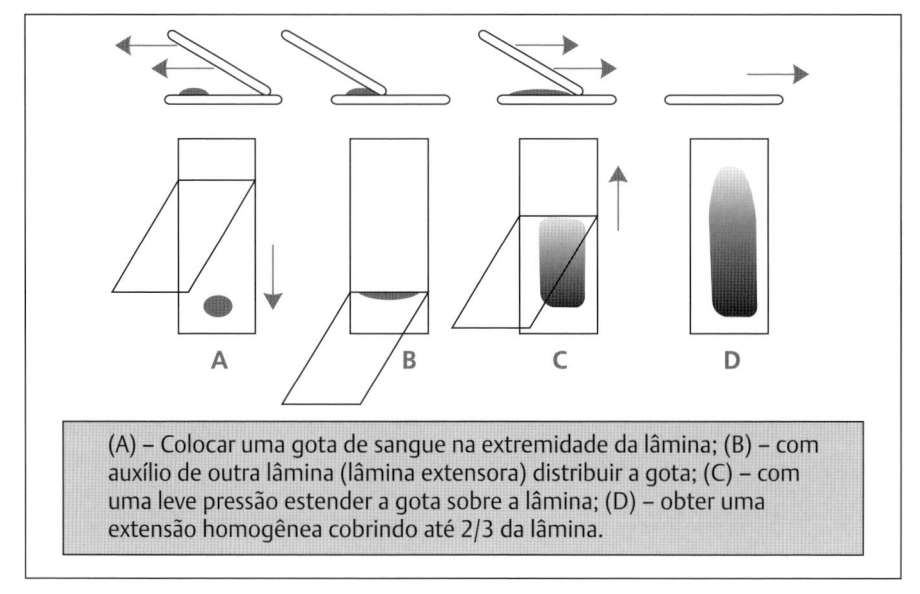

Fig. 31-5. Confecção da extensão sanguínea.

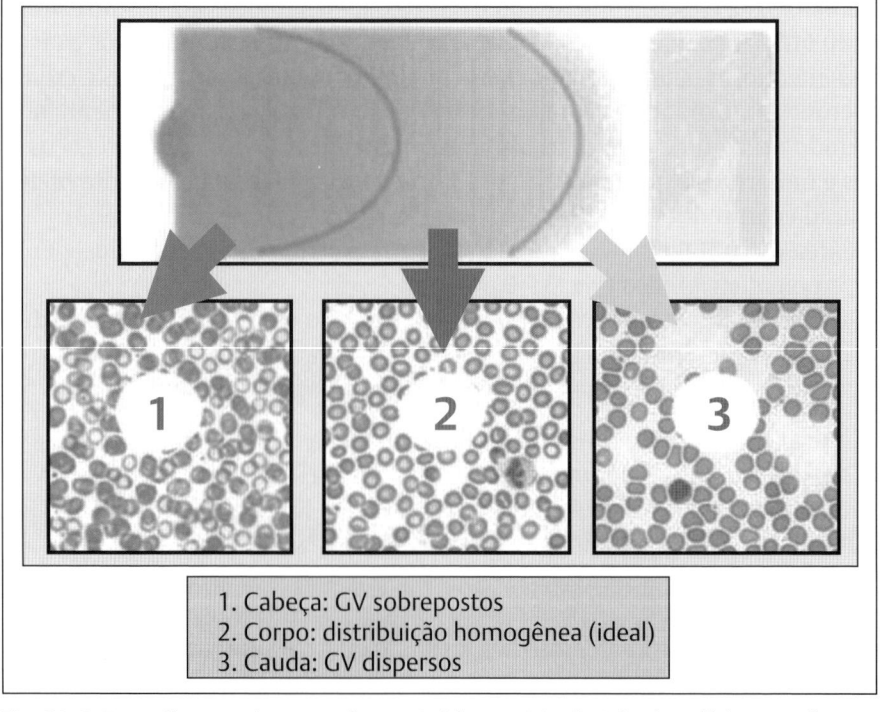

1. Cabeça: GV sobrepostos
2. Corpo: distribuição homogênea (ideal)
3. Cauda: GV dispersos

Fig. 31-6. Extensão sanguínea corada com Leishman. Distribuição das células no esfregaço.

Coloração de Leishman
- Cobrir o esfregaço depois de seco com Leishman por 3 a 5 minutos (fixação e coloração de fundo).
- Colocar a mesma quantidade de água destilada, homogeneizar e deixar de 10 a 15 minutos (coloração verdadeira). O pH da água deve ser neutro.
- Lavar com água e secar ao ar.
- Ler em objetiva de imersão (100×).

Contagem Diferencial dos Leucócitos

Em razão do tamanho variado dos diferentes glóbulos brancos, sua distribuição no esfregaço nem sempre é uniforme. Assim, nas bordas e na cauda há em maior quantidade os neutrófilos, eosinófilos e monócitos; ficando os linfócitos restritos à região central do esfregaço.

Para evitar erros na contagem, devemos realizá-la em movimentos de "zigue-zague", partindo da região média (corpo) do esfregaço em direção à cauda. Durante esse procedimento são contadas 100 células nucleadas e anotadas uma a uma o nome de cada. Após a contagem, o resultado deverá ser expresso em porcentagem (%).

Terminada a contagem devemos percorrer a lâmina observando nos leucócitos as possíveis alterações degenerativas, modificações ou granulações tóxicas. A observação atenta da morfologia da série vermelha também é realizada nesta etapa.

A contagem diferencial dos leucócitos pode ser expressa em percentual, considerado o **valor relativo**, ou em milímetros cúbicos, o **valor absoluto**, este último é importante por permitir uma estimativa do valor real (Quadro 31-2).

Quadro 31-2. Valores de Referência para Leucócitos

	Leucócitos Totais: 3.500 a 10.500/mm^3	
	Valores Relativos (%)	**Valores Absolutos (/mm^3)**
Neutrófilos Totais	48 a 66	1.700 a 7.000
Mielócitos	0	0
Metamielócitos	0	0
Bastonetes	0 a 8	Até 840
Segmentados	48 a 66	1.700 a 7.000
Eosinófilos	1 a 5	35 a 500
Basófilos	0 a 2	0 a 210
Linfócitos	26 a 35	900 a 3.675
Monócitos	4 a 8	300 a 945

Fonte: Adaptado de Fleury, Manual de Exames, 2018.

Cálculo do Valor Absoluto
Exemplo:

- Contagem de glóbulos brancos (GB) totais = 8.000/mm^3.
- Contagem de neutrófilos seg na diferencial = 50 neutrófilos em 100 GB (valor relativo neutrófilos = 50%).
- Contagem de eosinófilos na diferencial = 2 eosinófilos em 100 GB (valor relativo Eosinófilos = 2%).

Portanto:

- 50 neutrófilos.................. 100 GB.
- x neutrófilos.................... 8.000 GB.
- X = 4.000 neutrófilos/mm^3 (valor absoluto de neutrófilos).
- 2 eosinófilos.................. 100 GB.
- X eosinófilos................. 8.000 GB.
- X = 160 eosinófilos/mm^3 (valor absoluto de eosinófilos).

Índices Hematimétricos
Estes devem acompanhar o resultado de um hemograma por serem de grande valor diagnóstico principalmente nas anemias.

Volume corpuscular médio (VCM): avalia o tamanho médio dos glóbulos vermelhos.

Valor de Referência
- 80 a 97 fL.

Cálculo

$$VCM = \frac{Ht \times 10}{n° \text{ de GV}}$$

Exemplo:

- Ht = 40%.
- n° de GV = 4,48 milhões/mm^3.

$$VCM = \frac{40 \times 10}{4,48} \qquad VCM = 89,3 \text{ fL}$$

Hemoglobina Corpuscular Média (HCM)
Avalia a concentração média de hemoglobina nos glóbulos vermelhos (coloração).

Valor de Referência
- 27 a 32 pg.

Cálculo

$$HCM = \frac{Hb \times 10}{n° \text{ de GV}}$$

Exemplo:
- Hb = 14,0 g/dL.
- n° de GV = 4,48 milhões/mm^3.

$$VCM = \frac{14 \times 10}{4,48} \quad HCM = 31,2 \text{ pg}$$

Concentração de Hemoglobina Corpuscular Média (CHCM)
Avalia a concentração média de hemoglobina (coloração).

Valor de Referência
- 32 a 36%.

Cálculo

$$CHCM = \frac{Hb \times 100}{Ht}$$

Exemplo:
- Hb = 14 g/dL.
- Ht = 40%.

$$VCM = \frac{14 \times 100}{40} \quad CHCM = 35\%$$

Variação do Tamanho das Hemácias (RDW)
Indica a variação de tamanho dos glóbulos vermelhos ou o grau de anisocitose. Apresenta importância no diagnóstico diferencial de algumas anemias microcíticas (Quadro 31-3).

Valor de Referência
- 12 a 15%.

Obs.: este índice só é obtido em aparelhos automatizados. O cálculo do RDW se faz através da fórmula:

$$\frac{\text{Dp do volume GV} \times 100}{\text{VCM}}$$

VELOCIDADE DE HEMOSSEDIMENTAÇÃO (VHS)

Consiste em medir a velocidade de separação entre os glóbulos vermelhos e o plasma.

É um método que contribui para o diagnóstico dos processos infecciosos e evolução destas afecções.

Os glóbulos vermelhos possuem a propriedade de se agregarem, formando pilhas quando deixados em repouso, portanto, o VHS varia diretamente com a velocidade de formação destes agregados e indiretamente com a viscosidade do plasma. Para medirmos a **VHS**, podemos utilizar a pipeta de Westergreen ou o tubo de Wintrobe, mas, atualmente, utilizamos tubos a vácuo próprios para esse exame.

Este método é útil para detecção e monitoramento de processos inflamatórios agudos, crônicos ou neoplásicos, auxiliando também no diagnóstico diferencial de algumas patologias. O aumento do **VHS** é observado em processos inflamatórios ou necróticos decorrentes da elevação das globulinas plasmáticas e do fibrinogênio. VHS elevada também se observa na gestação e em processos anêmicos à exceção da anemia falciforme. Embora este seja um teste de simples execução, sua sensibilidade e especificidade são baixas em razão de fatores téc-

Quadro 31-3. Principais Alterações do VCM e do RDW e sua Correlação com a Clínica

	RDW Normal	RDW Alto
VCM < 80 fL	Talassemia menor Anemia de doença crônica	Anemia ferropriva
VCM de 80 a 97 fL	Anemia de doença crônica Insuficiência renal crônica Hipotireoidismo Hemodiluição da gravidez Hemólise Hemorragia aguda	Anemia sideroblástica Síndrome mielodisplásica
VCM > 97 fL	Alcoolismo Hepatopatias Anemia aplástica Drogas antivirais Hipotiroidismo	Anemia megaloblástica Hemólise Síndrome mielodisplásica Drogas antivirais

nicos e biológicos interferentes. No indivíduo idoso, os valores de referência são mais elevados, devendo-se adotar, após os 50 anos, valores máximos de 20 mm na primeira hora para os homens e 30 mm para as mulheres.

Valores de Referência
- *Homens:* 3 a 8 mm na 1ª hora.
- *Mulheres:* 3 a 11 mm na 1ª hora.

Interpretação

Aumento dos VHS
- Crianças.
- Período menstrual.
- Gravidez (a partir do 4º mês).
- Temperaturas elevadas.
- Hipercolesterolemia.
- Anemias (depende da forma e tamanho do glóbulo vermelho).
- Processos infecciosos agudos ou crônicos (reumatismo e tuberculose).
- Aumento de fibrinogênio plasmático (diminui o potencial zeta e facilita a sedimentação).
- Colagenoses.
- Mieloma múltiplo.
- Neoplasias.
- A inclinação de pipeta de Westergreen (2 a 3°) pode aumentar o VHS em 30%.

Diminuição do VHS
- Policitemia vera.
- Caquexia grave.
- Insuficiência cardiocongestiva.
- Diminuição do fibrinogênio plasmático.
- Presença de anticoagulante em excesso.

ANALISADORES AUTOMATIZADOS EM HEMATOLOGIA

Os contadores eletrônicos realizam de 8 a 36 parâmetros hematológicos para as células sanguíneas. Estes apresentam vantagens como maior precisão e agilidade, podendo realizar até 120 hemogramas por hora, dependendo do tipo de equipamento. Alguns aparelhos fazem a análise diferencial das células sanguíneas com muita precisão, mesmo em amostras patológicas.

Os instrumentos automatizados possuem ao menos dois canais; um deles com diluente para glóbulos vermelhos e outro com lisante para glóbulos brancos e determinação da hemoglobina. Outros canais são necessários para contagem diferencial e utilizam princípios variados como impedância, absorbância ou desvio da luz polarizada. Aparelhos mais recentes utilizam a citometria de fluxo e a fluorometria podendo detectar reticulócitos de acordo com seu grau de maturidade. Os resultados das análises de GV, GB e plaquetas são plotados em gráficos que diferenciam as células sanguíneas pelo tamanho e no caso dos glóbulos brancos também pela complexidade de cada célula. Resultados fora dos limites de referência são lançados como "alertas" ou *"flags"*, sugerindo a repetição da análise e a observação da lâmina.

Vantagens:

- Agilidade no processamento das amostras.
- Exatidão e precisão para os parâmetros quantitativos.
- Realização de vários parâmetros em uma só plataforma.
- Menos trabalhoso.

Desvantagens:

- Alarme implica no exame extensivo da lâmina.
- A morfologia eritrocitária é pouco comentada.
- Aumento e diminuição de resultados por interferentes.
- Procedimento caro em relação ao método manual.

Aparelhos Automatizados

Coulter Counter S

O aparelho consta de dois eletrodos de platina imersos em uma solução diluente especial e eletricamente condutivo, aonde passa uma corrente constante. A solução diluente é selecionada de acordo com o tipo de célula a ser contada.

À medida que as células passam pela fenda, aumenta a resistência entre os eletrodos e são propagados impulsos elétricos que se amplificam e são transmitidos a um circuito corretamente ajustado para leitura (impedância elétrica). As células que passam pela abertura, pela qual flui uma corrente elétrica, causa alterações da resistência elétrica que são contadas como pulsos de voltagem. Para eritrócitos deve ser usada uma solução isotônica evitando a hemólise (1:50.000). Para leucócitos o diluente utilizado deve lisar os eritrócitos a fim evitar qualquer interferência. Uma diluição de 1:250 é feita e as células passam através de uma abertura maior. Para plaquetas é feita uma diluição de 1:3.000. A dosagem de hemoglobina é realizada fotocolorimetricamente em 525 nm após 20 a 25 segundos. O volume corpuscular médio (VCM) e o número de glóbulos vermelhos permite a determinação do hematócrito; os demais índices hematimétricos são calculados (HCM, CHCM, RDW).

Os aparelhos mais recentes (*coulter* STKS) adicionam a contagem diferencial de 5 parâmetros utilizando: impedância de corrente eletromagnética de baixa frequência para o volume da célula, condutividade em corrente de alta frequência para estrutura interna da célula (núcleo, granularidade) e desvio de luz a *laser* (*forward scattering*) para a forma e complexidade das células.

Sysmex®
Utilizando o mesmo princípio da impedância, adapta correntes de alta frequência (radiofrequência) em pH alto (eosinófilos) ou baixo (basófilos), permitindo a contagem diferencial de cinco parâmetros. Utiliza um canal independente para hemoglobina, que é medida pelo método do lauril sulfato e, portanto, permite a utilização de um agente lítico mais forte para contagem dos leucócitos.

Atualmente a Sysmex® possui equipamentos de análise da morfologia celular que inclui o DI-60 e os analisadores Cella Vision DM. Estes localizam automaticamente as células no esfregaço de sangue periférico e realizam a pré-classificação leucocitária, podendo avaliar, morfologicamente, a série eritrocitária e fornecer uma tela para estimativa das plaquetas.

Technicom H-3 e Advia (Bayer/Siemens)
As células são contadas através do desvio da luz detectado por fotomultiplicadores que convertem a luz em impulsos elétricos.

Utiliza-se uma associação da luz branca e *laser* que fornecem uma qualidade óptica superior. A contagem diferencial associa a reação citoquímica de peroxidase para neutrófilos, eosinófilos e monócitos. Os basófilos são contados em outro canal com base na resistência de seu citoplasma contra um agente lítico utilizado em baixo pH.

Cell-Dyn 3700 (Abbott Laboratorios)
Também incorpora tecnologia a *laser* e impedância. A hemoglobina é medida pelo método da cianometa-hemoglobina. Os glóbulos vermelhos, glóbulos brancos e plaquetas são contados por impedância.

A contagem diferencial baseia-se no desvio da luz em ângulos diferentes. Um de 180 graus (*forward scatter*), para medida do tamanho, e um de 7 a 11 graus para complexidade celular e um de 90 graus para o desvio da luz polarizada/despolarizada (eosinófilos).

Pentra 120 (Horiba – ABX)
Utiliza a tecnologia de impedância e absorbância associada à citoquímica, citometria de fluxo e fluorimetria, perfazendo até 36 parâmetros hematológicos, incluindo a contagem de reticulócitos que utiliza um reagente fluorescente (*tiazole orange*) para detecção do RNA.

O desenvolvimento tecnológico na área de equipamentos hematológicos nas últimas décadas foi crescente e vem agregando novos parâmetros ao hemograma. Alguns com aplicabilidade clínica de grande importância, como as plaquetas reticuladas, os reticulócitos e a fração de reticulócitos imaturos para avaliação da "pega" do transplante de medula óssea ou no monitoramento das aplasias medulares. O conteúdo de hemoglobina dos reticulócitos é útil no diagnóstico da anemia ferropênica.

A possibilidade de interpretação da matriz de células imaturas aliada à morfologia digital automatizada veio agregar qualidade e agilidade a triagem diagnóstica das patologias hematológicas.

Os equipamentos automatizados têm, portanto, por seu diferencial competitivo, uma contribuição inquestionável à hematologia, padronizando e conferindo maior confiabilidade aos resultados obtidos.

BIBLIOGRAFIA

Bain BJ. *Células sanguíneas: um guia prático*. São Paulo: Artmed, 2007. 487 p.
Beutler E *et al. Williams – Hematology,* 8th ed. São Paulo: McGraw-Hill, 2006.
Failace R. *Hemograma. Manual de interpretação,* 5. ed. São Paulo: Artmed, 2009.
Harmening D. *Clinical hematology and fundamentals of hemostasis*, 5th ed. Philadelphia: Davis Company, 2008.
Heckner F, Freund M. *Hematologia microscópica prática,* 9. ed. São Paulo: Santos, 2000. 136 p.
Henry JB. *Diagnósticos clínicos e conduta terapêutica por exames laboratoriais*, 21.ed. São Paulo: Manole, 2012. 1664 p.
Hoffbrand V, Petit J. *Color atlas of clinical hematology*, 2th ed. London: Mosby-Wolfe, 1995.
Sysmex. *Análise digital da morfologia celular.* Disponível em: https://www.sysmex.com/la/pt/Products/Hematology/CellImageAnalysis/Pages/Cell-Image-Analysis.aspx. Acesso em: 20/09/2018
Jandl JH. *Blood: Pathophysiology*. London: Blackwell Science, 1991.
Lee GR, Bithell TC, Foerster J et al. *Wintrobe – Hematologia clínica*. São Paulo: Ed. Manole, 1998. v. I e II. 2623 p.
Lewis M, Bates I, Bain BJ. *Dacie and Lewis practical hematology.* 10th ed. Churchill Livingstone: Elsevier Science, 2006.
Lopes AC, Grotto HZW, Lima SP. *Interpretação clínica do hemograma*. Rio de Janeiro: Atheneu, 2008. 148 p.
Mc Donald GA, Paul J, Cruickshank B. *Atlas de hematologia*, 5. ed. Madrid: Panamericana, 1998. 277 p.
Oliveira RAG. *Hemograma: como fazer e interpretar*. São Paulo: Livraria Médica Paulista, 2007. 505 p.
Parente WC. *Interferentes pré-analíticos em hematologia*. Trabalho de Conclusão de Curso de Especialização "Controle de Qualidade em Análises Laboratoriais" – UNISA/CPAL, 2007.
Rosenfeld R. *Fundamentos do hemograma, do laboratório a clínica*. Rio de Janeiro: Guanabara Koogan, 2007. 205 p.

CONTROLE DE QUALIDADE DO HEMOGRAMA

CAPÍTULO 32

A qualidade laboratorial deve ser gerenciada por um programa claramente definido e documentado assegurando a confiabilidade dos testes hematológicos, no caso o hemograma. O controle de qualidade deve ser rigoroso e permanente. Para que seja efetivo, deverá:

- Garantir a qualidade nas fases pré-analítica, analítica e pós-analítica, incluindo o pedido de exame, o preparo do paciente, a coleta de sangue, o processamento do sangue e a emissão do laudo final.
- Obter dados para ações preventivas e corretivas.
- Detectar problemas.
- Planejar melhoramento contínuo.

GARANTIA DA QUALIDADE DA FASE PRÉ-ANALÍTICA

A taxa de erro no hemograma decorrente de variáveis relacionadas com a fase pré-analítica pode chegar até 70%. A razão principal da alta prevalência de erros deve-se à dificuldade em monitorar ou supervisionar a fase pré-analítica. Alguns autores relatam que a falta de padronização para a coleta de amostra, incluindo a preparação do paciente, aquisição, homogeneização e estocagem da amostra correspondem a mais de 93% dos erros incluídos no processo total da análise.

As variáveis pré-analíticas podem ser agrupadas em: fatores relacionados com paciente e fatores relacionados com a amostra. Variáveis relacionadas com o paciente incluem idade, gênero, etnia, dieta, ritmo circadiano, postura, estado psicológico, entre outras. As variáveis relacionadas com a amostra incluem: garroteamento, anticoagulante, transporte, estocagem, temperatura de armazenamento, centrifugação, distribuição na lâmina, efeitos da lipemia, hemólise e hiperbilirrubinemia.

Os erros mais comuns incluem amostras coaguladas, presença de hemólise, amostra insuficiente ou coleta inadequada.

Para garantia da qualidade nesta fase é necessário a padronização de procedimentos como preparo do paciente, identificação e/ou etiquetagem, coleta, transporte, triagem e armazenamento das amostras. Há necessidade de se definir processos pré-analíticos adequados a estrutura, característica e realidade do laboratório, estabelecendo critérios para rejeição das amostras. A fase pré-analítica deve produzir dados para gerenciamento eficaz e ter suas ocorrências registradas e analisadas mensalmente.

GARANTIA DA QUALIDADE DA FASE ANALÍTICA

Esta fase compreende o processamento do sangue e deve ser monitorada por meio de um controle interno e externo da qualidade.

O desempenho analítico e confiável de um equipamento automatizado deve ser avaliado por meio de sua linearidade, precisão e exatidão em limites aceitáveis.

A **linearidade** é o intervalo em que os resultados apresentam confiabilidade; assim, se uma amostra apresentar valores fora do limite confiável, ela deve ser contada por outro método de referência (como no caso de plaquetopenias intensas) ou a amostra poderá ser diluída (como no caso de leucocitose intensa) (Quadro 32-1).

A **precisão** é a capacidade de reproduzir o mesmo resultado em análises repetidas, consiste na reprodutibilidade do método e é medida pelo coeficiente de variação (CV%) em 20 replicatas de uma mesma amostra.

$$CV = \frac{S \times 100}{Xm}$$

Onde S é o desvio padrão e Xm a média para o parâmetro avaliado em replicata (Quadro 32-2).

A **exatidão** do método (acurácia) é a capacidade de se obter resultados correlacionados com os resultados de um método de referência. Representa o erro sistemático. Um exemplo prático seria calcular o coeficiente de correlação (coeficiente de Pearson ou **r**) entre a contagem diferencial automatizada e a contagem diferencial manual em uma mesma amostra. Quanto mais próximo de 1 o coeficiente de correlação, melhor a análise, melhor a **exatidão**.

Quadro 32-1. Linearidade Média para Maioria dos Analisadores Hematológicos

Parâmetro	Linearidade
Glóbulos vermelhos (milhões/mm^3)	0,5 a 7,0
Hemoglobina (g/dL)	2,5 a 22
VCM (fL)	50 a 120
Glóbulos brancos (/mm^3)	500 a 99.000
Plaquetas (/mm^3)	10.000 a 999.000

Quadro 32-2. Coeficiente de Variação (Precisão) para a Maioria dos Analisadores Hematológicos

Parâmetro	CV (%)
Glóbulos vermelhos (milhões/mm³)	1,0 a 3,0
Hemoglobina (g/dL)	1,0 a 3,0
VCM (fL)	0,8 a 2,5
Hematócrito (%)	1,0 a 3,0
Glóbulos brancos (/mm³)	1,5 a 5,0
Plaquetas (/mm³)	3,0 a 10,0

Controle Interno da Qualidade

O controle de qualidade analítico aplicado pelo laboratório deve ser definido quanto ao tipo de controle, à frequência de análise e quanto aos limites de tolerância (critérios de rejeição).

Tipos de Controle

- *Sangue controle comercial:* as medidas devem utilizar pelo menos dois níveis de controle diariamente (normal, alto ou baixo). O fabricante informa o número do lote, a data de validade e as condições de conservação. O valor médio e o intervalo de resultados confiáveis para cada parâmetro são informados na bula.
- *Sangue controle de paciente da rotina:* a análise de repetição de uma ou mais amostras de sangue fresco colhido de paciente no dia anterior e acondicionado em geladeira a 4° C, deve ser realizada diariamente ou a cada 50 amostras no equipamento.
- *Médias móveis de Bull:* deve ser realizado o cálculo diário das médias para VCM, HCM e CHCM. Em situações onde o número de amostras é elevado e a rotina é contínua, avaliar as médias a cada 20 hemogramas executados. A média tende ao valor-alvo da população do laboratório e é, em geral, próxima ao valor de referência. A discrepância exagerada entre as médias atual e anterior sugere erro de calibração.

Critérios de Rejeição

A análise dos resultados do controle pode ser realizada por meio de uma regra única, a partir do gráfico de Levey-Jennings, ou por múltiplas regras, conhecidas como regras de Westgard.

O gráfico de Levey-Jennings consiste em plotar em um gráfico as médias diárias para cada parâmetro e compará-las frente a valores-alvo ou em desvios padrões da média de análises anteriores como mostra a Figura 32-1.

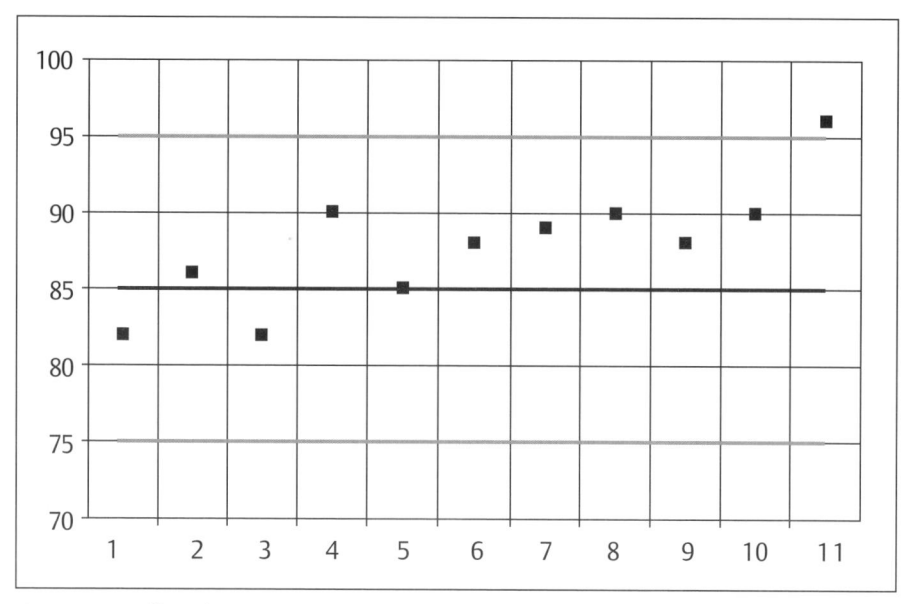

Fig. 32-1. Gráfico de Levey Jennings para o parâmetro VCM.

Ao final de 15 dias a interpretação visual do gráfico pode demonstrar:

A) Uma **variação normal** (resultados próximos da média de ambos os lados),
B) **Tendência e desvio** (resultados afastados da média de um só lado do gráfico, caracterizando inexatidão) ou
C) **Aumento de variação** (resultados muito distantes da média, caracterizando imprecisão analítica).

Para interpretação do gráfico e critério de rejeição, o ideal e recomendado como limite seria o valor equivalente a ± 3DP, que reduz a taxa de falsa rejeição para menos de 1% utilizando dois ou mais níveis de controle. Os laboratórios que utilizam o limite de ± 2DP tendem a rejeitar análises viáveis com mais frequência.

Os critérios de rejeição com várias regras utilizam as regras de Westgard para identificação de erros e rejeição de resultados. A utilização das regras torna-se mais eficiente quando associada ao uso de controles comerciais em três níveis. A nomenclatura das regras de Westgard baseia-se em número e tipo de violação ocorrida. Assim, como mostra a Figura 32-2, a regra violada foi a 1_{2s} que significa dizer que "um ponto (1)" ficou fora de "2 desvios padrões (2s)" no gráfico, identificando um erro aleatório ao acaso (imprecisão). Outro exemplo seria a regra 4_{1s}. Quando 4 pontos consecutivos maiores que 1 desvio padrão ficam do mesmo lado da média, a violação desta regra indica um erro sistemático (inexatidão), conforme Figura 32-3. As várias regras de Westgard podem ser acessadas no *site* www.westgard.com.

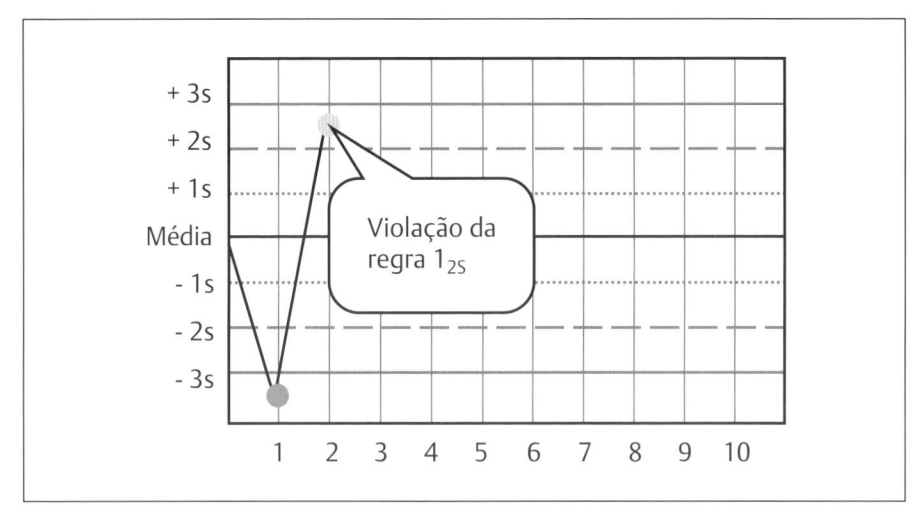

Fig. 32-2. Violação da regra 1_{2s} quando um ponto sai fora de 2DP. Fonte: www.westgard.com.

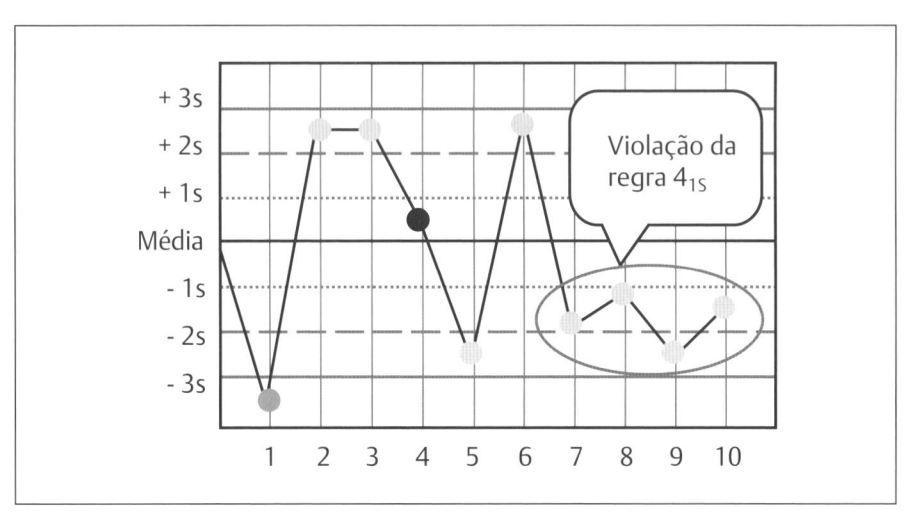

Fig. 32-3. Violação da regra 4_{1s} quando 4 pontos tendem acima de 1DP para o mesmo lado da média. Fonte: www.westgard.com.

Controle Externo da Qualidade

Consiste em um ensaio de proficiência que contém uma avaliação objetiva dos resultados obtidos por comparação interlaboratorial. Geralmente é uma avaliação organizada por uma instituição de padrão nacional que coordena o envio de amostras e análise dos resultados de um número de laboratórios participantes.

O controle externo da qualidade permite garantir a confiabilidade dos resultados, avaliando a eficiência do controle interno e identificando possíveis melhorias associadas ao procedimento analítico que envolve o corpo técnico e os equipamentos do laboratório.

Segundo o CAP (Colégio Americano de Patologistas), os programas de proficiência devem ser realizados a cada 4 meses (três testes anuais). As respostas de cada laboratório participante são comparadas a um gabarito e a exatidão da análise de um parâmetro é medida pelo índice de desvio padrão (IDP), podendo o desempenho da análise em questão ser classificado como excelente, satisfatório, aceitável ou insatisfatório. Dependendo do resultado obtido, ações corretivas e preventivas devem ser tomadas.

GARANTIA DA QUALIDADE DA FASE PÓS-ANALÍTICA

Consiste em padronizar os procedimentos para emissão de laudos e registros das análises efetuadas. Valores críticos devem ser estabelecidos e verificados diariamente por pessoal capacitado e, quando necessário, reportá-los imediatamente ao médico.

BIBLIOGRAFIA

Failace R. *Hemograma. Manual de interpretação*, 5. ed. Porto Alegre: Ed Artmed, 2009. 439 p.
Henry JB. *Diagnósticos clínicos e conduta terapêutica por exames laboratoriais*, 21. ed. São Paulo: Manole, 2012. 1664 p.
Irjala KM, Gronroos PE. Preanalytical and analytical factors affecting laboratory results. *Annals of Medicine* 1998;30(3):267-72.
Lee GR, Bithell TC, Foerster J et al. *Wintrobe – Hematologia Clínica*. São Paulo: Manole, 1998. v. I e II. 2623 p.
Lewis M, Bates I, Bain BJ. *Dacie and Lewis practical hematology*, 10th ed. Churchill Livingstone: Elsevier Science, 2006.
Lippi G, Guidi GC, Mattiuzzi C, Plebani M. *Clin Chem Lab Med* 2006;44(4):358-65.
Oliveira RAG. *Hemograma: como fazer e interpretar*. São Paulo: Livraria Médica Paulista, 2007. 505 p.
Parente WC. *Interferentes pré-analíticos em hematologia*. Trabalho de Conclusão do Curso de Especialização "Controle de Qualidade em Análises Laboratoriais". UNISA/CPAL, 2007.
Plebani M. Errors in clinical laboratories or errors in laboratory medicine? *Clin Chem & Lab Med* 2006;4496:750-9.
Rosenfeld R. *Fundamentos do hemograma: do laboratório a clínica*. Rio de Janeiro: Guanabara Koogan, 2007. 205 p.
Vitkovic L, Mesic R. Various preanalytical variables and their effects on the quality of laboratory results. *Diabetologia Croatica* 1999;28(2);1999.

MIELOGRAMA

CAPÍTULO 33

A medula óssea (MO) é o órgão mais importante do sistema hematopoético. Neste as células sanguíneas encontram um microambiente apropriado para sua proliferação, diferenciação e maturação.

O volume de MO ativa no organismo é calculado em torno de 1.400 a 1.500 mL.

A MO vermelha e ativa em crianças ocupa praticamente todos os ossos; já no adulto, ela fica restrita às cavidades dos ossos do crânio, tórax, corpos vertebrais e epífises dos ossos longos e vai perdendo a atividade com o decorrer dos anos.

A estrutura da medula óssea é constituída por um estroma, que contém os elementos celulares, uma matriz extracelular e uma rede vascular especializada.

O estroma é formado por uma matriz celular, composta por células reticulares (macrófagos e histiócitos), fibroblastos e células de origem mesenquimal (células--tronco) além das células hematopoéticas. Esta matriz celular encontra-se sobre uma matriz extracelular formada por fibras de reticulina e proteínas de adesão, principalmente fibronectina e hemonectina.

O **mielograma** é um exame que consiste na punção da MO e análise quantitativa e qualitativa das células hematopoéticas.

INDICAÇÕES

A indicação do mielograma está quase sempre associada às alterações do hemograma, como citopenias, leucocitoses ou atipias. Este procedimento tem grande importância diagnóstica em várias doenças hematológicas malignas ou não, podendo ser utilizado para verificar metástase de outras neoplasias na medula óssea, acompanhar um tratamento ou, ainda, determinar o estadiamento de uma patologia hematológica.

Anemias Megaloblásticas

A medula apresenta-se megaloblástica com eritroblastos gigantes e assincronia de maturação núcleo-citoplasmática.

Anemias Microcíticas
Nestes casos, avaliação dos depósitos de ferro e de sideroblastos na MO permitem diferenciar e classificar as anemias em sideroblásticas, por deficiência de ferro ou anemia de doenças crônicas.

Anemias Normocíticas
A punção, nestes casos, é usada, principalmente, para detectar casos de anemia aplástica, comparando com o número de reticulócitos.

Neutropenias, Trombocitopenias e Pancitopenias
Avalia morfologicamente o número e o aspecto das células precursoras de cada população, indicando deficiência de produção, comprometimento da maturação ou aumento da destruição.

Doenças das Imunoglobulinas
O diagnóstico de mieloma múltiplo ou de macroglobulinemia pode ser confirmado se existirem infiltrações de plasmócitos anormais.

Neoplasias
O mielograma é indicado para confirmação da infiltração de células leucêmicas na medula óssea.

MIELOGRAMA – PROCEDIMENTO TÉCNICO
O exame é realizado com uma pequena quantidade de sangue que é coletado do interior do osso. O procedimento da coleta é realizado com o paciente deitado e a punção pode ser realizada no esterno (preferencial) ou na crista ilíaca posterior. Em crianças também é possível utilizar a tíbia.

Para a punção no esterno:

1. Colocar o paciente em decúbito dorsal, com o tórax elevado por meio de uma almofada.
2. Desinfetar, com álcool iodado, a região correspondente à saliência transversal à altura das cartilagens externais das segundas costelas.
3. Anestesiar a região da punção com procaína à 1%.
4. Utilizando uma agulha de Jamshid com mandril, puncionar a interlinha transversal na linha mediana (2ª costela) introduzindo-a no esterno, mantendo um ângulo de 90 graus. Fazer movimentos rotatórios com a agulha até observar diminuição da resistência do osso.
5. Retirar o mandril, adaptar uma seringa e aspirar lentamente cerca de 1 mL de material.
6. Obtido o material cujo aspecto é semelhante ao do sangue proceder imediatamente à confecção de extensões sanguíneas da mesma maneira que para o sangue periférico.

7. Em seguida, corar os esfregaços pelos métodos habituais e proceder à contagem diferencial das células.

Contagem Diferencial das Células da Medula Óssea
Devem ser contadas cerca de 300 a 500 células e calculada a porcentagem de cada tipo celular. Na contagem diferencial, devemos escolher áreas onde as células estão distribuídas homogeneamente e a coloração adequada, evitando as regiões onde as células aparecem amontoadas ou desnaturadas.

Os valores de referência mostram grande variação em razão de diferentes definições morfológicas das células e a inclusão de pacientes doentes com aspecto normal como representativos destes valores.

Valores de Referência na Medula Óssea Normal
- Células-tronco hematopoéticas 0-1%
  - Série branca 49-65%
    - Mieloblastos 1-5%
    - Promielócitos 2-8%
    - Mielócitos 8-21%
    - Metamielócitos 10-30%
    - Bastonetes 8-15%
    - Segmentados 6-12%
    - Eosinófilos 1-5%
    - Basófilos 0-1%
    - Linfócitos 3-17%
    - Plasmócitos 0-3%
    - Monócitos 0-2%
    - Macrófagos 0-2%
  - Série trombocítica:
    - Megacarioblastos 0-1%
    - Megacariócitos 0-3%
  - Série vermelha:
    - Pró-eritroblastos 1-5%
    - Eritroblastos basófilos 1-5%
    - Eritroblasto policromático 5-18%
    - Eritroblasto ortocromático 2-8%

Células Não Hematopoéticas
Células Reticulares
Estas podem estar presentes, o seu citoplasma é abundante, pouco basófilo e contém alguns grânulos azurófilos.

Osteoblastos
Apresentam o citoplasma basófilo, o núcleo excêntrico com cromatina aglomerada e nucléolos. São facilmente confundíveis com a célula da série plasmocítica.

Osteoclastos
São células grandes multinucleadas com citoplasma palidamente basófilo e irregular.

Sideroblastos
A pesquisa destas células exige uma coloração adequada com o azul da Prússia e revela os depósitos de ferro na medula.

Os sideroblastos compreendem grânulos azuis encontrados nos eritroblastos. O percentual de sideroblastos na medula está em torno de 20 a 60%, este valor está diminuído nos casos de anemia de ferropriva e está aumentando nas anemias hemolíticas. Nas anemias sideroblásticas aparecem sideroblastos em forma de anel.

INTERPRETAÇÃO GERAL DO MIELOGRAMA
Relação Mieloide/Eritroide (M:E)
Esta relação é obtida ao compararmos o número de neutrófilos e de seus precursores com o número de precursores eritroides nucleados.

Nos adultos varia de 2:1 a 4:1, estando ligeiramente aumentada nos recém-nascidos.

Uma razão M:E aumentada pode ser encontrada em infecções, leucemias mieloides e hipoplasia eritroide.

Uma razão M:E diminuída pode significar depressão da leucopoese ou hiperplasia da série eritroide.

No sangue periférico, esta relação é inversa com o predomínio dos eritrócitos sobre os leucócitos, fato relacionado com maior sobrevida dos eritrócitos no sangue circulante, e com um processo mais acelerado de reprodução e maturação da eritropoese.

Análise Diferencial das Células
A diminuição de reticulócitos e eritroblastos é encontrada na anemia aplástica ou hipoplasia medular eritroide. A presença de grande número de megaloblastos (eritroblastos gigantes e/ou binucleados) indica anemia megaloblástica, o aumento de eritroblastos ocorre nas anemias hemolíticas.

O aumento de mieloblastos e promielócitos ocorre na leucemia mieloide aguda, a presença de linfoblastos na leucemia linfoide aguda (blastos > 20%). A relação mieloide/eritroide chega a 10:1 na leucemia mieloide crônica com predomínio de células granulocíticas.

A presença de células vacuolizadas ocorre nas histiocitoses lipoídicas como na doença de Gaucher. A infiltração por plasmócitos sugere diagnóstico de mieloma múltiplo.

BIBLIOGRAFIA

Bain BJ. *Células sanguíneas: um guia prático*. São Paulo: Artmed, 2007. 487 p.
Beutler E et al. *Williams – Hematology*, 8th ed. São Paulo: McGraw-Hill, 2006.
Harmening D. *Clinical hematology and fundamentals of hemostasis*, 5th ed. Philadelphia: Davis Company, 2008.
Hoffbrand V, Petit J. *Color atlas of clinical hematology*, 3rd ed. London: Mosby-Wolfe, 2000.
Lee GR, Bithell TC, Foerster J et al. *Wintrobe – Hematologia clínica*. São Paulo: Manole, 1998. v. I e II. 2623 p.
Lewis M, Bates I, Bain BJ. *Dacie and Lewis practical hematology*, 10th ed. Churchill Livingstone: Elsevier Science, 2006.
Mc Donald GA, Paul J, Cruickshank B. *Atlas de hematologia*, 5. ed. Madrid: Panamericana, 1998. 277 p.
Rosenfeld R. *Fundamentos do hemograma – Do laboratório à clínica*. Rio de Janeiro: Guanabara Koogan, 2007. 205 p.

CAPÍTULO 34
DIAGNÓSTICO DIFERENCIAL DAS ANEMIAS HEMOLÍTICAS

Romélia Pinheiro Gonçalves

CONTAGEM DE RETICULÓCITOS

Os reticulócitos são hemácias jovens recém-lançadas na circulação contendo inclusões em RNA em seu interior. Podem ser evidenciados por corantes como azul de cresil brilhante, azul de metileno e verde metilo, capazes de precipitar o RNA e organelas exibindo um fino retículo filamentoso. A contagem de reticulócitos expressa a atividade eritropoética da medula óssea.

Técnica Manual

Utilizar sangue total colhido com EDTA. Adicionar à 2 gotas de sangue total, 1 gota da solução de azul de cresil brilhante (2% em solução fisiológica) em um tubo de ensaio. Misturar e deixar em repouso por 15 minutos em banho-maria a 37° C. Confeccionar uma extensão sanguínea e examiná-la ao microscópio em objetiva de imersão (100×), com ou sem coloração inespecífica (*Leishman* ou Pan-ótico).

Contar quantos reticulócitos existem em 1.000 glóbulos vermelhos (GV) contados na lâmina, estabelecendo-se a porcentagem.

Exemplo: 1.000 GV.................15 reticulócitos

        100% x

x = 1,5% de reticulócitos

Calcular o valor absoluto (/mm^3) indiretamente após a contagem global de glóbulos vermelhos, aplicando-se regra de três.

1.000 GV.................... 15 reticulócitos

5.000.000 GV x

x = 75.000 reticulócitos/mm^3

O valor de referência está entre 0,5 a 2% ou 50.000 a 100.000 reticulócitos/mm^3. A contagem de reticulócitos deve ser corrigida nos casos onde o hematócrito é muito baixo, falseando aumento dos mesmos. A correção produz uma contagem de reticulócitos absoluta. Para tanto se utiliza um fator obtido a partir da fórmula:

$$\text{Contagem corrigida} = \% \text{ reticulócitos} \times \frac{\text{Ht paciente}}{\text{Ht normal (45\%)}}$$

Nas anemias, a contagem pode estar falsamente aumentada em razão do estímulo pela eritropoetina, que resulta em aumento de reticulócitos prematuros no sangue circulante com maior tempo de maturação (> 48 horas), portanto, deve ser aplicada a fórmula para o cálculo do índice de produção dos reticulócitos (IPR).

$$\text{IPR} = \frac{\% \text{ reticulócitos} \times \text{Ht paciente/Ht normal (45\%)}}{\text{tempo de maturação corrigido}}$$

Onde o tempo de maturação é de aproximadamente:
- 1 dia para Ht = 45%.
- 1,5 dias para Ht = 35%.
- 2 dias para Ht = 25%.
- 2,5 dias para Ht = 15%.

Interpretação
- IPR < 2 .... Anemias hipoproliferativas.
  - Reticulocitopenia: anemia aplástica, eritropoese ineficaz.
- IPR > 2 .... Anemias hiperproliferativas.
  - Reticulocitose: anemias hemolíticas, hemorragias agudas, anemias carenciais após tratamento.

Na rotina laboratorial é aceitável um coeficiente de variação de 10% para reticulócitos, sendo o tamanho mínimo da amostra de eritrócitos a ser analisada de 1.000 células. Para facilitar a contagem e melhorar a precisão da análise manual de reticulócitos, recomenda-se a utilização da ocular de Miller. Este instrumento delimita a área de contagem em um quadrado grande, no qual está contido um quadrado pequeno que tem um nono do tamanho do quadrado maior. Os reticulócitos são contados, em cada campo, no quadrado grande, enquanto os eritrócitos são contados no quadrado pequeno, totalizando 20 campos consecutivos.

Atualmente, a contagem de reticulócitos é realizada por equipamentos automatizados, utilizando a fluorescência ou a citometria de fluxo e teve melhora qualitativa considerável. Por meio desta contagem foi possível detectar diferenças na quantidade de RNA destas células, permitindo estabelecer um índice de maturidade de reticulócitos (RMI), classificando-os em: reticulócitos de alta fluorescência (HFR) e fração de reticulócitos imaturos (IRF), com aplicação clínica na verificação da "pega" da medula óssea nos casos de transplante. Outros parâmetros reticulocitários, como o volume reticulocitário médio (MCVr), a hemoglobina reticulocitária (CHr) e a concentração de hemoglobina reticulocitária média (CHCMr) parecem auxiliar no diagnóstico e monitoramento da deficiência de ferro e da terapia com eritropoetina.

É importante relatar que a acurácia dos aparelhos pode ser problemática, pois as contagens podem não ser suficientes para se encontrar o valor verdadeiro, além da necessidade do desenvolvimento de materiais biológicos de referência para controle de qualidade e da implementação de programas de controle de qualidade externo.

PESQUISA DE CORPÚSCULOS DE HEINZ

Os corpúsculos de Heinz constituem a precipitação de hemoglobinas instáveis por oxidação da molécula. Os corpúsculos de Heinz, quando corados, aparecem como pequenas inclusões de cor azulada.

Reagente Utilizado

Coloração supravital – corante metilvioleta 0,5% ou cristal violeta a 2% em solução salina. O corante deve ser filtrado.

Técnica

Em uma lâmina misturar 2 gotas de sangue coletado com EDTA com 2 gotas da solução de cristal violeta. Após 30 minutos, proceder à leitura.

Interpretação

Os corpos de Heinz não são encontrados normalmente no sangue periférico. Estes consistem na precipitação de cadeias de globina que se libertam do heme quando a hemoglobina é oxidada. Normalmente são removidos pelo baço e são observados em anemias hemolíticas de várias etiologias, na deficiência de G6PD, nas hemoglobinopatias por hemoglobinas instáveis, na talassemia maior, nas intoxicações por drogas, em indivíduos esplenectomizados e outros.

PESQUISA DE SIDERÓCITOS

Os siderócitos constituem glóbulos vermelhos maduros que apresentam grânulos contendo ferro (ferro não incorporado na hemoglobina). O corante utilizado é o azul da Prússia e a pesquisa pode ser feita na medula óssea (sideroblastos – hemossiderina) ou no sangue periférico (siderócitos).

Reagente: (azul da Prússia)
- Ferricianeto de potássio a 2%.........................10 mL.
- Ácido clorídrico.. 30 mL.

Técnica
Confeccionar um esfregaço de sangue, fixá-lo com álcool metílico por 10 minutos, corar com *Leishman* e, em seguida, emergir a lâmina durante 10 minutos num recipiente contendo azul da Prússia. Lavar a lâmina até que apareça a coloração rósea, secar e observar em objetiva de imersão.

Interpretação
Os siderócitos não devem aparecer no sangue periférico.
   Os sideroblastos na medula óssea aparecem de 20 a 60% representando uma reserva de ferro para síntese de hemoglobina. Os sideroblastos em "anel" apresentam excesso de grânulos de ferro nas mitocôndrias na forma de colar perinuclear, sendo característico das anemias sideroblásticas.

ELETROFORESE DE HEMOGLOBINA
Os diversos tipos de hemoglobina podem ser demonstrados por meio de bandas proteicas na eletroforese, pois apresentam diferentes padrões de migração frente a um campo elétrico em determinado pH. Normalmente utiliza-se a eletroforese em pH alcalino com tampão com pH entre 8 e 9. A eletroforese alcalina de hemoglobina pode utilizar como base o acetato de celulose ou a agarose, ambos permitem diferenciar a maioria das hemoglobinas normais e variantes. No caso em que uma hemoglobina migre na mesma posição da HbS (hemoglobina S, da anemia falciforme) é necessário comprovar com a eletroforese em pH ácido.

Preparo do Hemolisado
Hemolisado com Clorofórmio
Em um tubo, colocar 1 mL de sangue colhido com anticoagulante, com solução salina a 0,98% e centrifugar por 5 minutos a 1.500 rpm e desprezar o sobrenadante. Lavar os eritrócitos de 2 a 3 vezes, com solução salina. Ao volume de eritrócitos lavados, adicionar o mesmo volume de água destilada. Homogeneizar. A seguir adicionar um volume de clorofórmio, idêntico ao do hemolisado formado. Agitar vigorosamente e centrifugar à 2.000 rpm, por 15 minutos. Recolher o sobrenadante (hemolisado) e transferir para outro tubo filtrando em papel Whatmann 1 mm. Esta solução terá concentração entre 10 e 15 g% e a estocagem em geladeira não deverá exceder uma semana. Importante para as dosagens de Hb fetal, HbA2 e meta-hemoglobina.

Hemolisado Rápido: com Saponina
Reativo Hemolisante
- Saponina P.A. .... 1 g.
- Água destilada .... 100 mL.

Em placa de Kline, colocar um volume de sangue com dois volumes de reativo hemolisante. A homogeneização deve-se processar até a hemólise completa da mistura, que se dá em torno de dois minutos; utilizar o hemolisado após 5 minutos, e no máximo 24 horas depois da sua preparação.

Eletroforese em Cellogel (pH = 8,6-8,8)

Tampão Utilizado
- Tampão Tris – EDTA – Borato (TEB) (pH = 8,6).
- Tris-Hidroximetil-aminometano .... 10,2 g.
- Ác. Etileno diaminotetracético .... 0,6 g.
- Ácido bórico .... 3,2 g.
- Água destilada q.s.p .... 1 litro.
- Conservar em geladeira e em frasco âmbar.

Corantes

Negro de Amido
- Negro de amido 10B .... 0,5 g.
- Álcool metílico .... 45 mL.
- Ácido acético glacial... 5 mL.
- Água destilada q.s.p .... 45 mL.

Ponceau
- Ponceau S .... 0,5 g.
- Ácido tricloroacético.. 5 g.
- Água destilada q.s.p .... 100 mL.

Solução Descorante
- Ácido acético glacial... 100 mL.
- Metanol .... 50 mL.
- Água destilada q.s.p .... 1.000 mL.

Técnica

Corrida Eletroforética
- Embeber o *cellogel* no tampão TEB pH 8,6 por, no mínimo, 15 minutos e no máximo 6 horas.
- Secar as fitas de *cellogel* entre duas folhas de papel de filtro e colocá-las na cuba de eletroforese bem esticadas.
- Aplicar as amostras de solução de hemoglobinas a 1 cm da extremidade da fita em contato com o polo negativo.
- Aplicar de 350 volts por 25 minutos.

- Após 25 minutos de migração, transferir imediatamente o acetato de celulose para o Ponceau S, fixar e corar por 5 minutos. Remover o excesso de corante lavando 5 minutos em um primeiro reservatório com ácido acético, e por 10 minutos cada, em mais dois reservatórios. Tocar uma vez com papel absorvente limpo e deixar secar. A Figura 34-1 mostra a mobilidade eletroforética relativa da HbA e da HbS. Todas as amostras com banda única em posição de S ou C devem ser novamente analisadas em gel ácido de agarose, cromatografia líquida de alta resolução (HPLC) ou focalização isoelétrica (IEF) para excluir a possibilidade de um heterozigoto composto como SD, SG, CE ou CO.

Dosagem de HbA$_2$ por Eletroforese Quantitativa em Acetato de Celulose

O aumento da concentração da HbA2 está associado às talassemias beta-heterozigóticas, no entanto, não é exclusivo desta hemoglobinopatia.

Técnica

- Aplicar 20 μL de solução de hemoglobinas com concentração entre 8 e 12 g%, em fitas de acetato de celulose com 5,7 cm de largura.
- Passar 300 volts por 40 minutos.
- Após a separação das frações de HbA2 e HbA, recortá-las com tesoura e eluí-las em tubos de ensaio contendo 3 mL de água destilada para HbA2, e 15 mL de água destilada para HbA. Deixar eluir por um período de 2 a 6 horas, com agitação periódica.
- Ler as densidades ópticas (DO) em 415 nm, usando água destilada como branco.

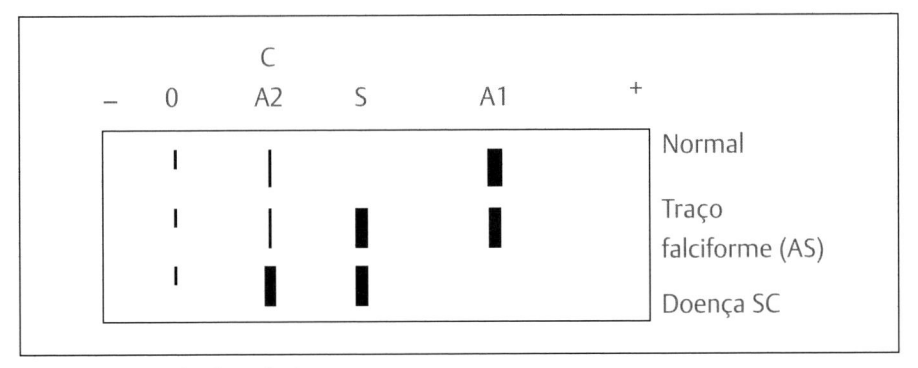

Fig. 34-1. Corrida eletroforética.

Cálculo

$$\% \, HbA2 = \frac{DO \, HbA2 \times 100}{DO \, HbA2 + (DO \, HbA \times 5)}$$

Valor Referência
- 2,5 a 3,5%.

Pesquisa de Hemoglobina Fetal (Método de Betke, 1959)

A hemoglobina fetal possui alta afinidade pelo oxigênio e é mais estável que a hemoglobina A. Deve ser investigada em casos onde existe alteração na eletroforese de hemoglobina e como complemento no diagnóstico das talassemias, anemia falciforme e suspeita da persistência de hemoglobina fetal.

A hemoglobina fetal (HbF) é alcalino resistente, no entanto a HbA, HbA2 e as hemoglobinas anormais são facilmente desnaturáveis por soluções alcalinas. O método é capaz de detectar pequenas variações de HbF. Geralmente quantidades acima de 1% refletem um aumento da HbF.

Reagentes
Solução de ferricianeto de potássio:

- Ferricianeto de potássio ....0,20 g.
- Cianeto de potássio .... 0,20 g.
- Água destilada q.s.p .... 1 litro.

Solução de hidróxido de sódio (NaOH – 1,2 N):

- Hidróxido de sódio..48 g.
- Água destilada .... 1 litro.

Solução de sulfato de amônio saturado:

- Sulfato de amônio..1.000 g.
- Água destilada q.s.p .... 1 litro.

As soluções devem ser conservadas em geladeira.

Técnica

Diluir 0,3 mL da solução de hemoglobina um tubo contendo 5 mL de solução de ferricianeto de potássio. Homogeneizar por inversão. Colocar 2,8 mL da solução de hemoglobina diluída em um tubo rotulado como HbF. Adicionar 0,2 mL de solução de NaOH 1,2N e acionar o cronômetro. Agitar cuidadosamente por 10 segundos. Após 2 minutos acrescentar 2 mL da solução de sulfato de amônio saturado. Homogeneizar por inversão e deixar em repouso por 5 a 10 minutos. Filtrar em papel Whatman 1 mm ou similar. A solução filtrada contém hemoglobina fetal (alcalino-resistente). Preparar a solução padrão colocando em um tubo 0,7 mL da solução de hemoglobina diluída, 0,3 mL de água destilada e 1 mL de solução saturada de sulfato de amônio. Transferir 0,5 mL desta solução para outro tubo e adicionar 4,5 mL de solução de Drabkin. A solução de hemoglobina total é 10 vezes mais diluída que a solução de hemoglobina álcali-resistente. Ler a densidade óptica dos tubos padrão e de HbF em 540 nm, usando solução de Drabkin como branco.

Cálculo

$$\% \text{ HbF} = \frac{\text{DO HbF}}{\text{DO Padrão} \times 10} \times 100$$

Valores de Referência
- *Adultos:* 0 a 1%.
- Recém-nascidos: 70 a 90%.

Pesquisa de HbF pela Coloração de Kleihauer (1974)

Princípio
A HbF é resistente à eluição ácida e, portanto, cora-se facilmente pela eritrosina em pH abaixo de 4. Os outros tipos de hemoglobinas são eluídos dos glóbulos vermelhos e não fixam o corante.

Reagentes
A) Tampão citrato-fosfato pH = 3,3.
  - Ácido cítrico 0,1 M..........................100 mL.
  - Fosfato de sódio hidratado 0,2 M.............30 mL.
B) Solução aquosa de eritrosina B a 0,1%.
C) Solução de etanol a 80%.

Técnica
- Fazer esfregaços finos obtidos de sangue sem anticoagulante e fixá-los com etanol 80% por 5 minutos. Lavar e secar ao ar.
- Colocar os esfregaços em vasilha contendo tampão citrato fosfato pH 3,3 previamente aquecido a 37° C, por 5 a 10 minutos. Lavar em H_2O corrente e secar ao ar.
- Corar os esfregaços com solução aquosa de eritrosina por 2 a 5 minutos à temperatura ambiente. Lavar em H_2O corrente e secar ao ar.
- Examinar em microscópio, contando 1.000 eritrócitos e anotando os que contêm HbF (corados). Expressar o resultado em porcentagem (%).

Interpretação

Coloração homogênea: sangue de cordão, recém-nascido, portadores de persistência hereditária da HbF.

Coloração heterogênea: talassemias, eritrócitos fetais na circulação materna (DHRN).

Cromatografia Líquida de Alta *Performance* (HPLC)

Constitui uma técnica de separação. Para as hemoglobinas utiliza-se a troca catiônica onde moléculas com cargas positivas são adsorvidas em uma fase estacionária de uma coluna cromatográfica, seguida por suas eluições induzidas pela passagem de um líquido (fase móvel) com altas concentrações de cátions. O eluato é detectado opticamente e quantificado computando a área do gráfico correspondente à fração eluída.

A automação da HPLC promove esse processo com grande eficiência e precisão, permitindo a quantificação de hemoglobinas A, A2 e fetal, bem como de hemoglobinas variantes.

Biologia Molecular

O agrupamento de genes da globina beta no cromossomo 11 humano é uma das regiões polimórficas mais bem estudada por técnicas de biologia molecular. A utilização de diferentes enzimas de restrição permite a ruptura de ligações entre determinadas sequências de bases nitrogenadas, fato que determinou a qualificação dos cinco haplótipos. Muitos estudos têm sido realizados com o objetivo de relacionar esses haplótipos com a diversidade clínica que se verifica entre pacientes com anemia falciforme. Por outro lado, a biologia molecular tem sido usada para a identificação pré-natal de anemia falciforme por meio da enzima Mst II que fragmenta o DNA da globina β^S, diferentemente da fragmentação do DNA da globina β^A. Esses fragmentos submetidos à eletroforese de DNA em gel de agarose permitem a separação do fragmento do DNA da globina β^S (com 1,35 Kb) do DNA da globina β^A (com 1,15 Kb). Outra aplicação da biologia molecular é usada na diferenciação da Hb S de outras hemoglobinas variantes que migram eletroforeticamente em posição similar à da Hb S, como são os casos da Hb D Los Angeles e Hb Korle-Bu. Nesses casos, o DNA extraído é amplificado e submetido à ação da digestão enzimática com diferentes enzimas de restrição. O material resultante da digestão é submetido à eletroforese em gel de agarose ou poliacrilamida que permite, após a revelação das bandas, a identificação da Hb variante.

TESTE DE FALCIZAÇÃO

Este método tem por princípio provocar desoxigenação da hemoglobina por meio de substância redutora, o metabissulfito de sódio, induzindo a falcização.

Reagente
Metabissulfito de sódio: 200 mg em 10 mL de água destilada (estável por 24 horas).

Técnica
- Em uma lâmina, misturar uma gota de sangue a duas gotas de solução de metabissulfito de sódio a 2%.
- Cobrir o preparo com lamínula, vedando com esmalte ou parafina.
- Examinar ao microscópio após 1, 2, 6, 12 e 24 horas de incubação.

Interpretação
Os eritrócitos contendo Hb S perdem a forma discoide das hemácias, tornando-se afoiçados e/ou alongados.

TESTE DE SOLUBILIDADE
Baseia-se na baixa solubilidade da Hb S na sua forma reduzida em comparação com Hb A e Hb F.

Reagentes
- Tampão fosfato pH 6,8.
- KH_2PO_4 40,12 g.
- Na_2HPO_4 70,47 g.
- $Na_2S_2O_4$ 5,00 g.
- Dissolver em 250 mL de água destilada. Filtrar em papel Whatman 1 mm e acrescentar 800 mg de saponina. **Obs**.: preparar imediatamente antes do uso.

Técnica
- Rotular 2 tubos de ensaio: C (controle – Hb A) e P (paciente).
- Pipetar 2 mL do tampão fosfato em cada tubo e adicionar 0,02 mL de sangue. Homogeneizar por inversão e deixar em repouso por 5 minutos.
- Colocar os tubos frente a um papel branco com linhas pretas horizontais e observar a presença ou não de turvação nos tubos.

Interpretação
A turvação da solução indica a presença de Hb S. Para pacientes com hematócrito abaixo de 20% utilizar 0,04 mL de sangue.

RESISTÊNCIA GLOBULAR OSMÓTICA EM NACL A 0,36%
Princípio
Teste de triagem para talassemias do tipo β principalmente na forma heterozigota. Os eritrócitos microcíticos presentes são mais resistentes à hemólise. O teste não é específico para β-talassemia heterozigota, no entanto, cerca de 97% dos casos apresentam positividade.

Reagentes

A) Solução estoque (NaCl a 10% – pH = 7,4)
- NaCl .... 9 g.
- Na$_2$HPO$_4$ .... 1,36 g.
- NaH$_2$PO$_4$. H$_2$O .... 0,28 g.
- Água destilada q.s.p .... 100 mL.

Manter refrigerado e aquecer a 37° C para preparação da solução trabalho:

B) Solução trabalho a 0,36%
- NaCl 10% .... 36 mL.
- Água destilada q.s.p .... 1.000 mL.
- Manter em temperatura ambiente.

Procedimento

Em um tubo de hemólise colocar 2 mL de solução de NaCl a 0,36% e 10 µL de sangue total. Agitar por inversão, suavemente e aguardar 10 minutos para a leitura.

Interpretação

Colocar o tubo a 2 cm de uma folha branca com linhas negras. A resistência aumentada à hemólise do eritrócito torna a amostra opaca e não são visualizadas as linhas negras. Em amostras com resistência normal à hemólise visualizam-se facilmente as linhas através da solução.

PESQUISA DE AGREGADOS DE HEMOGLOBINA H

Princípio

Os corpos de inclusão da desnaturação da HbH (β4) são evidenciados após coloração com azul de cresil brilhante ou novo azul de metileno a 1%. Os mesmos se apresentam dispostos homogeneamente no interior dos eritrócitos como pequenos pontos azulados.

Reagentes

- Solução salina:
  - Cloreto de sódio .... 0,9 g.
  - Água destilada q.s.p .... 100 mL.
- Solução citrato:
  - Citrato de sódio .... 2,2 g.
  - Água destilada q.s.p .... 100 mL.
- Solução de azul cresil brilhante:
  - Azul cresil brilhante .... 1 g.
  - Solução salina .... 100 mL.
  - Solução de citrato .... 25 mL.
  - Manter em temperatura ambiente e ao abrigo da luz.

Procedimento

Em um tubo de hemólise, colocar 50 μL de sangue total e 50 μL de solução de azul cresil brilhante. Agitar o tubo suavemente. Incubar em BM a 37° C por 30 minutos. Fazer esfregaços finos e examinar ao microscópio em objetiva de imersão. Os corpos de inclusão aparecem como numerosos pontos azul-esverdeados nos eritrócitos, que tomam aspecto semelhante ao de bolas de golfe.

Interpretação

Presentes na α-talassemia, sendo raro no traço α^+-talassêmico e numerosos na α^0-talassemia, sendo útil também no diagnóstico da hemoglobinopatia H.

TESTE DO SORO ACIDIFICADO (TESTE DE HAM)

Princípio

Os eritrócitos dos pacientes com HPN são sensíveis à lise pelo complemento, que é ativado pela via alternativa em soro acidificado.

Técnica (Quadro 34-1)

- Colher 10 mL de sangue do paciente, colocar em um Erlemayer contendo de 8 a 10 pérolas de vidro. Fazer um movimento rotatório até a formação de fibrina.
- Centrifugar o sangue por 5 minutos, separar o soro e lavar as hemácias 3 vezes com solução fisiológica. Fazer uma suspensão de hemácias a 50% em solução fisiológica.
- Preparar o soro e glóbulos vermelhos normais (ABO compatível).
- Numerar 7 tubos e colocar em banho maria a 37° C.
- Colocar 0,5 mL de soro do paciente nos tubos 1, 2, 6 e 7, e 0,5 mL de soro normal nos tubos 3, 4 e 5.
- Incubar o tubo 3 em banho-maria a 56° C por 30 minutos.
- Acrescentar 0,05 mL de HCl 0,2 N nos tubos 2, 3, 5 e 7.

Quadro 34-1. Teste de Ham

Tubos	1	2	3	4	5	6	7
Soro paciente	0,5 mL	0,5 mL	–	–	–	0,5 mL	0,5 mL
Soro normal	–	–	56° C 0,5 mL	0,05 mL	0,05 mL	–	–
HCL 0,2 N	–	0,05 mL	0,05 mL	–	0,05 mL	–	0,05 mL
Hemácia paciente	0,05 mL	0,05 mL	0,05 mL	0,05 mL	0,05 mL	–	–
Hemácia normal	–	–	–	–	–	0,05 mL	0,05 mL
Hemólise		++			Vestígios	+++	

- Colocar 0,05 mL de suspensão de hemácias do paciente nos tubos 1, 2, 3, 4 e 5 e igual quantidade de hemácias normais nos tubos 6 e 7.
- Incubar todos os tubos a 37° C por uma hora.
- Centrifugar a 2.000 rpm por 5 minutos e examinar os soros sobrenadantes para ver se existe hemólise.
- Para medir o grau de hemólise pipetar 0,3 mL do sobrenadante para 5,0 mL de hidróxido de amônio e medir a DO em 540 nm, usando soro como branco e como padrão de 100% de hemólise, 0,05 mL de suspensão eritrocitária para 0,55 mL de água.

Interpretação
A lise dos eritrócitos dos pacientes com HPN ocorre nos tubos com soro normal acidificado e em menor grau do soro do paciente acidificado não inativado. Portanto, indicará HPN positiva se a hemólise ocorrer apenas nos tubos 2 e 5. Se a hemólise ocorrer também no tubo 3 (complemento inativado), indicará esferocitose. Se a hemólise estiver presente nos tubos 1, 2, 6 e 7 indicará a presença de hemolisinas quentes no soro do paciente.

TESTE DA HEMÓLISE EM SACAROSE

Princípio
A solução isotônica de sacarose fornece um meio com baixa força iônica que favorece a fixação dos componentes do complemento aos eritrócitos. Na HPN, uma parte dos eritrócitos são anormalmente sensíveis à lise mediada pelo complemento.

Técnica
- Coletar o sangue sem anticoagulante, centrifugar e separar o soro.
- Preparar uma suspensão de hemácias a 50%.
- Adicionar 0,85 mL de solução de sacarose a 0,5 mL de soro autólogo e 0,1 mL da suspensão de hemácias. Misturar gentilmente e incubar durante 30' a 37° C. Centrifugar e verificar se existe hemólise no sobrenadante. **Obs**.: As soluções devem ser preparadas no momento de uso.

Interpretação
Este é um teste de triagem e a presença de hemólise sugere diagnóstico de HPN. O teste de hemólise pela sacarose é tipicamente negativo na HEMPAS. O teste de hemólise pela sacarose e o teste de HAM estão intimamente correlacionados.

TESTE DE FRAGILIDADE OSMÓTICA OU CURVA DE RESISTÊNCIA OSMÓTICA

Princípio
Também chamado de "teste de fragilidade às soluções hipotônicas de NaCl", é o método clássico para confirmar a existência de esferocitose hereditária. O sangue é diluído em solução salina hipotônica, tamponada em pH 7,4 com fosfato. Portanto,

em soluções de baixa concentração osmótica, a água penetra nas células causando tumefação ou eventual lise. As células hemolisadas são removidas após centrifugação e o grau de hemólise de cada tubo é determinado por espectrofotometria.

Reagentes
A) Solução estoque (10% de NaCl – pH = 7,4):
- NaCl .... 180 g.
- $Na_2 HPO_4$ .... 27,3 g.
- $NaH_2PO_4.H_2O$ .... 4,86 g.
- Água destilada q.s.p. .... 2.000 mL.

Ajustar o pH = 7,4 com fosfatos. Guardar em frasco fechado e armazenar a 4º C é estável por 3 meses.

B) Solução de uso a 1%:
- Diluir a solução estoque 1/10 com água destilada. Usar 12 tubos de ensaio.

Técnica (Quadro 34-2)
- Utilizar 12 tubos contendo 6 mL de cada diluição de salina.
- Adicionar a cada tubo 0,05 mL de sangue colhido com EDTA.
- Deixar em repouso 45 minutos à temperatura ambiente.
- Ressuspender e centrifugar a 2.000 rpm por 5 minutos.
- Separar o sobrenadante e ler 545 nm para observar o grau de hemólise, usando água destilada como branco e sobrenadante de salina 0,1% como 100% de hemólise (tubo 11).

Interpretação
O cálculo é feito da seguinte maneira:

$$\% \text{ hemólise} = \frac{DO \text{ amostra} \times 100}{DO \text{ tubo } 11}$$

- Valor normal:
  - Hemólise inicial em NaCl = 0,50%.
  - Hemólise final em NaCl = 0,30%.

Quadro 34-2. Distribuição da Solução Salina. Curva de Resistência Osmótica

Tubos	1	2	3	4	5	6	7	8	9	10	11	12
NaCl 1%	1,5	1,8	2,1	2,4	2,7	3,0	3,3	3,6	3,9	4,2	6,0	–
H_2O destilada	4,5	4,2	3,9	3,6	3,3	3,0	2,7	2,4	2,1	1,8	–	6,0
Título Solução NaCl	0,25	0,30	0,25	0,40	0,45	0,5	0,55	0,60	0,65	0,70	1,0	–

Os resultados são dados de acordo com o controle. O teste não é específico para esferocitose hereditária, podendo ocorrer hemólise inicial em concentrações de 0,6% de NaCl nos casos de DHRN e anemias hemolíticas adquiridas. As células da talassemia e anemia falciforme tem a curva desviada à esquerda em relação ao controle normal, pois a hemólise inicial ocorre ao redor de 0,35% de concentração de NaCl (Fig. 34-2).

TESTE DA AUTO-HEMÓLISE

Princípio

Quando o sangue desfibrinado é incubado a 37° C por 48 horas, pouca ou nenhuma hemólise ocorre. Nos pacientes com esferocitose hereditária, a auto-hemólise está aumentada e pode ser corrigida pela adição de glicose ou ATP.

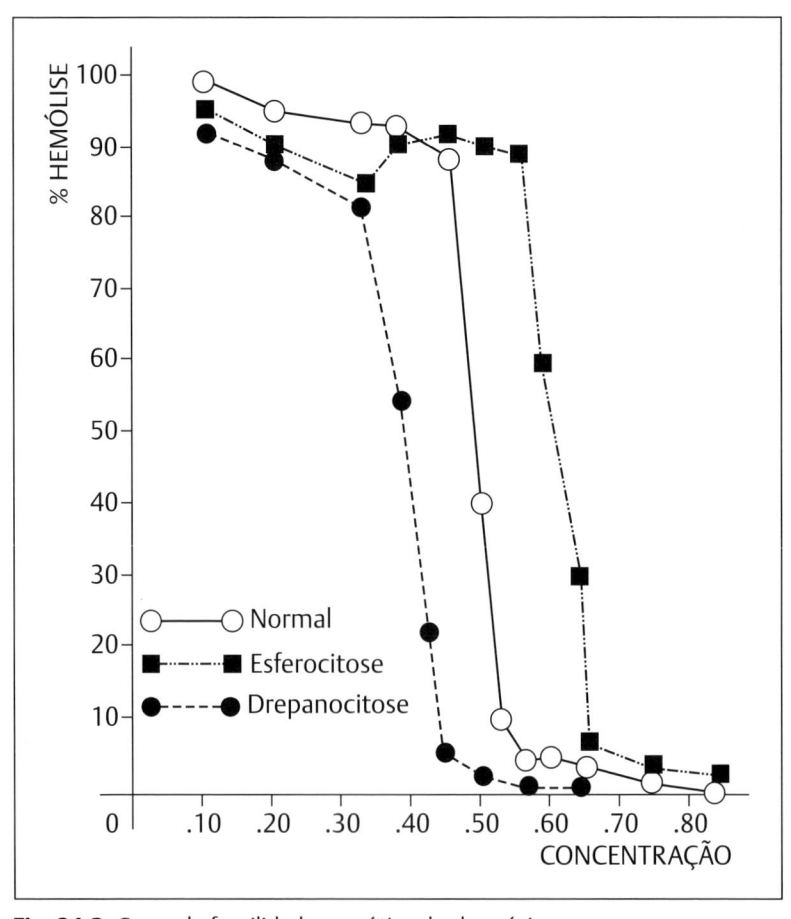

Fig. 34-2. Curva de fragilidade osmótica das hemácias.

Reagentes
- Hidróxido de amônia (0,4 mL diluído em 1 litro de água destilada).
- Solução de ATP 0,239M (121 mg de ATP em 1 litro de solução salina, pH = 7,5 a 8).
- Solução a 10% de dextrose em salina 0,9%.

Técnica
- Dia 1:
  - Obter sangue total desfibrinado com auxílio de Erlenmeyer e pérolas de vidro.
  - Utilizar 6 tubos: tubos 1 e 2 vazios; tubos 3 e 4 com 0,1 mL da solução de dextrose; Tubos 5 e 6 com 0,1 mL da solução de ATP.
  - Adicionar a cada tubo 2 mL de sangue desfibrinado e incubar a 37° C por 24 horas.
  - Preparar uma diluição 1:100 do sangue desfibrinado em solução de hidróxido de amônio.
  - Preparar o branco utilizando o soro (normal e do paciente) diluído 1:10 em solução de hidróxido de amônia.
  - Proceder a leitura da DO em 540 nm.
- Dia 2:
  - Homogeneizar os tubos gentilmente e reincubar por mais 24 horas.
- Dia 3:
  - Homogeneizar os tubos e realizar um hematócrito de cada.
  - Centrifugar os tubos a 2.500 rpm por 5 minutos.
  - Separar o soro, fazer uma diluição 1:10 com hidróxido de amônia e proceder à leitura usando o soro diluído refrigerado do dia 1 como branco.

Cálculo

$$\% \text{ hemólise} = \frac{(100 - \text{Ht amostra}) \times \text{DO soro amostra}}{\text{DO sangue total} \times 10}$$

- Valores normais (% hemólise após 48 horas):
  - Sem dextrose .... 0,2 a 2%.
  - Com dextrose .... 0 a 0,9%.
  - Com ATP .... 0 a 0,8%.

Interpretação
O teste de auto-hemólise aumentado ocorre principalmente nas anemias hemolíticas esferocíticas e nas enzimopatias. Nos pacientes portadores de deficiência de piruvatoquinase, a auto-hemólise não é corrigida com adição de dextrose.

TESTE DE TRIAGEM PARA DEFICIÊNCIA DE G6PD (REDUÇÃO DE CORANTES DE MOTULSKY)

Princípio

Uma mistura de G6PD, NADP, azul de cresil brilhante em tampão Tris, é incubado com o hemolisado do paciente.

Quando existe G6PD, o NADP é reduzido à NADPH que, por sua vez, reduz o corante azul, tornando-o incolor. O tempo necessário para que a redução ocorra é medido no sangue do paciente e no sangue normal (buscar a mesma concentração de hemoglobina em ambos). Esse tempo é inversamente proporcional à quantidade de G6PD presente e está prolongado nas pessoas com deficiência desta enzima.

O exame confirmatório na deficiência de G6PD é realizado por meio de PCR (biologia molecular) com pesquisa das mutações G202A (G6PD A-) e C563T (G6PD Mediterrâneo).

BIBLIOGRAFIA

Bain BJ. *Células sanguíneas: um guia prático*. São Paulo: Artmed, 2007. 487 p.
Beutler E et al. *Williams – Hematology,* 8th ed. São Paulo: McGraw-Hill, 2006.
Harmening D. *Clinical hematology and fundamentals of hemostasis,* 5th ed. Philadelphia: Davis Company, 2008.
Henry JB. *Diagnósticos clínicos e conduta terapêutica por exames laboratoriais*, 21. ed. São Paulo: Manole, 2012. 1664 p.
Hoffbrand V, Petit J. *Color atlas of clinical hematology*, 3th ed. London: Mosby-Wolfe, 2000.
Lee GR, Bithell TC, Foerster J et al. *Wintrobe – Hematologia clínica*. São Paulo: Manole, 1998. v. I e II. 2623 p.
Leonart MSS. A importância do controle de qualidade para a contagem de reticulócitos por métodos visual e automatizado. *Rev Bras Hematol Hemoter* 2009;31(5):303-4.
Lewis M, Bates I, Bain BJ. *Dacie and Lewis practical hematology*, 10th ed. Churchill Livingstone: Elsevier Science, 2006.
Lobo CLC et al. Triagem neonatal para hemoglobinopatias no Rio de janeiro, Brasil. *Revista Panamericana de Salud Pública* 2003;13(2):2003.
Manfredini V et al. A fisiopatologia da anemia falciforme. *Revista INFARMA* 2007;19(1).
Naoum PC. *Hemoglobinopatias e talassemias*. São Paulo: Sarvier, 1997.
Naoum PC, Naoum FA. *Doença das células falciformes*. São Paulo: Sarvier, 2004. v. 1. 224 p.
Piva E et al. Automated reticulocyte counting: state of the art and clinical applications in the evaluation of erythropoiesis. *Clin Chem Lab Med* 2010;48(10):1369-80.

PROVAS CITOQUÍMICAS

CAPÍTULO 35

PROVA DA PEROXIDASE

A peroxidase é uma enzima presente nas granulações primárias (azurófilas) das células da série mieloide. Em presença de peróxido de hidrogênio, a peroxidase oxida a benzidina (incolor) tornando-a azul ou da cor castanha, demonstrada pelos grânulos citoplasmáticos destas células.

Reagentes
- Solução fixadora (pH = 6,6):
  - Formaldeído 37..10 mL.
  - Etanol..90 mL.
  - Estocar em geladeira. Viável por 90 dias.
- Solução reagente:
  - Etanol 30%..100 mL.
  - Sol. sulfato de zinco (0,38 g em 10 mL H_2O) ... 1 mL.
  - Água oxigenada 30%...0,005 mL.
  - Benzidina*...0,3 g.
  - Acetato de s...1 g.
  - Hidróxido de sódio..1,5 mL.
  - Safranina O..0,2 g.

  Filtrar e estocar por até 6 meses em temperatura ambiente.

  * A benzidina é considerada um reagente carcinogênico, portanto, devem ser tomadas medidas de segurança para sua manipulação.

Técnica
- Fixar o esfregaço por 30 segundos com solução fixadora. Lavar em água corrente.
- Cobrir o esfregaço com solução reagente por 5 minutos. Lavar em água corrente.
- Corar o esfregaço com Leishman ou corante similar.
- Examinar em objetiva de imersão.

Interpretação

Esta prova é positiva para os blastos mieloides, promielócitos (os bastões de Auer também são positivos) e demais células granulocíticas com grânulos ricos em peroxidase (série neutrofílica). Utilizada para o diagnóstico diferencial das leucemias agudas, a prova da peroxidase é positiva na leucemia mieloide aguda e negativa na leucemia linfoide aguda (os linfoblastos não se coram). Os monócitos podem aparecer poucos corados, os eritrócitos e precursores não se coram.

REAÇÃO DO ÁCIDO PERIÓDICO DE SCHIFF (PAS)

Esta reação é positiva na presença de polissacarídeos, mucopolissacarídeos e glicoproteínas. Os linfócitos e precursores são ricos em glicogênio no seu citoplasma e, portanto, provocam reação positiva. O PAS é um agente oxidante que converte em aldeído os grupos hidróxido de carbono, formando um complexo de cor vermelha no citoplasma das células.

Reagentes

Diluir 5 g de **ácido periódico** em 500 mL de água destilada.

- Reagente de Schiff:
  - Fucsina básica .... 1 g.
  - Água destilada .... 200 mL.
  - HCl concentrado .... 1 mL.
  - Bissulfito de sódio ou metabissulfito de potássio .... 2 g.
  - Carvão adsorvente .... 0,5 g.

Preparo

- Aquecer os 200 mL de água até ebulição em um Erlenmeyer com pérolas de vidro e dissolver a fucsina. Esfriar até 50º C.
- Adicionar 2 g do bissulfito de sódio ao frasco.
- Arrolhar o frasco e envolvê-lo em papel alumínio, guardar em local escuro por 24 horas.
- Adicionar 0,5 g de carvão ativo, agitar aguardar 30 minutos e filtrar.
- O filtrado deve ser incolor; se houver ainda cor rósea adicionar HCl gota a gota, até o desaparecimento da mesma.
- Conservar a solução em geladeira protegida por papel alumínio.
- O reativo estará "bom" quando, em uma placa de Petri com formol, pingarmos uma gota deste e aparecer coloração avermelhada.

Técnica

- Fixar o esfregaço com álcool metílico por 5 minutos.
- Lavar em álcool 70º mergulhando a lâmina por 10 vezes.
- Lavar em água corrente por 30 segundos.
- Colocar sobre a lâmina, ácido periódico 0,5% durante 10 minutos.

- Lavar em álcool 70°, mergulhando por 10 vezes.
- Corar pelo PAS durante 15 minutos.
- Mergulhar 3 vezes em solução sulfurosa recentemente preparada.
- Lavar em água corrente.
- Sobrecorar com verde malaquita (solução aquosa 0,02%) durante 30 segundos, para coloração de fundo.
- Lavar em água corrente, secar e observar em imersão.

Interpretação
A leitura da reação do PAS é considerada positiva na presença de coloração avermelhada do citoplasma da célula que pode aparecer em padrão granular, difuso ou em blocos. Consiste em uma prova utilizada para o diagnóstico diferencial de algumas leucemias agudas.

Os linfoblastos e os linfócitos são positivos, assim como os monócitos e neutrófilos. Os eritroblastos podem apresentar positividade na forma de grânulos avermelhados (leucemia mieloide aguda do tipo M6 – classificação FAB). Os linfócitos do linfoma de Burkitt são negativos.

PESQUISA DA ENZIMA DEOXINUCLEOTIDIL TERMINAL TRANSFERASE (TDT)
A TdT é uma enzima nuclear característica dos precursores linfoides e pode ser estudada utilizando anticorpos anti-TdT marcados com fluoresceína. Trata-se de uma prova imuno-histoquímica já que utiliza anticorpo monoclonal específico.

Reagentes
- Anticorpo monoclonal anti-TdT.
- Conjugado anti-IgG marcado com fluoresceína.
- Tampão PBS pH = 7,4.
- Tampão glicerol para montagem da lâmina (9 mL de glicerol +1 mL Tampão Trisma 0,05M).

Técnica
- Fixar o esfregaço em metanol a 4° C por 30 minutos. Lavar com PBS. Não secar.
- Hidratar os esfregaços em PBS por 5 minutos.
- Fazer um círculo em uma área correspondente às células nucleadas e aplicar 10 μL do anti-TdT monoclonal. Incubar por 30 minutos.
- Lavar 3 vezes com PBS por 15 minutos.
- Aplicar 15 μL do conjugado FITC e incubar à temperatura ambiente por 30 minutos.
- Lavar 3 vezes com PBS.
- Montar a lâmina com glicerol e examinar a fluorescência (495 nm de excitação).

Interpretação
Esta prova é útil no diagnóstico das LLA (precursores linfoides positivos).

FOSFATASE ALCALINA DOS NEUTRÓFILOS OU FOSFATASE ALCALINA LEUCOCITÁRIA (LAP)

As fosfatases alcalinas constituem um grupo de hidrolases que atua em vários tecidos. A fosfatase alcalina leucocitária é uma enzima localizada nas granulações específicas dos neutrófilos que tem papel importante no processo de defesa do organismo. A técnica empregada permite sua coloração de castanho esverdeado após hidrólise de um substrato e ligação com determinado corante.

Antigamente a LAP era solicitada para o diagnóstico diferencial entre leucemia mieloide crônica e reação leucemoide. A fosfatase alcalina é baixa ou ausente nos neutrófilos malignos. Atualmente, para pesquisa e confirmação da LMC, são realizadas provas citogenéticas (cromossomo Filadélfia) e moleculares (gene bcr-abl).

Reagentes
- Controle: sangue normal heparinizado, esfregaço com "escore" ao redor de 200 (estocado a -20º C).
- Solução fixadora:
  - Formalina a 10% em metanol absoluto (conservar a -20º C).
- Tampão estoque:
  - Propanodiol 0,2 M .... 21 g.
  - Água destilada .... 1 litro.
- Tampão trabalho: (pH = 9,4):
  - HCl 0,1 N .... 70 mL.
  - Tampão estoque .... 250 mL.
  - Água destilada .... 680 mL.

Substrato
- Naflol AS-BI fosfato .... 5 mg.
- Dimetilformamida .... 0,3 mL.
- Tampão trabalho .... 60 mL.
- *Fast Blue Salt* RR, BB ou BB .... 40 mg.

Filtrar e utilizar imediatamente.

Contraste
Preparar uma solução a 5% de sulfato de alumínio (anidro) dissolvendo com ajuda do calor. Filtrar e juntar um cristal de timol como conservante. Dissolver 0,1 g de *Nuclear Fast Red* em 100 mL de solução a 5% de sulfato de alumínio.

Técnica
- Fixar o esfregaço com formalina a 10% por 30 segundos em temperatura de zero a 10° C. Lavar em água corrente e secar ao ar.
- Colocar os esfregaços na solução de substrato por 10 minutos.
- Lavar em água corrente.
- Contracorar com contraste (vermelho nuclear resistente) por 10 minutos. Lavar e secar ao ar (pode ser usada hematoxilina por 2 minutos).
- Examinar 100 neutrófilos maduros e obter o "escore" para cada célula.
  - Célula não corada = zero.
  - Célula muito pouco corada = 1.
  - Célula com moderados grânulos = 2.
  - Célula com muitos grânulos = 3.
  - Célula intensamente corada = 4.

O "escore" total é calculado adicionando-se todos pontos e pode variar de zero a 400, sendo a faixa normal pela técnica exposta de 20 a 150.

Valores Normais
- *Homens:* de 22 a 124.
- *Mulheres:* de 33 a 149.

Interpretação
- *Aumento de atividade:* infecções com leucocitose (reação leucemoide), policitemia *vera*, mielofibrose, doença de Hodgkin.
- *Diminuição da atividade:* leucemia mieloide crônica, hemoglobinúria paroxística noturna.

PROVA DO NEGRO SUDÃO B
O negro sudão B cora lipídeos e fosfolipídeos intracelulares, corando positivamente tanto as granulações azurófilas como as específicas da série neutrofílica e eosinofílica. É negativo para linfócitos e fracamente positivo para monócitos. Pouco utilizado na prática clínica em virtude de técnicas mais modernas; diferencia as leucemias mieloides das linfoides agudas.

Reagentes
- Solução estoque de corante:
  - Negro sudão B .... 0,3 g.
  - Álcool etílico .... 100 mL.
- Solução tampão:
  - Fenol cristalizado .... 16 g.
  - Álcool etílico .... 30 mL.
  - Fosfato ácido dissódico hidratado .... 0,3 g.
  - Água destilada .... 100 mL.

- Solução trabalho de corante:
  - Solução tampão .... 40 mL.
  - Solução estoque de corante .... 60 mL.

  Filtrar. A solução é estável por 2 meses.

Técnica
- Fixar os esfregaços em vapores de formalina por 10 minutos.
- Lavar em água corrente.
- Colocar as lâminas na solução trabalho de corante durante 30 a 60 minutos.
- Lavar as lâminas em álcool etílico a 70% por 2 a 3 minutos removendo o excesso de corante.
- Lavar em água corrente e secar ao ar.
- Contrastar com coloração de Leishman, Wright ou hematoxilina.
- Observar em objetiva de imersão.

Interpretação
Os grânulos coram-se fracamente nos blastos e fortemente nos neutrófilos maduros de coloração castanho-preto. Os monócitos apresentam uma granulação bem fina e os linfócitos e precursores não se coram.

REAÇÃO DA ALFA-NAFTOL-BUTIRATO ESTERASE: (ESTERASE NÃO ESPECÍFICA)
As esterases não específicas são fortemente positivas nos monócitos e fracas ou negativas nos neutrófilos. As células positivas aparecem coradas com uma precipitação alaranjada no citoplasma. Serve para diferenciar os casos de leucemias mieloides agudas que apresentam monócitos e precursores (tipos M4 e M5 classificação FAB).

Reagentes
- Tampão fosfato 0,1M pH = 6,3:
  - $NaH_2PO_4 \cdot H_2O$ .... 8,02 g.
  - Na_2HPO_4 .... 2,4 g.
  - Água destilada .... 1.000 mL.
- Substrato:
  - Alfa-naftol butirato .... 250 mg.
  - Éter etileno monometilglicol .... 12,5 mL.

Técnica
- Fixar os esfregaços com formaldeído 37% (100 mL) e acetona (180 mL) diluído em PBS (120 mL).
- Incubar a lâmina por 45 minutos usando 40 mL do tampão e 2 mL do substrato.
- Lavar em água corrente.
- Contracorar com Leishman ou hematoxilina de Mayers.
- Lavar, secar e observar em objetiva de imersão.

Interpretação
Os monócitos e macrófagos são positivos; os megacariócitos são positivos; os neutrófilos são negativos; os plasmócitos e linfócitos podem apresentar uma ou duas precipitações focais.

PROVA DA FOSFATASE ÁCIDA
Esta era uma prova específica utilizada para caracterizar os casos de tricoleucemia, uma leucemia linfoide crônica tipo B também conhecida como "leucemia de células cabeludas".

Geralmente todas as células apresentam atividade de fosfatase ácida, pois quando coradas exibem no citoplasma um precipitado característico. Quando se adiciona o ácido L-tartárico ocorre a desnaturação do precipitado em quase todas as células, permanecendo coradas apenas as células da tricoleucemia ou as *hairy cells*.

Reagentes
- Tampão acetato 0,1N pH = 5,4:
  - Acetato de sódio .... 13,6 g.
  - Água destilada .... 600 mL.
- Tampão sódio acetato tartarato:
  - Ácido L tartárico .... 3,75 g.
  - Tampão acetato .... 490 mL.
- Substrato:
  - Ácido fosfórico naftol AS-BI .... 100 mg.
  - N,N-dimetilformamida .... 10 mL.

Técnica
- Fixar o esfregaço em metanol gelado por 30 segundos. Lavar e secar ao ar.
- Incubar por 60 minutos a 37° C em uma solução contendo 50 mL de tampão acetato-tartarato e 2 mL de substrato.
- Lavar 3 vezes em água, contracorar e observar no microscópio.

Interpretação
As células da tricoleucemia permanecem com o citoplasma avermelhado, indicando que possuem fosfatase ácida tartaratorresistente. As células do mieloma múltiplo (os plasmócitos) também são positivas.

BIBLIOGRAFIA
Bain BJ. *Células sanguíneas: um guia prático*. São Paulo: Artmed, 2007. 487 p.
Beutler E et al. *Williams – Hematology*, 8th ed. São Paulo: McGraw-Hill, 2006.
Harmening D. *Clinical hematology and fundamentals of hemostasis*, 5th ed. Philadelphia: Davis Company, 2008.

Henry JB. *Diagnósticos clínicos e conduta terapêutica por exames laboratoriais*, 21. ed. São Paulo: Manole, 2012. 1664 p.

Hoffbrand V, Petit J. *Color atlas of clinical hematology*, 3th ed. London: Mosby-Wolfe, 2000.

Lee GR, Bithell TC, Foerster J et al. *Wintrobe – Hematologia clínica*. São Paulo: Manole, 1998. v. I e II. 2623 p.

Lewis M, Bates I, Bain BJ. *Dacie and Lewis practical hematology*, 10th ed. Churchill Livingstone: Elsevier Science, 2006.

Lorenzi T. *Manual de hematologia - Propedêutica e clínica*, 4. ed. Rio de Janeiro: Ed. Medsi, 2006. 710 p.

Mc Donald GA, Paul J, Cruickshank B. *Atlas de hematologia*, 5. ed. Madrid: Panamericana, 1998. 277 p.

Rosenfeld R. *Fundamentos do hemograma – Do laboratório à clínica*. Rio de Janeiro: Guanabara Koogan, 2007. 205 p.

CITOMETRIA DE FLUXO EM HEMATOLOGIA

CAPÍTULO 36

Karina Inacio Carvalho

A imunofenotipagem tem sido utilizada com frequência em laboratórios clínicos e de hematologia para a análise das populações e subpopulações de células hematopoéticas, auxiliando no diagnóstico e tratamento de leucemias e linfomas e no acompanhamento de pacientes submetidos ao transplante de medula óssea. Esta tecnologia tem importante vantagem quando comparada a outras técnicas de fluorometria, visto que ela é capaz de fazer medições rápidas em partículas ou em células, e permite analisar parâmetros com base na fluorescência e na dispersão de um feixe de luz. As partículas ou células são analisadas quanto ao tamanho, complexidade e características moleculares quando são incubadas com anticorpos monoclonais marcados com fluorocromos (sondas fluorescentes). As três sondas mais frequentes utilizadas para imunofenotipagem de células são:

1. **Isotiocionato de fluoresceína (FITC):** que é ativada por raios incidentes entre 469 e 510 nm, e emite raios entre 510 e 560 nm, com um pico de fluorescência de, aproximadamente, 525 nm na cor verde;
2. **Ficoeritrina (PE):** que é ativada por raios incidentes de 492 nm e emite raios de 580 nm na cor laranja;
3. **Peiridina clorofila (PerCP):** que é ativada por raios incidentes de 488 nm e emite raios de 575 nm na cor vermelha.

Estes três fluorocromos podem ser conjugados para diferentes anticorpos e usados simultaneamente para a análise multicolorida. As células reagem com um ou mais desses fluorocromos e as estas várias moléculas ligam-se, facilitando a definição das partículas ou células analisadas por meio da intensidade de fluorescência emitida, no tipo, no tamanho e na granularidade do material analisado.

CITÔMETRO DE FLUXO

Tradicionalmente, a citometria de fluxo tem sido utilizada na determinação de múltiplas características de uma única célula ou de outras partículas. O citômetro de fluxo necessita de pelo menos três sistemas combinados:

- *Sistema fluido:* introduz e alinha as partículas para análise.
- *Sistema óptico:* gera e coleta os sinais de luz.
- *Sistema eletrônico:* converte os sinais ópticos em sinais eletrônicos, disponibilizando-os para análise no computador.

As células da amostra em suspensão são marcadas com reagentes fluorescentes específicos para detecção de moléculas de superfície e são introduzidas numa câmara de fluxo vibratória. O fluxo de células que atravessa a câmara é envolvido por uma solução tampão, sendo que 500 a 4.000 células ou partículas passam em fila simples por segundo por meio do sensor eletrônico. O fluxo é iluminado por um *laser* de argônio, que tem uma energia de luz incidente de 488 nm. Cada célula é avaliada com relação ao tamanho (dispersor de luz anterior – FSC ou *forward scatter*) e granulosidade (dispersor de 90° – SSC ou *side scatter*) e para intensidade de fluorescência para detecção de antígenos de superfície ou intracelulares (imunofenotipagem). A vibração do fluxo celular provoca o rompimento em gotículas que podem ser carregadas eletricamente e, a partir daí dirigidas por placas de deflexão eletromagnética para serem coletadas em diferentes populações celulares de acordo com os parâmetros medidos, sob controle de um computador. A quantidade de anticorpo conjugado com fluorocromo que se liga à célula é proporcional à quantidade de constituinte antigênico contra o qual o anticorpo é dirigido. O sistema de fluidos tem seu início em um reservatório líquido com tampão fluido, que se comporta como um veículo para partículas direcionadas ao sistema de fluxo do aparelho. O reservatório é usualmente pressurizado por uma bomba de ar (Fig. 36-1).

A suspensão de células é direcionada por fluidos isotônicos para o cruzamento do *laser* de argônio (488 nm). Os sinais são absorvidos por um detector de tamanho (FSC), complexidade celular (SSC) e detectores de fluorescência.

O sistema eletrônico converte sinais ópticos em sinais eletrônicos. Estes sinais eletrônicos são posteriormente convertidos em valores digitais, e são enviados para o computador que possui diversos programas. Geralmente, os programas são de fácil manuseio, e os resultados obtidos são analisados por meio de um gráfico de dispersão de pontos que concentra as informações das células por dispersão de um feixe de luz monocromática e da emissão de fluorescência. Para analisar e estudar as células deve ser definida uma área de análise do marcador (*gate*). Por meio dessa área é possível distinguir diferentes populações de células, como linfócitos, granulócitos ou monócitos (Figs. 36-2 e 36-3).

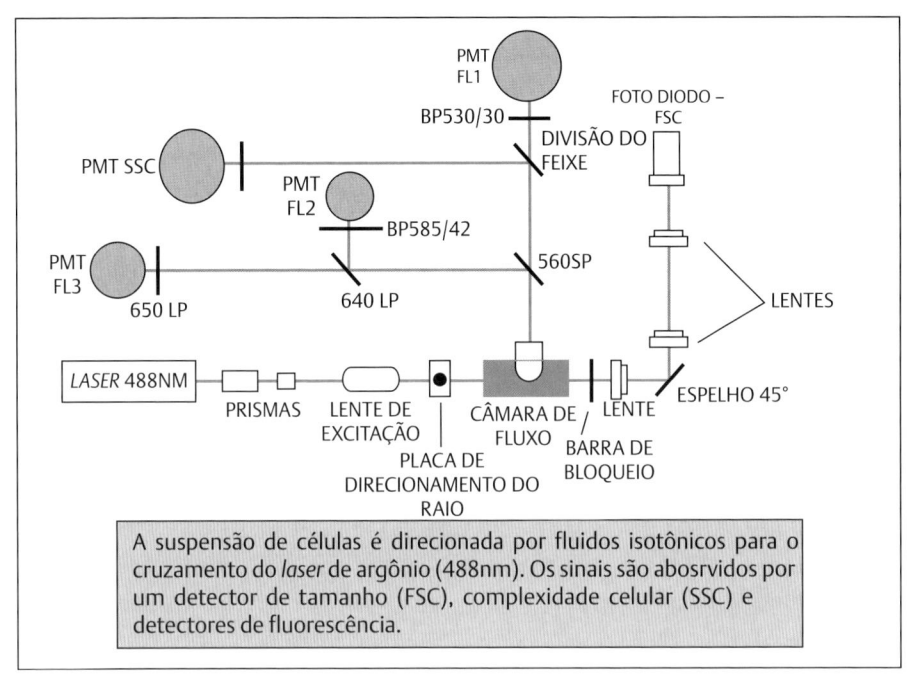

Fig. 36-1. Citômetro de fluxo.

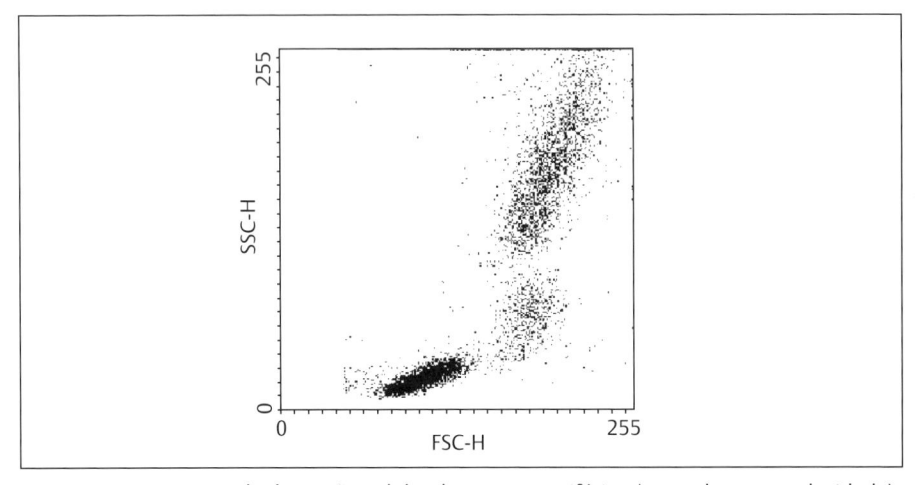

Fig. 36-2. Histograma de dispersão celular de sangue periférico (tamanho × complexidade).

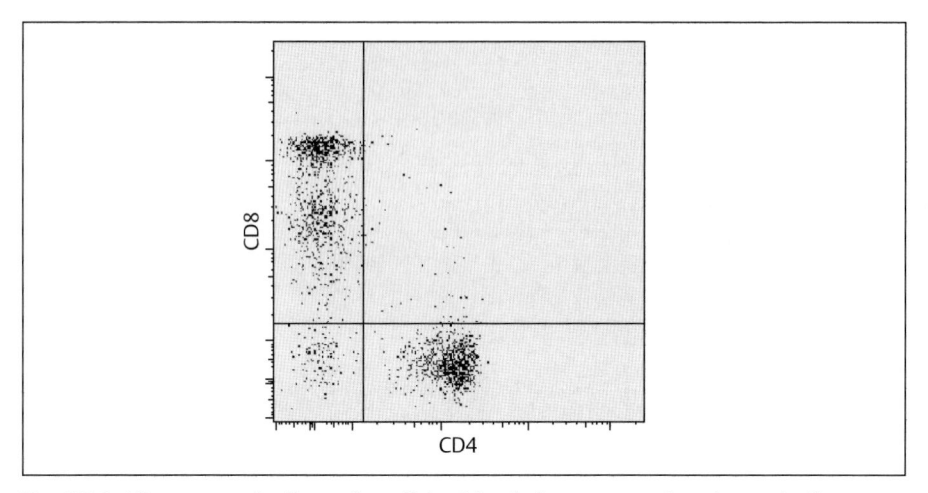

Fig. 36-3. Histograma de dispersão cellular (*dotplot*) representado subpopulações linfocitárias (linfócitos T auxiliares CD4 × linfócitos T citotóxicos CD8).

AMOSTRAS

Para análise em citômetro de fluxo, é necessário que o material esteja em suspensão de células.

Sangue Periférico e Medula Óssea

A coleta deve ser realizada em tubo contendo EDTA preferencialmente ou heparina com volume mínimo de 3 mL, e nunca refrigerados. É necessário o envio de lâminas realizadas sem anticoagulante para avaliação morfológica e/ou citoquímica e direcionamento dos marcadores de células a serem utilizados quando a suspeita for de leucemia ou linfoma.

Gânglio ou Baço

O ideal para este material é acondicioná-lo em meio de cultura RPMI e processar o mais rápido possível.

IMUNOFENOTIPAGEM

Nos últimos anos tem-se verificado aumento do número de anticorpos que permite identificar e reconhecer os diferentes fenótipos celulares, mesmo quando estes estão presentes em pequenas porcentagens (Quadro 36-1).

A imunofenotipagem permite:

- Identificar as diferentes linhagens.
- Caracterizar as diferentes populações celulares normais e quantificar as mesmas.

Quadro 36-1. Principais Marcadores Celulares

Marcadores celulares	Célula onde se encontram
CD45	Leucócitos
CD3	Linfócitos
CD4	Linfócitos T Helper
CD8	Linfócitos T citotóxicos
CD19	Linfócitos B
CD2	Células NK e linfócitos T
CD16, CD56	Células *natural killer* (NK)
CD13, CD33	Neutrófilos e precursores
CD14	Monócitos
CD34	Células estaminais
CD36	Células eritroides
CD38, CD138	Plasmócitos

- Estudar a maturação celular.
- Identificar e quantificar células anômalas.
- Elaborar o diagnóstico final de acordo com o fenótipo observado.

Imunofenotipagem em Sangue Total

Em um tubo de poliestireno (12 × 75 mm) o sangue total é pipetado em um volume aproximado de 100 μL e em seguida é adicionado o volume adequado de anticorpo monoclonal. A solução é homogeneizada em vórtex e incubada em temperatura ambiente por 15 minutos protegida da luz.

Em seguida colocar em cada tubo 3 mL de tampão hemolítico, homogeneizar e incubar por 10 minutos à temperatura ambiente.

Após a incubação, centrifugar os tubos a 500 g por 5 minutos. Desprezar o sobrenadante e ressuspender em tampão PBS. Realizar a leitura no citômetro de fluxo.

Em Células Separadas por Gradiente de Densidade

Em tubo cônico de 15 mL adicionar o sangue total juntamente com PBS na proporção 1:2. Após esta diluição adicionar em outro tubo de 15 mL, 5 mL de gradiente de densidade Ficoll-Hypaque em temperatura de 4º C. Adicionar lentamente o sangue total previamente diluído. Centrifugar a 400 g por 40 minutos à temperatura ambiente. Separar a nuvem de células com auxílio de pipeta Pasteur e lavá-la em tampão PBS para, em seguida, realizar a imunofenotipagem:

Em um tubo de poliestireno (12 × 75 mm) pipetar as células ressuspendidas em PBS na concentração adequada (1 × 10^6) e adicionar o volume adequado de anticorpo monoclonal marcado. Incubar por 30 minutos à temperatura de 4° C. Adicionar 2 mL PBS e centrifugar a 500 g por 5 minutos. Repetir o processo 2 vezes e, finalmente, ressuspender em solução fixadora (paraformaldeído). Realizar a leitura no citômetro de fluxo.

Aplicações Clínicas

Nos últimos anos, a citometria de fluxo vem sendo utilizada com frequência no diagnóstico e acompanhamento de diversas patologias clínicas. Uma de suas características principais é a maior sensibilidade, reprodutibilidade e objetividade que esta técnica proporciona. O Quadro 36-2 descreve algumas aplicações da citometria de fluxo na área clínica.

Quadro 36-2. Aplicações Clínicas da Citometria de Fluxo

Área de pesquisa	Aplicação clínica	Características
Imunologia	Infecção pelo HIV	CD3, CD4, CD8
	Detecção de HLA-B27	HLA-B27
Hematologia e Hemoterapia	Marcadores de proliferação Análise do conteúdo de DNA Monitoramento quimioterapêutico Doença residual mínima	Ki-67
	Fenotipagem de leucemias e linfomas Identificação de progressão	Antígenos leucocitários TdT, MPO
	Quantificação de célula progenitora	CD34
	Quantificação de reticulócitos	Iodeto de Propidium
	Quantificação de hemoglobina fetal	Hemoglobina F
	Imuno-hematologia	Antígenos eritrocitários
	Hemoglobinúria paroxística noturna	CD55, CD59
	Deficiência de adesão leucocitária	Complexo CD11/CD18

TdT = deoxinucleotidil terminal transferase; MPO = mieloperoxidase.

BIBLIOGRAFIA

Bacal NS, Faulhaber MHW. *Aplicação Prática em Citometria de Fluxo*. São Paulo: Ed. Atheneu, 2003. 89 p.

Brown M, Wittwer C. Flow cytometry: principles and clinical applications in hematology. *Clin Chem* 2000;46(8):1221-9.

Chapman GV. Instrumentation for flow cytometry. *J Immunol Methods* 2000;243(1-2):3-12.

Givan AL. *Flow cytometry: first principles*, 2th ed. Nova Jersey: Wiley-Liss, 2001. 274 p.

Henry JB. *Diagnósticos clínicos e conduta terapêutica por exames laboratoriais*, 21.ed. São Paulo: Manole, 2012. 1664 p.

Kalina T, Flores-Montero J, Van Der Velden VH *et al*. EuroFlow standardization of flow cytometer instrument settings and immunophenotyping protocols. *Leukemia* 2012 Sep.;26(9):1986-2010.

Roitt I *et al*. *Imunologia*, 6. ed. São Paulo: Manole, 2002. 424 p.

Shapiro HM. *Practical flow cytometry*, 4th ed. Nova Jersey: Wiley-Liss, 2003.

Van Dongen JJ, Orfao A. EuroFlow: Resetting leukemia and lymphoma immunophenotyping. Basis for companion diagnostics and personalized medicine. *Leukemia* 2012 Sep.;26(9):1899-907.

CITOGENÉTICA EM ONCO-HEMATOLOGIA

Luciana Zambelli Caputo

HISTÓRICO

A citogenética consiste no estudo dos cromossomos humanos metafásicos, fase em que torna-se possível a observação das cromátides e do centrômero). As dificuldades para o estudo dos cromossomos percorreram um longo caminho. Inicialmente a dispersão das metáfases foi observada através do "choque hipotônico" por Hsu e Pomerat, em 1953, seguindo-se ao uso da colchicina para acumular células em divisão na metáfase.

Com o aprimoramento e combinação dessas técnicas, Tijo & Levan, em 1956, descreveram pela primeira vez que uma célula somática humana apresentava 46 cromossomos. Essa célula chamada diploide apresentava os cromossomos encontrados aos pares e enumerados de 1 a 22, em ordem crescente de tamanho, além de 2 cromossomos sexuais, XX no sexo feminino ou XY no sexo masculino.

Os avanços continuaram com o uso de mitógenos para estimular a divisão de linfócitos em sangue periférico e técnicas de coloração que permitiram o bandamento cromossômico. O uso de quinacrina fluorescente na obtenção de padrões brilhantes nos cromossomos, bandamento Q evoluindo, posteriormente, para o bandamento G, com pré-tratamento com álcali, solução salina e coloração com Giemsa.

Com o padrão de bandamento estabelecido, foi possível distinguir as anormalidades cromossômicas estruturais como translocações, inversões, duplicações, deleções e mosaicos, além de uma crescente coleção de rearranjos e outras anomalias citogenéticas associadas a neoplasias, dando início a melhor entendimento dos processos biológicos que envolvem determinadas patologias.

O marco da citogenética em onco-hematologia e, consequentemente, a consolidação da Teoria Cromossômica da Herança, se deu em 1960, quando dois pesquisadores, Nowell e Hungerford, descreveram a presença de um cromossomo marcador pequeno no sangue periférico de pacientes portadores de leucemia mieloide crônica (LMC) e, pelo fato de esse estudo ter sido nos EUA, na cidade de Philadelphia, denominou-se esse marcador de cromossomo Philadelphia 1 (Ph1). Posteriormente, esse marcador foi caracterizado como sendo um resultado da translocação equilibrada entre os braços longos dos cromossomos 9 e 22 [t(9;22) (q34;q11,2)], como mostra a Figura 37-1.

As técnicas de citogenética molecular, representadas pela combinação de técnicas clássicas de citogenética (cariótipo) com técnicas de biologia molecular foram descritas pela primeira vez em 1960. As primeiras hibridações *in situ* foram realizadas com sondas radioativas, sendo substituídas pela hibridação *in situ* por fluorescência (FISH), que utiliza sondas de DNA marcadas com fluorocromos dirigidas a sítios específicos de um cromossomo, sendo um método mais sensível à identificação de anormalidades cromossômicas associadas a doenças hematológicas.

Em 1991, Kallioniemi *et al.* descreveram a técnica de Hibridação Genômica Comparativa (CGH), com base na competição de um DNA teste marcado com fluorocromo verde e de DNA normal marcado com fluorocromo vermelho pela hibridação em seu *loci* de origem na preparação metafásica (metáfase humana normal, controle). Essa técnica permite identificar apenas regiões com ganho ou perda de material cromossômico, sendo que alterações estruturais como translocações e inversões não são observadas.

Desde 1996, quando foram descritas técnicas de variações do FISH, como cariotipagem espectral (SKY) e bandamento multicores (FISH mBAND), tem-se estabelecido padrões de diagnóstico citogenético cada vez mais sensíveis e específicos para o estudo das doenças onco-hematológicas. O uso conjunto dessas metodologias tem propiciado melhor entendimento, diagnóstico e, principalmente, prognóstico das patologias onco-hematológicas.

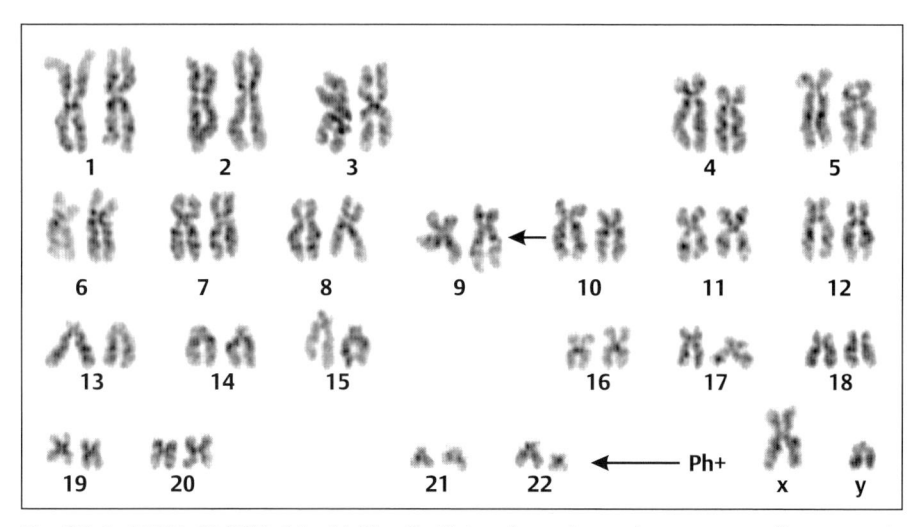

Fig. 37-1. 46,XY,t(9;22)(q34;q11.2) – Cariótipo de paciente do sexo masculino, portador de LMC com presença de cromossomo Filadélfia (Ph+). Cortesia de Chromos Laboratório de Citogenética.

Como consequência desses avanços, atualmente a análise citogenética em onco-hematologia, seja ela clássica (CARIÓTIPO), ou molecular (FISH, CGH, SKY, FISH mBAND e *arrays* CHG), é considerada uma das áreas em que podemos constatar um dos mais rápidos, significantes e excitantes avanços na pesquisa da fisiopatologia dos processos neoplásicos envolvidos nessas patologias.

CITOGENÉTICA CLÁSSICA: IMPORTÂNCIA DO CARIÓTIPO EM DOENÇAS ONCO-HEMATOLÓGICAS
A presença de anormalidades cromossômicas recorrentes nas doenças malignas hematológicas é um fato reconhecido e útil na pratica médica para a classificação das leucemias, determinação de prognóstico, escolha do tratamento e monitoramento em transplante de medula óssea.

Classificação das Leucemias
É realizada com a combinação das técnicas de mielograma (M), imunofenotipagem (I), citogenética (C) e biologia molecular (mol), conhecida como classificação MIC-mol. Tais informações foram incorporadas na atual classificação das leucemias pela Organização Mundial da Saúde (OMS).

Determinação de Prognóstico
Basicamente, o estudo das anormalidades cromossômicas em hematologia tem dois objetivos básicos: o primeiro refere-se a proporcionar um diagnóstico acurado e o segundo a providenciar tratamento adequado. São vários os exemplos que afirmam a consistência entre a anormalidade cromossômica e o sucesso do tratamento. No Quadro 37-1 são citados exemplos de leucemias consideradas de bom e mau prognóstico, de acordo com a resposta terapêutica favorável ou desfavorável, respectivamente:

O entendimento molecular das leucemias cada vez mais se faz necessário para estabelecer o prognóstico ou grupo de risco. Existem muitos pacientes que, apesar de o cariótipo revelar uma anormalidade considerada de prognóstico favorável, apresentam ausência de resposta ao tratamento. Essa variedade tem sido relacionada com o tipo de mutação gênica envolvida. Entre esses oncogenes, atualmente se destacam o *NPM1* e o *FLT3* na LMA. Independentemente do tipo de rearranjo cromossômico encontrado no exame de citogenética, na presença de mutação *FLT3* positiva o prognóstico é sempre considerado desfavorável.

Escolha do Tratamento
O tipo de quimioterápico pode ser mais bem determinado quando o resultado do cariótipo mostra uma alteração específica. Os protocolos de tratamento são determinados de acordo com a anormalidade citogenética encontrada no cariótipo, por exemplo, os casos de LPA com translocação t(15;17)(q22;q21) isolada respondem ao tratamento com ácido transretinoico (ATRA).

Quadro 37-1. Relação entre o Achado Citogenético e o Prognóstico

Leucemia	Anormalidade no Cariótipo	Prognóstico
Leucemia promielocítica aguda (LPA)	t(15;17)(q22;q21) ou +21	Favorável
Leucemia mieloblástica sem maturação (LMA-M2)	t(8;21)(q22;q22)	Favorável
Leucemia mielomonocítica (LMA-M4)	inv(16)(p13.1q22)	Favorável
Leucemia linfoide aguda (LLA)	Hiperdiploide	Favorável (criança)
Leucemia promielocítica aguda (LPA)	i(17)(q10)	Desfavorável
Leucemia mieloide aguda (LMA M1 ou M2)	-7 ou del(7)	Desfavorável
Leucemia mielomonocítica (LMA-M4)	t(9;22)(q34;q11.2) ou rearranjos envolvendo 11q23	Desfavorável
Leucemia linfoide aguda (LLA)	Hipodiploide	Desfavorável

Monitoramento em Transplante de Medula Óssea (TMO)

Principalmente nos casos onde o doador e o receptor da medula óssea apresentam gênero diferente, podemos utilizar a citogenética como importante ferramenta na detecção de "da pega" ou não do enxerto, ou seja, avaliação de quimerismo sexual. Espera-se que quando um receptor, por exemplo, do sexo feminino (XX) receba a medula HLA compatível, mas de doador do sexo masculino (XY), o cariótipo dessa paciente apresente-se, depois de um tempo, 100% com células hematológicas XY, o que chamamos de quimerismo completo e corresponde à situação ideal, pois estabelece o sucesso do transplante.

CITOGENÉTICA CLÁSSICA: EXECUÇÃO DO CARIÓTIPO EM DOENÇAS ONCO-HEMATOLÓGICAS

A citogenética clássica, conhecida também como cariótipo, envolve o domínio de técnicas de manejo celular que possibilitem a divisão celular *in vitro* para que possamos estudar o material cromossômico em prometáfase ou metáfase.

Em um laboratório de citogenética humana, comumente se divide a execução do cariótipo em:

Fase Pré-Analítica

O material de escolha para o cariótipo em pacientes com suspeita de doenças onco-hematológicas é o aspirado medular. O estudo pode ser feito em sangue periférico desde que este contenha células blásticas, em ambos os materiais o anticoagulante de escolha deve ser a heparina G sódica. O manejo do material coletado e seu transporte devem ser rigorosamente controlados quanto à assepsia e temperatura. O material deve ser refrigerado para transporte, mas não deve estar em contato direto com o gelo do tipo reciclado. O prazo entre a coleta e o envio ao laboratório que processará a cultura deve ser inferior a 48 horas, para manter boa viabilidade celular.

Fase Analítica

Nessa etapa, após a devida identificação das amostras e de acordo com a suspeita clínica, processam-se as culturas celulares. As leucemias agudas, por exemplo, têm um ciclo celular mais curto e podem ser submetidas a um estudo direto, que não necessita de cultivo, bastando interromper o fuso mitótico ou submetê-las a um período mais curto de cultura. As leucemias mieloides, as síndromes mielodisplásicas e as síndromes mieloproliferativas crônicas necessitam de um período de cultura entre 24 e 48 horas. As doenças linfoproliferativas geralmente requerem um período de incubação de 48 a 72 horas. O uso de agente mitógenos como a fito-hemaglutinina (PHA) e o *phorbol myristate acetate* (PMA) devem ter seu uso restrito a alguns casos, como por exemplo, em amostras de pacientes com leucemia linfoide crônica (LLC) pode-se fazer pelo menos um tipo de cultura com mitógeno para linfócitos B (PMA). Recomenda-se a realização de duas ou mais culturas por paciente e com tempo de incubação distintos.

A fase analítica é dividida em etapas (Fig. 37-2).

Cultura Celular

Prepara-se em fluxo laminar para receber as células, o que chamamos de Meio Completo (meio de cultura RPMI 1640, soro fetal bovino, antibiótico penicilina e estreptomicina e suplementação com L-Glutamina). A cultura pode ser processada com apenas a camada leucocitária após sedimentação espontânea ou centrifugação suave do material. Deve-se adequar a quantidade de células de acordo com a quantidade de meio completo. Sugere-se que em um frasco de cultura com capacidade de 50 mL sejam adicionados até 10 mL de meio e aproximadamente 20×10^6 células.

Colchicinização

Após o período de incubação determinado de acordo com a suspeita clínica, segue-se com a interrupção da divisão celular utilizando a colchicina, uma substância que despolimeriza a tubulina do fuso mitótico bloqueando as células em metáfase.

Hipotonização

Consiste na utilização de uma solução salina hipotônica de KCl 0,075 M sobre as células após a colchicinização. Essa etapa promove o inchaço e a separação dos

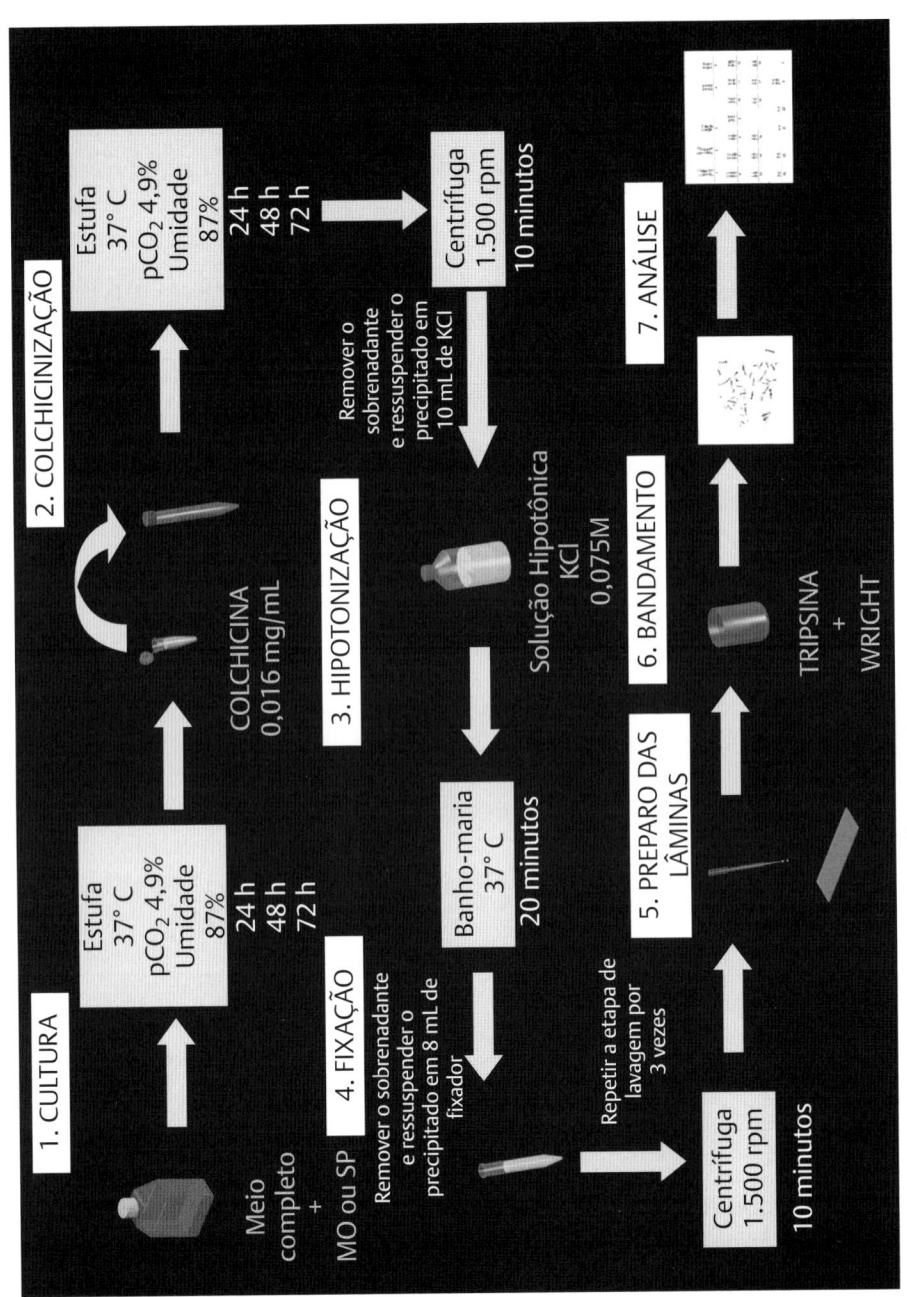

Fig. 37-2. Resumo das etapas de execução de um cariótipo.

cromossomos bem como a susceptibilidade ao rompimento da membrana citoplasmática na etapa de preparo de lâminas.

Fixação
Após a ação do KCl, as células são submetidas à fixação com Carnoy refrigerado (ácido acético e metanol na proporção de 1:3). Essa etapa é necessária para limpar os restos de citoplasma e deve ser repetida como lavagem pelo menos 3 vezes.

Preparo das Lâminas
Para uma boa dispersão cromossômica é importante o laboratório utilizar lâminas muito bem higienizadas, lapidadas e adotar um local adequado para esse procedimento, com umidade e temperatura controlados. O preparo das lâminas é realizado através do gotejamento sobre a lâmina, seguido da secagem à temperatura ambiente. Apenas uma lâmina de cada cultura deve ser corada com Wright ou Giemsa (para triagem do material, acerto da concentração e dispersão cromossômica). As demais lâminas devem aguardar para serem coradas (bandadas) em temperatura ambiente ou estufa (período de "envelhecimento").

Bandamento
Após o período que chamamos de "envelhecimento" das lâminas, segue-se a coloração dos cromossomos. A tripsina digere partes do material genômico e quando coradas com Wright permite visualizar as faixas claras (ricas em A = T) e escuras (ricas em C ≡ G) transversais dos cromossomos, possibilitando a identificação dos cromossomos e de prováveis alterações em sua estrutura. Comumente utiliza-se a banda G.

Análise
Inicia-se com a captura de metáfases em um sistema de análise computadorizado que consiste em um microscópio acoplado a uma câmera e a um *software*, possibilitando maior praticidade para o pareamento dos homólogos. Deve-se analisar no mínimo 20 metáfases, comparando cada cromossomo com seu par na tentativa de se identificar alterações na morfologia do cromossomo como: duplicação de bandas, inversões, deleções e translocações.

Elaboração do Laudo
Após a análise das metáfases, deve-se concluir o exame com base nas orientações do Sistema Internacional de Nomenclatura em Citogenética (ISCN). De acordo com

essa normatização, o laudo deve citar como anormalidades clonais apenas aquelas alterações numéricas e/ou estruturais que se fizeram igualmente presentes em pelo menos duas metáfases e as alterações do tipo monossomias ou perdas cromossômicas que foram igualmente observadas em pelo menos três metáfases. Algumas das alterações numéricas e/ou estruturais encontradas são grafadas de acordo com o Quadro 37-2.

Quadro 37-2. Nomenclatura em Citogenética

46,XX	Cariótipo feminino normal
46,XY	Cariótipo masculino normal
p	Braço p "*petit*" do cromossomo
q	Braço q do cromossomo
-	Indica a perda do cromossomo. Por exemplo, 45,XX,-7
+	Indica o ganho do cromossomo. Por exemplo, 47,XY,+8
Hiperdiploide	> 46 cromossomos
Hipertriploide	> 69 cromossomos
Hipodiploide	< 46 cromossomos
r	Cromossomo em anel: resultado da fusão de quebras teloméricas (extremidade dos cromossomos)
del	Deleção: perda de um segmento cromossômico. Por exemplo, 46,XY,del(11)(q23)
inv	Inversão: quebra seguida de uma rotação de 180º graus do segmento cromossômico. Por exemplo, inv(16)(p13.1q22)
i	Isocromossomo: refere-se a um cromossomo com perda de um dos braços e duplicação do braço remanescente. Por exemplo, i(17)(q10)
t	Translocação: descreve a troca entre segmentos de dois ou mais cromossomos, sendo os cromossomos envolvidos descritos entre parênteses. Por exemplo, t(9;22)(q34;q11.2)
[ ]	O número de metáfases que compõem o clone é descrito entre colchetes. Por exemplo, 46,XX,del(5)(q32)[10]/46,XX[10]
add	Material cromossômico adicional de origem desconhecida
mar	Cromossomo não identificado no cariótipo clássico

Fonte: Adaptado ISCN, 2013.

Fase Pós-Analítica

De acordo com as normas de qualidade implantadas no laboratório, deve-se estabelecer uma organização de guarda do material analisado: armazenamento das lâminas, acondicionamento do precipitado e arquivo dos registros das análises. Essa etapa é relevante mediante a eventual necessidade de revisar algum caso ou a avaliação de auditores.

ALTERAÇÕES CROMOSSÔMICAS EM ONCO-HEMATOLOGIA

Leucemia Mieloide Aguda (LMA)

Aproximadamente 75% das LMAs apresentam alterações no cariótipo ao diagnóstico. O Quadro 37-3 mostra as anormalidades citogenéticas recorrentes.

Leucemia Linfoide Aguda (LLA)

Aproximadamente 90% das LLAs apresentam alterações no cariótipo ao diagnóstico (Quadro 37-4).

Síndrome Mielodisplásica (SMD)

Alterações citogenéticas recorrentes são encontradas, ao diagnóstico, em aproximadamente 30-50% dos casos de SMD primária e 80-90% das SMDs secundárias ou relacionadas com a terapia. As mielodisplasias não apresentam alterações no cariótipo específicas, com exceção da deleção do braço longo do cromossomo 5 (5q-). O Quadro 37-5 detalha as alterações mais comuns nas SMDs.

Síndromes Mieloproliferativas Crônicas (SMPc)

As síndromes ou neoplasias mieloproliferativas crônicas englobam um grupo de doenças que apresentam como característica comum uma mutação clonal da célula-tronco hematopoiética, que pode ocasionar a proliferação aumentada da série eritroide (policitemia *vera* – PV); série granulocítica (leucemia mieloide crônica – LMC, leucemia neutrofílica crônica – LNC, leucemia eosinofílica crônica não especificada – LEC, mielofibrose – MF); série megacariocítica (trombocitemia essencial – TE) ou mastócitos (mastocitose sistêmica – Ma). As alterações citogenéticas visam basicamente à inclusão ou exclusão do cromossomo Philadelphia [t(9;22)(q34;q11.2)] (Quadro 37-6). A investigação de marcadores moleculares para estas patologias culminou com a presença da mutação JAK2 V617F, que constitui um marcador para o diagnóstico e identificação de 90% dos casos de policitemia *vera*, 50% dos casos de mielofibrose, podendo estar presente na trombocitemia essencial.

Quadro 37-3. Anormalidades Citogenéticas Recorrentes em LMA

Anormalidade Cromossômica	Fenótipo	Rearranjo Gênico Envolvido
t(15;17) (q22;q12)	LMA-M3	PML-RARA
t(8;21) (q22;q22)	LMA-M2	ETO, AML1
inv (16) (p13.1q22) ou t(16;16) (p13.1;q22)	LMA-M4	MYH11-CBFB
t(1;22) (p13;q13)	LMA-M7	RBM15-MKL1
inv (3) (q21q26.2) ou t(3;3) (q21;q26.2)	LMA	RPN1-EVI1
t(6;9) (p23;q34)	LMA	DEK-CAN

Quadro 37-4. Anormalidades Citogenéticas Recorrentes em LLA

Anormalidade Cromossômica	Fenótipo	Rearranjo Gênico Envolvido
t(9;22)(q34;q11.2)	LLA-B	BRC-ABL
t(v;11q23)	LLA-B	MLL
t(12;21)(p13;q22)	LLA-Pré-B	ETV-RUNX1
hiperdiploidia	LLA-B	
hipodiploidia	LLA-B	
t(5;14)(q31;q32)	LLA-Pré-B	IL3-IGH
t(1;19)(q23;p13)	LLA-Pré-B	E2A-PBX1
t(4;11)(q21;q23)	LLA-Pró-B/mista	AF4-MLL

Doenças Linfoproliferativas e Mieloma Múltiplo (MM)

Os achados citogenéticos nesse grupo de doenças ainda são considerados inferiores quando comparados aos achados moleculares. Provavelmente isso acontece pela dificuldade de obtenção de metáfases nessas patologias, pelos rearranjos serem críticos e/ou pelo fato de o material submetido à cultura celular ser inadequado. Em pacientes com linfoma não infiltrado, quando a análise é de amostras de baço ou punção de linfonodo, a porcentagem de cariótipos alterados é de 90 e 80%, respectivamente (Quadro 37-7).

Quadro 37-5. Alterações Citogenéticas Comuns na SMD

Anormalidade Cromossômica	Frequência em SMD Primária	Frequência em SMD Secundária*
-5 ou del(5q)	27%	11%
+8	19%	8%
-7 ou del(7q)	15%	41%
del(11q)	7%	
t(2;11)(p21;q23)	7%	4%
del(12)(p11p13)	5%	8%
-Y	5%	1%
del(20)(q11q13)	2%	
der(1;7)(q10;p10)	2%	7%
del(13q)	2%	
t(1;3)(p36;q21.2)	1%	
t(6;9)(p23;q34)	0,5%	

*Nas SMDs secundárias predominam os clones com cariótipos complexos (com mais de três anormalidades cromossômicas/metáfase).

Quadro 37-6. Alterações Citogenéticas nas SMPc

Anormalidade Cromossômica	Fenótipo	Rearranjo Gênico Envolvido
t(9;22)(q34;q11.2)	LMC	BCR-ABL
+8	LMC, PV, MF,TE,LNC	
+9	PV,TE,LNC	
del(20q)	PV,MF,LNC	
del(13q)	PV,MF,TE	
del(4)(q12q12)	LEC	FIP1L-PDGFRA
t(5;12)(q13-33;p12)	LEC	ETV6-PDGFRB

Quadro 37-7. Alterações Citogenéticas nas Doenças Linfoproliferativas e MM

Anormalidade Cromossômica	Fenótipo	Rearranjo Gênico Envolvido
del(13)(q14)	Leucemia linfocítica crônica, mieloma múltiplo	
+12	Leucemia linfocítica crônica, leucemia pró-linfócitica; linfoma linfocítico pequeno	
del(11)(q22-q23)	Leucemia linfocítica crônica	
del(17)(p13)	Leucemia linfocítica crônica	ATM
del(6)(q21)	Leucemia linfocítica crônica	TP53
t(14;18)(q32;q21)	Linfoma folicular	IgH-BCL2
t(8;14)(q24;q32)	Linfoma de Burkit	MYC-IgH
t(2;8)(p12;q24)	Linfoma de Burkit	MYC-Igκ
t(8;22)(q24;q11)	Linfoma de Burkit	MYC-Igλ
t(11;14)(q13;q32)	Linfoma de células do manto, mieloma múltiplo	Ciclina D1-IgH
t(2;5)(p23;q35)	Linfoma anaplásico	ALK-NPM
t(4;14)(p16;q32)	Mieloma múltiplo	Ciclina D1-IgH
del(17)(p13)	Mieloma múltiplo	MAF-IgH
Hipodiploidia	Mieloma múltiplo	TP53
Hiperdiploidia	Mieloma múltiplo	

BIBLIOGRAFIA

Barch MJ, Knutsen T, Spurbeck J. *The AGT cytogenetics laboratory manual*, 3rd ed. Lippincott: Raven, 1997. 666 p.

Gardner EJ. *History of biology*, 2nd ed. Minneapolis: Burgess, 1965.

Guerra C. *Clínica e laboratório*. São Paulo: Ed. Sarvier, 2011. 552 p.

Hsu TC, Pomerat CM. Mammalian chromosomes *in vitro* II. A method for spreading the chromosomes of cells in tissue culture. *J Hered* 1953;44:23-9.

Kallioniemi A, Kallioniemi OP, Sudar D. Comparative genomic hybridization for molecular cytogenetic analysis of solid tumors. *Science* 1992;258(5083):818-21.

Nowell PC, Hungerford DA. A minute chromosome in human chronic granulocytic leukemia. *Science* 1960;132:147.

Nowell PC. Phytohemagglutinin: an initiator of mitosis in cultures of normal human leukocytes. *Cancer Res* 1960;20:462-6.

Rowley JD. A new consisted chromosome abnormality in chronic myelogenous leukemia identified by quinacrine fluorescence and giemsa staining. *Nature* 1973;243:290-3.

Shaffer LG, Mcgowan-JJ, Schmid M. An international system for human cytogenetic nomenclature, 6th ed. Published in colaboration with Cytogenet, Karger, Basel, 2013. 140 p.

Tijo JH, Levan A. The chromosome number of man. *Hereditas* 1956;42:1-6.

CAPÍTULO 38
APLICAÇÕES DA BIOLOGIA MOLECULAR EM ONCO-HEMATOLOGIA

O câncer é uma doença complexa e heterogênea resultante de inúmeras alterações genéticas e epigenéticas. O processo de gênese tumoral apresenta como característica a maior capacidade proliferativa aliada à autonomia e à resistência à morte celular.

Segundo a Organização Mundial da Saúde (OMS), o câncer é a segunda principal causa de morte em todo o mundo, cuja maior incidência está em países de baixo e médio desenvolvimento. Estima-se, para o Brasil, biênio 2018-2019, a ocorrência de 600 mil novos casos de câncer para cada ano.

O câncer hematológico se origina na medula óssea ou sistema linfático. As formas mais comuns de cânceres hematológicos são as leucemias, linfomas e mielomas. Para o Brasil, estimam-se 5.940 casos novos de leucemia em homens e 4.860 em mulheres para cada ano do biênio 2018-2019. As leucemias, em geral, podem estar relacionadas com fatores de risco ocupacionais, agentes infecciosos específicos, desordens genéticas, exposição à radiação ionizante e a agentes químicos como os solventes, entre eles o benzeno, comumente encontrado no vapor da gasolina em postos de abastecimento e no tabaco. As leucemias são causadas por um descontrole nas células-tronco hematopoéticas, causadas por mutações espontâneas ou provocadas pela exposição aos fatores acima citados. A relação entre a população de células-tronco hematopoéticas (HSC) e o microambiente da medula óssea circundante é uma área de pesquisa em rápida evolução. Embora a leucemogênese resulte, em grande parte, da atividade genética anormal dentro da própria célula-tronco, evidências crescentes indicam um papel contributivo significativo desempenhado pela desregulação do estroma medular. Assim se faz necessária a melhor compreensão dos aspectos moleculares envolvidos no desenvolvimento ou progressão dessas doenças, aliada a métodos diagnósticos cada vez mais rápidos e sensíveis, haja vista que o diagnóstico precoce é relevante em todos os contextos e na maioria dos cânceres.

As leucemias são neoplasias muitas vezes caracterizadas por translocações cromossômicas que, criando genes quiméricos, induzem a ativação de oncogenes específicos. A leucemia mieloide crônica (LMC), a primeira neoplasia em humanos associada a um rearranjo cromossômico, caracteriza-se pela presença do cromossomo Philadelphia (Ph), resultante da fusão de parte do proto-oncogene ABL, no cromossomo 9 com o gene BCR, no cromossomo 22, gerando o gene de fusão BCR-ABL. O produto gênico é uma proteína quimérica com elevada atividade de tirosinoquinase, que tem papel central na patogenia da LMC. As patologias que podem apresentar este gene de fusão são as leucemias mieloides crônicas e leucemias linfoblásticas agudas (LLA). A identificação do Rearranjo BCR/ABL t(9;22) tem importante valor diagnóstico, assim como no monitoramento terapêutico da LMC e LLA, sendo atualmente realizada por PCR quantitativa (qPCR).

O gene quimérico BRC/ABL tornou-se um importante alvo para primeira terapia direcionada a uma leucemia. O mesilato de imatinibe foi especificamente a primeira droga alvo contra tirosinoquinase BCR-ABL, e rapidamente se tornou o tratamento padrão para pacientes com leucemia mieloide crônica e leucemia linfoblástica aguda. Posteriormente surgiram os inibidores de segunda geração para pacientes que não respondiam ao imatinibe como, por exemplo, Dasatinib, Nilotinib, Bosutinib e Ponatinib. Após o tratamento e, em virtude de alterações moleculares, a possibilidade de recidiva da doença ainda existe, assim se faz necessária a identificação de doença residual mínima (DRM) por métodos moleculares como a PCR em tempo real. A doença residual mínima (DRM) é definida pela presença de um pequeno número de células leucêmicas, que não podem ser detectadas por morfologia ou análise citogenética. A resposta inicial ao tratamento, avaliada pela quantificação de células leucêmicas residuais, ou doença residual mínima (DRM), é atualmente um dos mais importantes fatores para a identificação de pacientes com maior ou menor risco de recaída.

REAÇÃO DE POLIMERIZAÇÃO EM CADEIA – PCR TRADICIONAL E PCR EM TEMPO REAL (QPCR)

A PCR provavelmente é uma das técnicas moleculares mais empregadas. Baseia-se na capacidade de polimerização da DNA polimerase, derivada da bactéria *Thermus aquaticus* (Taq), uma enzima termoestável capaz de suportar ciclos de aquecimento a 95° C sem perda significativa de sua atividade. Consiste na síntese enzimática *in vitro* de cópias de fragmentos específicos de ácidos nucleicos. Como a DNA polimerase pode adicionar um nucleotídeo apenas a um grupo 3'-OH preexistente, ela precisa de um *primer* que forneça essa extremidade para adição do primeiro nucleotídeo. A PCR é um processo que envolve duas fases primárias:

A) Uma fase de *screening* durante os primeiros ciclos, quando o fragmento de DNA desejado é selecionado pela ligação específica de iniciadores denominados (*primers*).
B) Uma fase de amplificação durante os ciclos subsequentes, quando o número de cópias do DNA desejado aumenta exponencialmente por meio da repetição da reação de polimerização.

A reação é comumente realizada em um volume de 10-50 μL em pequenos tubos de reação e um termociclador para variação das temperaturas. Geralmente são em torno de 30 ciclos assim denominados: desnaturação, anelamento e extensão. São adicionados aos tubos *primers* específicos que são complementares à região alvo do DNA que se deseja amplificar, trifosfatos de desoxinucleotídeos ou dNTPs, (A,T,C,G), uma solução tampão que forneça um ambiente químico adequado à atividade e estabilidade da DNA polimerase e cátions bivalentes, geralmente íons magnésio (Mg). Todos os ciclos da PCR começam pela desnaturação (separação das fitas) do DNA molde ou cDNA por uma temperatura alta ($\pm 95°$ C). Após a separação das fitas, diminui-se a temperatura até um ponto ideal para a ligação dos *primers*, normalmente entre 50 a 65° C. A etapa de ligação ou anelamento dos *primers* (*annealing*) nos ciclos iniciais requer que os *primers* procurem em todo cDNA a sequência alvo. Após o anelamento dos (*primers*), a DNA polimerase é naturalmente ativada a 72° C e o DNA alvo é utilizado como molde para a incorporação dos nucleotídeos livres (dNTPs) ao longo da fita de DNA. Em experimentos com PCR não há um protocolo único para realização de todas as reações. Cabe ao pesquisador compreender uma série de princípios físico-químicos necessários à padronização da reação. A temperatura de anelamento dos *primers* (Ta) é calculada com base na temperatura de dissociação, Tm (*melting temperature*), sendo este valor baseado, principalmente, no tamanho dos *primers* utilizados e na porcentagem de nucleotídeos guanina e citosina (G,C), pois estas bases possuem características estequiométricas que promovem maior afinidade de ligação (3 pontes de hidrogênio) e elevam o valor da temperatura de dissociação (Tm). A temperatura de desnaturação normalmente é de 95° C e a temperatura de extensão de 72° C. Os tempos em cada ciclo da PCR variam de alguns segundos a um minuto. A contaminação é um sério problema em reações de PCR. Para preveni-la, devem ser reservadas áreas isoladas no laboratório, os micropipetadores utilizados devem ser separados e destinados apenas a estas reações e os controles negativos e positivos sempre devem fazer parte dos experimentos efetuados. Ao final da reação de PCR são empregadas técnicas de eletroforese para separação e visualização dos produtos amplificados.

PCR EM TEMPO REAL (QPCR)
A PCR em tempo real representa um grande avanço na área de diagnóstico molecular. Em razão de sua acurácia, sensibilidade, especificidade e velocidade no processamento das amostras, somado a isso a possibilidade de quantificação do número de moléculas, tornou essa ferramenta extremamente útil nas análises moleculares, principalmente no que concerne à quantificação dos transcritos do BCR/ABL nas leucemias mieloides crônicas e linfoides agudas. A base da PCR em tempo real (qPCR) é monitorar o processo de amplificação do DNA conduzido pela DNA polimerase, em "tempo real", ou seja, a cada ciclo de amplificação. Em uma reação de PCR, uma enzima termoestável como a DNA polimerase é usada para

sintetizar novas cadeias de DNA complementares à sequência do DNA alvo. Na reação, esta enzima é misturada com o molde de DNA (material genético de partida que contém a sequência alvo), iniciadores (*primers*) pequenas sequências de DNA fita simples projetadas para se ligar à sequência de DNA alvo e permitir a síntese de DNA em ambas as direções, e os nucleotídeos, também conhecidos como trifosfatos de desoxinucleotídeos (dNTPs). A reação prossegue por meio de três etapas ciclicamente repetidas, fazendo uso de diferentes temperaturas: $\pm 94°$ C desnaturação (separação da cadeia), $\pm 55°$ C de anelamento (ligação dos *primers*) e 72° C de extensão (síntese das novas cadeias). No final da reação de PCR, a sequência alvo será amplificada em bilhões de cópias. Ao contrário da PCR tradicional, a qPCR é capaz de detectar a amplificação dos fragmentos de PCR no final de cada ciclo de amplificação, ou seja, a amplificação de um alvo é detectada logo no primeiro momento que ocorre, usando para isso um sistema de corantes fluorescentes e um termociclador com capacidade de detecção de fluorescência. Utilizam-se reagentes fluorescentes (Syber Green) como corantes para identificar o sinal, e o resultado obtido na fase exponencial da reação é extrapolado, de modo a obter a quantidade inicial de amostra. A cada ciclo de amplificação, mais moléculas dupla-fita de DNA são formadas e, portanto, mais moléculas intercalantes de DNA, como o Syber Green são acopladas ao material genético que passa a emitir mais fluorescência. O *software* do aparelho instalado no computador acoplado converte esta informação luminosa em um gráfico de progressão geométrica a cada ciclo de amplificação. Alternativamente, podem ser utilizadas sondas específicas, (sistema TaqMan) que consiste em uma sonda fluorescente para detecção de um produto específico conforme se acumula durante os ciclos da PCR. São desenhadas de maneira a formar um híbrido com o material genético a ser amplificado. Uma sonda é uma sequência de nucleotídeos complementar ao gene alvo, contento um corante denominado *reporter*, fluorescente na extremidade 5' e um inibidor (*quencher*) da fluorescência, na extremidade 3'. Enquanto a sonda está intacta, a proximidade do inibidor reduz a fluorescência emitida pelo *reporter*. Na fase de anelamento dos *primers*, durante a reação de PCR, a sonda se liga ao DNA alvo. Durante a extensão, quando a enzima DNA polimerase começa a estender a fita complementar, a sonda que está ligada é quebrada em razão da atividade de exonuclease 5' – 3' da Taq DNA polimerase. A clivagem da sonda separa o corante *reporter* do inibidor que passa, então, a emitir o sinal característico da sua fluorescência. Ao final da reação é estabelecido o limiar de detecção denominado *threshold* que é dado por uma reta que faz a intersecção com a curva de amplificação observada no computador. Os valores são expressos em Ct (*cycle threshold*). Esse ponto (Ct) mostra o número de ciclos necessários onde a amplificação atinge certo limiar, o que permite a análise quantitativa. Os valores de Ct são inversos à quantidade de ácido nucleico que está em sua amostra e correlacionados ao número de cópias. Valores mais baixos de Ct indicam grandes quantidades de ácido nucleico alvo, enquanto valores mais altos de Ct significam quantidades menores (Figs. 38-1 e 38-2).

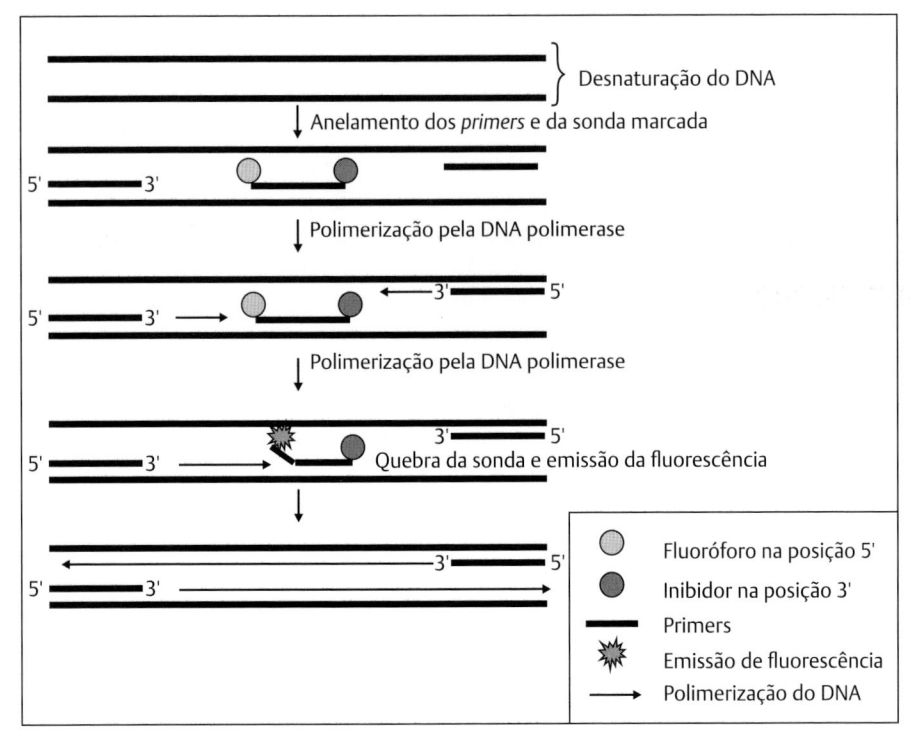

Fig. 38-1. PCR em tempo real utilizando o sistema TaqMan. A sonda TaqMan é uma sequência de nucleotídeos de fita simples complementar ao gene-alvo. Contém um corante denominado (*reporter*) fluorescente na extremidade 5' e um inibidor (*quencher*) da fluorescência na extremidade 3'. Quando a sonda está intacta, não emite fluorescência. Durante a fase de extensão, a sonda é quebrada e o *reporter* emite fluorescência.

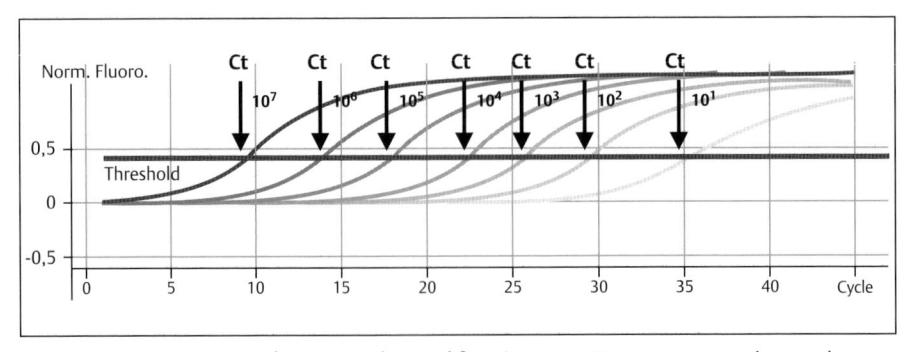

Fig. 38-2. Características das curvas de amplificação por PCR em tempo real, que plotam o sinal de fluorescência *versus* o número do ciclo. Curvas para sete amostras, corridas em duplicata, estão demonstradas. Os valores de Ct são indicados por setas e representam o ciclo em que o instrumento detecta a fluorescência derivada da reação de amplificação.

O fluxo de trabalho para análise da expressão gênica utilizando a técnica qPCR para identificação do gene quimérico BCR/ABL baseia-se em: 1. aquisição e manuseio das amostras experimentais; 2. extração de RNA total de amostras experimentais; 3. avaliação da concentração e qualidade do RNA; 4. síntese de cDNA a partir do RNA total extraído por meio de transcrição reversa; 5. otimização das condições para o ensaio de qPCR; 6. execução da reação de qPCR sob as condições otimizadas; 7. análise de dados usando métodos de normalização apropriados.

QUIMERISMO

O transplante alogênico de células-tronco é uma modalidade de tratamento eficaz e potencialmente curativa para pacientes com leucemias mieloides agudas ou crônicas, bem como para síndrome mielodisplásica (SMD). Os dois principais objetivos do transplante de medula óssea são restabelecer a hematopoese nos pacientes que receberem previamente um esquema mieloablativo e montar uma resposta imune enxerto *versus* leucemia (GvL) para eliminação da doença residual leucêmica. Não obstante, o paciente deve superar as graves comorbidades inerentes ao tratamento. Após o transplante alogênico é avaliado se houve "pega", que significa a conversão do padrão hematopoético do doador para o receptor. São utilizados marcadores moleculares do tipo repetições curtas em tandem, do inglês *short tandem repeats* (STR) ou microssatélites, que são sequências de DNA repetitivas contendo 2 a 5 repetições de pares de bases e úteis para discriminação das células do doador e do receptor. Essa metodologia tem como objetivo identificar e comparar os *loci* do doador e do receptor pré e pós-transplante. Os marcadores do tipo STR estão distribuídos por todos os cromossomos e são amplificados pela técnica de PCR multiplex na qual vários *loci* são amplificados simultaneamente utilizando-se *primers* marcados com compostos fluorescentes para posterior detecção em equipamentos de eletroforese capilar. Normalmente são utilizados de 3 a 15 *loci* de STR para este estudo. A análise poderá informar se houve pega completa da medula óssea do doador no receptor. A isso se denomina quimerismo completo, e quando ainda é possível identificar alguns *locus* do receptor nas amostras pós-transplante, denomina-se quimerismo misto. Caso aconteça a ocorrência de quimerismo misto é indicativo para novo transplante ou poderão ser infundidos linfócitos do doador para tentar eliminar o restante do clone neoplásico (Fig. 38-3).

APLICAÇÕES DA TERAPIA CELULAR CAR-T EM NEOPLASIAS HEMATOLÓGICAS: VANTAGENS E DESAFIOS

Os imunoterápicos, medicamentos que utilizam o próprio sistema imunológico do paciente para combater o câncer, têm sido os grandes protagonistas nos últimos anos. O princípio dessa nova abordagem é estimular o sistema imunológico a trabalhar mais ou de forma mais inteligente para atacar as células cancerígenas, visto que as células anormais podem não ser reconhecidas pelo sistema imune. A

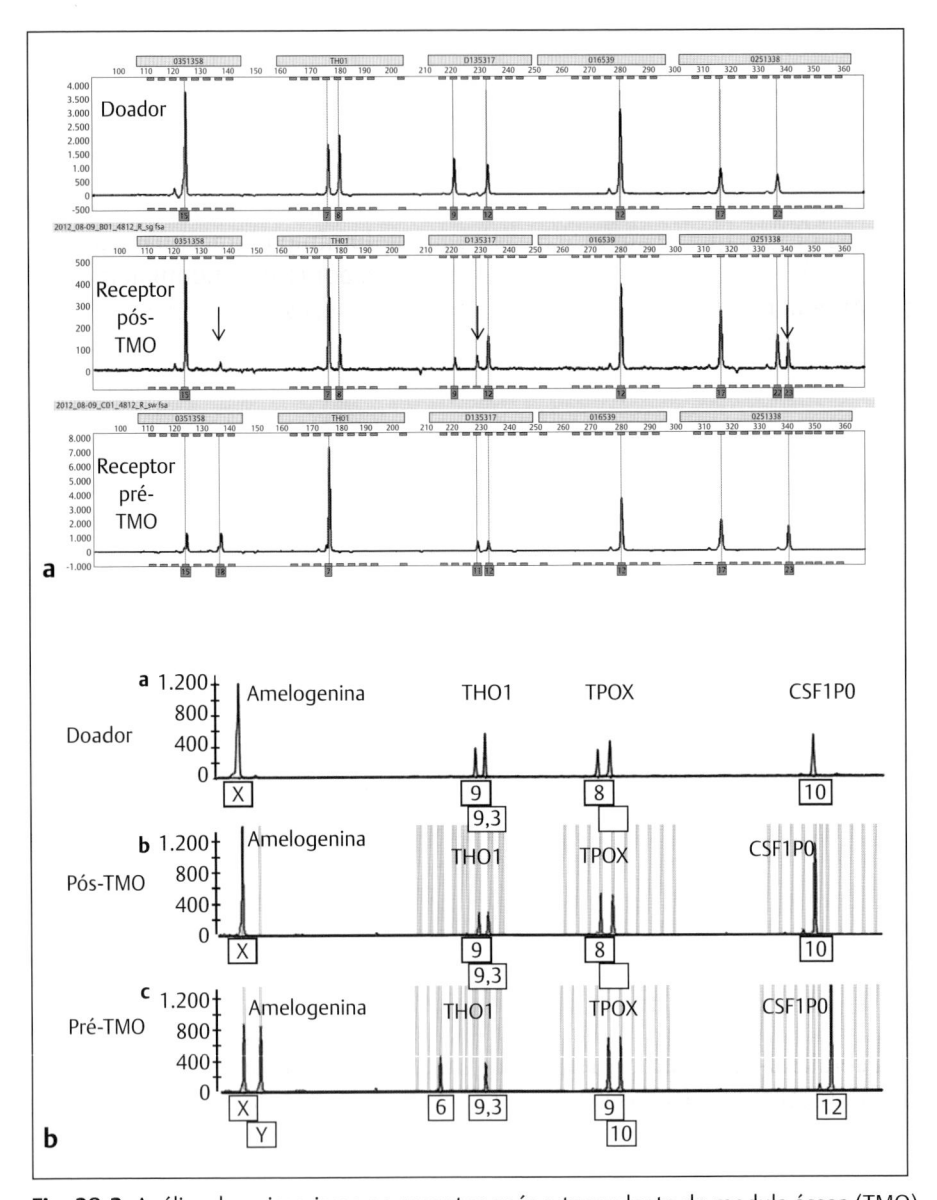

Fig. 38-3. Análise do quimerismo no receptor após o transplante de medula óssea (TMO) de um doador aparentado. (**a**) As setas mostram que o receptor apresenta os próprios alelos, bem como os alelos do doador demonstrados pelos gráficos, caracterizando o quimerismo misto. (**b**) Caracteriza um caso de quimera completa, note que o receptor pós-TMO possui os mesmos alelos do doador em todos os *locus* examinados.

terapia com células T (*CART -T cells*) é uma nova e promissora maneira de se obter células imunes para combater o câncer, modificando linfócitos T em laboratório para que possam encontrar e destruir as células cancerígenas. As células T usadas na terapia (CART-T) são alteradas em laboratório para identificar células cancerígenas específicas, adicionando um receptor artificial (chamado de receptor de antígeno quimérico ou CAR do inglês (***C**himeric **A**ntigen **R**eceptor*). Esses receptores têm uma porção que reconhece o antígeno ou domínio extracelular acoplado a domínios de sinalização e ativação intracelular e, por isso, denominados quiméricos. Após a modificação e expansão em laboratório, as células T geneticamente modificadas são reintroduzidas na corrente sanguínea do paciente, onde se multiplicam e começam a combater as células cancerígenas. Como diferentes tipos de câncer têm diferentes antígenos, cada receptor "CAR" é feito para um antígeno específico, tornando esse tipo de terapia mais individualizada. Por exemplo, a leucemia linfoblástica aguda (LLA) de células B, apresenta um antígeno muito expresso na superfície das células, denominado CD19. A terapia com células T CAR para tratar esse câncer é feita para se conectar as células T do paciente ao antígeno CD19, presente nas células leucêmicas do tipo B. As próprias células T do paciente são retiradas e geneticamente reprogramadas para expressarem o receptor para o antígeno CD19, facilitando seu reconhecimento. A leucemia linfoblástica aguda (LLA) é responsável por 75% dos casos de leucemia em crianças e adolescentes. A maioria das LLAs é de linhagem B, tanto em crianças como em adultos. Vale ressaltar que a terapia com células CAR-T está indicada para pacientes refratários às diferentes quimioterapias e em recidiva tumoral, o que ocorre em cerca de 10 a 20% dos pacientes. Estes pacientes têm uma expectativa de vida de aproximadamente 6 meses, daí a importância de novas abordagens terapêuticas. O processo para terapia celular com células T pode demorar algumas semanas. Primeiro, as células T são removidas do sangue do paciente usando um procedimento chamado leucaférese. Depois que os glóbulos brancos são removidos do paciente, as células T são separadas, enviadas para o laboratório e geneticamente alteradas pela adição do receptor do antígeno quimérico específico (CAR), isso as torna células T-CAR. Vetores lentivirais inativos são utilizados para introduzir o gene do receptor CD19 nas células T dos pacientes, que passam a produzir este receptor, dotando-as da capacidade de reconhecer o antígeno específico nas células B. Pode levar algumas semanas para concluir o procedimento porque é necessário um número muito grande de células T-CAR para essa terapia. Uma vez que haja células T-CAR suficientes, elas serão devolvidas ao paciente para lançar um ataque preciso contra as células cancerígenas. Uma vez que as células T-CAR começam a se ligar às células cancerígenas, tornam-se ativadas e se expandem em número, promovendo o efeito citotóxico desejado sobre a célula-alvo. Ainda que a terapia com células CAR-T seja promissora, os pacientes podem experimentar efeitos adversos graves, como, por exemplo, síndrome da liberação de citocinas (CRS) ou toxicidade neurológica. Os doentes podem, ainda, apresentar hipogamaglobulinemia em razão da destruição das células B, uma condição em que os níveis de imunoglobulinas (anticorpos) no sangue tornam-se baixo, aumentando o risco de infecções oportunistas. Estes pacientes necessitarão de reposição de imunoglobulinas por um período de tempo indefinido (Fig. 38-4).

As terapias com células T modificadas com receptor de antígeno quimérico (CAR) vêm alcançando enorme sucesso em neoplasias malignas hematológicas desde sua aprovação pela agência federal do Departamento de Saúde e Serviços Humanos dos Estados Unidos (FDA), com dados de ensaios clínicos mostrando altas taxas de remissão completa em leucemia e linfoma de células B. Felizmente, os avanços obtidos com as ferramentas moleculares vêm permitindo, entre outras ações, a construção de moléculas e anticorpos específicos no combate a determinados tipos de neoplasias, aumentando a esperança de cura ou contribuindo para maior sobrevida dos pacientes. O futuro aponta para o desenvolvimento de novas abordagens medicamentosas para auxiliar na prevenção, diagnóstico e na individualização do tratamento.

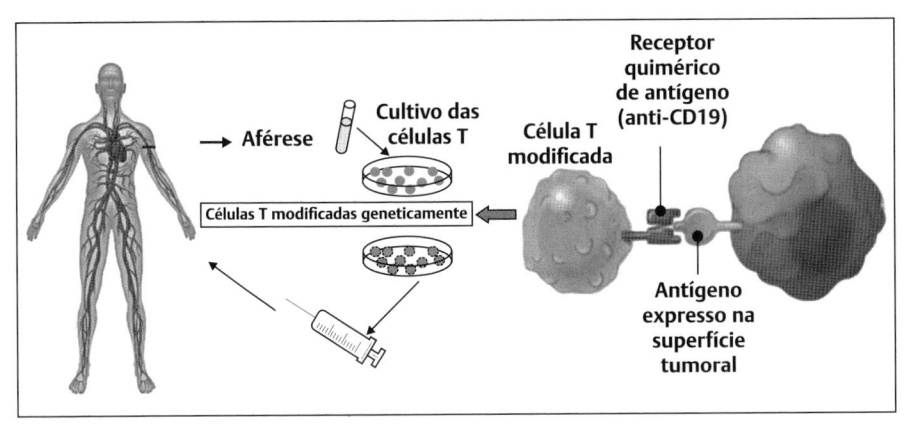

Fig. 38-4. Fluxo de trabalho para se obter as células CART-T. Os linfócitos T do paciente são separados por aférese e transduzidos com vetor lentiviral carregando o gene do receptor para o antígeno CD19. As células são expandidas e reintroduzidas no paciente.

BIBLIOGRAFIA

Cicconi L, Fenaux P, Kantarjian H et al. Molecular remission as a therapeutic objective in acute promyelocytic leukemia. *Leukemia* 2018 Aug;32(8):1671-8.

Cross NCP, White HE, Evans PAS et al. Consensus on BCR-ABL1 reporting in chronic myeloid leukaemia in the UK. *Br J Haematol.* 2018 Aug 20;182(6):777-88.

June CH, Sadelain M. Chimeric antigen receptor therapy. *N Engl J Med* 2018 July 5;379(1):64-73.

Kasim K, Levallois P, Abdous B et al. Lifestyle factors and the risk of adult leukemia in Canada. *Cancer Causes Control* 2005 June;16(5):489-500.

Khan F, Agarwal A, Agrawal S. Significance of chimerism in hematopoietic stem cell transplantation: new variations on an old theme. *Bone Marrow Transplant* 2004 July;34(1):1-12.

Navarro E, Serrano-Heras G, Castaño MJ, Solera. Real-time PCR detection chemistry. *J Clin Chim Acta* 2015 Jan 15;439:231-50.

Siegel RL, Miller KD, Jemal A. Cancer statistics, 2017. *CA Cancer J Clin* 2017 Jan;67(1):7-30.

Spiess B, Naumann N, Galuschek N et al. The benefit of quality control charts (QCC) for routine quantitative BCR-ABL1 monitoring in chronic myeloid leukemia. *PLoS One* 2018 Apr 24;13(4).

CAPÍTULO 39
AVALIAÇÃO LABORATORIAL DA HEMOSTASIA

TESTES PARA PLAQUETAS
Tempo de Sangramento (TS)
Esta prova mede o mecanismo vasoplaquetário, avaliando a capacidade de tamponamento das plaquetas e a integridade do vaso sanguíneo.

Técnica
- O método de Duke foi introduzido em 1910 e ainda é o mais utilizado para avaliação da função plaquetária e integridade funcional do vaso.
- Este teste consiste em realizar a assepsia do lobo da orelha ou da polpa digital e, em seguida, com auxílio de uma lanceta, fazer em um só golpe uma pequena incisão com cerca de 2 mm de profundidade e disparar o cronômetro.
- A cada 30 segundos absorver a gota de sangue com um papel de filtro (tendo cuidado para que o mesmo não toque o local da incisão) até cessar o sangramento.
- Anotar o tempo decorrido entre a primeira e última gota de sangue coletadas. O valor de referência é de 1 a 3 minutos.

Interpretação
O tempo de sangramento é um teste de triagem (avalia número e função plaquetária) que se altera nas púrpuras trombocitopênicas (leucemias agudas, anemia megaloblástica etc.) e trombocitopáticas (doença de Von Willebrand, uso crônico da aspirina etc.).

A realização do TS permanece controversa. Há serviços que utilizam o teste como rotina no pré-operatório e há outros serviços que não o realizam. Alguns países deixaram de realizar o TS em razão das dificuldades associadas à sua padronização, à sua baixa sensibilidade e especificidade. Outras variáveis do teste incluem interferências relacionadas com a habilidade do técnico que o executa conferindo pouca reprodutibilidade ao teste.

Outro método disponível é a técnica de Ivy ou Ivy modificada (*template*) que procura minimizar algumas variáveis. Utilizando um esfigmomanômetro no braço do paciente, deve-se selecionar uma área de teste na superfície anterior do antebraço (sem veias superficiais), 5 a 10 cm abaixo do sulco do cotovelo. Após a assepsia do local, o manguito é inflado a 40 mmHg e essa pressão mantida durante todo o teste.

Devem ser realizadas duas incisões no local preparado com comprimento e profundidade padronizadas e, portanto, devem ser feitas rapidamente por meio de um dispositivo automático (*template*). Acionar o cronômetro e a cada 30 segundos, absorver o sangue com papel de filtro, mas sem esfregar o corte. Parar o cronômetro quando o papel de filtro não apresentar mais nenhuma nova mancha de sangue. O resultado do teste varia entre 2,5 e 8,5 minutos e foi padronizado para contagens de plaquetas acima de 100.000/mm^3.

Prova do Laço (PL)
Princípio
É um teste que estabelece as condições de permeabilidade e fragilidade capilar, pelo aumento da pressão interna dos capilares feita por "garroteamento" e retardo do retorno venoso.

É importante na avaliação das plaquetas tanto qualitativa como quantitativamente, bem como dos capilares (púrpuras vasculares e plaquetárias).

Técnica
Escolher um dos braços do paciente e anotar com caneta qualquer sinal vermelho ou petéquia que possa existir eventualmente.

Estabelecer com o esfigmomanômetro uma pressão intermediária entre a máxima e a mínima, e mantê-lo por 5 minutos.

Reexaminar a área e anotar o aparecimento de petéquias.

Valor Referência
Ausência de petéquias.

Prova de Retração do Coágulo (RC)
Avalia a qualidade e a quantidade das plaquetas através de sua capacidade em fazer o coágulo contrair e expelir soro de seu interior.

Técnica
- Colocar 5 mL de sangue total de um tubo graduado sem anticoagulante e contendo um arame imerso.
- Deixar o sangue coagular em BM a 37° C.
- Rodar o hematócrito à parte.
- Após 2 horas retirar o coágulo e centrifugar o soro restante, anotando o volume de soro.

Cálculo da RC

$$\% \text{RC} = \frac{\text{Vsg - Vsoro}}{\text{Vsg}} \times \frac{\text{Ht paciente}}{\text{Ht normal}} \times 100$$

Valor Referência
- 48 a 64%.

Contagem de Plaquetas

Os métodos de contagem de plaquetas podem ser automatizados ou manuais. As técnicas manuais podem ser feitas em câmera de Neubauer ou em lâmina (método de Fonio).

Método de Fonio: as amostras de sangue total são coletadas com anticoagulante EDTA e em seguida é confeccionada uma extensão sanguínea corada com Leishman ou pan-ótico.

As plaquetas são contadas em cerca de 5 a 10 campos microscópicos contendo um total de 1.000 glóbulos vermelhos homogeneamente distribuídos. Após a contagem de glóbulos vermelhos, aplica-se uma regra de três:

Número de plaquetas contadas		1.000 glóbulos vermelhos
X plaquetas/mm³		Número de glóbulos vermelhos contados

Valor de Referência
- 150.000 a 400.000/mm³.

Interpretação

O aumento de plaquetas (trombocitose) pode ser observado em neoplasias, algumas infecções ou inflamações crônicas, após esplenectomia, no pós-operatório, trauma ou hemorragia.

O número diminuído das plaquetas (trombocitopenia ou plaquetopenia) pode ser observado nas deficiências de folato e vitamina B12, mas leucemias agudas, na esplenomegalia, nas púrpuras alo ou autoimunes, nas anemias microangiopáticas, na coagulação intravascular disseminada (CIVD), na púrpura trombocitopênica trombótica (PTT), na síndrome hemolítico urêmica (SHU), no uso de certas drogas e pode ser ainda dilucional (após transfusão), causada por artefatos de técnica ou ainda pelo anticoagulante EDTA (satelismo plaquetário).

Avaliação da Função Plaquetária (PFA-100)

O teste de avaliação da função plaquetária por Platelet Function Analyzer, ou PFA-100, mede o tempo que o sangue leva para recobrir uma membrana revestida com:

1. **Colágeno e epinefrina (CEPI):** para o *screening* primário.
2. **Colágeno e ADP (CADP):** para a avaliação das disfunções plaquetárias (p. ex., AAS). O revestimento da membrana é obtido a partir de cartuchos (1 ou 2).

Este teste é uma medida combinada da adesão e da agregação plaquetária, por se tratar de um teste rápido, padronizado, que não requer expertise técnica, que necessita de pequeno volume de sangue (amostras pediátricas) e com alta sensibilidade e reprodutibilidade, parece substituir o TS para o diagnóstico de determinadas patologias como no caso da doença de Von Willebrand.

Valores de Referência do Tempo de Oclusão pelo PFA-100
- *Com colágeno e epinefrina:* de 81 a 165 segundos.
- *Com colágeno e ADP:* de 57 a 111 segundos.

Adesividade das Plaquetas

Este procedimento *in vitro*, avalia a capacidade de adesão das plaquetas entre si e a pérolas de vidro (método de Salzman). São coletados dois tubos do paciente, um deles com EDTA e outro cujo sangue passará por um sistema contendo pérolas de vidro. Se as plaquetas forem normais, o segundo tubo irá conter de 40 a 75% das plaquetas contadas no primeiro tubo. O valor da adesividade é determinado dividindo-se a diferença da contagem de plaquetas entre os tubos pelo valor da contagem no primeiro tubo e o resultado multiplicado por 1.000 para obter a porcentagem de adesão.

Valor de Referência
- De 26 a 95% de adesividade.

Interpretação
Valores diminuídos são observados na trombastenia de Glanzmann, doença de Von Willebrand, síndrome de Chediak-Higashi, uremia e ingestão de drogas como aspirina. Valores aumentados podem ser observados na trombose venosa, embolismo pulmonar, carcinoma, gestação, uso de contraceptivos orais e esplenectomia.

Agregação Plaquetária

O teste de agregação plaquetária depende de um estímulo que pode ser observado na presença de determinadas substâncias denominadas de agonistas plaquetários: ADP (difosfato de adenosina), ácido araquidônico, trombina, epinefrina, colágeno.

O sangue deve ser coletado em tubos plásticos contendo citrato de sódio como anticoagulante e centrifugado por 30 minutos a 150 g para o preparo do plasma rico em plaquetas (PRP) com cerca de 250.000 plaquetas/mm^3 na contagem final. Um plasma pobre em plaquetas (PPP) deve ser preparado paralelamente após centrifugação da amostra por 10 minutos a 3.000 rpm para zerar o aparelho e diluir o PRP, se necessário.

O método utilizado é o coagulométrico em agregômetro (tipo de fotômetro). Cerca de 0,5 ml do PRP é colocado em uma cubeta apropriada e o reagente ativador é adicionado. A densidade ótica da amostra é monitorada e à medida que a agregação ocorre, o plasma se torna límpido e a transmitância de luz aumenta, gerando um gráfico correspondente à curva de agregação que pode ser avaliada em porcentagem (Fig. 39-1).

Interpretação

Agregação plaquetária diminuída ocorre nas trombocitopatias genéticas e adquiridas.

Este teste é utilizado para monitoramento da aspirina em pacientes com risco cardíaco elevado.

TESTES PARA COAGULAÇÃO PLASMÁTICA

Coleta da Amostra

Para os testes da coagulação plasmática, a amostra de sangue total deve ser coletada em tubos siliconizados, contendo como anticoagulante o citrato de sódio na proporção 1:9, geralmente utiliza-se tubos *vacutainer* de tampa azul contendo 0,5 mL de anticoagulante para 4,5 mL de sangue. A punção venosa deve ser cuidadosamente realizada evitando traumas e contaminação com fluidos teciduais. A quantidade de sangue coletado deve respeitar a proporção do anticoagulante, pois em casos onde o hematócrito está muito elevado e o volume de plasma é menor, ou em situações onde o volume de sangue coletado é inferior ao desejado pode ocorrer

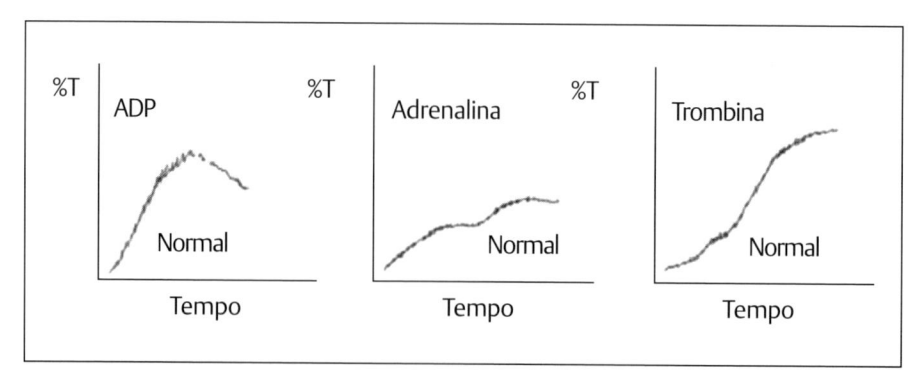

Fig. 39-1. Exemplos de curvas de agregação plaquetária.

falso prolongamento do resultado, pois o excesso de citrato da amostra sequestra o cálcio presente na maioria dos reagentes do teste, impedindo a coagulação normal.

Notas Importantes
- Amostras hemolisadas, lipêmicas ou ictéricas não devem ser utilizadas.
- Os testes devem ser realizados de preferência após 2 horas da coleta.
- A centrifugação deve ser a 3.000 rpm por 10 minutos, proporcionando um plasma pobre em plaquetas. Após centrifugação, o plasma deve ser imediatamente separado em outro tubo. As amostras de plasma podem ser refrigeradas para utilização em até 6 horas da coleta ou congeladas para determinações posteriores.
- A maioria dos testes é realizada em temperatura de 37° C; para o plasma atingir esta temperatura são necessários cerca de 3 minutos. Variações da temperatura podem provocar degradação dos fatores plasmáticos e interferir nos resultados do teste.

Tempo de Coagulação (TC)
É o tempo necessário para que o sangue total forme um coágulo firme à temperatura de 37° C, quando em contato com a superfície do vidro. Esta prova mede o **mecanismo intrínseco**.

Técnica de Lee e White
Coletar cerca de 5 mL de sangue de preferência com seringa plástica e acionar o cronômetro.

Distribuir 1 mL em dois tubos com diâmetro de 8 mm e colocá-los em banho maria a 37° C. Examinar a cada 30", se houve formação de coágulo inclinando ligeiramente o tubo.

Parar o cronômetro quando os tubos puderem ser totalmente invertidos e anotar os resultados.

Valor de Referência
- 4 a 8 minutos.

O tempo de coagulação está obsoleto e vem sendo substituído pelo TTPA.

O teste de coagulação ativado (TCA) foi introduzido para acompanhamento de pacientes em terapia com a heparina. Um ativador da coagulação é colocado em um tubo e o sangue coletado no leito do paciente. Após homogeneização, o tempo de formação do coágulo é observado em cerca de 98 segundos. Pacientes em uso de heparina para trombose venosa profunda prolongam o TCA para 3 ou 4 minutos.

Tempo de Tromboplastina Parcial Ativado (TTPA)
É o teste de triagem para avaliação do **mecanismo intrínseco**.

Mede todos os fatores com exceção do VII e XIII.

É o tempo necessário para que haja formação de um coágulo, quando ao plasma é adicionado cloreto de cálcio, um ativador de contato e fosfolipídeos (substitui o fator 3 plaquetário).

O reagente contém um fator contato (kaolin, ácido elágico ou celite) que induz alterações conformacionais no fator XII e inicia a coagulação por meio de mecanismo intrínseco.

A sensibilidade do teste é de 0,3 unidades/mL de plasma dos fatores VIII, IX e XI.

Técnica

- Colocar em um tubo de hemólise 0,1 mL de plasma citratado do paciente e 0,1 mL de cefalina ou reagente Trombofax®.
- Deixar em banho-maria (BM) a 37° C por 2 a 3 minutos e acrescentar 0,1 mL de cloreto de cálcio a 0,025M, acionando o cronômetro.
- Agitar o tubo em BM suavemente durante os primeiros 20" e observar a formação do coágulo.

Valor de Referência

- 25 a 40 segundos.

O TTPA do paciente deve ser realizado e comparado ao TTPA controle do dia. O ideal é estabelecer a relação entre o tempo obtido no tubo controle (*pool* de plasma normal) e o tempo do tubo do paciente. A relação é considerada normal até 1,2.

Interpretação

O TTPA é utilizado para monitorar a terapia com heparina. Está prolongado nas hemofilias e nas demais deficiências dos fatores da via intrínseca e via comum.

Este teste está prolongado na presença de anticoagulante lúpico, nestes casos deve ser feito um TTPA *mix* misturando uma parte do plasma do paciente e uma parte do plasma normal, se houver deficiência de um fator plasmático, o tempo é corrigido, porém, na presença do anticoagulante lúpico o resultado permanece prolongado.

Tempo de Protombina (TP)

Esta prova mede o **mecanismo extrínseco** da coagulação.

É o tempo necessário para que o plasma coagule na presença de fator tecidual (tromboplastina) e cálcio. O complexo formado entre o fator tecidual, o fator VII plasmático e o cálcio ativa diretamente o fator X da via comum levando à formação de fibrina.

Técnica
Em um tubo de hemólise colocar: 0,2 mL de tromboplastina cálcica, aquecer em BM 37° C e adicionar 0,1 mL de plasma citratado. Acionar o cronômetro e anotar o tempo decorrido para formação do coágulo.

Valor de Referência
- 10 a 14 segundos.

O valor de referência pode ser modificado dependendo do tipo de população, tipo de tromboplastina, tipo de instrumentação utilizada, pH e pureza da água destilada.

O laboratório deve estabelecer seus próprios valores de referência anualmente utilizando um mínimo de 20 indivíduos dos diferentes sexos.

O resultado pode ser expresso em atividade de protrombina, quando utilizada uma tabela de conversão do tempo de protrombina em atividade de protrombina (%) ou através do INR (razão internacional normatizada). O INR é calculado por meio da relação TP paciente/TP controle elevado ao ISI (índice internacional de sensibilidade). O ISI depende da tromboplastina utilizada para preparar o reagente e é indicado em uma tabela pelo fornecedor. Quanto mais próximo o ISI estiver de 1, maior será a sensibilidade da tromboplastina.

Exemplo: No caso de um resultado de TP paciente de 16 segundos com TP controle de 12 segundos e ISI de 2 o INR seria:

- $INR = (TP_{paciente}/TP_{controle\ normal})^{ISI}$.
- $INR = (16\ seg/12\ seg)^{2.0}$.
- $INR = (1.33)^{2.0}$.
- $INR = 1.768$.

Interpretação
O TP está aumentado nas deficiências congênitas dos fatores da via extrínseca (fator VII) e via comum, nas doenças hepáticas, na deficiência de vitamina K, na presença de fibrinólise primária e na CIVD.

Este teste é utilizado para monitorar o uso de anticoagulantes orais a exemplo dos dicumarínicos (sobretudo a varfarina) que atuam inibindo a carboxilação do ácido glutâmico presente nos fatores vitamina K-dependentes II, VII, IX, X e proteínas anticoagulantes C e S. A diminuição do número de resíduos glutamato carboxilados, resulta em fatores de coagulação com atividade prejudicada pela incapacidade de ligar cálcio e sofrer alterações de conformação necessárias. Nestas condições de anticoagulação, preconiza-se que os pacientes mantenham o resultado do TP entre 1,5 a 2 vezes o normal ou INR entre 2 e 3,5.

Algumas drogas podem potenciar os efeitos dos dicumarínicos como o álcool etílico, esteroides anabolizantes, antidepressivos tricíclicos, heparina. Sulfonamidas, penicilina, glucagon ou hormônio tireoidiano. Os corticosteroides, estrógenos, contraceptivos orais e fenobarbital podem minimizar o efeito anticoagulante.

Tempo do Veneno da Víbora Russel

Avalia a *via comum* da coagulação plasmática. O teste consiste no uso do veneno da víbora Russel com atividade semelhante à da tromboplastina. Quando adicionado ao plasma citratado na presença de cálcio e de plaquetas, ativa diretamente o fator X da coagulação levando à formação de fibrina.

Interpretação

O tempo prolongado está associado as deficiências dos fatores X, V, II e I.

Tempo de Trombina (TT)

Esta prova avalia o **fibrinogênio plasmático**.

A formação do coágulo ocorre após a adição de uma quantidade padronizada de trombina bovina ou humana a um determinado volume de plasma citratado.

Técnica

- Preparar uma solução de uso de trombina, (estável por 10' a 37º C).
- Adicionar 0,2 mL desta solução à 0,2 mL de plasma citratado pré-aquecido em BM.
- Acionar o cronômetro, marcando o tempo até a formação do coágulo.

Valor de Referência

- 12 a 18 segundos (depende do laboratório e reagente utilizado).

Interpretação

O tempo de trombina está aumentado nas hipofibrinogenemias (valores inferiores a 75 mg/dL), na terapêutica com heparina e em casos de doença hepática.
É um teste importante na determinação de CIVD e apresenta valor prolongado.

Obs.: O *tempo da reptilase* é também um teste utilizado para avaliar o fibrinogênio. Consiste em adicionar à amostra de plasma citratado, a enzima reptilase que provém do veneno da víbora *Bothrops atrox* e converte diretamente o fibrinogênio em fibrina. Não é afetado pelo uso da heparina e está prolongado na hipofibrinogenemia, disfibrinogenemia, na terapia com estreptoquinase e na presença de produtos de degradação da fibrina.

Dosagem de Fibrinogênio

Técnica

- Colocar em um tubo "de fibrinogênio" (graduado), 1 mL de plasma citratado.

Quadro 39-1. Concentração de Fibrinogênio

Marca	Volume (mL)	Fibrinogênio (mg/dL)
1/2	0,0025	20
1	0,005	42
2	0,010	83
3	0,015	125
4	0,020	167
5	0,025	208
6	0,030	250
7	0,035	292
8	0,040	335
9	0,045	375
10	0,050	420
11	0,055	465
12	0,060	505
13	0,065	545
14	0,070	585
15	0,075	630
16	0,080	675
17	0,085	715
18	0,090	760
19	0,095	800
20	0,10	840

- Fechar este com rolha e colocar em BM a 56° C por 15 minutos.
- Retirar do BM a agitar o tubo fortemente e centrifugar a 3.000 rpm por 10 minutos.
- Ler a concentração de fibrinogênio em mg/dL conforme Quadro 39-1.

   Obs.: Em caso de quantidade de plasma insuficiente, colocar 0,5 mL de plasma citratado procedendo da mesma forma e no final multiplicar por 2.

Valor de Referência
- 200-400 mg/dL.

TESTES PARA FIBRINÓLISE

Tempo de Lise das Euglobulinas (TLE)

O princípio do método consiste em fazer uma modificação das condições fisiológicas do plasma para remover os inibidores da fibrinólise. Para isso, o plasma é diluído em uma solução de ácido acético (pH = 5,4) e refrigerado a 4º C por 30 minutos, formando-se um precipitado denominado fração *euglobulina* (fibrinogênio, plasminogênio e ativadores do plasminogênio).

A maior parte dos componentes fibrinolíticos está presente no precipitado, enquanto os inibidores permanecem no sobrenadante. O precipitado é centrifugado e dissolvido em solução tampão e em seguida adiciona-se trombina para que ocorra coagulação.

O tubo é colocado em BM 37º C e observa-se então o tempo decorrido para lise do coágulo.

Técnica

Devem ser utilizados dois tubos conforme mostra o Quadro 39-2.

- Deixar em repouso por 30 minutos a 4º C.
- Centrifugar a 3.000 rpm por 5 minutos e desprezar o sobrenadante.
- Adicionar 0,5 mL de solução tampão veronal e dissolver o precipitado em BM 37º C.
- Adicionar uma 50 µL de trombina (ou cloreto de cálcio), misturar e deixar coagular.
- Observar a dissolução do coágulo a cada 10 minutos e marcar o tempo correspondente à lise total do coágulo.

Valor de Referência

- Acima de 90 minutos.

Interpretação

Se a lise do coágulo ocorrer com um tempo inferior a 90 minutos, é indicativo de atividade aumentada do plasminogênio (fibrinólise primária como em doenças hepáticas, neoplasias, cirurgias de grande porte).

Quadro 39-2

	Teste	Controle
Água destilada	9,0 mL	9,0 mL
Plasma-paciente	0,5 mL	-
Plasma-controle	-	0,5 mL
Ácido acético 1%	0,1 mL	0,1 mL

D-Dímero

O D-dímero é um dos produtos de degradação da fibrina, após a quebra desta pela plasmina. Este não existe normalmente no sangue, exceto quando o sistema de coagulação é ativado, por exemplo, devido à presença de trombose ou de coagulação intravascular disseminada.

A metodologia utilizada pode ser ELISA, imunoturbidimetria ou aglutinação em látex. Geralmente o teste utiliza um anticorpo monoclonal dirigido a um epítopo no fragmento D-dímero. Os testes ELISA são mais sensíveis que a aglutinação em látex.

O teste para D-dímero é rápido, de baixo custo e apresenta alta sensibilidade sendo de grande auxílio na investigação dos distúrbios tromboembólicos, além de auxiliar no diagnóstico da coagulação intravascular disseminada; auxiliar no diagnóstico e prognóstico do infarto cerebral; auxiliar na avaliação do estado de coagulação da hipertensão induzida pela gestação; auxiliar no diagnóstico e prognóstico dos pacientes com cirurgia e monitorar a terapêutica trombolítica.

O D-Dímero é um bom marcador fisiológico para pacientes com trombose venosa profunda (TVP), embolia pulmonar (EP) e apresenta alta sensibilidade para exclusão do diagnóstico destas patologias. O teste tem baixa especificidade, sendo positivo no infarto do miocárdio, na sepse e no pós-operatório.

BIBLIOGRAFIA

Colmann RW, Hirsh J, Marder VJ. *Hemostasis and thrombosis. Basic principles and clinical practice*, 4th ed. Philadelphia: Lippincott, Williams & Wilkins, 2001. p. 3-20.
Harmening D. *Clinical hematology and fundamentals of hemostasis*, 5th ed. Philadelphia: Davis Company, 2008.
Henry JB. *Diagnósticos clínicos e conduta terapêutica por exames laboratoriais*, 21. ed. São Paulo: Manole, 2012. 1664 p.
Hoffman M. A cell-based model of hemostasis. *Thromb Haemost* 2001;85(6):958-65.
Hoffman M, Monroe DM. Coagulation 2006: a modern view of hemostasis. *Hematol Oncol Clin North Am* 2006;21(1):1-11.
Lee GR, Bithell TC, Foerster J et al. *Wintrobe – Hematologia clínica*. São Paulo: Manole, 1998. v. I e II. 2623 p.
Lewis M, Bates I, Bain BJ. *Dacie and Lewis practical hematology*, 10th ed. Churchill Livingstone: Elsevier Science, 2006.
Zago MA, Falcão RP, Pasquini R. *Tratado de hematologia*. São Paulo: Atheneu, 2013. 1064 p.

TESTES IMUNO-HEMATOLÓGICOS

Carlos Pereira Araújo de Mello

MÉTODOS DE DETERMINAÇÃO DOS GRUPOS SANGUÍNEOS ABO

A tipagem para o sistema ABO pode ser realizada em lâmina, em tubo, em microplacas, em capilares ou, ainda, por técnicas de gel centrifugação.

As tipagens em lâmina estão praticamente abandonadas, pois o método favorece pseudoaglutinações que levam a reações falso-positivas.

A técnica em tubo é a mais usada atualmente e, portanto, será mais bem discutida, enquanto a técnica de gel centrifugação merece comentários por ser uma das mais modernas.

Como medida de segurança devemos sempre efetuar a tipagem direta (pesquisa do antígeno nas hemácias), além da tipagem reversa ou indireta (pesquisa dos anticorpos naturais regulares no soro). Qualquer discrepância entre tipagem direta e reversa deve ser analisada buscando a correção de erros técnicos ou constatação de casos especiais como subgrupos ou presença de anticorpos inesperados.

Tipagem ABO Direta, Realizada em Tubo

Materiais e Reagentes
- Tubos de hemólise (12 × 75 mm).
- Soros: anti-A, anti-B e anti-AB.
- Amostra: sangue coletado com anticoagulante.
- Pipetas Pasteur.
- Solução fisiológica (NaCl - 0,85%).
- Centrífuga para testes imuno-hematológicos.
- Estante para tubos.

Técnica
- Lavar as hemácias a serem testadas 3 vezes com solução fisiológica.
- Preparar uma suspensão dessas hemácias de 3 a 5% com solução fisiológica.
- Identificar 3 tubos: A, B, AB.

- Distribuir os reagentes:
- Homogeneizar e centrifugar todos os tubos a 3.400 rpm, por 15 segundos.
- Proceder à leitura (agitação delicada dos tubos).

Interpretação
Presença de aglutinação = positivo para o antígeno.

Tipagem ABO Reversa, Realizada em Tubo
Materiais e Reagentes
- Amostra de soro a ser testada.
- Suspensão de hemácias A1 (3 a 5% em solução fisiológica)*.
- Suspensão de hemácias B (3 a 5% em solução fisiológica)*.
- Tubos de hemólise (12 × 75 mm).
- Pipetas Pasteur.
- Solução Fisiológica (NaCl - 0,85%).
- Centrífuga para testes imuno-hematológicos.
- Estante para tubos.

* Adquiridas comercialmente ou preparadas no próprio laboratório após serem lavadas por no mínimo 3 vezes em solução fisiológica.

Técnica
- Identificar 2 tubos: A1, B.
- Distribuir os reagentes:
  - Homogeneizar e centrifugar os 2 tubos a 3.400 rpm por 15 segundos.
  - Proceder à leitura (agitação delicada dos tubos).

Interpretação
Presença de aglutinação = positivo para o anticorpo.

Tipagem ABO Direta, Realizada pelo Método de Gel Centrifugação

Essa técnica consiste no uso de cartões com microtubos, contendo uma mistura de gel e antissoro (anti-A, anti-B, anti-AB). A suspensão de hemácias a ser testada é colocada na extremidade superior do microtubo (acima do gel com antissoro).

Submete-se o cartão a um processo de centrifugação em centrífugas especiais. Assim, quando as hemácias não são aglutinadas por anticorpos presentes no gel, sedimentam-se no fundo cônico dos microtubos (reação negativa). Ao contrário, quando tais hemácias apresentam antígenos (A, B, AB) que reagem com o anticorpo presente no gel, formam aglutinados que são retidos na parte superior do gel durante a centrifugação (reação positiva).

Algumas vantagens técnicas desse método são:

- Uso de pequenas quantidades de amostra em volumes padronizados.

- Não há variação de interpretação de um técnico para outro.
- Testes estáveis por dias após sua realização.
- Facilidade e rapidez de execução.

Determinação do Fator Rh

Enquanto no sistema ABO os grupos sanguíneos possuem antígenos e anticorpos naturais, no sistema Rh, os anticorpos são produzidos mediante transfusão ou gravidez incompatíveis e, portanto, são ditos anticorpos "imunes".

Temos várias técnicas disponíveis para a classificação Rh, sendo que as mais utilizadas são: método em lâmina, método em tubo e gel centrifugação.

A classificação do indivíduo em Rh positivo ou Rh negativo leva em conta somente a presença ou não do antígeno D (Rh_0).

Indivíduos D fraco (D_u) são classificados como Rh positivo.

Interpretação
- Presença de aglutinação = Rh positivo.
- Ausência de aglutinação = Rh negativo ou D fraco (D_u)*.

* É aconselhável dar continuidade, pesquisando-se a presença do antígeno D fraco

O teste em lâmina pode apresentar erros, motivo pelo qual tem sido abandonado em favor do teste em tubo.

Determinação do Fator Rh em Tubo

Materiais e Reagentes
- Soro anti-D (Rh_0).
- Soro controle para pesquisa do antígeno D (Rh_0).
- Amostra: sangue coletado com anticoagulante.
- Tubos de hemólise (12×75 mm).
- Pipetas Pasteur.
- Centrífuga.
- Solução fisiológica (NaCl a 0,85%)

Técnica
- Lavar 3 vezes em solução fisiológica as hemácias a serem testadas.
- Preparar com as mesmas uma suspensão de 3 a 5% em solução fisiológica.
- Identificar 2 tubos: D e controle de D.
- Distribuir os reagentes:
  - Homogeneizar e centrifugar a 3.400 rpm por 15 segundos.
  - Proceder à leitura (agitação delicada dos tubos).

Pesquisa do D fraco – D$_u$

Materiais e Reagentes
- Os dois tubos da reação anterior (tubo D e tubo controle de D).
- Soro de Coombs (antiglobulina humana).
- Tubos de hemólise (12 × 75 mm).
- Centrífuga.
- Solução fisiológica (NaCl a 0,85%).

Técnica
- Incubar os 2 tubos da reação anterior por 30 minutos em BM a 37° C.
- Centrifugar os tubos a 3.400 rpm por 15 segundos.
- Proceder à leitura (agitação delicada dos tubos).
- Se houver presença de aglutinação no tubo D e ausência de aglutinação no tubo controle de D, o teste está terminado e o indivíduo é classificado como Rh positivo; caso contrário a reação prossegue.
- Lavar as hemácias com solução fisiológica por 3 vezes, decantando completamente o sobrenadante da última lavagem. Para a lavagem utilize centrifugações de 1 minuto a 3.400 rpm.
- Adicionar 2 gotas do soro de Coombs a cada um dos tubos e homogeneizar.
- Centrifugar os tubos a 3.400 rpm por 15 segundos.
- Proceder à leitura (com agitação delicada dos tubos).

PESQUISA E IDENTIFICAÇÃO DE ANTICORPOS IRREGULARES (PAI)

Anticorpos irregulares constituem aglutininas produzidas mediante prévia sensibilização seja por gestação ou transfusão anterior.

Indivíduos que nunca tiveram estímulos antigênicos conhecidos também podem ser portadores de anticorpos séricos irregulares, que reagem melhor em baixas temperaturas.

Como a amplitude térmica é o melhor meio de reatividade para cada anticorpo variam, devem ser utilizadas técnicas que sejam mais adequadas para cada tipo de reação. A triagem é feita, geralmente, à temperatura ambiente, 37° C e em meios de salina, albumina e antiglobulina humana.

Geralmente são utilizadas enzimas ou soluções de baixa força iônica (LISS) para aumentar a reatividade do anticorpo.

À pesquisa de anticorpos irregulares chama-se teste de Coombs que pode ser "**direto**" quando se pesquisa anticorpos fixos às hemácias (doença hemolítica do RN, anemias autoimunes, transfusões incompatíveis) e "**indireto**" que detecta a presença de anticorpos livres no soro (sensibilização materna por gravidez incompatível ou consequente a transfusão de sangue). Uma vez detectada a presença de anticorpo sérico irregular no soro, este pode ser identificado através do "**painel de hemácias**".

Teste de Coombs Direto (TCD) ou Teste de Antiglobulina Direto (TAD)
Demonstra a presença de glóbulos revestidos ou sensibilizados *in vivo* por aglutininas humanas. É de grande auxílio nos casos de Doença Hemolítica Perinatal (DHPN) e Anemias Hemolíticas Autoimunes (AHAI).

Técnica
- Coletar sangue venoso com EDTA.
- Lavar as hemácias 3 vezes em solução fisiológica.
- Fazer uma suspensão de hemácias de 3 a 5% em solução fisiológica.
- Identificar um tubo de hemólise.
- Pingar 2 gotas da suspensão de hemácias.
- Lavar mais uma vez com solução fisiológica, decantando completamente o sobrenadante.
- Adicionar 2 gotas do soro de Coombs e homogeneizar.
- Centrifugar por 15 segundos a 3.400 rpm.
- Proceder à leitura (agitação delicada dos tubos).

No caso de hemácias provenientes de cordão umbilical de RN, devem ser lavadas 8 vezes, para a remoção da geleia de Wharton.

Interpretação
Se a leitura foi negativa (ausência de aglutinação), o resultado do Coombs direto é negativo. Pode-se afirmar que não há anticorpos sensibilizando as hemácias.

Em caso de leitura positiva (presença de aglutinação), o resultado do Coombs direto é positivo. A identificação do anticorpo em questão pode ser feita através de técnicas de eluição (preparação de um eluato).

Teste de Coombs Indireto (TCI)
Consiste em detectar anticorpos irregulares no soro de um indivíduo, por meio de testes de hemaglutinação. Para melhor detectar os anticorpos da classe IgM ou IgG, o teste de Coombs indireto é sempre dividido em quatro fases, sendo as primeiras mais eficientes na detecção de anticorpos da classe IgM, e a última através do uso do soro de Coombs, responsável pela detecção dos anticorpos da classe IgG. A adição do soro de Coombs permite que hemácias sensibilizadas atinjam o potencial zeta crítico, resultando em aglutinação visível.

Pool *de Antígenos*
- Obtenção da amostra:
  - Coletar o sangue a ser testado de preferência em tubo sem anticoagulante (dar preferência ao uso de soro em lugar de plasma).
- Preparo das hemácias de triagem:
  - Preparar um "POOL" de hemácias do tipo O, Rh positivo (obtenção da maioria dos antígenos eritrocitários, através do uso de hemácias de vários indivíduos).

- Lavar este *pool* de hemácias por seis vezes em solução fisiológica, decantar o sobrenadante da última lavagem e acrescentar solução fisiológica até obter uma suspensão a 5%. Estão prontas as hemácias de triagem.

Existe a venda comercial de hemácias de triagem prontas para uso (um exemplo é o Triacell I e II®), em que todos os antígenos presentes estão devidamente identificados.

Técnica
- Identificar um tubo de hemólise.
- Pingar duas gotas de soro a ser testado.
- Acrescentar uma gota da suspensão de hemácias de triagem.
- Homogeneizar e centrifugar (15 segundos a 3.400 rpm).
- Proceder à leitura (presença ou não de aglutinação).

Anotar os resultados como: **fase salina temperatura ambiente**. Esta fase geralmente detecta anticorpos do tipo IgM como anti-M, anti-N, anti-Lea, anti--Leb e outros.

- Adicionar duas gotas de albumina bovina a 22%.
- Homogeneizar e centrifugar (15 segundos a 3.400 rpm).
- Proceder à leitura (presença ou não de aglutinação).

Anotar os resultados como: **fase proteica** temperatura ambiente.

- Incubar em banho-maria 37° C por no mínimo 15 minutos.
- Centrifugar (15 segundos a 3.400 rpm).
- Proceder à leitura (presença ou não de aglutinação).

Anotar os resultados como: **fase proteica quente**. Esta fase geralmente detecta anticorpos da classe IgG, que atuam melhor a 37° C, além do fato da albumina diminuir a repulsão entre as hemácias (diminuição do potencial zeta).

- Lavar as hemácias por três vezes em solução salina (centrifugações a 3.400 rpm por 1 minuto para remoção de possíveis anticorpos livres).
- Decantar completamente o sobrenadante após a última lavagem.
- Acrescentar duas gotas do soro de Coombs.
- Homogeneizar e centrifugar (15 segundos a 3.400 rpm).
- Proceder à leitura (presença ou não de aglutinação).

Anotar os resultados como: **fase de Coombs**. Esta é a fase mais importante para detectar anticorpos de classe IgG. Uma reação positiva (aglutinação) em qualquer uma das fases indica a presença de anticorpos irregulares, que devem ser identificados por meio do painel de hemácias. Um autocontrole que consiste em testar os glóbulos do paciente (suspensão a 5% de hemácias lavadas 3 vezes em salina) contra o seu próprio soro deve ser feito em paralelo (passando por todas as fases mencionadas acima), pois seu resultado pode complementar a triagem de anticorpos irregulares pelo teste de Coombs indireto (indicando a presença de autoanticorpos).

Os resultados das reações de aglutinação em hemoterapia são dados em cruzes de acordo com a intensidade da reação. Assim:

- Um só agregado sólido 4 +.
- Vários grumos grandes 3 +.
- Grumos de tamanho médio 2 +.
- Grumos de pequeno tamanho 1 +.

Painel de Hemácias

Uma vez detectado um anticorpo irregular no soro de um indivíduo (TCI), este poderá ser identificado pelo "PAINEL".

O painel consiste em uma montagem de 11 lotes de hemácias, na maioria das vezes, sendo 10 dos lotes obtidos de doadores individuais do grupo O (cuidadosamente selecionados), e 1 lote obtido a partir de mistura de sangue de cordão umbilical de recém-nascidos do grupo O.

As suspensões de hemácias vêm acompanhadas de um diagrama, revelando a composição dos antígenos presentes em cada doador.

O soro que se revelou positivo com as hemácias de triagem é, em um segundo tempo, colocado em contato com as hemácias do painel, nos mesmos meios e temperaturas que foram utilizados para a pesquisa de anticorpos (teste de Coombs indireto).

Observa-se ao final, a correspondência entre a distribuição das reações positivas e negativas e a distribuição de um antígeno presente ou ausente nos vários glóbulos vermelhos que compõem o painel. A coincidência entre a aglutinação obtida e a presença de um determinado antígeno sobre os glóbulos vermelhos do painel, demonstrará a especificidade do anticorpo.

Procedimento

- Identificar 11 tubos de hemólise (números de 1 a 11).
- Pingar duas gotas de soro a ser testado em cada um dos tubos.
- Acrescentar uma gota de cada uma das suspensões de hemácias do painel, em seus respectivos tubos.
- Homogeneizar e submeter os tubos a todas as fases do teste de Coombs indireto.

Anotar os resultados e comparar com o diagrama do painel de hemácias.

Provas de Compatibilidade Transfusional

O termo prova de compatibilidade e prova cruzada são, às vezes, utilizados de forma inadequada em hemoterapia. A prova cruzada constitui uma etapa final das provas de compatibilidade.

As provas de compatibilidade consistem em:

- Tipagem ABO e Rh do paciente e do doador.
- TCI do doador e do receptor.
- Prova cruzada.

Prova Cruzada Maior - PCM (*Crossmatch*)

A prova cruzada maior consiste em testar os glóbulos vermelhos do doador contra o soro do receptor. Existe também a prova cruzada menor que consiste em testar as hemácias do paciente contra o plasma do doador; porém, vem sendo abandonada em virtude da pesquisa de anticorpos que é feita como triagem em todos os doadores.

Procedimento

- Fazer uma suspensão a 5% em salina de glóbulos vermelhos do doador (previamente lavados por 3 vezes em salina).
- Identificar um tubo de hemólise e pingar 2 gotas de soro do receptor.
- Adicionar uma gota da suspensão de hemácias.
- Deste ponto em diante estaremos repetindo as fases do teste de Coombs indireto:
  - Homogeneizar e centrifugar a 3.400 rpm por 15 segundos.
  - Ler os resultados: presença ou não de aglutinação ou hemólise.
  - Adicionar 2 gotas de albumina bovina a 22%, homogeneizar.
  - Centrifugar e ler.
  - Incubar em banho-maria 37º C por no mínimo 15 minutos.
  - Centrifugar (3.400 rpm por 15 segundos) e ler.
  - Lavar as hemácias com solução fisiológica por 3 vezes (centrifugações de 1 minuto a 3.400 rpm).
  - Decantar completamente o sobrenadante da última lavagem.
  - Acrescentar duas gotas do soro de Coombs, homogeneizar.
  - Centrifugar (3.400 rpm por 15 segundos) e ler.

A compatibilidade é comprovada quando a prova é negativa em todas as fases.

Um autocontrole que consiste em testar os glóbulos do paciente contra o seu próprio soro (conforme mencionado anteriormente - TCI) deve ser feito em paralelo, pois seu resultado pode ajudar a explicar resultados positivos na PCM (Quadro 40-1).

Quadro 40-1. Discrepâncias na PCM

Resultados	Possível Interpretação	Sugestões
PCM (+)	Tipagem ABO incorreta	Repetir
Autocontrole (-) TCI receptor (-)	Soro do paciente com anticorpo irregular do sistema ABO (anti- A1)	Pesquisar subgrupos
	Aloanticorpos do soro do paciente contra antígeno de baixa frequência do doador não detectável pelo TCI	Identificar o Ac e repetir a PCM com unidades negativas para o Ag correspondente. Fazer o TCD no doador. Se positivo, desprezar a unidade
PCM (+) Autocontrole (-) TCI receptor (+)	Presença de aloanticorpos e/ou autoanticorpos no soro do paciente	Identificar o Ac e repetir a PCM com unidades desprovidas do Ag correspondente
PCM (+) Autocontrole (+) TCI receptor (+)	Anormalidades do próprio soro do paciente	Remover o autoanticorpo por meio de autoabsorção do soro do paciente
	Doenças como mieloma ou macroglobulinemia (ROULEAUX). Uso de dextran ou outros expansores de plasma	Coletar novas amostras e repetir os testes mudando os reagentes e usando tubos limpos
	Contaminação bacteriana, microcoágulos ou material mal lavado	

BIBLIOGRAFIA

Bordin JO, Langhi Jr DM, Covas DT. *Hemoterapia, fundamentos e prática*. São Paulo: Atheneu, 2007. 632 p.

Brecher M. *The AABB technical manual*, 15th ed. American Association of Blood Banks: Bethesda, 2005.

Girello AL, Kuhn T. *Fundamentos da imunohematologia eritrocitária*, 4.ed. São Paulo: Ed. Senac, 2016.

Harmening D. *Técnicas Modernas em Banco de Sangue e Transfusão*. 6. ed. Rio de Janeiro: Thieme Revinter, 2015, 708p.

Henry JB. *Diagnósticos clínicos e conduta terapêutica por exames laboratoriais*, 21. ed. São Paulo: Manole, 2012. 1664 p.

Lewis M, Bates I, Bain BJ. *Dacie and Lewis practical hematology*, 10th ed. Churchill Livingstone: Elsevier Science, 2006.

Oliveira Lima A. *Métodos de laboratório aplicados à clínica*, 8. ed. Rio de Janeiro: Guanabara Koogan, 2001.

ANÁLISE DO LÍQUIDO AMNIÓTICO

Ana Lucia Girello

O líquido amniótico é um importante componente do ambiente intrauterino. Sua produção e absorção dependem de mecanismos associados ao feto, a placenta, as membranas e ao organismo materno. A análise do líquido amniótico pode ser utilizada para o diagnóstico de DHPN, para caracterizar a saúde fetal; para determinar a possível necessidade de uma transfusão fetal intrauterina, para avaliação citogenética; para estabelecer o sexo fetal (importante quando se preveem patologias ligadas ao sexo, como a hemofilia); determinar os grupos sanguíneos ABO e sensibilização ao fator Rh(D); para estimar a maturidade fetal; para revelar anomalias bioquímicas homozigóticas (erros hereditários de metabolismo); ou, ainda, para determinar, por meio da análise bioquímica de células, a presença de quaisquer patologias fetais, como a doença de Tay-Sachs ou galactosemia.

COMPOSIÇÃO E FUNÇÕES

O líquido amniótico origina-se a partir dos tecidos embrionários nas primeiras semanas de gestação e está localizado dentro da cavidade amniótica.

Os principais componentes presentes neste líquido são células esfoliadas do âmnio, principalmente do feto; eletrólitos, sendo alguns relacionados com a idade gestacional; proteínas, aminoácidos, alfafetoproteína, substâncias nitrogenadas não proteicas, lipídeos, carboidratos, vitaminas, enzimas, bilirrubina, hormônios e prostaglandinas.

Entre as suas principais funções destacam-se:

- Atua como coxim hidráulico, protegendo o feto contra traumatismos.
- Possibilita os movimentos fetais, impedindo aderência do feto às paredes da cavidade amniótica.
- Favorece o equilíbrio térmico e hídrico.
- Exerce papel importante na nutrição fetal.
- Auxilia na expulsão fetal em razão da sua viscosidade.
- Atua como barreira contra infecções.

CARACTERÍSTICAS

Volume

O volume de líquido amniótico aumenta progressivamente com a gestação atingindo cerca de 500 a 1.500 mL nos últimos meses. Os casos de **polidrâmnio**, volume aumentado de líquido amniótico, podem ser observados na gestação gemelar, diabetes, fetos volumosos ou malformações. À diminuição do volume de líquido da cavidade amniótica (abaixo de 400 mL) damos o nome de **oligoidrâmnio** e pode estar relacionado com algumas doenças fetais.

Aspecto

Nos fetos jovens, o líquido é incolor e cristalino, tornando-se opalescente e grumoso de acordo com o grau de maturidade fetal. As colorações amarela, esverdeada, avermelhada são indicativas de sofrimento fetal merecendo atenção especial.

- *Amarela*: geralmente indica pigmentação pela bilirrubina podendo estar relacionada com a DHPN.
- *Verde*: é comum nos casos de mecônio, que indicam maturidade avançada do feto. Nestes casos o feto deglute excessivas quantidades de líquido amniótico demasiado tóxico, pois estando a gestação praticamente completa, a secreção do trato gastrointestinal e a descamação epitelial confere ao líquido a coloração esverdeada.
- *Vermelha*: é indicativa de hemorragia intrauterina acompanhada ou não de hemólise. Aparece, geralmente, após um traumatismo ou descolamento placentário.

ANÁLISE DO LÍQUIDO AMNIÓTICO

A composição do líquido amniótico é muito semelhante ao plasma materno, contendo nutrientes e grande quantidade de íons como cálcio, sódio, potássio e fósforo. Bioquimicamente, podem ser avaliados alguns componentes como ácido úrico, bilirrubina, creatinina, proteínas totais e hormônios.

Embora antigas, duas técnicas podem ser utilizadas no estudo do líquido amniótico durante a gestação: a **amnioscopia** e a **amniocentese**.

A **amnioscopia** é um método endoscópico de observação da câmara amniótica, realizado através do canal cervical utilizando um amnioscópio. É indicada para pacientes em trabalho de parto ou àquelas que já passaram das 40 semanas de gestação. Para ser realizada, o colo uterino precisa estar dilatado em ao menos 1 cm.

A **amniocentese** consiste na introdução de uma agulha através da parede abdominal da mãe para a retirada do líquido amniótico da "bolsa" onde o feto está se desenvolvendo sob orientação contínua do ultrassom. Via de regra pode ser realizada a partir de **16 semanas** de gestação.

A amniocentese e a subsequente análise do líquido amniótico são utilizadas para detectar principalmente: doenças congênitas, defeitos de tubo neural, idade gestacional e maturidade fetal pulmonar, sexagem fetal. É indicada, principalmente, a mulheres acima de 35 anos em razão da maior probabilidade de anormalidades cromossômicas fetais (síndrome de Patau e Edwards), além de tornar possível o estudo do DNA (paternidade). É um procedimento seguro, com risco de perda fetal geralmente menor do que 1%, uma vez que o método pode ser oferecido às mulheres selecionadas após serem revistos os riscos e os benefícios envolvidos.

Parâmetros Analisados no Líquido Amniótico

Concentração de Bilirrubina

Um bom parâmetro para avaliação da hemólise intrauterina é a concentração de bilirrubina. A bilirrubina aumenta normalmente entre a 28^a e 29ª semana e tende a diminuir até os níveis basais com o decorrer da gestação.

No caso de mulheres aloimunizadas que têm história de gestações previamente afetadas por anticorpos maternos ou têm título de anticorpo acima do título crítico, podem realizar a amniocentese e a espectrofotometria direta do líquido amniótico para quantificação da bilirrubina e estimativa de hemólise fetal. A doença hemolítica perinatal também pode ser diagnosticada. A decisão do tratamento pode ser baseada no grau de hemólise e na idade gestacional.

A bilirrubina é retirada do líquido amniótico pela capacidade de deglutição do feto, e posteriormente metabolizada pelo fígado materno, pois o feto não apresenta a enzima glicuronil transferase responsável pela conjugação e transformação de bilirrubina indireta em bilirrubina direta. Para esta prova, o líquido coletado deve ser protegido da luz e centrifugado para análise espectrofotométrica em 450 nm. De acordo com a concentração de bilirrubina encontrada no líquido, podemos classificar o risco fetal em três zonas distintas que parecem estar relacionadas com o título de anticorpos maternos. Este método é aplicável a gestações de 27 semanas:

- *Zona 1:* concentração inferior a 0,03 mg/dL = feto não acometido.
- *Zona 2:* concentração entre 0,03 e 0,06 mg/dL = feto moderadamente acometido.
- *Zona 3:* concentração superior a 0,06 mg/dL = feto gravemente acometido.

Pesquisa de Fosfolipídeos

Quando a amniocentese for executada para avaliar a maturidade fetal pulmonar, realiza-se a técnica, frequentemente, entre 32 e 36 semanas de gestação, observando-se o tipo de células epiteliais alveolares fetais predominantes, além de correlacionar a concentração de fosfolipídeos, através da avaliação da relação **lecitina/esfingomielina** (L/E).

Estes fosfolipídeos constituem substâncias surfactantes produzidas pelos pneumócitos do tipo II no pulmão que ficam entre a pleura parietal e visceral, exercendo ação sobre as tensões superficiais do líquido alveolar, diminuindo e prevenindo o colapso alveolar.

A lecitina é importante para a expansão dos alvéolos pulmonares quando o recém-nascido inspira pela primeira vez. A baixa produção de surfactantes está associada à síndrome de deficiência respiratória no recém-nascido.

A lecitina e esfingomielina difundem-se dos pulmões para o líquido amniótico em concentrações praticamente iguais (relação L/E = 1) quando o feto é imaturo. Quando os níveis de lecitina aumentam e a relação passa a ser superior a 2, estamos diante de um padrão de maturação pulmonar no feto. O pico máximo da produção de lecitina ocorre ao redor da 38ª semana de gestação.

Existe um método embora inespecífico, bastante rápido e simples para avaliação dos níveis de surfactantes, é chamado **teste de Clements** ou teste de estabilização das bolhas que consiste em colocar em cinco tubos de ensaio diluições utilizando solução fisiológica, metanol e líquido amniótico, agitar e observar a formação das bolhas estáveis.

Resultado
- *Positivo até o tubo 3:* feto imaturo.
- *Positivo até tubo 4:* maturidade duvidosa.
- *Positivo até tubo 5:* maturidade comprovada.

Dosagens Bioquímicas
Para o acompanhamento da gravidez é importante a determinação da idade gestacional. Quatro parâmetros eram usados para esta determinação: creatinina, que reflete a massa muscular fetal; ureia, que está relacionada com as proteínas; ácido úrico, que está relacionado com os nucleotídeos; e osmolalidade, que está relacionada com todos os anteriores. O problema básico do uso destes parâmetros é a alta taxa de variação na concentração e a falta de especificidade, impossibilitando um diagnóstico preciso. A ultrassonografia tornou-se a melhor ferramenta para estimar a idade gestacional, o tamanho e o sexo fetal.

Contagem de Células Orangiófilas
Prova utilizada para avaliação de maturidade realizada no sedimento do líquido é a pesquisa de células orangiófilas (coloração alaranjada) utilizando o corante azul de nilo. As células orangiófilas aumentam a partir da 35ª semana de gestação e a maturidade do feto está relacionada com um valor superior a 15% destas células no sedimento do líquido.

Cariótipo de Líquido Amniótico
Realizado usualmente entre a 16ª e 18ª semana e precocemente entre a 13ª e 15ª semana de gestação, sendo geralmente indicado nos seguintes casos: presença de alterações cromossômicas na família, anomalias fetais diagnosticadas pela

ultrassonografia, idade materna avançada, ansiedade do casal sobre o estado cromossômico do feto. A amostra do líquido amniótico coletada pelo médico, é preparada para ser submetida à cultura celular prolongada. Quando detectado o crescimento celular, o material é preparado para análise. Um *software* auxilia na análise cromossômica pela interpretação da imagem que é capturada por uma câmera conectada ao microscópio.

Tipagem Sanguínea Fetal

A determinação da tipagem sanguínea RhD fetal é útil para o acompanhamento pré-natal das gestantes RhD-, sensibilizadas ou não, evitando-se desnecessários procedimentos invasivos na presença de fetos RhD-. É possível determinar o grupo sanguíneo fetal no líquido amniótico em gestações de 37 a 40 semanas. A determinação do grupo sanguíneo nas células amnióticas é realizada por imunofluorescência.

Mais atualmente, a análise molecular do plasma materno abriu novas possibilidades para o diagnóstico pré-natal não invasivo, onde a genotipagem RHD fetal é uma das aplicações clínicas mais relevantes até o momento. O DNA fetal é extraído do plasma materno, e as regiões éxon 10 e intron 4 do gene *RHD* são testadas através da reação em cadeia da polimerase alelo-específica (AS-PCR) convencional.

Sexagem Fetal

Benavides *et al.*, em estudo para determinar o valor citológico do líquido amniótico no diagnóstico pré-natal do sexo, demonstrou uma significativa diferença na citologia de fetos masculinos e femininos, já que nestes últimos encontrou um maior número de células, com predomínio de células intermediárias basófilas e células naviculares, em comparação com a menor quantidade de células e predomínio de células escamosas intermediárias e superficiais acidófilas com ausência de células naviculares nos fetos masculinos. Atualmente essa técnica para revelar o sexo do bebê, só é utilizada em casos de suspeita de anomalias genéticas, quando faz-se necessária a punção.

O método mais utilizado ainda hoje é a ultrassonografia. Realizada a partir da 12ª semana de gestação, visualiza os genitais já desenvolvidos, porém, esse exame depende da posição do feto, que se não for favorável fica quase impossível reconhecer.

Em 1997, o pesquisador chinês Dennis Yuk-ming Lo descobriu que o DNA do feto estava presente no sangue materno. A descoberta feita na Inglaterra veio revolucionar a medicina fetal permitindo a investigação por meio de técnicas de biologia molecular. Este novo conhecimento abriu uma oportunidade para aplicação clínica e, como é um método não invasivo, despertou grande interesse para uso em diagnóstico pré-natal. Encontram-se em investigação o uso para determinação do genótipo Rh(D), a β-talassemia, a acondroplasia e a síndrome de Down.

Com o desenvolvimento das técnicas moleculares, o líquido amniótico pode fornecer inúmeras informações, quando analisado pela técnica de PCR, detectando infecções materno-fetais como rubéola, citomegalovírus e toxoplasmose.

BIBLIOGRAFIA
Campana SG, Chavez JH, Haas P. Laboratory diagnosis of amniotic fluid. *J Bras Patol Med Lab* (Rio de Janeiro) 2003;39(3).
Chan-Kyung J, Shannon JS, Winsors EJ, Diamandis EP. Proteomics analysis of human amniotic fluid. *Molecular & Cellular Proteomics* 2007;6:1406-15.
Harmening D. *Técnicas modernas em banco de sangue e transfusão*, 6. ed. Rio de Janeiro: Thieme Revinter, 2015, 708p.
Henry JB. *Diagnósticos clínicos e conduta terapêutica por exames laboratoriais*, 21. ed. São Paulo: Manole, 2012. 1664 p.
Levi JE, Wendel S, Takaoka DT. Prenatal fetal gender determination by analysis of DNA from maternal pasma. *Rev Bras Ginecol Obstet* (Rio de Janeiro) 2003;25(9).
Machado IN. Fetal RHD genotyping by analysis of the maternal plasma. *Rev Bras Ginecol Obstet* (Rio de Janeiro) 2005;27(2).

RESPOSTAS DOS CASOS CLÍNICOS

Caso 1
Resposta: Anemia Ferropriva

Caso 2
Resposta: Anemia Megaloblástica

Caso 3
Resposta: Esferocitose Hereditária

Caso 4
Resposta: Talassemia Beta-Heterozigótica

Caso 5
Resposta: Talassemia Beta-Homozigótica (β_0)

Caso 6
Resposta: Deficiência de G6PD

Caso 7
Resposta: Malária

Caso 8
Resposta: Policitemia Vera

Caso 9
Resposta: Mieloma múltiplo

Caso 10
Resposta: Leucemia Mieloide Aguda – M6 (Eritroleucemia)

Caso 11
Resposta: Leucemia Mieloide Crônica

Caso 12
Resposta: Leucemia Linfoide Crônica

Caso 13
Resposta: Leucemia Mieloide Aguda (M2)

ÍNDICE REMISSIVO

Entradas acompanhadas por um *f* ou *q* em itálico indicam figuras e quadros, respectivamente.

α_1-Antitripsina, 217
α_2-Antiplasmina, 217
α_2-Macroglobulina, 217

A
AAS (Anemia Aplástica Severa), 183
Acantócito(s), 52
Acantocitose, 106
Ácido Fólico
  metabolismo do, 69
    absorção, 75
    estoque, 75
    fontes alimentares, 75
      principais, 75
    funções metabólicas, 76
    ingestão dietética, 75*q*
      de referência, 75*q*
    necessidades, 75
    reações metabólicas dependentes do, 76*f*
      principais, 76*f*
    recomendação, 75
    transporte, 75
ADC (Anemia de Doença Crônica), 67, 88-90, 175
  condições clínicas associadas à, 88*q*
  diagnóstico laboratorial, 90
  etiologia, 89
  patogenia, 89
  tratamento, 90
ADCC (Células Parasitadas por Citotoxidade Induzida por Anticorpos), 191

Addison-Biermer
  doença de, 80
Adesividade
  das plaquetas, 353
    interpretação, 353
    valor de referência, 353
ADP (Difosfato de Adenosina), 72, 207, 353
Adrenocorticoide(s)
  excesso de, 140
    eritrocitose associada a, 140
    policitemia associada a, 140
      secundária, 140
Advia, 283
AgAc (Antígeno-Anticorpo)
  reação, 239
    fatores que influenciam a, 241
    por forças, 239
      de Van der Waals, 239
      eletrostáticas, 239
    por ligações hidrofóbicas, 239
    por pontes de hidrogênio, 239
Agregação
  plaquetária, 206, 353
    como a aspirina interfere na, 206
    exemplos de curvas de, 354*f*
    interpretação, 354
Agregado(s)
  de HbH, 306
    pesquisa de, 306
      interpretação, 307
      princípio, 306
      procedimento, 307
      reagentes, 306

Índice Remissivo

AHAI (Anemia Hemolítica Autoimune), 67, 115, 366
  classificação, 116q
  incidência, 116q
  a quente, 116
    aspectos, 117
      clínicos, 117
      laboratoriais, 117
    características gerais, 116
    causa, 116
    rotina imuno-hematológica, 117
      problemas na, 117
    suporte, 118
      terapêutico, 118
      transfusional, 118
  a frio, 118
    aspectos, 120
      clínicos, 120
      laboratoriais, 120
    características dos autoanticorpos, 119
    características, 119
    fisiopatologia, 119
    HPF, 120
    mecanismo, 119
    rotina imuno-hematológica, 120
      problemas na, 120
    síndrome da crioaglutinina, 119
    causa, 119
AIDS/SIDA (Síndrome da Imunodeficiência Adquirida), 190
Albumina
  armazenamento, 262
Alder-Reilly
  anomalia de, 36
Alfa-Naftol-Butirato Esterase
  reação da, 318
    interpretação, 319
    reagentes, 318
    técnica, 318
Aloanticorpo, 238
Aloantígeno(s), 237
Alteração(ões) Cromossômica(s)
  em onco-hematologias, 336
    doenças linfoproliferativas, 337, 339q
      LLA, 336, 337q
      LMA, 336, 337q
      MM, 337, 339q
      SMD, 336, 338q
      SMPc, 336, 338q
Alteração(ões)
  do leucograma, 42, 43
    nos processos, 42, 43
      agudos, 42
      crônicos, 43

dos GV, 53f
  estruturais, 53f
  eritrocitárias, 46-54
    estruturais, 50
      dos GV, 53f
      variação na, 53
    morfológicas, 50, 51f
      anisocitose, 50
      anisocromia, 50
      da coloração, 50
      da forma, 51
      do tamanho, 50
      poiquilocitose, 51
Amido
  negro de, 300
Aminoácido(s)
  do polímero de fibrina, 214f
    lisina e glutamina, 214f
    ligação estável entre, 214f
Amniocentese, 129, 372
Amnioscopia, 372
Amônio
  saturado, 302
    sulfato de, 302
      solução de, 302
ANA (Anticorpo Antinuclear), 195
ANAE (α-Naftil Acetatoesterase), 157
Análise
  do líquido aminiótico, 371-376
    características, 371
      aspecto, 372
      volume, 372
    composição, 371
    funções, 371
    parâmetros analisados, 373
      cariótipo de, 374
      concentração de bilirrubina, 373
      contagem de células orangiófilas, 374
      dosagens bioquímicas, 374
      pesquisa de fosfolipídeos, 373
      sexagem fetal, 375
      tipagem sanguínea fetal, 375
Analizador(es) Automatizado(s)
  em hematologia, 281
    Advia, 283
    Cell-Dyn 3700, 283
    Coulter Counter S, 282
    Pentra 120, 283
    Sysmex®, 283
    Technicom H-3, 283
  hematológicos, 286q, 287q
    coeficiente de variação, 287q
    linearidade média dos, 286q

Anel(is)
 de Cabot, 53
Anemia(s), 65-67
 aplástica, 67, 133-136
  adquirida, 133
   conceito, 133
   diagnóstico laboratorial, 134
   etiologia, 133
   tratamento, 135
   prognóstico, 135
  congênita, 135
   de Fanconi, 136
  diagnóstico laboratorial, 136
   diferencial, 136
 arregenerativas, 66
 carenciais, 69-85
  ferropênica, 81
   apresentação clínica, 83
   diagnóstico laboratorial, 83
   patogenia, 82
   principais causas, 82
  megaloblástica, 78, 81f
   apresentação clínica, 80
   diagnóstico laboratorial, 80
   fisiopatologia da, 79f
   patogenia, 79
  metabolismo, 69
   de ácido fólico, 69
   de ferro, 69
   de vitamina B_{12}, 69
 classificação geral das, 66
  eritropoese ineficaz, 67
  perda sanguínea, 67
 de Cooley, 99
 de doença crônica, ver ADC
 destruição aumentada, 67
 falciforme, 92, 96f
  diagnóstico, 96
   métodos laboratoriais, 96
  doença falciforme, 94
   fisiopatologia, 94
  estigma falciforme, 93
  HbS, 92
   características da, 92
  hereditariedade, 93
  incidência, 93
  manifestações clínicas, 95
  traço falcêmico, 93
  tratamento, 96
 ferropriva, 83q
  diferentes estágios da, 85q
   alterações laboratoriais nos, 85q
  fisiopatologia da, 83f

hemolíticas, 67, 91-131, 296-312
 adquiridas, 67
 anomalias de membrana, 103-108
  esferocitose hereditária, 103
  HPN, 106
  outras, 105
 autoimune, ver AHAI
 DHPN, 114-131
  avaliação, 127
   clínica, 127
   do risco fetal, 128
   laboratorial, 127
   pós-natal, 130
  classificação da, 125
  fatores que condicionam, 124
  fisiopatologia da, 123
  imunização materna, 125
  manifestações, 127
   clínicas, 127
   laboratoriais, 127
  mecanismo, 123
  tratamento, 130
 diagnóstico diferencial das, 296-312
  contagem de reticulócitos, 296
  curva de resistência osmótica, 308
  eletroforese de hemoglobina, 299
  pesquisa, 298, 306
   de agregados de HbH, 306
   de corpúsculos de Heinz, 298
   de siderócitos, 298
  redução de corantes de Motulsky, 312
  resistência globular osmótica, 305
   em NACL a 0,36%, 305
  teste, 304, 305, 307, 308, 310, 312
   da auto-hemólise, 310
   da fragilidade osmótica, 308
   da hemólise em sacarose, 308
   de falcização, 304
   de Ham, 307
   de solubilidade, 305
   de triagem para deficiência
    de G6PD, 312
   do soro acidificado, 307
 enzimopatias, 109-113
  deficiência, 109, 111
   de G6PD, 109
   de PK, 111
 extraglobulares, 92
 extrínsecas, 92
 genéticas, 67
 hemoglobinoplatias, 91-102
  drepanocitose, 92
  outras, 101
  talassemias, 97

imuno-hemolíticas, 114-129
    AHAI, 115
        classificação das, 115q
    intraglobulares, 92
    intrínsecas, 92
mielograma nas, 291, 292
    megaloblásticas, 291
    microcíticas, 292
    normocíticas, 292
na infecção pelo HIV, 192
perniciosa, 80
regenerativas, 65
tipo de, 66f
    parâmetros laboratoriais e o, 66f
        associação entre, 66f
Anisocitose
    do eritrócito, 50
        macrocitose, 51
        microcitose, 51
Anisocromia
    do eritrócito, 50
        hipocromia, 50
        policromasia, 50
        policromatofilia, 50
Anomalia
    de Alder-Reilly, 36
    de Chediak-Higashi, 36
    de May-Hegglin, 36
    de membrana, 103-108
        anemias hemolíticas, 103-108
            esferocitose hereditária, 103
            HPN, 106
            outras, 105
    de Pelger-Huët, 36
Anticoagulante(s), 256, 267
    função, 201
        do vaso sanguíneo, 201
    lúpico, 232
Anticorpo(s)
    ABO, 242
    aloanticorpo, 238
    anticardiolipina, 232
    antifosfolípide, 232
        síndrome do, 232
    anti-Rh, 248
    autoanticorpo, 238
    especificidade do, 125
        classificação da DHPN, 125
    heteroanticorpo, 238
    imunes, 238
    maternos, 128
        título de, 128
    naturais, 238

Antígeno(s)
    ABO, 241
    autólogos, 237
    D, 247
        deprimidos, 247
        fraco, 247
        parciais, 247
    formação do, 243
        A, 243
        B, 243
        H, 243
    hereditariedade dos, 243f
        A, 243f
        B, 243f
        H, 243f
    heterólogos, 237
    isólogos, 237
    pool de, 366
APC (Células Apresentadoras de Antígeno), 39
Aplasia(s)
    medulares, 133-136
        anemia aplástica, 133
            adquirida, 133
            congênita, 135
AS-PCR (Reação em Cadeia da Polimerase Alelo-Específica)
    convencional, 375
AT (Antitrombina)
    deficiência de, 230
        na trombofilia, 230
AT-III (Antitrombina III), 217
ATLL (Leucemia de Linfoma de Células T do Adulto), 161
ATP (Trifosfato de Adenosina), 48, 52, 103, 111
Autoanticorpo(s), 238
    características dos, 119, 120
        na AHAI a frio, 119
        na HPF, 120
    painel de, 196q
    no LES, 196q
Autoimunização, 237
Avaliação Laboratorial
    da hemostasia, 350-361
        testes, 350
            para coagulação plasmática, 354
            para fibrinólise, 360
            para plaquetas, 350

B

Baço, 32
    amostra do, 324
        na citometria de fluxo, 324
Basofilia, 38

Basófilo(s)
  função, 38
    basofilia, 38
    segmentado, 38f
  morfologia, 38
Bastonete, 30
Belimumab, 197
Benysta®, 197
Bernard Soulier
  doença de, 207
Bilirrubina
  aumento de, 91
  concentração de, 373
    no líquido amniótico, 373
Biologia Molecular
  aplicação em onco-hematologia, 340-348
    da terapia celular CAR-T, 345
      em neoplasias hematológicas, 345
    PCR, 341
    QPCR, 341, 342
    quimerismo, 345, 346f
      análise do, 346f
Burr Cells, 52

C

Cabot
  anéis de, 53
Cadeia(s)
  de globinas, 56f, 59
    interações espaciais entre as, 56f
    polipeptídicas, 59f
      variações da síntese de, 59f
Calicreína, 210
Câmara de Neubauer, 274
  vista da, 272f
    lateral, 272f
    superior, 272f
CAP (Colégio Americano de Patologistas), 290
Carbamino-hemoglobina, 57
Carbo-hemoglobina, 57
Carboxi-hemoglobina, 57
Cariótipo
  de líquido amniótico, 374
  de portador de LMC, 329f
    do sexo masculino, 329f
      com Ph+, 329f
  em doenças onco-hematológicas, 330
    execução do, 331
      fase analítica, 332
      fase pós-analítica, 336
      fase pré-analítica, 331
      resumo das etapas de, 333f
    importância do, 330
      classificação de leucemias, 330

determinação do prognóstico, 330
escolha do tratamento, 330
monitoração em TMO, 331
CAR-T (Receptor de Antígeno Quimérico T), 348f
  aplicações da terapia celular, 345
    em neoplasias hematológicas, 345
      desvantagens, 345
      vantagens, 345
Caso(s) Clínico(s), 1-16
  respostas dos, 377
  valores de referência, 16
    série, 16
      branca, 16
      vermelha, 16
CDs (*Cluster Differentiation*), 24
Cell-Dyn 3700, 283
Cellogell
  eletroforese em, 300
    corantes, 300
      negro de amido, 300
      ponceau, 300
      solução descorante, 300
    tampão utilizado, 300
    técnica, 300
      corrida eletroforética, 300
Célula(s)
  análise diferencial das, 294
    no mielograma, 294
  apresentadoras de antígeno, *ver* APC
  cabeludas, 161
    leucemia das, 161
  contagem de, 271
    método, 271
      do hemocitômetro, 271
  da MO, 293
    contagem diferencial das, 293
    no mielograma, 293
  de RS, 169
  em alvo, 51
  em espelho, 169f
  em foice, 52
  estromais, 24
  hematopoéticas, 24
  LE, 196
    formação da, 196
  linfoides, 25
  mieloides, 25
  não hematopoéticas, 293
    osteoblastos, 294
    osteoclastos, 294
    reticulares, 293
    sideroblastos, 294
  orangiófilas, 374

contagem de, 374
  no líquido amniótico, 374
  separadas, 325
    por gradiente de densidade, 325
    imunofenotipagem em, 325
Celularidade, 22
CFU-GEMM (Unidade Formadora de Colônias para Granulócitos, Eritrócitos, Monócitos e Megacariócitos), 25
CFU-L (Células Progenitoras da Série Linfoide), 32
CFU-L (Unidade Formadora de Colônias para Linfócitos), 25
CGH (Hibridação Genômica Comparativa), 329
CHCM (Concentração de Hemoglobina Corpuscular Média), 50, 279
  cálculo, 279
  valor de referência, 279
CHCMr (Concentração de Hemoglobina Reticulocitária Média), 298
Chediak-Higashi
  anomalia de, 36
CHr (Hemoglobina Reticulocitária), 298
Christmas
  doença de, 223
Cininogênio, 210
Citogenética(s)
  em onco-hematologia, 328-339
    alterações cromossômicas em, 336
      doenças linfoproliferativas, 337, 339q
      LLA, 336, 337q
      LMA, 336, 337q
      MM, 337, 339q
      SMD, 336, 338q
      SMPc, 336, 338q
    clássica, 330
      em doenças
        onco-hematológicas, 330, 331
        execução do cariótipo, 331
        importância do cariótipo, 330
    histórico, 328
    nomenclatura em, 335q
Citometria de Fluxo
  em hematologia, 321-326
    amostras, 324
      baço, 324
      gânglio, 324
      MO, 324
      sangue periférico, 324
    aplicações clínicas, 326
    citômetro de fluxo, 321, 323f
    FITC, 321

imunofenotipagem, 324
  em células separadas, 325
    por gradiente de densidade, 325
  em ST, 325
  marcadores celulares, 325f
  PE, 321
  perCP, 321
Citômetro
  de fluxo, 321, 323f
CIVD (Coagulação Intravascular Disseminada), 118, 224-227
  causas, 224
  coagulação, 225
    mecanismos de ativação da, 225
    septicemia, 225
  diagnóstico laboratorial, 226
  fisiopatologia da, 225f
  manifestações clínicas, 226
    aguda, 226
    crônica, 226
  tratamento, 227
Coagulação
  ativação da, 225
    mecanismos de, 225
  fase plasmática da, 210
  fatores de, 211q
    características dos, 211q
  in vitro, 213q
    testes para avaliação da, 213q
    tempo referente aos, 213q
  inibidores naturais da, 216
    α_1-antitripsina, 217
    α_2-antiplasmina, 217
    α_2-macroglobulina, 217
    AT-III, 217
    heparina, 216
    PDF, 217
    proteína C, 217
  intravascular disseminada, ver CIVD
  modelo proposto para, 215f
  plasmática, 210-218, 354
    coagulopatias, 218
    coleta da amostra, 354
      notas importantes, 355
    dosagem do fibrinogênio, 358
    fase plasmática, 211
    fatores pró-coagulantes, 210q
      plasmáticos, 210q
    fibrinólise, 215, 216f
    hemostasia, 211, 215
      conceito atual para, 215
      secundária, 211
        formação da fibrina insolúvel, 213

    via extrínseca, 212
    via intrínseca, 212
  TC, 355
  tempo do veneno da víbora Russel, 358
  testes para, 354
    coleta da amostra, 354
    dosagem do fibrinogênio, 358
    TC, 355
    tempo do veneno da víbora Russel, 358
    TP, 356
    TT, 358
    TTPA, 355
  TP, 356
  TT, 358
  TTPA, 355
Coagulopatia(s), 210-218
  adquiridas, 218
    deficiência de vitamina K, 218
    doenças hepáticas, 218
  genéticas, 218
    deficiências dos fatores, 218
      isoladas, 218
        II, 218
        V, 218
        X, 218
        XI, 218
        XII, 218
      hemofilias, 218
    plasmáticas, 218
Coleta
  de sangue, 256
    flebotomia, 256
    total, 256
Coloração
  de Kleihauer, 303
    pesquisa de HbF pela, 303
      interpretação, 304
      princípio, 303
      reagentes, 303
      técnica, 303
  de lâminas, 275
  de Leishman, 277
  do eritrócito, 50
    variação da, 50
      hipocromia, 50
      policromasia, 50
      policromatofilia, 50
Compartimento(s)
  na eritropoese, 27
    de maturação, 27
    de reprodução, 27
  na granulopoese, 29
    circulante, 29
    de maturação, 29

  de reprodução, 29
  marginal, 29
Compatibilidade
  transfusional, 244, 368
    entre grupos sanguíneos, 244f
    do sistema ABO, 244f
    prova de, 368
Componente(s)
  do sangue, 20
    glóbulos brancos, 21
    GV, 21
    plaquetas, 21
    plasma, 20
    soro, 21
  sanguíneos, 258
    separação dos, 258
      albumina, 262
      concentrado de hemácias, 259
        lavadas, 260
        pobres em leucócitos, 260
      concentrado de plaquetas, 261
      crioprecipitado, 262
      leucodepleção, 260
      plasma fresco congelado, 261
      plasma pobre, 262
      ST, 259
Concentração
  de bilirrubina, 373
    no líquido amniótico, 373
Concentrado
  de hemácias, 260
    lavadas, 260
Contagem
  analisadores automatizados para, 281
    Advia, 283
    Cell-Dyn 3700, 283
    coulter counter S, 282
    Pentra 120, 283
    Sysmex®, 283
    Technicom H-3, 283
  de células, 271, 374
    método, 271
      do hemocitômetro, 271
    orangiófilas, 374
      no líquido amniótico, 374
  de GB, 273
    cálculo 273
    interpretação, 274
    técnica, 273
    valores de referência, 274
  de GV, 271
    cálculo 272
    interpretação, 273

técnica, 271
  valores de referência, 273
de plaquetas, 274, 352
  cálculo 274
  câmara de Neubauer, 274
  método de Fonio, 352
    interpretação, 352
    valor de referência, 352
  método direto, 274
  técnica, 274
de reticulócitos, 296
  no diagnóstico diferencial, 296
    das anemias hemoliticas, 296
em lâmina, 274
  método de Fonlo, 274
  técnica, 274
  valores de referência, 275
Conteúdo
  do GV, 47
  hemoglobínico, 46
Controle de Qualidade
  do hemograma, 285-290
    garantia da qualidade, 285
      da fase analítica, 286
        critérios de rejeição, 287
        externo, 290
        interno, 287
      da fase pós-analítica, 290
      da fase pré-analítica, 285
Cooley
  anemia de, 99
Corante(s)
  negro de amido, 300
  ponceau, 300
  solução descorante, 300
Cordocentese, 129
Corpo(s)
  de Pappenheimer, 53
Corpúsculo(s)
  de Heinz, 54
    pesquisa de, 298
      interpretação, 298
      reagente utilizado, 298
      técnica, 298
  de Howell-Jolly, 53
Corrida
  eletroforética, 300, 301f
Coulter Counter S, 282
Crioprecipitado
  armazenamento, 262
CSF (Fatores Estimulantes de Colônias), 24
CTH (Célula-Tronco Hematopoética), 24

Curva
  de agregação plaquetária, 354f
    exemplos de, 354f
  de dissociação, 61f
    de O_2, 61f
      do sangue total, 61f
  de fragilidade osmótica, 310f
    das hemácias, 310f
  de resistência osmótica, 308, 309q
    interpretação, 309
    princípio, 308
    reagentes, 309
    técnica, 309

D

D fraco
  pesquisa do, 365
    materiais, 365
    reagentes, 365
    técnica, 365
D-dímero, 361
DE (Desvio à Esquerda), 35, 36
  escalonado, 42
  representação esquemática do, 43f
    e correlação, 43f
      com estados patológicos, 43f
DEB (Diepoxibutano), 136
Deficiência(s)
  de AT, 230
  de folato, 79
  de G6PD, 109
    diagnóstico laboratorial, 110
    fisiopatologia, 110
    manifestações clínicas, 111
    tratamento, 111
  de mieloperoxidase, 37
  de PC, 230
  de PQ, 109, 111
    diagnóstico laboratorial, 112
    manifestações clínicas, 112
    tratamento, 112
  de PS, 230
  de vitamina K, 218
  dos fatores, 218
    isoladas, 218
      II, 218
      V, 218
      X, 218
      XI, 218
      XII, 218
  nas trombofilias, 230
    de AT, 230
    de PC, 230
    de PS, 230

plaquetárias, 206
    classificação, 206
        trombocitopatias, 206
        trombocitopenias, 208
Degradação
    da Hb, 60
Depósito
    de plaquetas, 207
        doença de, 207
Desvio
    nos neutrófilos, 34, 36, 42
        à direita, 36
        à esquerda, 35, 36, 42
        escalonado, 42
DEVH (Doença Enxerto *versus* Hospedeiro), 182
DHFRN (Doença Hemolítica do Feto e do Recém-Nascido), 123
DHL (Desidrogenase Lática), 91
DHPN (Doença Hemolítica Perinatal), 114-131, 366
    avaliação, 127, 128
        clínica, 127
            supressão materna, 128
        do risco fetal, 128
            amniocentese, 129
            amostra de sangue umbilical percurtâneo, 129
            análise do líquido amniótico, 129
            cordocentese, 129
            estudos de fluxo com Doppler, 128
            ultrassonografia, 128
        laboratorial, 127
            anticorpos maternos, 127
        pós-natal, 130
    classificação da, 125
        por especificidade do anticorpo, 125
            ABO, 126
            anti-D, 125
            outros, 127
    fatores que condicionam a, 124
    fisiopatologia da, 123
        após o nascimento, 123
        período intraútero, 123
    imunização materna, 125
        fatores que limitam a, 125
    manifestações, 127
        clínica, 127
        laboratorial, 127
    mecanismo, 123
    tratamento, 130
DHRN (Eritrócitos Fetais na Circulação Materna), 304

Diabetes
    melito, 145
Disfunção
    plaquetária, 206
Dispersão Celular
    histogama de, 323*f*, 324*f*
        de sangue periférico, 323*f*
        de subpopulações linfocitárias, 324*f*
Dissociação
    de O_2, 61*f*
    do ST, 61*f*
        curva de, 61*f*
Distúrbio(s)
    do metabolismo, 89*f*
    do ferro, 89*f*
    hemolíticos, 113*q*
        hereditários, 113*q*
        principais, 113*q*
    mieloproliferativos, 163
        diagnóstico diferencial entre os, 164*q*
DMT1 *(Divalent Metal Transporter 1)*, 72
Doação
    de sangue, 254
        rejeição, 255
            permanente, 255
            temporária, 255
        triagem do doador, 254
            qualificações básicas na, 254
Doador
    processamento do sangue do, 257
        exames de rotina, 257
            imuno-hematológicos, 257
            testes de triagem sorológica obrigatória, 257
                para doenças infecciosas transmissíveis, 257
    seleção pré-transfusional, 262
        prova cruzada, 263
    separação dos componentes sanguíneos, 258
        albumina, 262
            armazenamento, 262
        concentrado de hemácias, 259
            lavadas, 260
            pobre em leucócitos, 260
        concentrado de plaquetas, 261
            armazenamento, 261
        crioprecipitado, 262
            armazenamento, 262
        leucodepleção, 260
            armazenamento, 260
        plasma fresco congelado, 261
            armazenamento, 261
        plasma pobre, 262
            armazenamento, 262

ST, 259
    armazenamento, 259, 260
    vantagens, 259
triagem do, 254
qualificações básicas na, 254
Doença(s)
    das imunoglobulinas, 292
        mielograma nas, 292
    de Addison-Biermer, 80
    de Bernard Soulier, 207
    de Christmas, 223
    de depósito, 207
    de Glanzmann, 206
    de HbH, 100
    de Hodgkin, 166
        manifestações, 169
            clínicas, 169
            laboratoriais, 169
        prognóstico, 170
        tratamento, 170
    de interesse hematológico, 185-197
        outras, 185-197
    de von Willebrand, 207
    falciforme, 93
        crise, 94
            aplásica, 94
            de sequestração, 94
            hemolítica, 94
            vaso-oclusiva, 94
        diagnóstico, 95
            métodos laboratoriais para, 95
        fisiopatologia, 93
        manifestações clínicas, 95
        tratamento, 96
    granulomatosa, 36
        crônica, 36
    hepáticas, 218
    infecciosas, 257
        transmissíveis por transfusão, 257
            testes de triagem sorológica para, 257
    linfoproliferativas, 337, 339q
        alterações, 337, 339q
            citogenéticas, 339q
            cromossômicas em, 337
    onco-hematológicas, 330
        execução do cariótipo em, 331
            fase analítica, 332
            fase pós-analítica, 336
            fase pré-analítica, 331
            resumo das etapas de, 333f
        importância do cariótipo em, 330
            classificação de leucemias, 330
            determinação do prognóstico, 330

escolha do tratamento, 330
monitoração em TMO, 331
principais, 63-183
    dos eritrócitos, 63-183
        diagnóstico das, 63-183
    dos leucócitos, 63-183
        diagnóstico das, 63-183
Doppler
    estudos com, 127
    de fluxo, 127
Dosagem(ns)
    bioquímicas, 374
        no líquido amniótico, 374
    de HbA2, 301
        por eletroforese quantitativa, 301
        em acetato de celulose, 301
    do fibrinogênio, 358
        técnica, 358
        valor de referência, 359
Drepanócito(s), 52
Drepanocitose
    estigma falciforme, 93
    HbS, 92
        características da, 92
    hereditariedade, 93
    incidência, 93
    traço falcêmico, 93
DRM (Doença Residual Mínima), 341
Duffy
    sistema sanguíneo de, 250

E

E (Eritrócito), 27, 28, 105
    alterações do, 50, 51f
        estruturais, 50, 54
            inclusões, 53
            variação, 53
        morfológicas, 50, 51f
            anisocitose, 51
            anisocromia, 50
            poiquilocitose, 51
            variação, 50, 51
                da coloração, 50
                da forma, 51
                do tamanho, 50
    distribuição no, 240f
        das cargas elétricas, 240f
    eritropoese, 23
    fisiopatologia, 63-183
    hemólise do, 104f
        mecânica, 104f
    membrana do, 103
        funções da, 103

metabolismo do, 48
  via, 48
    das pentoses, 48
    de Embden-Meyerhof, 48
  principais doenças, 63-183
    diagnóstico das, 63-183
  vias metabólicas do, 49f
  volume total de, 19
EACA (Ácido Epsilon-Aminocaproico), 223
EB (Eritroblasto Basófilo), 27, 28
EBV (Vírus Epstein-Barr), 187
Eletroforese
  de Hb, 97f, 299
    agregados de HbH, 306
      pesquisa de, 306
    biologia molecular, 304
    corantes, 300
      negro de amido, 300
      ponceau, 300
      solução descorante, 300
    curva de resistência osmótica, 308
    em acetato de celulose, 97f
      pH 8.6, 97f
    HPLC, 304
    pesquisa de HbF, 302
      pela coloração de Kleihauer, 303
    preparo do hemolisado, 299
      com cellogell, 300
      com clorofórmio, 299
      rápido, 299
        com saponina, 299
    quantitativa, 301
      dosagem de HbA$_2$ em acetato de celulose por, 301
    resistência globular osmótica, 305
      em NaCl a 0,36%, 305
    técnica, 300
      corrida eletroforética, 300
    teste, 304-312
      da auto-hemólise, 310
      da fragilidade osmótica, 308
      da hemólise em sacarose, 308
      de falcização, 304
      de Ham, 307
      de redução de corantes de Motulsky, 312
      de solubilidade, 305
      de triagem para deficiência de G6PD, 312
      do soro acidificado, 307
Eliptócito(s), 52
Eliptocitose
  hereditária, 105

Embden-Meyerhof
  via de, 48
Endotélio
  vascular, 201
Enterócito
  absorção pelo, 73f
  de ferro, 73f
Enzimopatia(s), 109-113
  deficiência, 109, 111
  de G6PD, 109
  de PQ, 111
EO (Eritroblasto Ortocromático), 27, 28
Eosinofilia, 37
Eosinófilo(s)
  função, 37
    eosinofilia, 37
    eosinopenia, 37
  morfologia, 37
  segmentado, 37f
Eosinopenia, 37
EPC (Eritroblasto Policromático), 27
EPO (Eritropoetina), 27, 135
  produção inapropriada de, 139
    eritrocitose associada à, 139
    policitemia associada à, 139
      secundária, 139
Equinócito(s), 52
Eritroblasto
  basófilo, 28
  ortocromático, 28
Eritrocitose Anóxica
  associada, 139
    a estímulo hipóxico, 139
    à produção inapropriada de eritropoetina, 139
    ao excesso, 140
      de adrenocorticoides, 140
      de esteroides, 140
Eritrograma
  valores de referência, 273q
Eritroleucemia, 157
Eritron, 69f
Eritropoese, 23, 27
  compartimentos, 69f
  linhagem eritroide, 28
    morfologia da, 28
      E, 28
      EB, 28
      EO, 28
      PE, 28
      Re, 28
Eritropoetina
  produção inapropriada de, 139
    policitemia associada à, 139

Esferócito(s), 52
  hemólise do, 104f
    mecânica, 104f
Esferocitose
  hereditária, 103
    diagnóstico laboratorial, 105
    fisiopatologia, 103
    frequência, 104
    manifestações clínicas, 104
    membrana do eritrócito, 103
      funções da, 103
    tratamento, 105
Esquizócito(s), 52
Esterase
  não específica, 318
    interpretação, 319
    reagentes, 318
    técnica, 318
Esteroide(s)
  excesso de, 140
    eritrocitose associada a, 140
    policitemia associada a, 140
      secundária, 140
Estrutura
  dos eritrócitos, 53
    variação na, 53
      corpos de Pappenheimer, 53
      corpúsculo, 53, 54
        de Heinz, 54
        de Howell-Jolly, 53
      pontilhado basófilo, 53
      siderócitos, 53
Estudo(s)
  de fluxo, 127
    com Doppler, 127
Exame(s)
  imuno-hematológicos, 257
  de rotina, 257
Extensão
  sanguínea, 275, 276f
    confecção da, 276f
    corada com Leishman, 276f

F

FAB (Grupo Franco-Americano-Britânico)
  classificação segundo a, 148q
    das mielodisplasias, 148q
FAN (Fosfatase Alcalina dos Neutrófilos), 162
Fanconi
  anemia de, 136
Fase
  monocitária, 42
    defensiva, 42

Fator(es)
  associados ao risco, 228q
    de tromboembolismo venoso, 228q
      extrínsecos, 228q
      intrínsecos, 228q
  da coagulação, 211q
    características dos, 211q
  de crescimento, 26f
    envolvido na hematopoese, 26f
  de Fitzgerald, 210
  de Fletcher, 210
  de Leiden, 231
  de risco, 228
    nas trombofilias, 228
  deficiências dos, 218
    isoladas, 218
      II, 218
      V, 218
      X, 218
      XI, 218
      XII, 218
  pró-coagulantes, 201, 210q
    plasmáticos, 201, 210q
  Rh, 364
    determinação do, 364
      em tubo, 364
      interpretação, 364
Fenótipo(s)
  dos grupos sanguíneos, 242q
    mais frequentes, 242q
  O, 244
Ferricianeto
  de potássio, 302
  solução de, 302
Ferritina
  plasmática, 135
Ferro
  deficiência de, 82
    anemia, 82
    depleção dos estoques, 82
    eritropoese ineficaz, 82
  metabolismo do, 69, 74f
    absorção, 71, 73f
      pelo enterócito, 73f
    distribuição, 69, 70q
      no organismo, 69
      nos compartimentos corporais, 70q
    distúrbio do, 89
      funcional, 89f
    estoque, 71
    fontes alimentares, 70
      principais, 70
    homeostasia, 71

ingesta mínima diária, 71q
necessidades, 70
recomendação, 70
requerimento diários, 71q
   para síntese de Hb, 71q
transporte, 71
suprimento de, 57
   adequado, 57
FFH (Teste de Fosfolipídeos Fase Hexagonal), 233
FGF (Fator de Crescimento para Fibroblastos), 163
Fibrina
   insolúvel, 213
      formação da, 213
      polímeros de, 214f
         formação de, 214f
         ligação estável entre os aminoácidos de, 214f
            glutamina, 214f
            lisina, 214f
Fibrinogênio
   concentração de, 359q
   dosagem do, 358
      técnica, 358
      valor de referência, 359
Fibrinólise, 210-218
   testes para, 360
      D-dímero, 361
      TLE, 360
FISH (Hibridação *in situ* por Fluorescência), 329
   mBAND, 329
Fisher
   antígenos de, 246q
   e os fatores sanguíneos de Wiener, 246q
      correlação entre, 246q
   e Race, 245
      teoria de, 245
      do sistema Rh, 245
Fisiologia
   eritrocitária(s), 46-54
      GV, 46, 47
         conteúdo do, 47
         mebrana do, 46, 47f
         morfologia normal dos, 47f
Fisiopatologia
   dos eritrócitos, 63-183
   dos leucócitos, 63-183
FITC (Isotiocionato de Fluoresceína), 321
Fitzgerald
   fator de, 210
Flebotomia, 256
Fletcher
   fator de, 210

Folato
   deficiência de, 79
Força(s)
   de van der Waals, 239
   eletrostáticas, 239
Fosfatase
   ácida, 319
      prova da, 319
         interpretação, 319
         reagentes, 319
         técnica, 319
   alcalina, 316
      dos neutrófilos, 316
         contraste, 316
         interpretação, 317
         reagentes, 316
         substrato, 316
         técnica, 317
         valores normais, 317
Fosfolipídeo(s)
   pesquisa de, 373
      no líquido amniótico, 373
FPN (Proteína Transportadora Ferroportina), 73
Fragilidade
   osmótica, 310f
      das hemácias, 310f
      curva de, 310f
FSC (Detector de Tamanho), 322
FT (Fator Tecidual), 212
Função
   dos leucócitos, 34-44
      alterações, 36
      granulócitos, 34
      mononucleares, 39
         linfócitos, 40
         monócitos, 39
      polimorfonucleares, 34
         basófilos, 38
         eosinófilos, 37
         neutrófilos, 34
FVW (Síndrome do Fator de von Willebrand), 202

G

G6PD (Enzima Glicose-6 Fosfato Desidrogenase)
   deficiência de, 109
      diagnóstico laboratorial, 110
      fisiopatologia, 110
      manifestações clínicas, 111
      tratamento, 111
Gamopatia(s)
   monoclonais, 208

Gânglio
  amostra de, 324
    na citometria de fluxo, 324
GB (Glóbulos Brancos), 21, 278
  contagem de, 273
    cálculo 273
    interpretação, 274
    técnica, 273
    valores de referência, 274
Gene
  secretor, 244
    no sistema ABO, 244
Glanzmann
  doença de, 206
Globina, 56
  cadeias de, 56f, 59
    interações espaciais entre as, 56f
    polipeptídicas, 59f
      variações da síntese de, 59f
  síntese da, 57, 59
Glutamina
  do polímero de fibrina, 214f
    ligação estável entre, 214f
    e aminoácidos lisina, 214f
Granulócito(s)
  granulopoese, 23
Granulopoese, 23, 28
  compartimento, 29
    circulante, 29
    de maturação, 29
    de reprodução, 29
    marginal, 29
  linhagem granulocítica, 29
    morfologia da, 29
      bastonete, 30
      metamielócito, 30
      mieloblasto, 29
      mielócito, 29
      pró-mielócito, 29
      segmentado, 30
Grupo(s) Sanguíneo(s)
  ABO, 362
    métodos de determinação dos, 362
      fator Rh, 364
      pesquisa do D fraco, 365
      tipagem ABO, 362, 363
        direta, 362, 363
        reversa, 363
  sistemas de, 237-251
    ABO, 241
      anticorpos, 242
      antígenos, 241
        A, 243

        B, 243
        H, 243
      fenótipo O, 244
      gene secretor, 255
      fenótipos em cada um dos, 242q
        mais frequentes, 242q
      hereditariedade dos. 242, 243f
      origem dos, 242
    outros, 248
      Duffy, 250
      I e i, 249
      Kell, 250
      Kidd, 251
      Lewls, 248
      Lutheran, 251
      MNSS, 248
      P, 249
    Rh, 245, 248
      herança, 245
      nomenclatura, 245
        de Rosenfield, 246
      nulo, 248
      teoria, 245, 247
        de Fisher e Race, 245
        de Wiener, 245
        moderna, 247
GSH (Tripeptídeo Glutationa), 48
GV (Glóbulo Vermelho), 21, 48
  alterações, 53f
    estruturais, 53f
  conteúdo do, 47
  membrana do, 46, 47f
  morfologia do, 47f
  normal, 47f

H

Hairy cell, 161
Ham
  teste de, 307
    interpretação, 308
    princípio, 307
    técnica, 307
HAMSTeRS (*Haemophilia A Mutation Search Test and Resource Site*), 221
Haptoglobina, 91
Hayen
  líquido de, 271
Hb (Hemoglobina), 56-61
  degradação da, 60
  do adulto, 59
  dosagem de, 270
    cálculo, 270
    causas de erro, 271

interpretação, 271
técnica, 270
valores de referência, 271
eletroforese de, 97f, 299
  agregados de HbH, 306
    pesquisa de, 306
  biologia molecular, 304
  corantes, 300
    negro de amido, 300
    ponceau, 300
    solução descorante, 300
  curva de resistência osmótica, 308
  em acetato de celulose, 97f
    pH 8.6, 97f
  HPLC, 304
  pesquisa de HbF, 302
    pela coloração de Kleihauer, 303
  preparo do hemolisado, 299
    com cellogell, 300
    com clorofórmio, 299
    rápido, 299
      com saponina, 299
  quantitativa, 301
    dosagem de HbA_2 em acetato de celulose por, 301
  resistência globular osmótica, 305
    em NaCl a 0,36%, 305
  técnica, 300
    corrida eletroforética, 300
  teste, 304-312
    da auto-hemólise, 310
    da fragilidade osmótica, 308
    da hemólise em sacarose, 308
    de falcização, 304
    de Ham, 307
    de redução de corantes de Motulsky, 312
    de solubilidade, 305
    de triagem para deficiência de G6PD, 312
    do soro acidificado, 307
embrionária, 59
função, 61
molécula, 57f
  ligações na, 57f
    heme-globina-oxigênio, 57f
síntese, 57, 71q
  da globina, 59
  do heme, 58
  requerimento diário para, 71q
    e ingesta mínima de ferro, 71q
HbA_2 (Hemoglobina do Adulto)
  dosagem de, 301
    por eletroforese quantitativa, 301
      em acetato de celulose, 301

HbF (Hemoglobina Fetal), 59
  persistência da, 102
    hereditária, 102
  pesquisa de, 302
    cálculo, 303
    método de Betke, 302
    pela coloração de Kleihauer, 303
      princípio, 303
      reagentes, 303
      técnica, 303
      interpretação, 304
    reagentes, 302
    solução, 302
      de ferricianeto de potássio, 302
      de NaOH, 302
      de sulfato de amônio saturado, 302
    técnica, 302
    valores de referência, 303
HbH (Hemoglobina H)
  agregados de, 306
    pesquisa de, 306
      interpretação, 307
      princípio, 306
      procedimento, 307
      reagentes, 306
  doença de, 100
HCM (Hemoglobina Corpuscular Média), 50, 279
  cálculo, 279
  valor de referência, 279
Hefestina, 73
Heinz
  corpúsculos de, 54, 298
    pesquisa de, 298
      interpretação, 298
      reagente utilizado, 298
      técnica, 298
Hemácia(s)
  carga elétrica da, 240
    redução da, 240
  concentrado de, 260
    lavadas, 260
    pobre em leucócitos, 260
  crenadas, 52
  fragilidade osmótica das, 310f
    curva de, 310f
  painel de, 368
    procedimento, 368
Hemaglutinação
  reação de, 239, 241
    específica, 239
    inespecífica, 241
Hemartrose(s), 221
Hematócrito, 20

Hematologia
  citometria de fluxo em, 321-326
    amostras, 324
      baço, 324
      gânglio, 324
      MO, 324
      sangue periférico, 324
    aplicações clínicas, 326
    citômetro de fluxo, 321, 323*f*
    FITC, 321
    imunofenotipagem, 324
      em células separadas, 325
        por gradiente de densidade, 325
      em ST, 325
      marcadores celulares, 325*f*
    PE, 321
    perCP, 321
Hematopoese, 22-33
  celularidade, 22
  convergência da, 23
    troncular, 23
  eritropoese, 27
    linhagem eritroide, 28
      morfologia da, 28
  fase, 22
    adulta, 23
    criança, 23
    hepatoesplênica, 22
    mieloide, 22
    pré-hepática, 22
    senil, 23
  granulopoese, 28
    compartimento, 29
      circulante, 29
      de maturação, 29
      de reprodução, 29
      marginal, 29
    linhagem granulocítica, 29
      morfologia da, 29
  interleucinas envolvidos na, 26*f*
  linfopoese, 32
    linhagem linfoide, 33
      morfologia da, 33
  medular, 23
  monocitopoese, 30
    série monocítica, 30
      morfologia da, 30
  ontogenia, 22
  períodos, 22
    extrauterino, 23
    intrauterino, 22
  principais fatores de crescimento, 26*f*

  trombocitopoese, 31
    linhagem megacariocítica, 31
    morfologia da, 31
Heme, 56
  síntese do, 58
Hemoblobinúria
  na urina, 91
Hemocitômetro
  método do, 271
    na contagem de células, 271
Hemocromatose, 143-147
  primária, 143
    classificação, 143
    fisiopatologia, 143
    HH, 143
    manifestações clínicas, 143
  secundária, 145
    diagnóstico, 145
      fluxograma de, 146*f*
      laboratorial, 145
    tratamento, 146
      fluxograma de, 146*f*
Hemofilia(s), 218, 220-223
  A, 220
    diagnóstico, 222
    fisiopatologia, 221
    manifestações clínicas, 221
      grave, 221
      leve, 221
      moderada, 221
    tratamento, 222
  B, 223
Hemoglobinoplatia(s), 59, 60, 91-102
  anemia falciforme, 92
  drepanocitose, 92
  outras, 101
    C, 101
    mistas, 102
    persistência hereditária, 102
      de HbF, 102
  talassemias, 97
Hemograma
  controle de qualidade do, 285-290
    garantia da qualidade, 285
    da fase analítica, 286
      critérios de rejeição, 287
      externo, 290
      interno, 287
    da fase pós-analítica, 290
    da fase pré-analítica, 285
  mielodisplasia no, 150
    aspectos presentes, 150

no diagnóstico, 141, 155, 162, 188
  da leucemia, 155
    aguda, 155
  da LMC, 162
  da mononucleose infecciosa, 188
  da PV, 141
  no LES, 195
  no MM, 175
  técnica do exame, 267-284
    analizadores automatizados, 281
      Advia, 283
      Cell-Dyn 3700, 283
      Coulter Counter S, 282
      Pentra 120, 283
      Sysmex®, 283
      Technicom H-3, 283
    anticoagulante, 267
    garroteamento, 268
    homogeneização da amostra, 268
    manual, 268
      CHCM, 279
      coloração de lâminas, 275
      contagem, 271, 274, 277
        de células, 271
        de GB, 273
        de GV, 271
        de plaquetas, 274
        diferencial dos leucócitos, 277
        em lâmina, 274
      dosagem de Hb, 270
      extensão sanguínea, 275, 276f
      HCM, 279
      Ht, 268
      índices hematiméticos, 278
      RDW, 279
    outros fatores, 268
    VHS, 280
Hemolisado
  preparo do, 299
    com clorofórmio, 299
    rápido, 299
    com saponina, 299
Hemólise
  extravascular, 91, 116
  intravascular, 91, 114
  mecânica, 104f
    do esferócito, 104f
  medicamentos capazes de induzir, 122
Hemossiderinúria
  na urina, 91
Hemostasia, 199-234
  avaliação laboratorial da, 350-361
    testes, 350
      para coagulação plasmática, 354

    para fibrinólise, 360
    para plaquetas, 350
  CIVD, 224-227
  coagulação, 210-218
    inibidores naturais da, 216
      α_1-antitripsina, 217
      α_2-antiplasmina, 217
      α_2-macroglobulina, 217
      AT-III, 217
      heparina, 216
      PDF, 217
      proteína C, 217
    plasmática, 210-218
  coagulopatias, 210-218
    plasmáticas, 218
      adquiridas, 218
      genéticas, 218
    conceito atual para, 215
  fibrinólise, 210-218
  hemofilias, 220-223
  plaquetas, 201-208
    primária, 201
  púrpuras, 201-208
    secundária, 201, 211
  trombofilias, 228-234
  vasos sanguíneos, 201-208
Hemoterapia, 235-263
  considerações gerais, 253-263
    coleta de sangue, 256
      flebotomia, 256
      total, 256
    doação de sangue, 254
      rejeição, 255
        permanente, 255
        temporária, 255
      triagem do doador, 254
    processamento do sangue, 257
      exames imuno-hematológicos, 257
      testes de triagem sorológica
        obrigatória, 257
      seleção pré-transfusional, 262
        prova cruzada, 263
    separação dos componentes sanguíneos, 258
      albumina, 262
      concentrado de hemácias, 259
        lavadas, 260
        pobre em leucócitos, 260
      concentrado de plaquetas, 261
      crioprecipitado, 262
      plasma fresco congelado, 261
      plasma pobre, 262
      ST, 259
        vantagens, 259

transfusão, 263
    principais riscos, 263
imuno-hematologia, 237-251
    grupos sanguíneos, 237-251
        sistemas de, 237-251
Heparina, 216
Hepatopatia(s)
    trombocitopatia por, 208
Herança
    do sistema Rh, 245
Heteroanticorpo, 238
Heteroimunização, 237
HFE (Proteína da Hemocromatose), 73, 143
HH (Hemocromatose Hereditária), 143
    características da, 144q
    proteínas envolvidas na, 144f
        localização das, 144f
    tipos de, 144q
Hidrogênio
    pontes de, 239
Hiper-homocisteinemia, 232
Hipocromia
    do eritrócito, 50
Histograma
    de dispersão celular, 323f, 324f
        de sangue periférico, 323f
        de subpopulações linfocitárias, 324f
HIV (Vírus da Imunodeficiência Humana)
    estrutura do, 191f
    infecção por, 190-193
        manifestações hematológicas na, 190-193
            alterações hematológicas, 192
                anemia, 192
                leucopenia, 192
                plaquetopenia, 193
            diagnóstico, 191
                específico, 191
            exames adicionais, 192
            fisiopatologia, 190
            testes prognósticos, 192
            tratamento, 193
HMWC (Calcicreína e Cininogênio de Alto Peso Molecular), 212
Hodgkin
    doença de, 166
        manifestações, 169
            clínicas, 169
            laboratoriais, 169
        prognóstico, 170
        tratamento, 170
    linfoma de, 166, 168
        classificação histopatológica do, 168
            clássico, 169
            manifestações, 169
                clínicas, 169
                laboratoriais, 169
            prognóstico, 170
            tratamento, 170
Howell-Jolly
    corpúsculo de, 53
HPF (Hemoglobinúria Paroxística a Frio)
    aspectos, 121
        clínicos, 121
        laboratoriais, 121
    características, 120
        dos autoanticorpos, 120
        gerais, 120
    mecanismo imuno-hemolítico, 121
        droga-induzidos, 121
    rotina imuno-hematológica, 121
        problemas na, 121
HPLC (Cromatografia Líquida de Alta Performance), 304
HPN (Hemoglobinúria Paraxística Noturna), 67
    diagnóstico laboratorial, 107
    manifestações clínicas, 107
    patogenia, 106
    tratamento, 108
HPN (Hepcidina), 74
HSC (Células-Tronco Hematopoéticas/ Hematopoietic Stem Cell) 24, 340
Ht (Hematócrito), 268
    causas de erro, 269
    confecção do, 269f
    interpretação, 269
    leitura do, 269f
    micro-hematócrito, 269
    valores de referência, 269

I

I e i
    sistema sanguíneo de, 249
ICC (Insuficiência Cardíaca Congestiva), 145
Icterícia
    fisiológica, 124
IDP (Índice de Desvio-Padrão), 290
IEF (Focalização Isoelétrica), 301
IFR (Fração de Reticulócitos Imaturos), 84
Ig (Imunoglobulinas), 172
    doenças das, 292
        mielograma nas, 292
    genes para, 166
    para profilaxia anti-D, 126
    propriedades das, 173q
IgG (Imunoglobulina G), 172
    representação esquemática da, 173f

IGIV (Imunoglobulina Intravenosa), 128
IL (Interleucina), 24
Imunização
　materna, 125
　　fatores que limitam a, 125
Imunofenotipagem, 324
　em células separadas, 325
　　por gradiente de densidade, 325
　em ST, 325
　marcadores celulares, 325q
Imuno-Hematologia
　anticorpos, 238
　　anti-Rh, 248
　antígenos, 237
　compatibilidade transfusional, 244
　pan-aglutinação, 241
　reação, 239, 241
　　AgAc, 239, 241
　　　fatores que influenciam a, 241
　　de hemaglutinação, 239, 241
　　　específica, 239
　　　inespecífica, 241
　resposta imunológica, 238
　Rh0, 247
　sistemas de grupos sanguíneos, 237-251
　　ABO, 241
　　　anticorpos, 242
　　　antígenos, 241
　　　　H, 243
　　　　A, 243
　　　　B, 243
　　　fenótipo O, 244
　　　gene secretor, 255
　　　fenótipos em cada um dos, 242q
　　　　mais frequentes, 242q
　　　hereditariedade dos. 242, 243f
　　　origem dos, 242
　　outros, 248
　　　Duffy, 250
　　　I e i, 249
　　　Kell, 250
　　　Kidd, 251
　　　Lewls, 248
　　　Lutheran, 251
　　　MNSS, 248
　　　P, 249
　　Rh, 245, 248
　　　herança, 245
　　　nomenclatura, 245
　　　　de Rosenfield, 246
　　　nulo, 248
　　　teoria, 245, 247
　　　　de Fisher e Race, 245
　　　　de Wiener, 245
　　　　moderna, 247
　　　variantes de D, 247
　　　　antígenos D, 247
　　　　　deprimidos, 247
　　　　　fraco, 247
　　　　　parciais, 247
Índice(s)
　hematimétricos, 278
　　cálculo, 278
　　valor de referência, 278
　VCM, 278
Infecção
　por HIV, 190-193
　　manifestações hematológicas na, 190-193
　　　alterações hematológicas, 192
　　　　anemia, 192
　　　　leucopenia, 192
　　　　plaquetopenia, 193
　　　diagnóstico, 191
　　　　específico, 191
　　　exames adicionais, 192
　　　fisiopatologia, 190
　　　testes prognósticos, 192
　　　tratamento, 193
Inibidor(es)
　naturais, 216
　　da coagulação, 216
　　　α_1-antitripsina, 217
　　　α_2-antiplasmina, 217
　　　α_2-macroglobulina, 217
　　　AT-III, 217
　　　heparina, 216
　　　PDF, 217
　　　proteína C, 217
IPR (Índice de Produção de Reticulócitos)
　interpretação, 297
IPT (Transfusão Intraperitoneal), 129
IR (Índice de Reticulócitos), 91
IREG1 (*Iron-regulated Transporter 1*), 73
IVT (Transfusão Intravascular Direta), 129

K

Kell
　sistema sanguíneo de, 250
Kidd
　sistema sanguíneo de, 251
Kleihauer
　coloração de, 303
　　pesquisa de HbF pela, 303
　　　interpretação, 304
　　　princípio, 303
　　　reagentes, 303
　　　técnica, 303

L

LAD (Deficiência de Adesão dos Leucócitos), 36
Lâmina
   própria, 32
      das mucosas, 32
LAP (Fosfatase Alcalina Leucocitária)
   contraste, 316
   reagentes, 316
   substrato, 316
   técnica, 317
   valores normais, 317
LEC (Leucemia Eosinofílica Crônica Não Especificada), 336
Leiden
   fator de, 231
Leishman
   coloração de, 277
   extensão corada com, 276f
      sanguínea, 276f
Leptócito(s), 51
LES (Lúpus Eritematoso Sistêmico), 194-197
   aspectos laboratoriais, 195
      formação de células LE, 196
   autoanticorpos no, 196q
      painel de, 196q
   diagnóstico, 195
      clínico, 195
      laboratorial, 195
   patogenia, 194
   prevalência, 194
   tratamento, 197
Leucemia(s), 152-161
   agudas, 153
      diagnóstico, 155
         análise citogenética, 155
         hemograma, 155
         identificação do tipo citológico, 155
         mielograma, 155
         tratamento, 156
      manifestações clínicas, 154
      patogenia, 154
   classificação, 153, 330
      cariótipo na, 330
      geral, 154f
   crônicas, 159
      das células cabeludas, 161
   distúrbios mieloproliferativos, 163
   etiologia, 152
   fatores desencadeantes, 153
      do ambiente, 153
      do hospedeiro, 153
   incidência, 153
   LLA, 156

   LLC, 160
   LMA, 157
   LMC, 161
   mielomonocíticas agudas, 157
   promielocítica aguda, 157
   trombocitopatia por, 208
Leucócito(s)
   alterações do leucograma, 42, 43
      nos processos, 42, 43
         agudos, 42
         crônicos, 43
   contagem diferencial dos, 277
      valor absoluto, 278
      cálculo do, 278
   fisiopatologia dos, 63-183
   função dos, 34-44
   morfologia dos, 34-44
      granulócitos, 34
      mononucleares, 39
         linfócitos, 40
         monócitos, 39
      polimorfonucleares, 34
         basófilos, 38
         eosinófilos, 37
         neutrófilos, 34
   preguiçoso, 36
   síndrome do, 36
   principais doenças dos, 63-183
      diagnóstico das, 63-183
   reação leucêmica, 44
      e reação leucemoide, 44
         diagnóstico diferencial entre, 44
   valores de referência, 277q
Leucodepleção, 260
Leucograma
   alterações do, 42, 43
      nos processos, 42, 43
         agudos, 42
         crônicos, 43
Leucopenia
   na infecção pelo HIV, 192
Levey-Jennings
   gráfico de, 288f
      para VCM, 288f
Lewls
   sistema sanguíneo de, 248
LGL (Leucemia de Linfócitos Granulares), 161
Ligação(ões)
   heme-globina-oxigênio, 57f
      na molécula de Hb, 57f
   hidrofóbicas, 237
Linfoblasto, 33

Linfócito(s), 33, 40f
    função, 40
        B, 41
            linfocitose, 41
            linfopenia, 42
        T, 40
            auxiliares, 41
            citotóxicos, 41
            natural killer, 41
    linfopoese, 23
    morfologia, 40
        B, 41
        T, 40
Linfocitose, 41, 42
    reativa, 189f
        diagnóstico laboratorial de, 189f
        fluxograma para, 189f
Linfoma(s), 165-170
    classificação, 165
        de Hodgkin, 166
        geral, 165f
        LNH, 165
    de Hodgkin, 168
        classificação histopatológica do, 168
            clássico, 169
            manifestações, 169
                clínicas, 169
                laboratoriais, 169
            prognóstico, 170
            tratamento, 170
        doença de Hodgkin, 166
Linfonodo(s), 32
Linfopenia, 42
Linfopoese, 23, 32
Linhagem
    linfoide, 33
        linfoblasto, 33
        linfócito, 33
        pró-linfócito, 33
    megacariocítica, 31
        megacarioblasto, 31
        megacariócito, 32
        plaquetas, 32
        pró-megacariócito, 32
    morfologia da, 28
        eritroide, 28
            E, 28
            EB, 28
            EO, 28
            PE, 28
            Re, 28
        granulocítica, 29
            bastonete, 30

metamielócito, 30
mieloblasto, 29
mielócito, 29
pró-mielócito, 29
segmentado, 30
Líquido Aminiótico
    análise do, 371-376
        características, 371
            aspecto, 372
            volume, 372
        composição, 371
        funções, 371
        parâmetros analisados, 373
            cariótipo de, 374
            concentração de bilirrubina, 373
            contagem de células orangiófilas, 374
            dosagens bioquímicas, 374
            pesquisa de fosfolipídeos, 373
            sexagem fetal, 375
            tipagem sanguínea fetal, 375
Líquido
    de Hayen, 271
    de Turk, 273
LLA (Leucemia Linfoide Aguda), 155, 156, 183, 341
    alterações cromossômicas em, 336
    anormalidades recorrentes em, 337q
        citogenéticas, 337q
    classificação, 156q
LLC (Leucemia Linfoide Crônica)
    classificação, 160q
        tipo B, 160q
        tipo T, 160q
    diagnóstico, 160
        hemograma, 160
        mielograma, 160
        tumores linfoides, 160
    tratamento, 161
LMA (Leucemia Mieloide Aguda), 155, 157, 183
    alterações cromossômicas em, 336
    anormalidades recorrentes em, 337q
        citogenéticas, 337q
    classificação, 158q, 159q
LMC (Leucemia Mieloide Crônica), 44, 161, 336, 328, 340
    cariótipo de portador de, 329f
        do sexo masculino, 329f
            com Ph+, 329f
    diagnóstico laboratorial, 162
        hemograma, 162
        mielograma, 162
        outros exames, 162
    tratamento, 163

LNC (Leucemia Neutrofílica Crônica), 336
LNH (Linfomas Não Hodgkin), 165
  classificação dos, 166, 167q
  manifestações dos, 167
    clínicas, 167
    laboratoriais, 167
  prognóstico dos, 168
  tratamento dos, 168
LPL (Leucemia Prolinfocítica), 161
Lutheran
  sistema sanguíneo de, 251

M

M:E (Relação Mieloide/Eritroide), 294
Ma (Mastocitose Sistêmica), 164, 336
Macrocitose
  do eritrócito, 51
Matriz
  extracelular, 24
May-Hegglin
  anomalia de, 36
mBAND (Bandamento Multicores)
  FISH e, 329
MCVr (Volume Reticulocitário Médio), 298
Mecanismo
  imuno-hemolítico, 121
    droga-induzido, 121
Megacarioblasto, 31
Megacariócito, 31, 32
Membrana
  anomalias de, 103-108
    anemias hemolíticas, 103-108
      esferocitose hereditária, 103
      HPN, 106
      outras, 105
  do eritrócito, 103
  funções da, 103
  do GV, 46, 47f
Metabolismo
  do eritrócito, 48
    via, 48, 49f
      das pentoses, 48
      de Embden-Meyerhof, 48
Metalbumina, 91
Metamielócito, 30
Metaplasia
  mieloide, 23
MF (Mielofibrose), 163, 336
MHC (Complexo da Histocompatibilidade Principal), 24
Microcitose
  do eritrócito, 51
Mieloblasto, 29

Mielócito, 29
Mielodisplasia(s), 148-151
  classificação, 148, 149q
    segundo a FAB, 149q
    segundo a OMS, 149q
  diagnóstico, 150
    critérios mínimos, 150
  etiologia, 148
  fatores prognósticos para, 151q
  hemograma, 150
    aspectos presentes no, 150
  prognóstico, 150
  SMD, 148
  tratamento, 151
Mielograma, 135, 291-294
  indicações, 291
    anemias, 291, 292
      megaloblásticas, 291
      microcíticas, 292
      normocíticas, 292
    doenças, 292
      das imunoglobulinas, 292
    neoplasias, 292
    neutropenias, 292
    pancitopenias, 292
    trombocitopenias, 292
  interpretação geral do, 294
    análise das células, 294
      diferencial, 294
      M:E, 294
  no diagnóstico, 141, 155, 162
    da leucemia, 155
      aguda, 155
    da LMC, 162
    da PV, 141
  procedimento técnico, 292
    células não hematopoéticas, 293
      osteoblastos, 294
      osteoclastos, 294
      reticulares, 293
      sideroblastos, 294
    contagem diferencial, 293
      das células da MO, 293
      valores de referência, 293
      na MO normal, 293
Mieloperoxidase
  deficiência de, 37
MM (Mieloma Múltiplo), 172-178
  achados laboratoriais, 175
    hemograma, 175
    testes bioquímicos, 176
  alterações em, 337, 339q
    citogenéticas, 339q
    cromossômicas, 337

fisiopatologia do, 174
imunoglobulinas, 172
  propriedades das, 173q
manifestações clínicas, 175
plasmócitos, 176f
prognóstico, 177
suspeita clínica de, 178f
  abordagem diagnóstica, 178f
    fluxograma para, 178f
tratamento, 177
MMC (Mitomicina C), 136
MN (Mostarda Nitrogenada), 136
MNSS
  sistema sanguíneo de, 248
MO (Medula Óssea), 32, 291
  células da, 293
    contagem diferencial das, 293
      no mielograma, 293
    na citometria de fluxo, 324
    normal, 293
      valores de referência na, 293
Molécula(s)
  de Hb, 57f
    ligações na, 57f
      heme-globina-oxigênio, 57f
Monoblasto, 30
Monócito(s), 39f
  função, 39
    monocitopenia, 39
    monocitose, 39
    monopoese, 23
    morfologia, 39
Monocitopenia, 39, 135
Monocitopoese, 30
Monocitose, 39, 42
Mononucleose
  infecciosa, 187-189
    diagnóstico laboratorial, 188
      bioquímica, 188
      hemograma, 188
      sorológico, 188
    tratamento, 189
Monopoese, 23
Morfologia da Linhagem
  eritroide, 28
    E, 28
    EB, 28
    EO, 28
    PE, 28
    Re, 28
  granulocítica, 29
    bastonete, 30
    metamielócito, 30

mieloblasto, 29
mielócito, 29
pró-mielócito, 29
segmentado, 30
linfoide, 33
  linfoblasto, 33
  linfócito, 33
  pró-linfócito, 33
megacariocítica, 31
  megacarioblasto, 31
  megacariócito, 32
  plaquetas, 32
  pró-megacariócito, 32
Morfologia
  da série monocítica, 30
    monoblasto, 30
    monócito, 31
    pró-monócito, 31
  dos leucócitos, 34-44
    anormalidades, 36
    granulócitos, 34
    mononucleares, 39
      linfócitos, 40
      monócitos, 39
    polimorfonucleares, 34
      basófilos, 38
      eosinófilos, 37
      neutrófilos, 34
Motulsky
  redução de corantes de, 312
  princípio, 312
Mucosa(s)
  lâmina própria das, 32
Mutação
  da protrombina, 232
    G20210A, 232
  do FV, 231
    resistência à PC ativada e, 231

N
NACL
  a 0,36%, 305
    persistência globular em, 305
    osmótica, 305
NaOH (Hidróxido de Sódio)
  solução de, 302
Negro
  de amido, 300
  Sudão B, 317
    prova do, 317
      interpretação, 318
      reagentes, 317
      técnica, 318

Neoplasia(s)
  mielograma nas, 292
Neubauer
  câmara de, 272f, 274
    vista da, 272f
      lateral, 272f
      superior, 272f
Neutrofilia, 35, 42
Neutrófilo(s)
  fosfatase alcalina dos, 316
    contraste, 316
    interpretação, 317
    reagentes, 316
    substrato, 316
    técnica, 317
    valores normais, 317
  funções dos, 34
    alterações, 36
  morfologia dos, 34
    anormalidades, 36
    segmentados, 34f
Neutropenia, 35, 135
  mielograma nas, 292
Nomenclatura
  de Rosenfield, 246
  em onco-hemaologia, 335q

O

O_2 (Oxigênio)
  curva de dissociação de, 61f
    do ST, 61f
OAFs (Fatores Ativadores
  dos Osteoclastos), 174
OMS (Organização Mundial de Saúde), 330
  classificação segundo a, 149q, 159q
    das leucemias, 159q
    das mielodisplasias, 149q
Onco-Hematologia
  aplicação da biologia molecular em, 340-348
    da terapia celular CAR-T, 345
      em neoplasias hematológicas, 345
    PCR, 341
    QPCR, 341, 342
    quimerismo, 345, 346f
      análise do, 346f
  citogenética em, 328-339
    alterações cromossômicas em, 336
      doenças linfoproliferativas, 337, 339q
        LLA, 336, 337q
        LMA, 336, 337q
        MM, 337, 339q
        SMD, 336, 338q
        SMPc, 336, 338q

    clássica, 330
    em doenças
      onco-hematológicas, 330, 331
      execução do cariótipo, 331
      importância do cariótipo, 330
    histórico, 328
  nomenclatura em, 335q
Ontogenia, 22
Órgão(s)
  linfoides, 32
    primários, 32
    secundários, 32
Osteoblasto(s)
  no mielograma, 294
Osteoclasto(s)
  no mielograma, 294
Ovalócito(s), 52
Oxi-hemoglobina, 57

P

P
  sistema sanguíneo de, 249
PAF (Fator de Ativação Plaquetária), 204
PAI (Pesquisa e Identificação de Anticorpos
  Irregulares), 365
    compatibilidade transfusional, 368
      prova de, 368
    painel de hemácias, 368
    PCM, 369
    TAD, 366
    TCD, 366
    TCI, 366
PAI-1 (Inibidor do Ativador do Plasminogênio 1),
  216, 231
Painel
  de hemácias, 368
    procedimento, 368
Pan-Aglutinação, 241
Pancitopenia(s)
  mielograma nas, 292
Pappenheimer
  corpos de, 53
Pappenheimer
  corpos de, 53
PAS (Ácido Periódico de Schiff)
  reação do, 314
    interpretação, 315
    preparo, 314
    reagentes, 314
    técnica, 314
PC (Proteína C), 217
  ativada, 231
    resistência à, 231

deficiência de, 230
  na trombofilia, 230
PCM (Prova Cruzada Maior)
  discrepância na, 370q
  procedimento, 369
PCR (Reação de Polimerização em Cadeia)
  tradicional, 341
PDF (Produtos de Degradação
  da Fibrina), 217, 224
PE (Ficoeritrina), 321
PE (Pró-Eritroblasto), 27, 28
Pelger-Huët
  anomalia de, 36
Pentose(s)
  via das, 48
Pentra 120, 283
perCP (Peiridina Clorofila), 321
Perda
  sanguínea, 67
Peroxidase
  prova da, 313
    interpretação, 314
    reagentes, 313
    técnica, 313
Persistência Globular
  osmótica, 305
    em NACL a 0,36%, 305
      interpretação, 306
      princípio, 305
      procedimento, 306
      reagentes, 306
Pesquisa
  de fosfolipídeos, 373
    no líquido amniótico, 373
  de HbF, 302
  no diagnóstico diferencial, 298, 306
    das anemias hemolíticas, 298
    de agregados de HbH, 306
    de corpúsculos de Heinz, 298
    de siderócitos, 298
Peyer
  placas de, 32
PFA-100 (Avaliação da Função Plaquetária)
  CADP, 353
  CEPI, 353
  tempo de oclusão pelo, 353
    valores de referência do, 353
Ph1 (Philadelphia 1), 328
PHA (Fito-Hemaglutina), 136
Piropoiquilocitose
  hereditária, 106
PL (Prova do Laço)
  princípio, 351

técnica, 351
valor de referência, 351
Placa(s)
  de Peyer, 32
Plaqueta(s), 21, 32, 197-205, 201-208
  adesividade das, 353
    interpretação, 353
    valor de referência, 353
  agregação plaquetária, 206
  ativação plaquetária, 205f
  azul, 207
    síndrome da, 207
  concentrado de, 259
  contagem de, 274, 352
    câmara de Neubauer, 274
    em lâmina, 274
      cálculo, 274
      técnica, 274
    método de Fonio, 274, 352
      interpretação, 352
      técnica, 274
      valores de referência, 275, 352
    método direto, 274
      cálculo, 274
      técnica, 274
  deficiências plaquetárias, 206
    de produção, 208
    púrpuras, 206
      classificação, 206
  destruição excessiva, 208
  disfunção plaquetária, 206
  distribuição anormal, 208
  estrutura, 202
    zona, 203
      de organelas, 203
      periférica, 202
      sol-gel, 203
  hemostasia primária, 204
  número diminuído de, 208
  propriedades das, 205f
    adesão, 205f
    agregação, 205f
  testes laboratoriais para, 206, 350
    PFA-100, 353
    PL, 351
    RC, 351
    TS, 350
  ultraestrutura, 203f
  trombopoese, 23
Plaquetopenia, 135
  na infecção pelo HIV, 192
Plasma, 20
  fresco congelado, 261
  pobre, 262

Plasmócito(s), 172, 176f
PM (Pró-Mielócito), 29
Poiquilocitose
  do eritrócito, 51
    acantócitos, 52
    burr cells, 52
    células, 51
      em alvo, 51
      em foice, 52
    drepanócitos, 52
    eliptócitos, 52
    equinócitos, 52
    esferócitos, 52
    esquizócitos, 52
    hemácias crenadas, 52
    leptócitos, 51
    ovalócitos, 52
Policitemia(s), 138-142
  classificação, 138
    absoluta, 139
      eritrocitose anóxica, 139
      familial benigna, 140
      PV, 140
    relativa, 138
      aguda, 138
      crônica, 138
  hipocrômica, 100
  secundária, 139
    associada, 139
      a estímulo hipóxico, 139
      à produção inapropriada de
        eritropoetina, 139
      ao excesso, 140
        de adrenocorticoides, 140
        de esteroides, 140
Policromasia
  do eritrócito, 50
Policromatofilia
  do eritrócito, 50
Polímero(s)
  de fibrina, 214f
    formação do, 214f
Ponceau, 300
Ponte(s)
  de hidrogênio, 239
Pontilhado
  basófilo, 53
Potássio
  ferricianeto de, 302
    solução de, 302
Potencial
  Zeta, 240

PQ (Piruvatoquinase)
  deficiência de, 109, 111
    diagnóstico laboratorial, 112
    manifestações clínicas, 112
    tratamento, 112
Processamento
  do sangue do doador, 257
    exames de rotina, 257
      imuno-hematológicos, 257
    testes de triagem sorológica obrigatória, 257
      para doenças infecciosas
        transmissíveis, 257
Pró-Linfócito, 33
Pró-Megacariócito, 31, 32
Pró-Monócito, 31
Proteína(s)
  envolvidas na HH, 144f
    localização das, 144f
  padrão das, 177f
    eletroforético, 177f
  reguladoras, 107
Protoporfirina(s)
  síntese das, 57
Protrombina
  mutação da, 232
    G20210A, 232
Prova(s) Citoquímica(s), 313-319
  da fosfatase ácida, 319
    interpretação, 319
    reagentes, 319
    técnica, 319
  da LAP, 316
    contraste, 316
    interpretação, 317
    reagentes, 316
    substrato, 316
    técnica, 317
    valores normais, 317
  da peroxidase, 313
    interpretação, 314
    reagentes, 313
    técnica, 313
  da TDT, 315
    interpretação, 316
    reagentes, 315
    técnica, 315
  do negro Sudão B, 317
    interpretação, 318
    reagentes, 317
    técnica, 318
  esterase não específica, 318
    interpretação, 319
    reagentes, 318
    técnica, 318

fosfatase alcalina, 316
    dos neutrófilos, 316
        contraste, 316
        interpretação, 317
        reagentes, 316
        substrato, 316
        técnica, 317
        valores normais, 317
    reação, 314, 318
        da alfa-naftol-butirato esterase, 318
            interpretação, 319
            reagentes, 318
            técnica, 318
        do PAS, 314
            interpretação, 315
            preparo, 314
            reagentes, 314
            técnica, 314
PS (Proteína S)
    deficiência de, 230
PTTa (Tempo de Tromboplastina Parcial Ativada), 231
Púrpura(s), 201-208
    classificação, 206
        trombocitopatias, 206
            adquiridas, 207
            genéticas, 206
        trombocitopenias, 208
PV (Policitemia Vera), 163, 336
    aspecto do paciente, 141
    diagnóstico, 141
        critérios para, 141
            maiores, 141
            menores, 142
        laboratorial, 141
            hemograma, 141
            mielograma, 141
    manifestações clínicas, 140
    patogenia, 140
    tratamento, 142

Q

qPCR (PCR Quantitativa), 341
QPCR (Reação de Polimerização em Cadeia em Tempo Real), 341, 342, 344f
    curvas de amplificação por, 344f
Quimerismo, 345
    análise do, 346f

R

RC (Prova de Retração do Coágulo)
    cálculo da, 352
    técnica, 351
    valor de referência, 352
RDAs (*Recommended Dietary Allowances*), 77
RDW (Variação do Tamanho das Hemácias), 279
    principais alterações do, 280q
    valor de referência, 280
Re (Reticulócito), 27, 28
Reação
    AgAc, 239, 241
        fatores que influenciam a, 241
        por forças, 239
            de Van der Waals, 239
            eletrostáticas, 239
        por ligações hidrofóbicas, 239
        por pontes de hidrogênio, 239
    da alfa-naftol-butirato esterase, 318
        interpretação, 319
        reagentes, 318
        técnica, 318
    de hemaglutinação, 239, 241
        específica, 239
        inespecífica, 241
    do PAS, 314
        interpretação, 315
        preparo, 314
        reagentes, 314
        técnica, 314
    leucêmica, 44
        e leucemoide, 44
            diagnóstico diferencial entre, 44
Redução
    de corantes, 312
        de Motulsky, 312
            princípio, 312
Resistência
    globular, 305
        osmótica, 305
            em NaCl a 0,36%, 305
    osmótica, 308, 309q
        curva de, 308, 309q
            interpretação, 309
            princípio, 308
            reagente, 309
            técnica, 309
Resposta
    imunológica, 238
RetHe (Conteúdo de Hemoglobina dos Reticulócitos), 84
Reticulócito(s), 28
    contagem de, 296
        no diagnóstico diferencial, 296
            das anemias hemolíticas, 296

Reticulocitose, 65
Reticulose, 91
Rh
  anticorpos anti-Rh, 248
  sistema, 245, 248
    herança, 245
    nomenclatura, 245
      de Rosenfield, 246
    nulo, 248
    teoria, 245, 247
      de Fisher e Race, 245
      de Wiener, 245
      moderna, 247
Rh0, 247
Rosenfield
  nomenclatura de, 246
rPCA (Resistente à Ação
  da Proteína C Ativada), 231
RS (Reed Sternberg)
  célula de, 169
rTf (Receptor Solúvel de Transferrina), 89f
Russel
  víbora, 354
    tempo do veneno da, 354
      interpretação, 354

S

Sangue
  coleta de, 256
    flebotomia, 256
    total, 256
  componentes do, 17-62
    plasma, 20
    glóbulos brancos, 21
    GV, 21
    plaquetas, 21
    soro, 21
  do doador, 257
    processamento do, 257
      exames imuno-hematológicos, 257
      testes de triagem sorológica
        obrigatória, 257
  doação de, 254
    rejeição, 255
      permanente, 255
      temporária, 255
    triagem do doador, 254
      qualificações básicas na, 254
  funções do, 17-62
  origem do, 17-62
  periférico, 324
    na citometria de fluxo, 324

    umbilical, 129
      percutâneo, 129
        análise de amostra de, 129
Satelismo
  plaquetário, 268f
SC (*Stem Cell*) 24
SCU (Sangue de Cordão Umbilical), 180
Segmentado, 30
Separação
  dos componentes sanguíneos, 258
    albumina, 262
    concentrado de hemácias, 259
      lavadas, 260
      pobres em leucócitos, 260
    concentrado de plaquetas, 261
    criopreciptado, 262
    leucodepleção, 260
    plasma, 261, 262
      fresco congelado, 261
      pobre, 262
    ST, 259
Septicemia, 225
Série Branca
  valores de referência para, 16, 293
    na MO, 293
Série Monocítica
  morfologia da, 30
    monoblasto, 30
    monócito, 31
    pró-monócito, 31
Série Trombocítica
  valores de referência para, 16, 293
    na MO, 293
Série Vermelha
  valores de referência para, 16, 293
    na MO, 293
Sexagem
  fetal, 375
Sézary
  síndrome de, 161
Sideroblasto(s)
  no mielograna, 294
Siderócito(s), 53
  pesquisa de, 298
    interpretação, 299
    reagente, 298
    técnica, 299
Síndrome
  da crioaglutinina, 119
    causa, 119
  da plaqueta azul, 207
  de Sézary, 161

do anticorpo, 232
  antifosfolipídeo, 232
do leucócito preguiçoso, 36
Síntese
  da Hb, 57, 71*q*
    da globina, 59
    do heme, 58
    requerimento diário para, 71*q*
    e ingesta mínima de ferro, 71*q*
  de cadeias polipeptídicas, 59*f*
    da globina, 59*f*
      variação conforme a idade, 59*f*
Sistema(s)
  ABO, 241
    anticorpos, 242
    antígenos, 241
      A, 243
      B, 243
      H, 243
    fenótipo O, 244
    gene secretor, 255
  outros, 248
    Duffy, 250
    I e i, 249
    Kell, 250
    Kidd, 251
    Lewls, 248
    Lutheran, 251
    MNSS, 248
    P, 249
  Rh, 245, 248
    herança, 245
    nomenclatura, 245
      de Rosenfield, 246
    nulo, 248
    teoria, 245, 247
      de Fisher e Race, 245
      de Wiener, 245
      moderna, 247
SKY (Cariotipagem Espectral), 329
SMD (Síndrome Mielodisplásica), 148, 345
  alterações em, 336, 338*q*
    citogenéticas, 338*q*
    cromossômicas, 336
SMF (Sistema Mononuclear Fagocitário), 39, 46
SMPc (Síndromes Mieloproliferativas Crônicas)
  alterações em, 336, 338*q*
    citogenéticas, 338*q*
    cromossômicas, 336
SNC (Sistema Nervoso Central), 123
Solução
  da Hb, 57, 71*q*
    da globina, 59

do heme, 58
requerimento diário para, 71*q*
e ingesta mínima de ferro, 71*q*
de ferricianeto, 302
de potássio, 302
de NaOH, 302
de sulfato de amônio, 302
saturado, 302
descorante, 300
salina, 309*q*
distribuição da, 309*q*
Soro, 21
SSC (Complexidade Celular), 322
ST (Sangue Total)
  armazenamento, 259
  dissociação de O_2 do, 61*f*
    curva de, 61*f*
  imunofenotipagem em, 325
ST (Saturação da Transferrina), 145
Sulfato
  de amônio, 302
  saturado, 302
    solução de, 302
Sysmex®, 283

T

TAD (Teste de Antiglobulina Direto), 130
  interpretação, 366
  técnica, 366
TAFI (Inibidor da Fibrinólise Ativado pela Trombina), 212
Talassemia(s), 97
  classificação das, 99
    α-talassemias, 100, 101
      heterozigótica, 101
      homozigótica, 100
    β-talassemias, 99
      heterozigótica, 100
      homozigótica, 99
  major, 99
  minor, 100
  diagnóstico, 98
  estudo laboratorial, 99
  fisiopatologia, 98
Talassemia-α, 100
  heterozigótica, 101
  homozigótica, 101
Talassemia-β, 99
  heterozigótica, 100
  homozigótica, 99
Tamanho
  do eritrócito, 50
  variação do, 50

macrocitose, 51
microcitose, 51
TC (Tempo de Coagulação)
   referente aos testes para avaliação, 213q
      da coagulação *in vitro*, 213q
   técnica, 355
      de Lee e White, 355
   valor de referência, 355
Tc (Transcobalaminas), 77
TCA (Tempo de Coagulação Ativado), 355
TCD (Teste de Coombs Direto)
   interpretação, 366
   técnica, 366
TCI (Teste de Coombs Indireto)
   pool de antígenos, 366
   técnica, 367
TCTH (Transplante de Células-Tronco Hematopoéticas), 136, 180-183
   alógeno, 182
   indicações, 181
TDT (Deoxinucleotidil Terminal Transferase)
   pesquisa da enzima, 315
      interpretação, 316
      reagentes, 315
      técnica, 315
TE (Trombocitemia Essencial), 164, 336
Technicom H-3, 283
Técnica(s)
   laboratoriais, 265-376
      análise do líquido amniótico, 371-376
      citometria de fluxo, 321-326
         em hematologia, 321-326
      diagnóstico diferencial, 296-312
         nas anemias hemolíticas, 296-312
      hemograma, 267-290
      hemostasia, 350-361
         avaliação laboratorial da, 350-361
      mielograma, 291-294
      onco-hematologia, 328-348
         aplicações da biologia molecular em, 340-348
         citogenética em, 328-339
      provas citoquímicas, 313-319
      testes imuno-hematológicos, 362-370
Tempo
   do veneno, 358
      da víbora Russel, 358
         interpretação, 358
Teoria
   do sistema Rh, 245
      de Fisher e Race, 245
      de Wiener, 245
      moderna, 247

TEP (Tromboembolismo Pulmonar), 229
Terapia Celular
   CAR-T, 345
      aplicações em neoplasias hematológicas da, 345
      desvantagens, 345
      vantagens, 345
Teste(s)
   da auto-hemólise, 310
      cálculo, 311
      interpretação, 311
      princípio, 310
      reagente, 311
      técnica, 311
   da fragilidade osmótica, 308
      interpretação, 309
      princípio, 308
      reagente, 309
      técnica, 309
   da hemólise, 308
      em sacarose, 308
         interpretação, 308
         princípio, 308
         técnica, 308
   de falcização, 304
      interpretação, 304
      reagente, 304
      técnica, 304
   de Ham, 307
      interpretação, 308
      princípio, 307
      técnica, 307
   de redução de corantes, 312
      de Motulsky, 312
   de solubilidade, 304
      interpretação, 304
      reagente, 304
      técnica, 304
   de triagem, 312
      para deficiência de G6PD, 312
         princípio, 312
   do soro acidificado, 307
      interpretação, 308
      princípio, 307
      técnica, 307
   imuno-hematológicos, 362-370
      métodos de determinação, 362
         dos grupos sanguíneos ABO, 362
      PAI, 365
   para coagulação plasmática, 354
      coleta da amostra, 354
         notas importantes, 355

dosagem do fibrinogênio, 358
TC, 355
tempo do veneno da víbora Russel, 358
TP, 356
TT, 358
TTPA, 355
para fibrinólise, 360
   D-dímero, 361
   TLE, 360
para plaquetas, 203f, 206, 350
   adesividade das, 353
   agregação plaquetária, 353
   contagem de, 352
   laboratoriais, 206
   PFA-100, 353
   PL, 351
   RC, 351
   TS, 350
   ultraestrutura da, 203f
prognósticos, 192
   na infecção por HIV, 192
Tf (Transferrina), 73
TfR (Receptor da Transferrina), 73, 85
TIBC (Capacidade de Ligação Total do Ferro), 85
Timo, 32
Tipagem
   ABO direta, 362, 363
      método de gel centrifugação, 363
      realizada em tubo, 362
         interpretação, 363
         materiais, 362
         reagentes, 362
         técnica, 362
   ABO reversa, 363
      realizada em tubo, 363
         interpretação, 363
         materiais, 363
         reagentes, 363
         técnica, 363
   sanguínea, 375
   fetal, 375
TIU (Transfusão Intrauterina), 129
TLE (Tempo de Lise das Euglobulinas)
   interpretação, 360
   técnica, 360
   valor de referência, 360
TMO (Transplante de Medula Óssea), 135, 163, 180-183
   alógeno, 178, 180, 182
   autólogo, 178, 180
   complicações do, 182
   indicações, 181
   monitoramento em, 331
   singênico, 180

Tonsila(s), 32
TP (Tempo de Protombina), 356
   interpretação, 357
   técnica, 357
   valor de referência, 357
TPA (Ativador Tecidual do Plasminogênio), 202
Transfusão
   riscos que envolvem a, 263
      principais, 263
Trombastenia, 206
Trombocitopatia(s)
   adquiridas, 207
      associadas a outras condições, 208
         gamopatias monoclonais, 208
         hepatopatias, 208
         leucemias, 208
         uremia, 208
      iatrogênicas, 207
   genéticas, 206
      doença, 206, 207
         de Bernanrd Soulier, 207
         de depósito, 207
         de Glanzmann, 206
         de von Willebrand, 207
      síndrome da plaqueta azul, 207
      trombastenia, 206
Trombocitopenia(s)
   deficiência de produção, 208
   destruição excessiva, 208
   distribuição anormal, 208
   mielograma nas, 292
Trombocitopoese
   linhagem megacariocítica, 31
   morfologia da, 31
Tromboembolismo
   venoso, 228q
      fatores associados ao risco de, 228q
         extrínsecos, 228q
         intrínsecos, 228q
Trombofilia(s), 228-234
   avaliação laboratorial, 229
   condições protrombóticas, 228
   deficiências, 230
      de AT, 230
      de PC, 230
      de PS, 230
   diagnóstico laboratorial das, 230q
   fatores, 228, 231
      de Leiden, 231
      de risco, 228
   hiper-homocisteinemia, 232
   mutação da protrombina, 232
      G20210A, 232

pesquisa de, 233*f*
   algoritmo para, 233*f*
resistência, 231
   à mutação de FV:Q, 231
   à PC ativada, 231
síndrome, 232
   anticorpo antifosfolipídeo, 232
TEP, 229
TVP, 229
Trombomodulina
   receptores para, 202
Trombopoese, 23, 31*f*
TS (Tempo de Sangramento)
   interpretação, 350
   técnica, 350
TT (Tempo de Trombina)
   interpretação, 358
   técnica, 358
   valor de referência, 358
TTPa (Tempo de Tromboplastina Parcial Ativado), 193, 207, 213, 222, 355
   interpretação, 356
   técnica, 356
   valor de referência, 356
Tumor(es)
   linfoides, 160
Turk
   líquido de, 273
TVP (Trombose Venosa Profunda), 229

U

Ultrassonografia, 128
Uremia
   trombocitopatia por, 208
Urobilinogênio
   aumento do, 91

V

Valor(es)
   de referência, 16
      série, 16
         branca, 16
         vermelha, 16
van der Waals
   forças de, 239
Variante(s)
   de D, 247
      anticorpos, 248
         anti-Rh, 248
      antígeno D, 247
         deprimidos, 247
         fraco, 247
         parciais, 247
   Rh, 247, 248
      0, 247
      null, 248
Vaso(s)
   sanguíneos, 201-208
      componentes do, 202*f*
      endotélio vascular, 201
      função do, 201, 205
         anticoagulante, 201
         coagulante, 202
VCM (Volume Corpuscular Médio), 90, 278
   parâmetro, 288*f*
      gráfico de Levey-Jennings para, 288*f*
   principais alterações do, 280*q*
Veneno
   da víbora Russel, 358
      tempo do, 358
         interpretação, 358
VHS (Velocidade de Hemossedimentação), 90, 280
   interpretação, 281
      aumento dos, 281
      diminuição do, 281
   no LES, 195
   valor de referência, 281
Via(s)
   da hemostasia secundária, 212
      extrínseca, 212
      intrínseca, 212
   das pentoses, 48
   de Embden-Meyerhof, 48
   metabólicas, 49*f*
      do eritrócito, 49*f*
Violação da Regra
   1_{2s}, 289*f*
   4_{1s}, 289*f*
Vitamina B12
   metabolismo da, 69
      absorção, 77
      estoque, 77
      fontes alimentares, 77
         principais, 77
      funções metabólicas, 78
      ingestão dietética de, 77*q*
         de referência, 77*q*
         necessidades, 77
         recomendação, 77
      transporte, 77
Vitamina K
   deficiência de, 218
Volemia, 19

Volume
   plasmático, 19
   sanguíneo, 19
      total, 19
   total, 19
      de eritrócitos, 19
von Willebrand
   doença de, 207
VST (Volume Total de Sangue), 20

W

Wiener
   fatores sanguíneos de, 246q
      antígenos de Fisher-Race e os, 246q
      correlação entre, 246q
   genes de, 246q
      produtos, 246q
   teoria de, 245
      do sistema Rh, 245

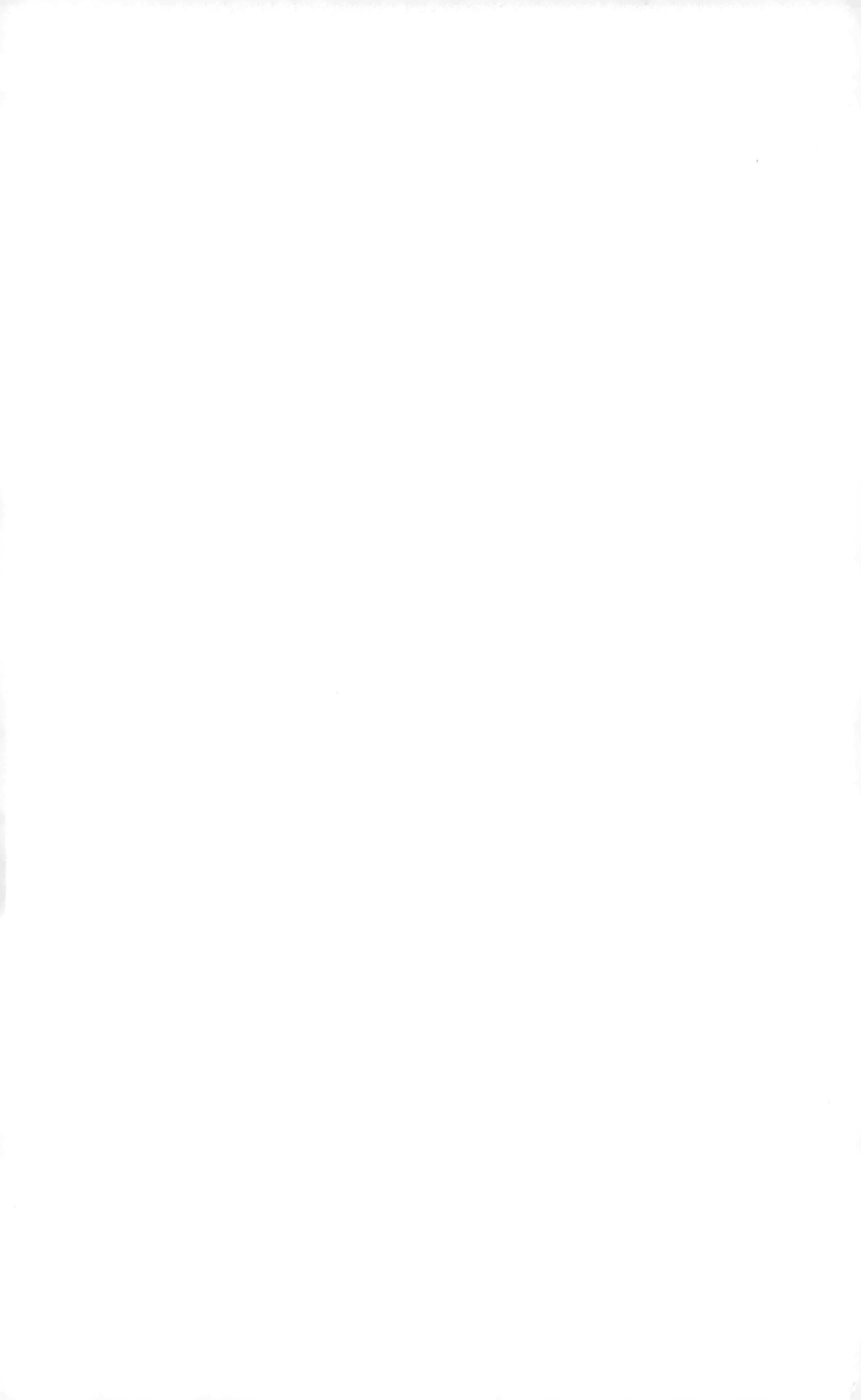